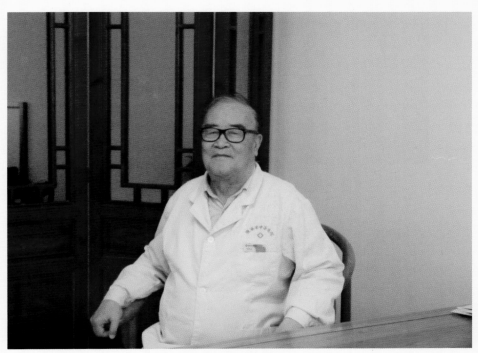

陕西省名老中医支军宏

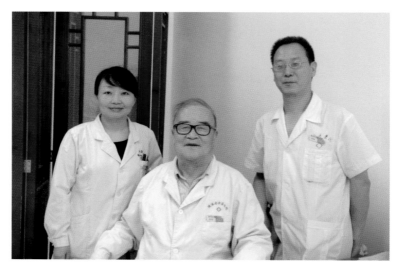

陕西省名老中医支军宏与继承人田莉婷（左）、李煜国（右）合影

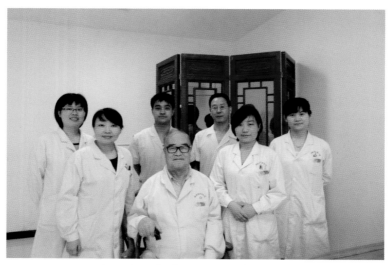

支军宏名老中医传承工作室团队

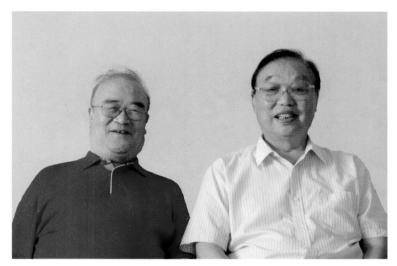

陕西省名老中医支军宏与国医大师张学文合影

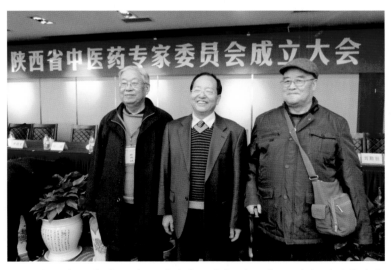

陕西省名老中医支军宏（左三）与原卫生厅刘少明厅长（左二）及雷忠义老师（左一）合影

继承创新中医药学

造福人类健康事业

癸巳年 学文

国医大师张学文为陕西省名老中医支军宏题字

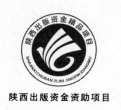

陕西出版资金资助项目

名老中医师承工作室系列丛书

支军宏临证精华

◎ 田莉婷 李煜国 主编

陕西新华出版传媒集团
陕西科学技术出版社

图书在版编目（CIP）数据

支军宏临证精华／田莉婷，李煜国主编. —西安：陕西
科学技术出版社，2015.3
（名老中医师承工作室系列丛书）
ISBN 978 – 7 – 5369 – 5971 – 2

Ⅰ. ①支… Ⅱ. ①田… ②李… Ⅲ. ①中医学 – 临床
医学 – 经验 – 中国 – 现代 Ⅳ. ①R2

中国版本图书馆 CIP 数据核字（2014）第 220415 号

支军宏临证精华

出 版 者	陕西新华出版传媒集团　陕西科学技术出版社
	西安北大街 131 号　邮编 710003
	电话 (029)87211894　传真 (029) 87218236
	http://www.snstp.com
发 行 者	陕西新华出版传媒集团　陕西科学技术出版社
	电话(029)87212206　87260001
印　　刷	中煤地西安地图制印有限公司
规　　格	720mm×1000mm　　　16 开本
印　　张	23.75　　插页 2
字　　数	390 千字
版　　次	2015 年 3 月第 1 版
	2015 年 3 月第 1 次印刷
书　　号	ISBN 978 – 7 – 5369 – 5971 – 2
定　　价	72.00 元

主　编　田莉婷　李煜国

副主编　傅琪琳　杨明博　寇少杰

　　　　董　璐　刘皎皎　曹　倩

序

陕西是中医药科技文化发祥很重要的地方，素有"秦地无闲草，陕西多名医"之美誉。自古以来，在陕西涌现出了许许多多的中医药学家，代不乏人，亦不乏术，中医药在这里不曾有文化上的断层。药王孙思邈，就是隋唐时期他生活的年代最伟大的医药学家，承上启下，在医林影响一千三百多年，以至于今。陕西中医药学家、学者，传承医祖医圣药王的医经经方时方和各科医学思想及经验是多方面的，其内容丰富多彩。

近代以来，陕西中医学院、陕西省中医药研究院、陕西省中医医院、西安市中医医院、各地的中医大专班、各市县的中医医院和各民营中医药医疗科研单位，荟集了一大批名老中医、名中医、中青年中医新秀，还有众多的民间名中医。他们的学术经验是非常宝贵的医药科技文化资源，需要及时的挖掘整理，用以指导后来的学者。同时，也可以为那些因时空等各种原因而不能亲自在名老中医身边学习的从医人员，提供一个如同在名医名师身边学习的机会。

对名老中医学术经验传承和推广应用的工作，国家中医药管理局一直非常重视，从"十五"开始，就确立了名老中医学术思想临证经验的挖掘整理及推广的专项研究，陕西省也出台了《陕西省人民政府关于扶持和促进中医药事业发展的实施意见》，以实施名医名科名院的"三名"战略。

这项工作是收集整理、继承应用名（老）中医的学术思想和临床经验，培养中医人才，开展学术交流，进行中医科学研究的一个重要阵地和平台，在中医临床、中医药教学，中医学术流派传承，中医药科研等方面，发挥着越来越重要的作用，将成为中医学发展中的一项不可替代的重要工作。

陕西科学技术出版社出版的这套《名老中医师承工作室系列丛书》，就是基于上述需要而组织编写的。本丛书将每位名老中医的宝贵经验分为医家传略、学术研究、临床经验、医案医话及个人文集五个篇章来编写。书中较为突出的特点是"医案医话"部分，均为各位名老中医的临证医案，体现了多种精粹内涵。对继承和发扬名老中医的学术经验、促进中医诊治疑难病的水平，乃至推动中医学术发展，具有一定的参鉴作用和现实意义。

张磊文

甲午立冬

前　言

　　我的恩师支军宏主任医师，1939 年出生于陕西省耀州（今耀县，新归铜川市耀州区）。那个年代，当地处于苏区边缘，由于国民党顽军对苏区的围剿，人民生活在水深火热之中，疾病横行，虽不像张仲景在《伤寒论》序中描述的死亡者三分有二，但生灵涂炭，在支老童年的记忆中留下了深刻的伤痕。耀州为唐代名医孙思邈的故乡，由于连年的战争，短医少药，民众有病往往只能到药王山烧香祈求，心系民众疾苦的支老于是立志学医治病。他于 1957 年就读于陕西省西安市卫生学校，1960 年毕业时被送到陕西中医学院学习中医，1964 年学业期满，分配到陕西省中医药研究院附属医院（原陕西省中医药研究所，现为陕西省中医医院），从此走上了救死扶伤的征途。

　　老师常讲在学校的学习过程，除各门必修功课，有时间的话要更多阅读古籍医案，通过对《中医文史》的学习，了解更多的古代医家，让老师渴望成为一代名医，以《大医精诚》作为行医准则，要求我们能够背诵。老师以扁鹊为榜样，急病人之所急，在工作早年，陕西南部钩端螺旋体病较多时，下到基层一线进行防治，并开展了"中药治疗钩端螺旋体病的研究"，应用中药"六一解毒汤"防治钩体病，最终取得了显著疗效；随后又到陕西北部的黄龙县等地进行地方病——大骨节病的防治；经常带领医疗工作队——社交工作队，为基层培养出了一大批医疗队伍；后来他以肝病防治为重点方向，担任内科肝病组组长，于 1987 年担任陕西省中医药研究院附属医院副院长，主管医疗，主持或参加了"肝悦片治疗慢性活动性肝炎的研究"、"乙转灵治疗慢性乙型肝炎的研究"、"乙肝病毒标志物体内水平与季节的关系的研究"等会议活动为中医肝病的防治作出了贡献。他在担任陕西省中医药学会内科专业委员会副主任委员兼秘书、陕西省中医学会肝病委员会副主任委员、主任委员期间，以讲课、学术交流的形式，为省内培养出了一大批中医肝病人才。我的师兄李煜国作为老师的第一期学术思想继承人，在老师的培养下，技术职称由主治医师升至主任医师，荣获陕西省有突出贡献专家、陕西省新世纪"三五"人才、陕西省卫生系统"二一五"人才等奖项，并担任陕西省中医药学会内科专业委员会秘书、肝病专业委员会副主任委员（常委）、陕西省食品药品监督管理局新药评审专家，成为肝病防治学术带头人；而我本人作为老师的第二期学术思想继承人，在其培养下，技术职称也由主治医师升至副主任医师。

老师教诲我们：医者，仁术，必须有一颗仁爱之心。他作为药王故乡的中医传人，常以身作则，遵循《大医精诚》所说："凡大医治病，必当安神定志，无欲无求，先发大慈恻隐之心。誓愿普救含灵之苦……勿避险巇、昼夜、饥渴、疲劳。一心赴救，无作功夫行迹之心。如此可为苍生大医。"所谓行大医者以解决众生疾苦为大，然而只有具备精诚者，可承大医之名。"精"于高超的医术，"诚"于高尚的品德。要求医者不仅要有精湛的医术，认为医道是"至精至微之事"，还必须"博极医源，精勤不倦"；不仅要有高尚的品德修养，以"见彼苦恼，若己有之"感同身受之心，并且要发愿立誓"普救含灵之苦"。

老师业务精湛，医德高尚，深得患者和同行们的好评，获得了以下许多荣誉：1989 年 4 月被陕西省科学技术协会评为"1988 年度先进个人"，1996 年被评为享受国务院"政府特殊津贴"专家，全省第一、第二批老中医药专家学术经验指导老师，并获得荣誉证书，1999 年 2 月获陕西省卫生厅"创佳评差"竞赛最佳个人奖，陕西省中医药研究院 1996 年度先进个人，陕西省中医药研究院 1998 年度先进工作者，中共陕西省中医研究院 1998 年度优秀共产党员，2008 年被陕西省人民政府授予"陕西省名老中医"称号。

对于老师的学术思想，我们仅仅继承了一少部分，本书仅仅介绍了老师的常用方剂、治疗肝病的常用方剂、用药经验，整理了老师多年的讲稿如药物性肝病研究进展、肝硬化腹水的中西医诊疗、肝纤维化的辨证思路、肝性脑病的中西医治疗、肝衰竭的研究进展、肝性胸水诊疗特色等。今以成书以谢师恩。

作者

2014 年 9 月 30 日

目　录

开篇　医家传略

上篇　学术研究

中篇　临床经验

下篇　医案医话

附篇　个人文集

开篇　医家传略

支军宏，男，主任医师，曾担任陕西省中医药研究院附属医院副院长，享受中华人民共和国国务院"政府特殊津贴"，为第一批陕西省老中医药专家学术经验继承指导老师，中华全国中医学会陕西分会"中华全国中医学会陕西分会第三届理事会理事、常务理事"，陕西省中医学会"陕西省中医中西医结合学术委员会委员"，陕西省中医药学会第二届肝病专业委员会委员、副主任委员，陕西省中医药学会第三届内科专业委员会委员、主任委员，陕西省卫生厅陕西省中医药高级技术职务评审委员会会员，陕西省中医药学会内科专业委员会第五届理事会名誉理事，陕西省中医药学会陕西省中医药学会内科专业委员会副主任兼秘书，陕西省科学技术协会 1988 年度先进个人，陕西省第三届技术成果交易洽谈会名医特诊，陕西省中医药研究院乌鲁木齐分院临床顾问，孙思邈研究所顾问，孙思邈医院顾问，陕西省中医药高级技术职务评审委员会委员，陕西省自然科学（基础）研究计划项目评审专家，西安市卫生局中医内科临床研究生毕业论文答辩委员会委员，陕西省中医学院学位评定委员会临床研究生毕业论文答辩委员会委员。

在中医药治疗肝病的研究中曾先后承担"肝炎Ⅰ号糖浆治疗急性黄疸型肝炎"的研究，获得了陕西省中医药科技进步三等奖；参与了"肝悦片治疗慢性活动性肝炎"的研究工作，获得了陕西省中医药科技进步三等奖；参加了"乙转灵治疗慢性活动性乙型肝炎的临床和实验研究"，获得了陕西省科技进步三等奖；先后研究出"肝炎Ⅰ号糖浆"、"肝悦片"、"乙转灵"等药品，解决了患者的疾苦，开创了省中医药研究院研究临床新药的先河。他深受各界欢迎，产生了巨大的社会影响，造福于各地的百姓。承担国家"八五"科技攻关项目"八五·九一九"的分中心临床研究工作，为中药抗乙肝病毒的开发作出了贡献。

在肝胆病的治疗方面，支老在慢性肝炎的中医抗肝纤维化、防止肝硬化，慢性肝炎的中西医结合抗病毒治疗，肝硬化胸水、腹水的中医治疗，慢性胆囊炎、胆石症的中西医结合治疗，脂肪肝的调理治疗以及多种原因引起的胃动力障碍的中药治疗中形成了自己相对完善的方法，特别是抗肝纤维化、肝性胸水的治疗具有特点和创造性，积累了较为丰富的临床经验。

在科研方面，先后承担国家、省级、厅局级课题多项。其中获陕西省中医药科技成果奖一等奖 1 项，二等奖 1 项。获得省政府科技进步奖三等奖 1 项。共发表论文 30 余篇，其中一篇获得省中医学会优秀论文一等奖、省科协优秀论文二等奖。

在 40 余年的工作中，支老高尚的道德、仁爱之心，爱病人胜亲人，不管病人来自何方、何种职业，都认真诊治，为病人所想，为病人所虑，使每个患者高兴而来，愉快满意而走。

上篇　学术研究

名老中医支军宏主任医师，毕业于陕西中医学院，属于"科班"出身，因而其学术思想集各家之所长，体现了中医特色，特别是工作在医疗、科研一线，总结其学术思想为 16 个字：审症求因，谨守病机，辨证论治，衷中参西。数十年来主要从事肝病的防治，特别是以慢性乙型肝炎的抗肝纤维化、肝硬化腹水、肝性胸水、黄疸的治疗为特长，以下就这 4 个方面的学术思想分述如下：

一、慢性乙型肝炎抗肝纤维化

肝纤维化是现代医学病名之一，中医学无此称谓，支老结合 20 年来中、西医对肝纤维化的研究成果，指出肝纤维化贯穿在慢性肝炎等肝病发展的始终。针对慢性乙型肝炎，抗肝纤维化治疗是重中之重，衷中参西，病因不外乎湿、瘀，与慢性乙型肝炎的病因相同，而瘀是其病机关键，无论是因病致郁——患者对乙肝的认识不足、恐惧心理、难治不愈等造成情志不畅、肝气郁滞，日久气滞血瘀；还是从湿邪性质——湿性黏滞、阻碍气机、日久成瘀。结合现代医学的研究——肝纤维化早期的 Diss 间隙毛细血管化形成肝内微循环障碍，也是血瘀。

病变脏腑，涉及肝、脾，一般不及于肾，与中医积证相同。肝的生理特性——喜条达而恶抑郁，主要功能主疏泄而调节血的运行；脾喜燥恶湿，而肝纤维化的病因之一即为湿邪，故而肝纤维化的病变脏腑为肝、脾，符合"见肝之病，当先实脾"。

辨证治疗，支老主要分为 6 型：

（1）湿阻气滞型：为病程早期阶段，湿阻气滞，气滞血瘀，正盛邪实，治疗以化湿行气为主，佐以活血，方用加味平胃散，佐以丹参、生山楂，活血化瘀。丹参配茯苓，抗肝纤维化。

（2）湿热蕴结型：为病程早期阶段，或肝郁脾虚兼湿，湿从热化。治疗以化湿清热为主，佐以活血，方用加味柴平饮；佐以郁金、丹参活血化瘀，抗肝纤维化。

（3）肝郁脾虚型：病程日久，肝病传脾，形成肝郁脾虚。治疗以疏肝健脾为主，佐以活血，方用加味逍遥散；佐以丹参活血化瘀，配合以抗肝纤维化。

（4）气滞血瘀型：该证可见于慢性乙型肝炎肝纤维化的各个时期。治疗以行气活血，方用血府逐瘀汤。经多年研究该方均显示了良好的抗肝纤维化作用。

（5）气虚血瘀型：肝病及脾，病程日久，可致脾虚气弱，推动无力而血瘀，治疗以益气活血，方用参芪桃红四物汤。与血府逐瘀汤相同，主要为桃红四物汤加味，抗肝纤维化有实验和临床证据。

（6）肝阴不足型：素体阴虚，或肝郁化热，暗耗肝阴，日久形成肝阴不足。肝体阴而用阳，肝体受损，功能失司，疏泄不及，形成血瘀而产生肝纤维化。治疗以滋阴柔肝，佐以活血，方用加味补肝汤；佐以丹参、茜草，活血化瘀，抗肝纤维化。

二、肝硬化腹水

肝硬化腹水是肝硬化、肝功能失代偿期早期和最常见的并发症之一，属于中医鼓胀范畴。从中医鼓胀而言，由于黄疸、积聚等失治发展而来，病变脏腑涉及肝、脾、肾三脏，三脏同损，形成气滞、血瘀、水阻的病理改变，为中医四大难证之一（风、痨、臌、膈）。

支老对于鼓胀的治疗，从脏腑而论，重点为脾肾两脏。由于水为阴邪，而水液的运化，除肺与三焦外，重点为脾的升清、肾的开合，而脾肾的功能主要以阳气为其功能表现。故治疗上，支老强调以温阳利水为总的治则。强调切忌攻伐太过，病本为本虚标实，祛邪应"衰其大半而止"；即使有阴虚证，而滋阴勿过滋腻，往往佐以引火归原之品；活血忌应用伤阴耗血、动血生风之品；腹水消退后的巩固治疗，仍以培补脾肾为主。概括起来，符合明末清初医家喻昌《寓意草》的治疗法则：培养一法，补益元气；招纳一法，升举阳气；祛邪为解散一法，开鬼门、洁净府。

以上学术思想，体现在辨证论治上，支老将肝硬化腹水临床分为5型：

（1）水湿内阻型：病机为脾失健运，水湿不化，表现为腹大胀满，按之不坚，舌苔白腻。治疗以运脾化湿，方用胃苓汤加味，桂枝配茯苓，以化气行水。

（2）寒湿困脾型：区别于水湿内停的一点为患者怯寒怕冷，舌淡体胖，脉濡缓。治疗以温阳健脾，化气行水，方用加味实脾饮，方中以附子、干姜配茯苓温阳利水。支老以白芍易木瓜，以制附、姜之辛燥发散之性。

（3）脾阳虚衰型：患者以午后腹胀甚为特点。治疗以温补脾阳，化气行水，方用支氏加味苓桂术甘汤。桂枝配茯苓，加仙灵脾，加强温补脾阳，化气行水之力。仙灵脾温而不燥，具有温补脾阳之功。

（4）肾阳虚衰型：患者以入暮腹胀为甚，畏寒肢冷，大便溏薄为特点。治疗以温补肾阳，化气行水，方用加味真武汤。

（5）肝肾阴虚型：患者除腹胀大外，主要为舌红、少苔，脉细。治疗以育阴利水，方用滋水清肝饮去栀子，佐以肉桂3~6g以引火归原。

另外，支老治疗肝硬化腹水，除肝肾阴虚型外，在腹水消退后用以下两方交替应用，以培元固本：

方一：加味苓桂术甘汤。主要药物为：生黄芪60g，生白术30g，桂枝15g，茯苓60g，莱菔子15g，炒麦芽10g，炙甘草5g。

方二：复方山茱萸汤。主要药物为：山茱萸15g，枸杞子10g，何首乌10g，党参15g，炒山药30g，女贞子10g，白芍10g，当归10g，炒白术10g，炒麦芽10g，炙甘草5g。

三、黄疸病

黄疸是以目黄、身黄、小便黄为主要症状，其中尤以目黄为确定本病的重要依据，若只有身黄而目不黄者，不属黄疸病。

病因病机：支老认为黄疸病因湿邪为患，"无湿不发黄"，而由于素体阳气的强弱区别，湿从热化为湿热，寒化则为寒湿，或加之火热之邪，则为急黄。黄疸病机以湿邪为患，病及血分。主要脏腑为肝、胆、脾、胃。

辨证论治：

1. 首辨阳黄与阴黄

从传统意义上讲，黄色鲜明为阳黄，黄色晦暗为阴黄，然临床上并非如此简单。首先鲜明与不鲜明，是医者的目测和经验。正如名医愈长荣所说：

"灿灿橘子色，并非尽阳黄。"其次，阳黄与阴黄是一个变化的过程。根据阴阳学说，阴阳是一个对立统一的概念，二者在一定条件下是一个相互转化的过程，阳黄、阴黄也是一个从阳黄到阴黄的渐进过程。正如成无己所云："阴证有二：一者外感寒邪，阴经受之。或因食冷物，伤太阴经也；二者始得阳证，以寒治之，寒凉过度，变阳为阴也。"

阳黄、阴黄间的转化与以下几个因素有关。

（1）与黄疸的持续时间过长有关：《金匮要略》云："黄疸之病，当以十八日为期，治之十日以上瘥，反剧为难治。"黄疸应早期治疗，一般10天左右正盛抗邪，治疗而愈为顺，若治疗10余日仍不见好转，乃至持续月余不消，则邪盛正衰，最终导致阳虚寒湿内生而成阴黄，治疗困难，便为逆候。

（2）与过用苦寒或寒凉药物有关：《丹溪心法》云："用茵陈之药过剂，乃成阴黄。"所谓："阳伤寒生之忧也隐而待发，所谓伤及一份真阳，便生一份真寒是也。"热轻者投以苦寒重剂，或苦寒之剂用之过久，则损脾败胃，脾阳渐衰，导致寒湿凝滞，重其病症，每致迁延不愈，转化为阴黄。

因此，必须结合脉证，如有的黄疸病患者面色晦暗，貌似阴黄，其实内伏邪热。相反，若见黄色鲜明，而出现脘腹胀满、食欲不振、大便稀溏、舌淡苔白腻、脉沉细迟等则是阴黄而非阳黄。

2. 灵活运用活血化瘀

黄疸病因病机，与湿、瘀有关，除祛湿、利小便外，应重视活血化瘀。茵陈蒿汤为治疗阳黄热重于湿的代表方，《伤寒溯源集》认为其不仅可"除湿热黄疸"，"更入血分"治疗血分病。大黄攻瘀破结，泻火凉血，并可活血祛瘀、荡涤瘀血。茵陈、栀子、生大黄三药相合，功在凉血活血，清利血分之湿浊，通利小便。"瘀热以行"的理论指导提出"治黄先治血，血行黄易却"的治黄思想，认为治疗黄疸必然要从治血入手，也即在清热祛湿的基础上，加用活血药物。支老临床重用赤芍，特别以胆汁淤积、直接胆红素升高为主者，赤芍用量一般在60～200g。

3. 中病即止

虽然讲祛邪务尽、湿为阴邪、缠绵难愈，然支老讲，为什么阳黄能转为阴黄，除病邪性质、患者体质外，与患者过用苦寒药物有关。如前面引用《丹溪心法》的话："用茵陈之药过剂，乃成阴黄。"强调即使阳黄，在清热化湿的同时，要时时顾护胃气。

4. 及时辨证

即使阳黄，也有湿与热孰轻孰重之分，因此，当时时辨证、因证施方，乃可十全。

分型证治：

（1）热重于湿型：除黄色鲜明外，必须具备口干口渴，大便秘结，舌红脉弦、滑或数。治疗以清热利湿，佐以通便，方用加味茵陈蒿汤。主要药物为：茵陈30g，栀子10g，生大黄10g，赤芍10g，红花3g，炒麦芽30g，白茅根15g，生甘草5g。

（2）湿重于热型：除黄色鲜明外，一般的病程短，体质盛，初次发病，或热重于湿，经治疗口干口渴消失，舌质变淡红，可辨为湿重于热。治以利湿化浊，佐以清热，方用茵陈五苓散加味。主要药物为：茵陈30g，桂枝10g，茯苓10g，猪苓10g，炒白术10g，藿香10g，白扁豆10g，赤芍10g，红花5g，炒麦芽15g。

（3）湿热并重型：除黄色鲜明外，必须具备口干欲饮，饮水不多，脘腹胀满，大便不实，舌苔黄腻，脉实。治以清热化湿，和胃，方用甘露消毒丹加味。主要药物为：茵陈30g，黄芩30g，菖蒲18g，滑石46g，白茅根5g，藿香12g，连翘12g，白豆蔻12g，薄荷6g，竹叶3g，陈皮6g，炒麦芽12g。

（4）湿瘀互结型：除黄色鲜明外，具有残留黄疸不易消退，或见舌暗，实证实脉。治以化湿祛浊，活血化瘀，方用茵陈五苓散合桃红四物汤。主要药物为：茵陈30g，桂枝10g，茯苓15g，猪苓10g，泽泻10g，桃仁10g，红花5g，当归10g，川芎5g，赤芍30g，炒麦芽30g。

（5）热毒炽盛型：除黄色鲜明外，兼见烦躁，口渴引饮，严重者神昏谵语，舌红绛，苔黄燥，脉数。治以清热解毒凉血，能口服者，方用犀角地黄汤，主要药物为：水牛角30g，生地20g，栀子10g，黄连10g，茵陈30g，郁金15g，赤芍30g，连翘15g，生甘草5g；不能口服者，以茵陈30g，蒲公英30g，败酱草30g，生大黄10g，大青叶30g，水煎200ml，保留灌肠。

（6）寒湿阻遏型：除黄色晦暗外，必备畏寒，虚脉。治以温中健脾，化湿退黄，方用加味茵陈术附汤。主要药物：茵陈30g，制附子6g，干姜10g，炒白术15g，砂仁10g，白蔻仁10g，赤芍15g，红花5g，陈皮10g，炒麦芽15g，炙甘草5g。

四、肝性胸水

　　肝性胸水为肝硬化的常见并发症之一，发病率为 10%～20%，属于中医痰饮范畴，为饮停胸胁之悬饮。支饮的现代医学的治疗基本是以利尿剂应用为主，效果欠佳，且不得不采取反复胸穿排放胸水，而反复的穿刺不仅增加了患者的痛苦，还增加了感染机会，且无理想的治疗办法。肝性胸水属中医学痰饮范畴，根据其临床特点可细分为"悬饮、支饮"。汉代张仲景《金匮要略》始有"痰饮"名称，并立专篇加以论述，广义的痰饮包括痰饮、悬饮、溢饮、支饮 4 类，该篇提出"病痰饮者，当以温药和之"的治疗原则，至今仍为临床所遵循。肝性胸水属于中医内科"悬饮、支饮"范畴，第 5 版《中医内科》教材将其分为 4 型：①邪犯胸肺证：治法——和解宣利，代表方——柴枳半夏汤加减；②饮停胸胁证：治法——逐水祛饮，代表方——椒目瓜蒌汤合十枣汤或控涎丹；③络气不和证：治法——理气和络，代表方——香附旋覆花汤加减；④阴虚内热证：治法——滋阴清热，代表方——沙参麦冬汤泻白散加减。将支饮分为 2 型：①寒饮伏肺证：治法——温肺化饮，代表方——小青龙汤加减，体虚表证不著者，可改为苓甘五味姜辛汤，若饮多寒少、外无表证、喘咳痰盛不得息，可用葶苈大枣泻肺汤；②脾肾阳虚证：治法——温补脾肾，以化水饮，代表方——金匮肾气丸、苓桂术甘汤加减。

　　支老宗《金匮要略》"病痰饮者，当以温药和之"的治疗大法，病变脏腑，除脾、肾外，强调与肺十分相关，肺为水之上源，肺之宣发、肃降功能失常，水湿留于胸胁而为悬饮，因而在治疗上，除温阳利水外，特色重视宣肺利水，应用生麻黄为其创新点：

　　（1）虚证：加味苓桂术甘汤，主要药物：桂枝 10g，茯苓 30g，炒白术 15g，白芍 10g，生麻黄 10～20g，炙甘草 5g。

　　（2）实证：上方加葶苈子 15g，大枣 4 枚，即合葶苈大枣泻肺汤。

第一章　本草集锦

　　清代名医徐大椿在《医学源流论·用药如用兵论》中对药物正确应用的

重要性是这样描述的："圣人之所以全民也，五谷为养，五果为助，五蓄为宜，五菜为充，而毒药则以之攻邪。故虽甘草、人参，误用致害，皆毒药之类也。"掌握药物的性味归经、功用所治、特性，才能达到"选才中当，器械必良"，治愈疾病。除此之外，应该辨明药材的真伪，李时珍的《本草纲目》十分重视这一点，如对金蛇："花蛇湖蜀皆有，今唯以蕲蛇擅名。"

支老要求我们除掌握中药的真伪鉴别、产地特色、性味归经、功用主治外，强调现代中医人才必须掌握现代药理研究，在中医辨证的基础上，结合药理研究，提升对中药功用的新认识。另外，还要求我们尽可能多地了解历代药学家、医家的个人见解，更广泛地学好、用好中药。

本篇主要介绍支老肝病用药特色，包括部分药物的药理作用和历代医家见解。

一、茵陈

【来源】 为菊科多年生草本植物茵陈蒿的幼苗。以陕西、山西产者为佳。

【主要成分】 茵陈蒿的有效成分为蒿属豆香精（6，7－二甲氧基香豆素）。含率因季节而异，开花期最高，达1.98%，还有绿原酸和咖啡酸。全草含精油约0.27%，果穗中精油较多，含率达1%。其成分有：β－蒎烯、茵陈炔酮、茵陈烯酮、茵陈炔、茵陈素。还含脂肪油，其中脂肪酸为硬脂酸、棕榈酸、油酸、亚油酸、花生酸、褐煤酸。灰分中含氯化钾。种子中也含蒿属香豆精及氯化钾。

【性味归经】 苦、辛。归脾、胃、肝、胆经。

【功效及应用】 具有清热，利湿，退黄之作用，是治疗各类黄疸必用之品，单用有效，随证配伍。茵陈退黄主要是通过利胆作用，主要利胆成分为茵陈香豆酸及6，7－二甲氧基香豆素、茵陈色原酮等。茵陈与栀子合用有协同作用，即相使作用。茵陈利胆作用有量效关系，一般用量至少为30g，重者可加至120g。

除退黄外，还具有明显的保肝、降酶作用，临床应用于各种由肝炎引起的血清丙氨酸氨基转移酶（ALT）升高，有良好的保护肝细胞和降酶作用。

茵陈清热利湿的作用应用于肝病如肝癌的癌性发热，特别表现为肝胆湿热证。支老在甘露消毒丹的加减治疗晚期肝癌发热，重用茵陈，收效显著。

茵陈利胆作用在治疗急、慢性胆囊炎中也具有良好的效果，通过其利胆作用也可预防胆结石的形成。

现代药理研究证明，茵陈通过促进白细胞分裂，提高 T 细胞免疫活性，参与机体的免疫调节和诱生干扰素而治疗乙型肝炎也有良好作用。

临床应用中也应注意茵陈的不良反应，虽然作为药食共同之品，但对年老体弱、脾胃虚寒之人单独应用或配伍不当，会引起恶心、胃胀、腹泻等，应注意配伍及佐药的应用。

二、金钱草

【来源】为报春花科多年生草本植物过路黄的全草。支老认为其应该为唇形科植物活血丹的全草，且以广金钱草为佳。

【主要成分】金钱草有芳香型和非芳香型 2 类。芳香型含多量单萜酮，其主要成分有 L - 蒎莰酮、L - 薄荷酮和 L - 胡薄荷酮；尚含 α - 蒎烯、β - 蒎烯、柠檬烯、对 - 聚伞花素、异薄荷酮、异蒎莰酮、芳樟醇、薄荷醇、α - 松油醇。除上述挥发油成分外，尚含熊果酸、β - 谷甾醇、棕榈酸、琥珀酸、多种氨基酸、鞣质、苦味质、胆碱、硝酸钾等。

【性味归经】甘、咸，微寒。归肝、胆、肾、膀胱经。

【功效及应用】具有利湿退黄，清热解毒，活血消肿之作用。推荐广金钱草为上品。金钱草通过促进胆汁分泌，松弛奥狄氏括约肌而起到退黄，促进胆结石的排除，对肝胆疾病有良好的治疗作用。

临床应用于各型黄疸，因其性平，无损脾胃之弊，用量一般在 15～30g。同时金钱草的降酶作用也十分明显，用于各种原因引起的血清丙氨酸氨基转移酶升高，中医辨证属于湿热证者。

应用金钱草松弛奥狄氏括约肌的作用，用于胆石症的治疗，特别是胆总管结石，有促进结石排出的作用。

金钱草清热消肿的作用，用于慢性胃炎、中焦湿热证。从现代医学研究认为，金钱草可良好地抑制幽门杆菌的生长，平而不凉，无碍胃气。

其他如治疗淋证，也是临床常用药物之一。

三、虎杖

【来源】为蓼科蓼属多年生草本植物的根及茎，叶也可入药。

【主要成分】根和根茎含游离蒽醌及蒽醌苷（根含羟基蒽醌 0.1%～0.5%，

主要为大黄素、大黄素甲醚和大黄酚，以及蒽苷 A 及大黄素甲醚 8 - β - D - 葡萄糖苷)。根中还含 3，4，5 - 三羟基芪 -3 - β - D - 葡萄糖苷。另含鞣质和几种多糖。

【性味归经】苦，寒。归肝、肺、胆经。

【功效及应用】具有利湿退黄，清热解毒，祛痰止咳，活血行瘀之作用。一般临床虎杖不作为利胆退黄应用。支老应用其治疗乙型肝炎，具有降低乙肝病毒表面抗原作用，辨证属于肝胆湿热或配伍用于正虚邪恋等证。

另外，虎杖具有升高白细胞作用，对于肝病特别是肝硬化脾功能亢进引起的白细胞下降有一定的提升作用，宜辨证或佐以用之。

临床应用注意用量不宜过大，一般以 10g 为宜，否则会引起腹泻，甚至肝脏损伤和白细胞下降。

【临床报道】①治疗烧伤：虎杖外用能促使创面迅速愈合，且有抗绿脓杆菌的作用，一般用药 6~7d 即可痊愈，深Ⅱ度、Ⅲ度治疗时间略长。②治疗肺部感染，服药后 6h 体温开始下降，大多数 24h 体温恢复正常。

四、黄芩

【来源】为唇形科多年生草本植物黄芩的根。河北承德产的质量最好。黏毛黄芩、滇黄芩、甘肃黄芩、丽江黄芩、川黄芩作用较差。

【主要成分】黄芩根含黄芩苷元、黄芩苷、汗黄芩素、汉黄芩苷和黄芩新素，还含苯甲酸、β - 谷甾醇等。茎叶中含黄芩素苷。

【性味归经】苦，寒。归肺、胆、脾、胃、大肠、小肠经。

【功效及应用】具有清热燥湿，泻火解毒，止血，安胎之作用。黄芩保肝、降酶作用是公认的事实，如日本应用小柴胡汤治疗肝炎的报道，支老应用黄芩于肝病、胃病见于口苦者。特别是支老尊《直指方》云"黄芩得酒上行，得猪胆汁除肝胆热，得柴胡退寒热，得芍药治下痢，得桑白皮泻肺火，得白术安胎"。又强调《药品化义》："黄芩中枯者枯芩，条细者名条芩，一品宜分两用。盖枯芩体轻主浮，专泻脾胃上焦之火，主治胸中逆气，膈上热痰，咳嗽喘急，目赤齿痛，吐衄失血，发斑发黄，痘疹疮毒，以其大能凉膈也。其条芩体重主降，专泻大肠下焦之火，主治大便闭结，小便淋浊，小腹急胀，肠红痢疾，血热崩中，胎漏下血，挟热腹痛，谵语狂言，以其能清大肠也。"另外，黄芩清肺热，治疗肺热咳嗽、咳痰症，强调配伍桑白皮才能提高效果，而安胎必配白术，是宗朱震享之要旨。

五、栀子

【来源】 为茜草科常绿灌木植物栀子的成熟果实。

【主要成分】 含黄酮类栀子素、果胶、鞣质、藏红花素、藏红花酸、D－甘露醇、二十九烷、β－谷甾醇。另含多种具环臭蚁醛结构的苷：栀子苷、去羟栀子苷，即格尼泊素－1－葡萄糖苷、格尼泊素－1－β－D－龙胆二糖苷及小量的山栀苷。

【药理作用】 栀子水煎剂或冲服剂给人口服后做胆囊拍片，证明服药后20~40min 胆囊有明显的收缩功能。家兔总输胆管结扎后，口服栀子水提取液则血中胆红素减少，用药愈多，减少愈明显（如结扎后每隔24h 口服 1次，则结果甚为明显），尤其连续服用适量药物后结扎，所得效果最佳，栀子醇提取液也具有相同的作用，但较水提取液作用稍弱。栀子醇提取液注射于家兔，2h 后血胆红素较对照组稍增加，6h 后较对照组低，24~28h 后明显减少。

【性味归经】 苦，寒。归心、肺、三焦经。

【功效及作用】 具有泻火除烦，清热利湿，凉血解毒之作用。栀子具有利胆退黄作用，与茵陈配伍，相得益彰。

支老用于治疗肝病见胁痛肝胆湿热证、肝郁脾虚兼热证而有心烦不寐者，佐以栀子，取其泻火除烦的作用，甚验。

用于肝性脑病见痰火扰心或肝经湿热、肝胆实热证，烦躁不安、或神昏躁动者，应用其灌肠（肝性脑病灌肠方：茵陈30g，栀子10g，蒲公英30g，金钱草15g，生大黄10g，败酱草15g，连翘15g，金银花10g），该方除控制烦躁外，具有清热解毒，促进氨的排泄，抑制内毒素的吸收作用，在肝衰竭治疗中灌肠一举数得。

另外，支老应用栀子治疗口疮，应用泻黄散（栀子6g，生石膏15g，藿香15g，防风5g，生甘草30g，蜂蜜30g），一般 3 剂可愈。治疗胃痛属胃热炽盛（栀子12g，生石膏30g，生甘草10g，生姜5g）。

临床其他应用如治黄疸配茵陈，除痞满配厚朴、枳实，止呕哕配陈皮、生姜，配连翘治舌尖红赤、心火上炎之口疮等。

六、黄柏

【来源】为芸香科落叶乔木植物黄檗和黄皮树除去栓皮的树皮。

【主要成分】黄柏含小檗碱等大量生物碱类成分。

（1）生物碱类：黄柏含大量生物碱，主要有小檗碱、掌叶防己碱（巴马亭）、药根碱、木兰花碱等，还含黄柏碱、蝙蝠葛碱、N-甲基大麦芽碱等，其中小檗碱含量为 1.6% ~4.0%。

（2）苦味脂类：为黄柏酮、黄柏内酯。

（3）甾体类：有 β-谷甾醇、菜油甾醇、7-脱氢豆甾醇。

（4）其他：还含绿原酸、木脂素苷、酚羟基苷的衍生物。

【性味归经】苦，寒。归肾、膀胱、大肠经。

【功效与应用】具有清热燥湿，泻火解毒，退虚热的作用。现代药理研究表明，黄柏对乙肝表面抗原有选择性的抑制作用，因此，支老常用于乙肝的治疗中。另外，黄柏有清热燥湿作用，取其归经于肾、膀胱、大肠经，针对舌苔黄厚以舌根为主者必加黄柏。用于治疗肝胆湿热下注引起的阴囊汗出：黄柏 15g，苍术 9g，泽泻 10g，栀子 3g，肉桂 1g。对阴囊湿疹也有较好的疗效。

黄柏药性寒凉，对脾虚患者慎用或配伍用之。

黄柏有广谱的抗菌作用，对各型痢疾杆菌的抑制作用尤强，可与白头翁、黄连等同用，治疗急慢性肠炎、菌痢；对结核杆菌、钩端螺旋体有较强的抑制和杀灭作用，常与知母、地骨皮等同用，治疗结核病低热；对多种真菌、阴道滴虫有显著的抑制作用，治疗阴道炎、宫颈炎、前列腺炎；有显著的降压效果；对溃疡有显著的保护作用，常用于治疗口腔溃疡；有利胆作用，能促进胆汁和胰液分泌，促进胆红素排出，常与柴胡、黄芩等同用，治疗慢性胆囊炎。

如果有慢性肾病，长期服用黄柏有可能使肌酐、尿素氮升高，不宜长期使用，更不宜大剂量使用。

七、山豆根

【来源】为豆科植物越南槐的根，北方许多地区用的山豆根为防己科植物蝙蝠葛的根。支老认为前者为佳。

【主要成分】主要含生物碱，包括苦参碱、氧化苦参碱、臭豆碱、甲基金雀花碱、槐果碱等，以及黄酮类如柔枝槐酮、柔枝槐素，槐黄酮A、B等。

【性味归经】苦，寒。归肺、胃经。

【功效及应用】具有清热解毒，利咽喉的作用。虽然现代研究山豆根对乙肝病毒有抑制作用，但支老认为其毒性较强，对肝脏的损害作用大于其疗效，临床主要用于其他疾病的治疗，如咽喉肿痛：山豆根10g，苏叶3g，黄芩10g，玄参10g，金银花10g，甘草3g。

八、贯众

【来源】为鳞毛蕨科多年生草本植物粗茎鳞毛蕨、蹄盖蕨科多年生草本植物峨眉蕨、乌毛蕨科多年生草本植物单芽狗脊、紫其科多年生草本植物紫气的根茎以及叶柄部。粗茎鳞毛蕨主产于东北，支老认为该品种毒性较小，药用价值较高，陕西品种毒性大而不能入药。

【主要成分】东北贯众主要含间苯三酚衍生物、三萜类衍生物以及鞣质、挥发油、树脂等。

【性味归经】苦，微寒。归肝、脾经。

【功效与应用】具有清热解毒，止血作用。主要用于预防流感、流脑等，用于治疗肝炎、腮腺炎等。虽然贯众具有抑制乙肝表面抗原的作用，因其有毒性，特别是有肝脏毒性和胃肠道不良反应，支老很少用于病毒性肝炎的治疗。

常用于如：腮腺炎外敷方：贯众（新鲜）10g，大青叶（新鲜）10g，冰片1g。捣烂外敷。又用于妇科月经量多：崩漏属于血热证：贯众10g，生地10g，槐花5g，藕节30g，白糖20g，甘草3g；属于虚寒证则用贯众炭10g，槐花炭5g，艾叶3g，藕节15g，红糖20g，炙甘草5g。用者多效。

九、苦参

【来源】为豆科多年生落叶灌木植物苦参的根。

【主要成分】含多种生物碱：d-苦参碱、d-氧化苦参碱、槐花醇、L-臭豆碱、L-甲基金雀花碱、L-穿叶赝靛碱、槐果碱等以及黄酮类如黄腐醇，异黄腐醇，3、4、5三羟-7-甲氧-8-异戊烯基皇统，8-异戊烯基山柰酚等。

【性味归经】苦，寒。归心、肝、胃、大肠、膀胱经。

【功效与应用】清热燥湿，祛风杀虫，利尿。清热燥湿作用用于治疗黄疸、带下病等。从治疗黄疸的作用研究制成的苦参碱、苦参素等药品，治疗病毒性乙型肝炎，有一定的抗乙肝病毒的作用，但因其过于苦寒，临床用量不宜过大，否则有损脾胃，同时过于苦味，难以下咽。

另外，苦参与蛇床子配伍，结合其祛风杀虫的作用，治疗滴虫性阴道炎。对于黄疸引起的皮肤瘙痒也有止痒作用。

苦参有细胞毒作用，能抑制细胞增殖，可用于各种肿瘤。有重要的免疫抑制作用，多用于治疗自身免疫疾病，如皮疹、红斑、皮肤、口腔、阴部溃疡、眼炎、血管炎、蛋白尿、转氨酶、肌酶、球蛋白升高、淋巴肿大等。

十、大青叶

【来源】为十字花科草本植物菘蓝、大青或爵床科多年生灌木状草本马蓝，蓼科一年生草本植物蓼蓝，马鞭草科落叶灌木路边青的叶或枝叶。

【主要成分】菘蓝叶含靛蓝、靛玉红、菘蓝苷（大青素B）等，其含量比板蓝根高很多。还含葡萄糖芸苔素、新葡萄糖芸苔素、葡萄糖芸苔素－1－磺酸盐等。

【性味归经】苦，寒。归心、胃经。

【功效与应用】清热解毒，凉血消斑。其清热解毒作用现代用于治疗流行性脑炎、病毒性肝炎、流行性感冒、流行性脑脊髓膜炎、腮腺炎等。支老治疗腮腺炎外敷方中应用大青叶。

对于黄疸中的急黄、瘟黄，热盛者应用大青叶，具有清热凉血解毒的作用。其他如咽喉肿痛，口舌生疮属于热毒者均可应用。

大青叶因其大寒，对于脾胃虚弱之人忌用。

十一、败酱草

【来源】为败酱科多年生草本植物败酱、白花败酱的带根全草，以黄花败酱为优。

【主要成分】

（1）黄花败酱：主要含挥发油败酱烯、异戊酸和三萜皂苷败酱皂苷等成分。

（2）白花败酱：主要含白花败酱苷和挥发油等成分。

（3）异叶败酱：主要含挥发油烯类醇类化合物。

（4）糙叶败酱：主要含挥发油。

【性味归经】辛、苦，微寒。归胃、大肠、肝经。

【功效与应用】具有清热解毒，消痈排脓，祛瘀止痛的作用。临床多用于内痈的治疗，如肺痈、肠痈等。支老用于肝病的治疗，如肝病之胁痛，局部灼热刺痛，取其清热、祛瘀止痛的作用；用于重症肝炎时的灌肠方，有抑制内毒素的作用；用于慢性胃炎时具有抑制幽门螺旋杆菌的作用。

现代药理研究认为：黄花败酱草所含的齐墩果酸、常青藤皂苷元、β-甾醇、异戊酸等具有促进肝细胞再生，阻止肝细胞变性及抗肝纤维化的作用，用于慢性肝炎转氨酶升高、肝纤维化指标异常，具有一定的保肝降酶作用。与女贞子同用治疗肝炎、脂肪肝、免疫病肝损伤等的转氨酶升高有很好效果。败酱草与黄连、红藤联合应用于治疗慢性溃疡性结肠炎大便脓血的病人。败酱草有利胆作用，与蒲公英同用，治疗慢性胆囊炎。

虚寒证慎用。

十二、蒲公英

【来源】为菊科多年生草本植物蒲公英及其多种同属植物的带根全草。

【主要成分】蒲公英甾醇、蒲公英素、蒲公英苦素、菊淀粉、多糖、树脂等。

【性味归经】苦，甘寒。归肝、胃经。

【功效与应用】具有清热解毒，利湿缓泻的作用。临床多用于痈肿的治疗，如疔毒、乳痈。支老临床应用于主要黄疸性肝炎大便干燥者，取其清热利湿、缓泻作用，用量至30g；肝性脑病灌肠应用取其解毒、缓泻（抑制氨的吸收，促进排泄）的作用；重症肝炎灌肠应用属热证时的清热解毒、泻下作用，同样为促进氨的排除，减少内毒素的吸收。

蒲公英有降低转氨酶、胆红素和减轻肝细胞脂肪变性的作用，故用于慢性肝炎、脂肪肝的治疗。能使肝脏内胆汁分泌和排泄明显增加，用于慢性胆囊炎、胆汁反流性胃炎。对于哺乳不畅引起的乳腺炎初期，乳房红肿，用蒲公英外敷，新鲜的蒲公英效果更好。蒲公英有广谱的抗菌和抗病毒作用，常用于上呼吸道感染、扁桃体炎、支气管炎，与大青叶、野菊花等同用。

用于慢性胃炎的柴平汤，蒲公英具有抑制幽门螺杆菌的作用。

虽然蒲公英寒而性缓,但对脾胃虚弱者应忌用。

十三、连翘

【来源】为木犀科落叶灌木植物连翘的果实。

【主要成分】主要含木脂体类连翘苷、三萜类齐墩果酸、黄酮类芦丁、挥发油类等。

(1)木脂体及其苷类:有连翘苷、连翘苷元(+)-冷杉树脂酚、(+)-冷杉树脂酚-β-葡萄糖苷等。

(2)苯乙醇苷类。

(3)五环三萜类。

(4)黄酮类:有芦丁(含量为0.5%左右)。

(5)挥发油类:连翘心含的挥发油,高达4%以上,有数十种之多。主要为单萜类化合物。醇酯醚类有13种成分,其中有龙脑、黄樟醚、α-萜品醇等。醛酮类有11种成分,其中有樟脑、香叶醛等。连翘壳中含少量萜类挥发油。

(6)其他:还含多量皂苷和抗菌成分连翘酚。

【性味归经】苦,微寒。归肺、心、小肠经。

【功效与应用】具有清热解毒,消痈散结之作用。连翘所含的齐墩果酸、熊果酸具有显著的抗肝细胞损伤、抗肝纤维化作用。支老用于肝病的治疗如胁痛肝郁化热,心烦不宁,加连翘以清心火而除烦;用于黄疸属湿热证候而见恶心、呕吐者,如张景岳之"保和丸"方,连翘清热而止呕,一举三得。

连翘有显著的保肝作用,能减轻肝细胞变性、坏死,明显降低转氨酶,并能使肝糖原、核糖核酸含量恢复正常,为治疗肝胆疾病的常用药,对急性或慢性肝炎、胆囊炎、胰腺炎,可与柴胡、黄芩、郁金同用。连翘有抗过敏作用,可用于免疫性疾病和过敏性疾病,如急性或慢性肾炎、过敏性紫癜、荨麻疹、过敏性鼻炎等,可与生地、丹皮、郁金等同用。

十四、蚤休

【来源】为百合科多年生草本植物蚤休及同属多种植物的根茎。

【主要成分】含甾体皂苷蚤休苷、薯蓣皂苷等多种皂苷。

【性味归经】蚤休又名七叶一枝花,苦,微寒。归肝经。有小毒。

【功效与应用】临床用于病毒性乙型肝炎的治疗，有抑制乙肝病毒复制的作用。而因其有毒支老不建议临床应用。

十五、夏枯草

【来源】为唇形科多年生植物夏枯草的花穗或全草。

【主要成分】主要含有三萜及其苷类、甾醇及其苷类、黄酮类、香豆素、有机酸、挥发油及糖类等。成分含夏枯草苷、熊果酸、齐墩果酸、芸香苷、金丝桃苷、α-茴香酮，飞燕草苷元和矢车菊苷元的花色苷。

【性味归经】苦、辛，寒。归肝、胆经。

【功效与应用】具有清肝火，散郁结的作用。支老用于肝气郁结，两肋胀痛，烦躁易怒者，配伍青皮，对突发肝郁证起到挫扭之作用。治疗肺结核、急性传染性黄疸型肝炎及细菌性痢疾，均有较好的疗效。另外，支老经验用于治疗咽喉肿痛：夏枯草10g，野菊花5g，桑叶5g，连翘10g，生甘草5g，一般两剂便愈；治疗肝火上炎之头晕目眩：夏枯草10g，龙胆草1g，冰糖10g；治疗目睛疼痛，按压痛甚：夏枯草10g，车前子30g，香附10g，水煎服。

夏枯草含熊果酸、齐墩果酸的混合物以及无机盐，有降压作用。故高血压病人若有烦躁头痛的症状，与菊花、白蒺藜、枸杞子等合用，能加速症状改善。

夏枯草为清肝火之药，能清目中之火，即治疗炎症性眼疾和流行性结膜炎。夏枯草有较强的抗菌作用，对多种致病杆菌和结核杆菌有显著的抑制作用，故临床常用于多发性淋巴结肿大及淋巴结核等。

十六、青蒿

【来源】为菊科一年生或两年生草本植物青蒿和黄花蒿的全草。

【主要成分】含倍半萜类青蒿素、黄酮类、香豆素类、挥发油等四大类成分，非常复杂。

【性味归经】苦、辛，寒。归肝、胆经。

【功效与应用】具有抗疟，退虚热，清热解暑之作用。青蒿抗疟作用是由于其含有被世界公认的成分——青蒿素。支老用于临床取其既能清虚热，又能清实热之特点，用于治疗晚期肝癌引起的发热，如蒿芩清胆汤，辨证要点以发热、舌苔黄腻者；治疗阴虚盗汗：青蒿 30g，地骨皮 30g，麦冬 15g，生牡蛎 30g，生甘草 5g；治肝火牙痛：青蒿 30g，龙胆草 6g，水煎漱口，也可饮用；治疗夏季中暑：青蒿 30g，淡竹叶 5g，荷叶 10g，水煎凉服。

青蒿水提取物对发热有显著的退热降温作用，对炎症有明显的抑制作用，并有一定的镇痛作用，临床上可用于高热、低热、实热、虚热、内热、暑热、湿热、疟热、癌热、外感发热、内伤发热等各种发热，不必局限于虚热、暑热及疟热，尤其对于免疫病之发热，青蒿更为适宜。红斑狼疮病人，青蒿与生石膏、生地同用；用于儿童类风湿性关节炎、风湿热之长期发热，青蒿与生石膏、知母、地骨皮同用。

十七、地骨皮

【来源】为茄科落叶灌木植物枸杞的根皮。为茄科植物枸杞的根皮。

【主要成分】主要含甜菜碱、枸杞素等成分。

（1）生物碱：含甜菜碱、库柯胺。

（2）八肽化合物：含环状八肽化合物之枸杞素 A、枸杞素 B。

【性味归经】甘，寒。归肺、肝、肾经。

【功效与应用】清热凉血，退蒸。用于阴虚引起的骨蒸潮热，盗汗等。支老以地骨皮作为治疗虚热的要药，认为在清虚热中，以地骨皮为上品，如肝阴虚在一贯煎方中加地骨皮；同时认为地骨皮是治疗虚烦不寐之要药。

其他应用如治疗糖尿病——消渴引起的日夜口渴不止：地骨皮 30g，天花粉 10g，生石膏 60g，芦根 10g，麦冬 10g，生甘草 5g，水煎服；治疗年轻人扁平疣：地骨皮 30g，夏枯草 30g，水煎服，药渣外敷。

注：之所以支老以地骨皮为治疗虚热之要药，支老宗《本草新编》对地骨皮的认识："地骨皮非黄柏、知母之可比，地骨皮虽入肾而不凉肾，止入肾而凉骨……黄柏、知母泄肾伤胃。"

地骨皮不用于感冒发热，其只清内热，不清表热。可与白菊花、钩藤同用，能降压用于肾性高血压；与决明子、泽泻同用有降脂作用；与葛根、山药同用有降糖作用。

十八、知母

【来源】为百合科多年生草本植物知母的根茎。

【主要成分】 主要含知母皂苷类和多糖类之知母多糖，黄酮类之芒果苷等成分。

（1）皂苷类：含总皂苷6%，分得6种皂苷，为知母皂苷A－1、A－2、A－3、A－4、B－1、B－2，还有菝葜皂苷元。

（2）多糖类：含知母聚糖A、B、C、D。

（3）黄酮类：含芒果苷、异芒果苷。

（4）微量元素：有铁、锌、锰、铬、镍等。

（5）其他：还含β－谷甾醇、知母脂A、木脂素、生物碱、胆碱、鞣酸、尼克酰胺、烟酸等。

【性味归经】 苦、甘，寒。归肺、胃、肾经。

【功效与功能】 具有清热泻火，滋阴润燥之作用。是治疗阴虚发热的常用药物之一。支老应用知母，来源于李杲对知母的评价，"知母，其用有四：泻无根之肾火，疗有汗之骨蒸，止虚劳之热，滋化源之阴"。知母配黄柏，有助水之化源作用，用之均相使为用。

十九、柴胡

【来源】 为伞形科多年生草本植物柴胡和狭叶柴胡的根。

【主要成分】 主要成分为柴胡皂苷，其次含有植物甾醇、侧金盏花醇，以及少量挥发油；地上部分主要含有黄酮类成分。

柴胡皂苷：各种柴胡都含皂苷和皂苷元。皂苷有4种，皂苷元有7种。

黄酮类：北柴胡和南柴胡均含2种黄酮类结晶：山奈苷和山奈酚－鼠李苷。狭叶柴胡黄酮类有异鼠李素、芸香苷、水仙苷、槲皮素等。

北柴胡含皂苷、芸香苷、挥发油柴胡醇、α－菠菜甾醇、金盏花醇、三萜皂苷葡萄糖等。还含脂肪油，为油酸、亚油酸、棕榈酸、硬脂酸等的甘油酸。

柴胡还含香豆素、木酯素、有机酸、植物甾醇、有机酸、多炔类成分。

【性味归经】 苦、辛，微寒。归肝、胆经。

【功效与应用】 具有疏肝解郁，透表泄热，升举阳气之作用。除治疗邪入半表半里的少阳证寒热往来，临床应用以疏肝解郁为最多。支老临床应用治疗口苦、咽干等，宗小柴胡汤配伍用量，而治疗外感发热，用量在20～30g；在治疗淤胆型肝炎中重用赤芍，但易引起患者大便次数增多、质稀，支老取柴胡升阳举陷的作用，佐柴胡5g，葛根10g，以除此弊端。

柴胡虽为疏肝解郁之圣药，但应用中应注意必有肝郁，正如《本草正义》"胁肋胀痛等症，不辨是郁非郁，概投柴胡，愈以助其鸱张……毫厘之差，千里之谬矣"。正如支老所说，乱用柴胡，则耗肝气。

柴胡有显著的中枢性解热降温作用，能减轻肝细胞变性、坏死，使肝细胞内蓄积的肝糖原和核糖核酸含量大部分恢复或接近正常，使血清转氨酶活力显著下降；并能抑制损伤肝脏的纤维增生，促进纤维吸收，减少肝硬化的发生，同时柴胡皂苷能明显增加肝内蛋白质合成，故应用于各种肝病。

二十、香附

【来源】为莎草科多年生草本植物莎草的根茎。

【主要成分】香附挥发油含量达0.65%~1.45%。主要为β-蒎烯、莰烯、1，8-桉叶素、柠檬烯、对-聚伞花素、芹子三烯、β-芹子烯、香附子烯、β-香附酮、香附醇、异香附醇、香附醇酮、绿叶萜烯酮、α-莎草醇、β-莎草醇、环氧莎草奥、莎草奥酮等。还含三萜类、黄酮苷类、生物碱、葡萄糖、果糖、淀粉、蛋白质、无机元素等成分。

【性味归经】辛、微苦，平。归肝、胃经。

【功效与应用】具有疏肝理气，调经止痛的作用。香附常于疏肝理气且有止痛作用，是治疗肝郁气滞引起的胁痛、乳房胀痛及痛经最常用的药物。《本草纲目》认为香附"散时气寒疫，利三焦，解六郁"，是内科及妇科最常用之品。

支老应用香附治疗偏头痛：香附15g，川芎15g，蜈蚣1条，全虫6g，水煎服，对于头痛由情绪诱发者或女子经期头痛甚佳。治疗痛经偏于瘀者：香附15g，川芎10g，乌药10g，姜黄3g，甘草5g，水煎服。

支老指出："《汤液本草》认为香附能益血中之气药……益气而止血，又能化去瘀血"，故气滞血瘀用之也佳。临床香附配参、术能补气，配当归、熟地则能补血，与木香相使为用止胃脘气滞疼痛，配厚朴、半夏消中脘痞结等。行气药中，推崇香附而少用木香。

二十一、佛手

【来源】为芸香科常绿小乔本或灌木植物佛手柑的果实。

【主要成分】含挥发油类柠檬油素和黄酮类橙皮苷等成分。

（1）挥发油类：主要为柠檬油素，还有香柠檬油、柠檬苦素、两个柠檬油素二聚体。

（2）黄酮类：含橙皮苷、胡萝卜苷、7－二甲氧基黄酮、3，5，8－三羟基－3，4，7－三甲氧基黄酮、3，5，6－三羟基－3，4，7－三甲氧基黄酮。

【性味归经】辛、苦，温。归肝、脾、胃、肺经。

【功效与应用】行气止痛，和胃化痰。多用于气滞引起的胃脘痛。支老用于治疗胃脘痞满，胃中有振水音，呕吐清水痰涎者，以佛手15g，木香30g，半夏12g，茯苓30g，水煎服，明显减少胃液分泌，优于小半夏汤。治疗慢性胃炎和胃溃疡能起到解痉止痛的作用，尤其对十二指肠部位的炎症、溃疡引起的疼痛效果最好，对胆囊炎、胆管炎解痉止痛效果也好。对于肿瘤手术后长期以中草药益气健脾扶正抗癌治疗的病人，需加佛手、陈皮以护胃。

二十二、木香

【来源】为菊科植物云木香、越西木香、川木香等的根。

【主要成分】广木香含挥发油（为α和β－木香羟、木香内酯、木香醇、樟烯、水芹烯等）、木香碱等。

【性味归经】辛、苦，温。归胃、脾、大肠、胆、三焦经。

【功效与应用】行气止痛。木香善行肠胃气滞，并有止痛作用，常用于消化不良、腹胀腹痛、肠鸣泄泻、下痢腹痛等证。如成方健脾丸、香连丸、香砂六君子丸。支老同时大剂量应用于泛吐清涎，胃肠气滞的疼痛，随配伍治疗各种证候。

二十三、厚朴

【来源】为木兰科落叶乔木植物厚朴的树皮。

【主要成分】主要含酚类厚朴酚、生物碱类木兰箭毒碱和挥发油类等。

（1）酚类：主要为厚朴酚、和朴酚、异厚朴酚、四氢厚朴酚。厚朴酚的含量以浙江产的最高。

（2）挥发油：凹叶厚朴的挥发油约为1%，油中主要为β－桉叶醇。

厚朴还含单萜烯木兰醇、木兰箭毒碱。

【性味归经】苦、辛，温。归脾、胃、肺、大肠经。

【功效与应用】具有行气燥湿，降逆平喘之作用。主要用于湿困中焦，阻遏气机所致的脘腹痞满，如平胃散所治。

支老临床应用以湿热阻滞气机者配黄芩；肝郁气滞，肝胃不和，胁肋胀痛时配代赭石；肝气犯胃，呃逆胃胀时配郁金；痰湿中阻者配半夏。

用于腹部手术为预防术后肠胀气，术前 12h 口服厚朴煎液有预防作用。对于乙型肝炎 HBSAg 有抑制作用，支老用于脾虚气滞型以枳朴六君子汤加味。

对于慢性萎缩性胃炎患者忌用，因其有抑制胃酸、胃蛋白酶分泌；孕妇也忌用。

厚朴一般不宜用于虚证腹胀，因其破气燥湿而伤阴，阴虚内热的病人不可用。

二十四、郁金

【来源】为姜科多年生宿根草本植物郁金和莪术或姜黄或毛莪术的块茎。

【主要成分】主要含挥发油类姜烯、郁金烯等。

挥发油：郁金主要含挥发油，约 6.1%。油中主要为倍半萜烯类化合物，约有 65.5%，以姜烯最多。其次为 α-和 β-郁金烯、半萜烯醇。还含莰烯、樟脑、姜黄素、去甲氧基姜黄素、双去甲氧基姜黄素、姜黄酮、芳基姜黄酮、莪术醇、莪术二醇等。

多糖类：有多糖 A、多糖 B、多糖 C。

其他：郁金尚含淀粉、脂肪油、黄色染料、橡胶、葛缕酮、水芹烯。

【性味归经】辛、苦，寒。归心、肝、胆经。

【功能与应用】具有祛瘀止痛，凉血清心，利胆退黄之作用。郁金在肝胆病中的应用较广，特别是瘀热互结型黄疸，既能活血，又能退黄；凉血清心作用又用于肝性脑病神昏烦躁不安者。药理研究表明：郁金具有保护肝细胞，促肝细胞再生，提高血浆白蛋白的作用，同时可消除血中过剩抗原，防止免疫复合物的产生，抑制免疫反应，从而减少体液免疫亢进引起的肝细胞损伤，中医辨证应用。

郁金挥发油有利于缓解输尿管痉挛性疼痛，故应用于输尿管结石引起的尿血和腹痛；郁金能促进胆汁的生成和分泌，并能收缩胆囊，促进胆汁排出作用，故应用于慢性胆囊炎和胆石症。郁金具有抑制体液免疫的作用，又有抗变态反应的作用，还有抗凝抗栓塞的作用，故临床上常用于治疗红斑狼疮等免疫病。

二十五、延胡索

【来源】为罂粟科多年生草本植物延胡索的块茎。

【主要成分】主要含生物碱延胡索甲素、乙素等。

生物碱类：延胡索含 10 多种生物碱，有延胡索甲素、延胡索乙素、延胡索丙素、L－四氢黄连碱、dL－四氢黄连碱、黄连碱、非洲－防己碱，β－高白屈菜碱。

其他：延胡索还含挥发油、淀粉、黏液质、树脂等成分。

【性味归经】辛、苦，温。归心、肝、脾经。

【功效与应用】具有活血，行气，止痛之作用，用于胃痛、胸痹疼痛、痛经、肋痛、外伤疼痛等，能明显提高麻醉药品的镇痛效果。对于癌性疼痛更加适宜。但延胡索具有一定的毒性，易引起转氨酶升高，支老不建议肝病中过大剂量、过长时间的应用；个别人应用有引起呕吐、头晕、乏力等现象，严重者影响呼吸中枢，出现呼吸抑制。延胡索生物碱有类似于吗啡的显著的镇痛作用，临床常用于胃痛、肝区痛、头痛、腹痛、痛经、坐骨神经痛、肿瘤疼痛等，延胡索为中枢性镇痛药，不是解痉止痛药，对胃痛和肠管、胆管、输尿管之绞痛效果比较差，但能抑制胃溃疡和胃酸，对治疗消化性溃疡有效。

二十六、川楝子

【来源】为楝科落叶乔木楝的成熟果实。

【主要成分】主要含川楝素（即苦楝素）以及苦楝子酮、苦楝子醇、多种脂肪酸等。苦楝根皮主要含川楝素，以及中性树脂、鞣质和香豆素类。

【性味归经】苦、寒，有小毒。归肝、胃、小肠、膀胱经。

【功效与应用】具有行气止痛之作用。主要应用于肝郁化热之两肋胀痛，但其对肝脏的毒性较大，易引起转氨酶升高，支老少用于肝病。而对胆囊疾病引起的胁痛，川楝子有一定的作用。对虚寒体质者忌用。常见不良反应为恶心、呕吐、心悸、腹泻等。

川楝子及川楝根皮均含川楝素，为一生物碱苷，具有麻痹蛔虫与促进肠肌痉挛性收缩的作用，因此临床有较好的驱蛔效果。

二十七、荔枝核

【来源】为无患子科常绿乔木植物荔枝核的种子。

【主要成分】种子含皂苷、鞣质。又含 α -（亚甲环丙基）甘氨酸。

【性味归经】辛、微苦、温。归肝、胃经。

【功效与应用】具有行气散寒，止痛散结之作用。临床主要用于肝经寒凝所致的胁痛及寒凝之胃脘痛、少腹痛。支老取其入肝经，具有散结作用，用于肝病出现的男性乳房肿大，或肿块疼痛，一般荔枝核 30g，配香附 15g。另外，用于甲状腺肿大的治疗。

二十八、白花蛇舌草

【来源】为茜草科一年生草本植物白花蛇舌草的全草。

【主要功效】含三十一烷、豆甾醇、谷甾醇、齐墩果酸、黄酮苷、香豆精类、多糖、环烯醚萜苷类化合物、蒽醌苷类、微量元素钛等。

【性味归经】微苦、甘、寒。归胃、大肠、小肠经。

【功效与应用】具有清热解毒，利湿退黄之作用。多用于痢疾、急性阑尾炎、瘀肿热痛、毒蛇咬伤以及淋巴瘤、乳腺瘤、膀胱癌、鼻咽癌等的治疗。后又用于病毒性肝炎的治疗，特别是乙型肝炎。支老认为其抗乙肝病毒作用弱而不及叶下珠，虽然药理研究能刺激网状内皮系统，促进抗体形成，但不作为治疗乙型肝炎的证据。北方地区无新鲜之品，因而外用受到限制。

白花蛇舌草能清热解毒，提高免疫功能，用于抗癌药物，对改善肿瘤病人的症状和体质有一定疗效，常与半枝莲、龙葵同用。白花蛇舌草有消炎作用和提高免疫功能，与红藤、败酱草、生军、木香等合用，治疗单纯性阑尾炎有效。白花蛇舌草有清热消炎的作用，可治疗慢性胃炎、溃疡病、HP 阳性及慢性溃疡性结肠炎。

本药有杀伤精子的作用，男性不育症患者不宜使用。

二十九、忍冬藤

【来源】为忍冬的茎枝，又名银花藤。

【主要成分】主要含黄酮类和绿原酸等。

黄酮类：叶含忍冬苷、忍冬黄素等黄酮类化合物。

绿原酸：忍冬地上部分含绿原酸，比金银花含量低。

其他：忍冬茎含生物碱、鞣酸。

【性味归经】甘，寒。归胃、肺经。

【功效与应用】临床具有清热解毒，通络止痛之作用。临床主要用于温病引起的发热，痢疾及疮痈疮肿，关节疼痛，近来多用于病毒性肝炎的治疗。支老认为：忍冬藤甘寒而不苦，对于肝病以肝阴虚而有火旺者用之，清热而不伤阴；其通络作用非关节不利者用之，治疗胁痛属肝火旺者更佳。

三十、丹参

【来源】为唇形科多年生草本植物丹参的根。

【主要成分】主要含脂溶性成分丹参酮类化合物和水溶性丹参素类化合物。

（1）丹参脂溶性成分：丹参酮 I、二氢丹参酮 I、丹参酮 II A、丹参新酮、丹参新酮 II、去甲丹参酮、羟基丹参酮、羟基丹参酮 II A、异丹参酮 I、隐丹参酮、丹参新醌 A、B、C、D，次甲基丹参醌、丹参酸甲酯酮、丹参内酯、紫丹参甲、乙、丙、丁、戊、己素等。

（2）水溶性成分：丹参素（又称丹参酸甲）、丹参酸乙、丹参酸丙、原儿茶醛、迷跌香酸、丹参酚、丹参酸 A、丹参酸 B、丹参酸 C、丹参醛、异阿魏酸等。

【性味归经】苦，微寒。归心、心包、肝经。

【功效与应用】具有活血祛瘀，凉血消痈，除烦安神之作用。丹参活血而不伤血，凉血而不留瘀。广泛应用于临床各科，备受推崇，特别是在肝病的治疗中应用十分广泛，无论是慢性肝炎，还是肝硬化，随证配伍，甚至达到必不可少的程度。药理研究证明：丹参具有抗肝损伤和促进肝细胞再生；改善肝脏微循环，降低门脉压；抗肝纤维化，降低肝内 I、Ⅲ 型胶原 m－RNA 水平，抑制胶原基因的转录；对已形成的纤维组织具有降解、消散、吸收作用，使 PCⅢ、HA 显著下降，这些为治疗肝病提供了理论及实验依据。故支老对活血药品首推丹参。丹参具有降血脂的作用，在脂肪肝的治疗中也广泛应用。同时支老也指出，丹参的活血作用不会改变凝血机制，临床应用中不因凝血酶原时间延长而惧怕。一般用量在30g。

其他应用如丹参的除烦安神作用，用于治疗神经衰弱引起的失眠：丹参10g，五味子30g，莲子心1g，生甘草5g，水煎服。

支老对丹参的应用，除自己的临床经验外，总结古人所著，如"一味丹参顶四物"出自《本草纲目》"其功大于地黄、当归、川芎、芍药故也"。在《本草经疏》中提到丹参具有补肝虚，养血益气，久服利人的作用，特别强调丹参"以北方产者胜"。

三十一、桃仁

【来源】 为蔷薇科落叶小乔木桃或山桃的种仁。

【主要成分】 主要含苦杏仁苷和脂肪油等。

（1）苦杏仁苷：约含苦杏仁苷3.6%以及少量樱叶苷、苦杏仁酶、挥发油等。

（2）脂肪油：含脂肪油45%，主要为油酸甘油酯和少量亚油酸甘油酯。

（3）其他：还含糖、磷脂、糖脂、氨基酸、蛋白质、维生素B_1等。

【性味归经】 辛、苦，平。归肝、心、大肠经。

【功效与应用】 具有活血祛瘀，润肠通便，止咳平喘的作用。桃仁活血作用以破血为主，故《本经》"主瘀血，血闭癥瘕"。用于肝病的治疗，主要是抗肝纤维化，如扶正化瘀胶囊的主要成分。支老指出：成无己说过："肝者血之源，血聚则肝气燥，肝苦急，急食甘以缓之。桃仁之甘以缓肝散血"，是桃仁治肝病的理论依据。《本草经疏》同样这样描述："桃仁苦能泄滞，辛能散结，甘温通经而缓肝。"《本草思辨录》："桃仁，主攻瘀血而为肝药。"进一步证明了古人治肝病用桃仁的机理。

支老指出：虽然桃仁药理实验能提高肝组织血流量和肝组织胶原酶活性，促进胶原分解代谢，减少肝内胶原含量，但临床应用剂量10g为宜，应注意其毒性作用，血虚者更要慎用。

三十二、赤芍

【来源】 为毛茛科多年生植物毛果赤芍和卵叶赤芍或芍药的根。

【主要成分】 主要含赤芍苷类和丹皮酚类。

（1）芍药苷类：芍药的成分与白芍大致相同，都主含芍药苷，但量上有差异。《中国药典》中规定芍药苷含量不得少于2%。赤芍还含苯甲酰芍药苷、芍药新苷、芍药内酯苷、氧化芍药苷、芍药花苷、芍药苷元、没食子酰芍药苷。

（2）丹皮酚类：含牡丹酚、牡丹酚苷、牡丹酚原苷。

（3）其他：还含胡萝卜苷、苯甲酸、β-谷甾醇、鞣质、挥发油等。

【性味归经】苦，微寒。归肝经。

【功效与应用】具有清热凉血，祛瘀止痛之作用。《药品化义》言"泻肝火"。赤芍清热凉血作用较差，支老一般不作为清热凉血之品。但其在治疗黄疸时有独特作用，特别是对于淤胆型肝炎，黄疸升高以直接胆红素为主者重用赤芍，有事半功倍之效，一般用量60g，量大至200g，有众多临床病案证实。药理研究证明赤芍有促进肝脏代谢，利于浊物排出的作用，是治疗淤胆型肝炎的实验基础。

赤芍有直接明显的扩张冠状动脉和抗心肌缺血的作用，能增加心肌营养性血流量，降低心肌耗氧量，降低肺动脉高压和门静脉高压，改善胸闷气短症状和缓解心绞痛，治疗冠心病和脑梗死，可明显保护肝细胞膜和细胞器的损伤，减轻肝细胞变性、坏死和间质炎细胞浸润，可促进肝纤维组织的重吸收。故与柴胡大剂量应用于急性黄疸型肝炎、慢性乙型肝炎、肝硬化。

支老强调，大剂量赤芍的使用会引起大便溏软或便次增多，特别是对于阴虚之人，临床注意配伍，如加重温里之品，或配升麻、葛根；或重用生姜，少至50g，多则100g。另外，我们临床观察，大剂量赤芍对凝血酶原时间无影响。

三十三、丹皮

【来源】毛茛科多年生落叶小灌木牡丹的根皮。

【主要成分】主要含丹皮酚类和芍药苷类。

（1）酚类：含牡丹酚（丹皮酚）、牡丹酚苷、牡丹酚原苷、牡丹酚新苷等。

（2）单萜类：有芍药苷、氧化芍药苷、苯甲酸芍药苷、苯甲酰氧化芍药苷等。

（3）其他：挥发油，油中含芍药酚；还含植物谷甾醇、鞣酸等。

【性味归经】苦、辛，微寒。归心、肝、肾经。

【功效与应用】清热凉血，活血散瘀。丹皮似丹参，凉血而不留瘀，且有清肝作用，是治疗肝火、肝经郁热的常用之品，如丹栀逍遥散。支老认为丹皮泻相火的作用甚至优于黄柏。丹皮具有降压作用，对于原发性和肾性高血压都有降压作用，尤其是对于肾病之蛋白血尿也有治疗效果。丹皮具有抑制炎症、肿胀、渗出、抑制毛细血管通透性的作用，普遍用于各种原因引起的关节炎。

药理研究证明丹皮有降低血清谷丙转氨酶之作用，但支老认为过度活血之品反会引起转氨酶的升高。

三十四、牛膝

【来源】为苋科植物牛膝的根。

【主要成分】根含三萜皂苷，水解后生成齐墩果酸，并含多量钾盐。种子也含三萜皂苷，与根所含的相同。另含蜕皮甾酮和牛膝甾酮。

【性味归经】苦、甘、酸，平。归肝、肾经。

【功效与应用】具有活血祛瘀，引血下行，补益肝肾，通利小便之作用。牛膝又有怀牛膝和川牛膝之分，前者补肝肾作用优于后者，而后者活血作用优于前者。支老多用怀牛膝治疗肝病，特别是肝硬化患者。药理研究证实牛膝具有蛋白同化作用，其所含昆虫变态甾体激素，具有较强的蛋白质同化作用，可促进肝脏中的氨基酸合成蛋白质，效果与 4 - 氯睾酮相似。另外，牛膝所含蜕变甾酮和牛膝甾酮可促进肝细胞膜和细胞核的 RNA 合成，对于在肝硬化患者低蛋白血症、肝细胞损伤均有益；对于腹水有通行小便的作用，辨证属于肝肾亏虚者最为适宜。

支老应用牛膝治疗其他疾病有肝性脊髓病怀牛膝配补肾之品如杜仲、寄生、红景天等；治疗未婚女子痛经单味煎服；治疗腰腿疼痛属肾虚者。应用时注意孕妇必不能用。支老强调梦遗滑精者虽多肾虚，但应用牛膝有害无益，不宜与鳖甲同用。

三十五、当归

【来源】为伞形科多年生草本植物当归的根。

【主要成分】主要含挥发油类蒿苯内酯、正丁酰内酯，以及阿魏酸、多糖类、油脂类等。

（1）挥发油：含蒿苯内酯，占生药的 0.5%，挥发油的 45%。正丁酰内酯为当归的特异香气。还含倍半萜烯、邻羧基本正戊酮，共有30多种。

（2）水溶性成分：主要为阿魏酸，占生药的0.03%～0.09%。

（3）多糖类：当归多糖为生药的8.5%，由D－葡萄糖、D－半乳糖、D－木糖、L－阿拉伯糖、葡萄糖醛酸、半乳糖醛酸组成。还含鼠李糖、岩藻糖、甘露糖、各种糖醛酸。

（4）维生素类和油脂类：维生素A类、维生素B_{12}、维生素E、叶酸、亚叶酸，以及油脂类、饱和与不饱和脂肪酸。

（5）其他：棕榈酸、硬脂酸、肉豆蔻酸；尿嘧啶、腺嘌呤、生物素、丁二酸、当归根素、β－谷甾醇等。

【性味归经】甘、辛，温。归肝、脾、心经。

【功效与应用】具有补血调经，活血止痛，润肠通便之作用。一般作为妇科调经必用之品。而支老取其补血作用治疗肝病，因肝为刚脏，体阴而用阳，且当归活血而补血，特别是活血不伤血，如针对肝阴不足常用一贯煎、补肝汤；柔肝止痛常用归芍六君子汤；积证气血亏虚时常用八珍汤加味等。

现代药理研究证明：当归具有保护肝细胞，恢复肝功能的作用，保护肝细胞NTP酶，葡萄糖－6－磷酸酶，5－核苷酸酶和琥珀酸胱氧酶，对肝细胞膜、细胞核、线粒体具有显著的保护作用，能抗氧化，消除自由基等，是治疗肝病的实验基础。

支老强调，虽然当归从中医理论和现代药理研究宜于肝病的治疗，但应辨证应用，对脾虚者用之易出现腹泻；慢性肝炎球蛋白升高时当归有降低作用，但不能见之均用；肿瘤如肝癌用之有抗癌的作用，脾虚者也必须有恰当的配伍，否则适得其反。

当归是一味重要的补血药，能促进骨髓造血功能，对各种原因引起的贫血如出血性、营养性、免疫性、化学性、药物性、放射性等贫血，红细胞、血红蛋白、白细胞减少，均有治疗效果，与黄芪同用最佳。但对升高血小板作用不明显。红细胞减少与制首乌、虎杖同用；白细胞减少与鸡血藤、女贞子同用。

三十六、枸杞子

【来源】为茄科落叶灌木植物宁夏枸杞子的成熟果实。

【主要成分】主要含甜菜碱和枸杞多糖等成分。

（1）枸杞子含甜菜碱约1%。

（2）枸杞多糖：由葡萄糖、半乳糖、甘露糖、阿拉伯糖等6种单糖组成，为含有多种微量元素和氨基酸的蛋白多糖，具有重要的生理活性。宁夏枸杞子含4种枸杞多糖。枸杞多糖为酸性杂多糖与多肽结合的复合多糖。

（3）色素：为胡萝卜素，其含量高于羊肝，以及一羟叶黄素（隐黄质）、二羟叶黄质（玉米黄质）、二羟叶黄素软脂酸酯（酸浆果红素）。

（4）其他：枸杞子尚含维生素B、C及β－谷甾醇。

【性味归经】甘、平。归肝，肾经。

【功效与应用】具有养阴补血，益精明目之作用。枸杞子是药食共用之品，是滋补肝肾精血之佳品，补而不腻，不温不凉。现代药理实验证明：枸杞子有抑制脂肪在肝细胞的沉积和促肝细胞再生作用，能降低血清胆固醇，但对甘油三酯无影响，对急性黄疸型肝炎不适宜。同时对免疫功能有促进和调节作用，为治疗病毒性肝炎提供了可靠依据。另外，枸杞子还具有抗衰老、抗氧化、抗癌、降血脂作用，具有雌激素样作用和生长激素样作用。

除治疗肝病外，支老临床用于治疗老年人夜间口干口渴，每晚睡前嚼食20粒；妇人面色不华，常服用有美容增白效果；男性不育无明显症候，可长期服食。

三十七、白芍

【来源】为毛茛科多年生草本植物芍药的根。

【主要成分】白芍主要含芍药苷、挥发油、氨基酸等成分。

（1）芍药苷：含量达3.3%～5.7%，包括芍药花苷、丹皮酚，少量芍药内酯苷、氧化芍药苷、苯甲酰芍药苷、芍药新苷、芍药吉酮、（Z）－（IS，5R）－β－蒎烯－1－O－代β－巢菜糖苷等。

（2）挥发油：白芍含挥发油。油中为苯甲酸、牡丹酚等成分。

（3）氨基酸：白芍含氨基酸达12.3%，还有没食子酸、没食子酸乙酯、β－谷甾醇等。

【性味归经】苦、酸，微寒。归肝、脾经。

【功效与应用】柔肝止痛，养血敛阴，平抑肝阳。白芍为柔肝止痛之上品，得甘草酸甘化阴，增强柔肝止痛之力。现代药理研究证明白芍具有的镇痛解痉作用，是其止痛的基础；白芍对 D-半乳酶胺所致的肝损伤、ALT 升高有明显的对抗作用，可降低谷丙转氨酶，使肝细胞变性和坏死恢复正常；白芍还有调节体液免疫和细胞免疫，增强巨噬细胞的功能。芍药与甘草同用对抑制胃酸分泌有协同作用，用于治疗慢性胃炎、消化性溃疡、慢性肠炎、结肠易激综合征。能减轻血小板血栓湿重，抑制血栓形成，故应用于冠心病。有镇痛、镇静、抗惊作用，用于治疗坐骨神经痛、头痛、癫痫。白芍具有缓解胃肠平滑肌痉挛而止痛的作用。

白芍既有解痉止痛的作用，又有中枢镇痛的作用，临床上用于痛症为多：①腹痛腹胀：对胃肠急慢性炎症、溃疡引起的疼痛胀痛，与木香、白术、黄连等同用，有解痉止痛作用；②胁痛胁胀：对肝、胆、胰急慢性炎症引起的胁痛腹胀，常与柴胡、郁金、黄芩等同用，有神经镇痛的作用；③胸闷疼痛：对心血管疾病引起的胸闷气短，常与郁金、石菖蒲、三七等同用，有解痉和镇痛共同的作用；④关节痛：对各种风湿病引起的关节疼痛，常与桂枝、知母、忍冬藤等同用，有消炎镇痛的作用。

对于神经痛，白芍虽然能使用，但止痛的效果是一般的。

支老临床应用白芍，主要是柔肝止痛作用，如胁痛隐隐、性情急躁，归芍六君子汤加味；治疗血虚盗汗：白芍 15g，枸杞子 10g，浮小麦 30g，生甘草 3g，水煎服。另外，支老认为白芍有利尿作用，在肝硬化腹水的治疗过程中，虽然辨证为脾肾阳虚，不能只用温燥过补之品，否则会伤血动血，佐以白芍，不但助利尿而且敛阴。

三十八、黄精

【来源】为百合科多年生草本植物黄精或多花黄精、金氏黄精以及同属若干种植物的根茎。

【主要成分】主要含黏多糖和甾体皂苷等。

（1）黏多糖：生黄精黏多糖含量为 11.74%，制黄精黏多糖含量为 3.77%。黄精含多量黏液质。黄精多糖 A、B、C，由葡萄糖、甘露聚糖、半乳糖醛酸缩合而成；还含黄精低聚糖 A、B、C，由葡萄糖、果糖缩合而成。

（2）甾体皂苷：黄精含甾体皂苷，包括淀粉、2 个呋甾烯醇性皂苷和 2 个螺甾烯醇型皂苷。

（3）其他：还含醌类、淀粉、6 种人体必需氨基酸、8 种人体必需微量元素。囊丝黄精含天门冬氨酸、高丝氨酸、毛地黄糖苷及多种蒽醌类化合物等。

【性味归经】甘、平。归肺、肾、脾经。

【功效与应用】具有滋阴润肺，补脾益肾之作用。临床用于肺阴虚的咳嗽，脾胃虚弱偏于阴虚的食少纳呆；阴血虚的补血之品，特别是补而不腻不燥，似当归而非熟地的滋腻。支老在慢性肝炎、肝硬化中应用，认为有恢复肝功，增强体质，降低球蛋白，提升白细胞等作用。

用于白细胞减少，黄精30g，大枣10枚，水煎服；治疗白发：黄精30g，枸杞子15g，何首乌15g，黑芝麻15g，女贞子2g，陈皮10g，红花3g，水煎服，治疗以肾虚为主者；配伍应用于糖尿病的治疗。

黄精药性平和，既能健脾益气，又能养阴润肺，兼有类似党参和沙参两药的部分功效。健脾补气之力不如党参，养阴润肺之功不如沙参，久服不会上火。没有慢性疾病的中老年人长服之，具有很好的抗衰老、强心、抗动脉硬化、降脂、降糖、降压以及提高免疫功能的作用，可用于中老年人亚健康状态。黄精具有降糖作用，在降低糖尿病病人血糖的同时，还可改善其脾胃阴虚的症状。

黄精对肿瘤病人化疗后白细胞减少症有升高白细胞的作用，可与黄芪、党参、首乌、女贞子等同用，同时还可提高免疫功能。对肺结核病人在使用抗痨药物的同时服用黄精，可以减毒增效，既协助抗痨，又扶正，可与沙参、百合等同用。

三十九、五味子

【来源】为木兰科多年生落叶木质藤本植物北五味子和南五味子的成熟果实。

【主要成分】主要含木脂素五味子素等，以及有机酸、挥发油等。

【性味归经】酸、甘，温。归肺、心、肾经。

【功效与应用】具有益气生津，补肾养心，收敛固涩之作用。主要用于气虚津伤的汗出，肺肾亏虚的咳嗽和心肾不足的心悸失眠。用于治疗肝病已被大家所公认的有效成分——联苯双酯。

支老指出，五味子作为中药降酶，必须符合中医辨证，虽然联苯双酯最初是从五味子中分离的成分，但联苯双酯不等于五味子。还有，五味子煎剂降酶作用差，甚至无降酶作用，如果需要应用，则从打粉口服成丸散剂为始，但剂量不宜过大，否则会引起呕吐。

四十、沙苑子

【来源】为豆科一年生草本植物扁茎黄芪（潼蒺藜）的成熟种子。

【主要成分】含维生素 A 类物质、脂肪油、鞣质。

【性味归经】甘，温。归肝、肾经。

【功效与应用】具有补益肝肾，固精明目之作用。临床主要用于肝肾不足、腰膝酸软、头晕眼花、遗精早泄等症。

支老用于临床，主要为肝病患者出现肝肾亏虚，特别是男性性功能低下或阳痿患者，对改善性功能和提高血浆白蛋白有较好作用。

四十一、黄芪

【来源】为豆科多年生草本植物黄芪和内蒙古黄芪的根。

【主要成分】主要含黄芪皂苷等三萜皂苷类、黄芪多糖等多糖类以及黄酮类等。

（1）三萜皂苷类衍生物：黄芪皂苷Ⅰ~Ⅷ，异黄芪皂苷Ⅰ、Ⅲ，乙酰黄芪皂苷、大豆皂苷等。其中以黄芪皂苷Ⅳ含量较高。

（2）多糖类：主要为黄芪多糖 FB 等。黄芪多糖Ⅰ、Ⅱ、Ⅲ，其中Ⅰ为杂多糖，Ⅱ、Ⅲ为葡聚糖。

（3）黄酮类：芒柄花素、熊竹素、毛蕊异黄酮素。

（4）氨基酸：有 20 多种，如氨基丁酸等。

（5）维生素：核黄素、烟酸、维生素 P、胡萝卜素、叶酸等。

（6）有机酸：香草酸、阿魏酸、绿原酸、咖啡酸等。

（7）脂肪酸：亚油酸、亚麻酸、棕榈酸等。

（8）微量元素：以硒含量为多。尚含胆碱、甜菜碱、葡萄糖醛酸、刀豆球蛋白等。

【性味归经】甘，微温。归脾、肺经。

【功效与应用】具有补气升阳，益卫固表，托毒生肌，利水消肿之作用。是临床治疗气虚证的最常用之品，用于治疗脾气不足、中气下陷证和肺气虚、卫表不固自汗、易感冒以及正虚、痈肿不愈等。黄芪常与党参相配伍，补气以炙黄芪为佳，利水消肿以生黄芪为上。

支老用于肝病的治疗，特别是慢性乙型肝炎正虚邪恋之证，黄芪能够增加网状内皮系统的吞噬功能，对抗体的形成有促进作用，诱生干扰素，增强体质、改善症状，一般用量在 30～60g。其利水消肿作用在肝硬化腹水的治疗中，除改善症状，增强体质外，具有利水消肿的作用。一般以生黄芪，如常用的温阳利水法苓桂术甘汤：生黄芪 60g，生白术 30g，桂枝 15g，茯苓 30g，炙甘草 5g，用于肝阳不足，水湿内停，或腹水消退后的巩固治疗。

支老对黄芪的其他应用如治疗卫外不固易于感冒，常遵玉屏风散加味；气虚感冒也常用之；又治疗一壮年无汗症，他人以发汗治之无功，支老认为属于卫外不合，腠理开合失常，以桂枝汤大剂量黄芪服之痊愈。正如《本草备要》"生用固表，无汗能发，有汗能止，温分肉，肥腠理，泻阴火，解肌热；炙用补中，益元气，温三焦，壮肝胃。生血，生肌，排脓内托，疮痈圣药"。解肌热支老在升阳益胃汤上治疗夏季身热困倦、口苦不欲食者，用者均验。

四十二、白术

【来源】 为菊科多年生草本植物白术的根茎。

【主要成分】 主要含苍术酮等挥发油和内酯等。

（1）挥发油类：含挥发油 1.5%。其中主要为苍术酮，含量达 27.4%；还含有 β-草烯、α-姜黄烯、3β-乙酰氧茎苍术酮、异苍术内酯等 11 种。

（2）内脂类：白术内酯Ⅰ、Ⅱ、Ⅲ、Ⅳ，是白术抗炎的有效成分；还含有脱水苍术内酯。

（3）其他：尚含茅术螺醇、甾醇、苍术醚、三萜酯，丰富的维生素 A 类物质，以及甘露聚糖、果糖、菊糖等。

【性味归经】 苦、甘，温。归脾、胃经。

【功效与应用】 具有补脾益气，燥湿利水，固表止汗之作用。是治疗脾虚或兼湿之要药，对脾虚湿盛者最为恰当，《本草通玄》"白术，补脾胃之药，更无出其右者"，常配茯苓。对于固表止汗，多与黄芪配伍，如玉屏风散。

支老以炒白术用于健脾燥湿，而生白术用于脾虚水湿内停如腹水、水肿等，在肝病中的应用如黄芪中的描述；又治气虚便秘，用生白术 60g，有通利大便之作用。但强调白术对于脾虚气滞者不宜剂量太大，因甘能滞气，对此患者一般10g为宜；又治小儿流涎，以生白术粉加糖剂调味冲服。

四十三、山药

【来源】为薯蓣科多年生蔓生本植物薯蓣的块根。

【主要成分】块茎含皂苷、黏液质、胆碱、淀粉（16%）糖蛋白和自由氨基酸，还含止杈素、多酚氧化酶、维生素C、3，4－二羟基苯乙胺，黏液中含有甘露聚糖与植酸。日本薯蓣皂苷，其苷元为薯蓣皂苷元，也是薯蓣属植物块茎常含有的成分。

【性味归经】甘，平。归肺、脾、肾经。

【功效与应用】具有补脾胃，益肝肾之作用。山药为药食共同之品，以淮山药为佳品。药理实验证明，配伍山药的中药制剂对慢性肝病有改善营养状况、促进肝细胞再生的作用。对于肝硬化患者，山药既能补肝肾，又能止泻，对脾虚泄泻者最为适合。

支老其他应用如治疗老年人皮肤干燥，嘱常食山药，有润肤之功效；对于女子不孕，久服山药能益肾精，促排卵。

四十四、茯苓

【来源】为多孔菌科寄生植物茯苓的菌核。寄生于松树根。其傍附松根而生者称为茯苓，抱附松根而生者谓子茯神。

【主要成分】主要含多糖类茯苓聚糖和三萜类茯苓酸等。

（1）多糖类：主要是β－茯苓聚糖，约占干重的93%。其合成衍生物有茯苓多糖（即茯苓次聚糖）、羟乙基茯苓多糖、尿素茯苓多糖、羧甲酸茯苓多糖。

（2）三萜类：有茯苓酸、乙酰茯苓酸、松苓酸、齿孔酸、茯苓素。

（3）其他：尚含麦角甾醇、树胶、蛋白质、卵磷脂、胆碱、无机物钾、钠、镁、铁、钙、磷等。

【性味归经】甘、淡，平。归心、脾、肾。

【功效与应用】具有利水渗湿，健脾补中，宁心安神之作用，是治疗水肿的常用药物。现代药理研究证明，茯苓具有保肝降酶的作用，同时抗肝纤维化，促进新生胶原的降解。

支老在茯苓的应用上强调：单用茯苓利尿作用较弱，必配桂枝才能提高其利尿效果，如苓桂术甘汤；配白蒺藜，治疗水湿不化，头晕目眩；配附子温阳利水；配黄芪益气利水；配枳壳宽胸理气，治疗饮停中脘，胸闷气短；配半夏治疗饮停胃中，呕吐痰涎；安神则用茯神；兼有热象者赤茯苓为佳。

四十五、泽泻

【来源】 为泽泻科多年生沼泽植物泽泻的块茎。

【主要成分】 主要含三萜类泽泻醇以及多量钾等。

【性味归经】 甘，寒。归肾、膀胱经。

【功效与应用】 具有利水渗湿，泄热的作用，临床用于水湿内停以及带下病。

支老应用泽泻，除其利水渗湿之外，认为其不但清相火，还具有补肾阴的作用，利而不泻，如《本草纲目》言："泽泻有补五脏，益气力，治头眩，聪明耳目之功。"其他应用泽泻配泽兰，利水行血；泽泻配陈皮，行气利水；泽泻配枳壳，治疗消渴烦躁，咽干，大小便不通；泽泻配白术，治水饮上犯，头晕目眩等。

四十六、薏苡仁

【来源】 为禾本科多年生草本植物薏苡的成熟种仁。

【主要成分】 主要含三大营养素类和酯类等成分。

（1）营养素类：薏苡仁含蛋白质、脂肪酸、碳水化合物、糖类、少量维生素 B_1。氨基酸中含亮氨酸、精氨酸、络氨酸等。

（2）酯类和其他：薏苡仁还含薏苡素、薏苡酯、薏苡内酯、$\alpha-\beta-$谷甾醇、三萜化合物。

【性味归经】 甘、淡，凉。归脾、胃、肺经。

【功效与应用】 具有利水渗湿，除痹，清热排脓，健脾止泻之作用，临床上主要用于水肿、湿痹肌表经络，止泻及治疗内痈如肺痈、肠痈的排脓。

支老认为：薏苡仁可药食同用，对于脾虚湿盛之泄泻，配白扁豆可煮粥食用；治疗肺痈配杏仁；治疗肠痈配红藤、败酱草；治疗风湿根据部位不同，湿郁肌表配滑石；湿在气分配蔻仁。对于其利水作用，支老认为力弱，不足为主药。

四十七、汉防己

【来源】为防己科多年生木质藤本科植物粉防己（汉防己）的根。

【主要成分】汉防己、木防己主要含生物碱类汉防己甲素、乙素等。

【性味归经】苦、辛，寒。归肺、膀胱经。

【功效与应用】具有除风湿，止痛，利尿之作用，临床用于湿热痹痛及小便不利者。

支老临床用汉防己主要取其清热利尿之作用，用于湿热困阻中焦之腹胀；其他应用如防己配防风，祛风胜湿；配黄芪治疗水肿而恶寒、汗出。

四十八、仙灵脾

【来源】为小檗科多年生草本植物淫羊藿和箭叶淫羊藿或心叶淫羊藿的全草。又称仙灵脾。

【主要成分】仙灵脾茎叶主要含黄酮苷类之仙灵脾苷类，还含木兰碱、多糖、挥发油、腊醇、植物甾醇、鞣酸、油脂等成分。

【性味归经】辛、甘，温。归肝，肾经。

【功效与应用】具有补肾壮阳，强筋健骨，祛风除湿，止咳平喘之作用。临床主要用于命门火衰所致的阳痿早泄、脾肾阳虚之泄泻，以及肾阳不足，腰膝酸软、寒湿痹症。

支老认为：仙灵脾补肾阳，然"温"而不燥，区别于附子，附子是"燃火"之物，而仙灵脾如"木炭"持续发热，用于肝硬化腹水阳虚者，能促进蛋白质的合成；对于肝性脊髓病有补肾强筋之作用；用于慢性乙型肝炎，配黄柏，可抑制 HBsAg 的产生和促进抗 HBs 的产生。

四十九、巴戟天

【来源】为茜科多年生藤本植物巴戟天的根。

【主要成分】含大黄素甲醚、甲基异茜草素、蒽醌类、β－谷甾醇、棕榈酸、水晶兰苷、四乙酰车叶草苷等。

【性味归经】辛、甘，微温。归肾、肝经。

【功效与应用】具有补肾阳，强筋骨，祛风湿之作用，临床主要用于肾虚阳痿、腰膝酸痛、筋骨痿软等症。

支老指出：巴戟天用于慢性乙型肝炎，可抑制 HBsAg 的产生；对于慢性肝病出现的男性性功能下降有显著作用，同时可抑制应用利尿剂螺内酯片引起的男性乳房发育。

五十、菟丝子

【来源】为旋花科一年生寄生性蔓草菟丝子或大菟丝子的成熟种子。

【主要成分】主要含黄酮类槲皮素和甾醇类等。

（1）黄酮苷类：菟丝子含槲皮素、槲皮素葡萄糖苷、紫云英苷、菟丝子苷、金丝桃苷等。

（2）甾醇类：含胆甾醇、豆甾醇、菜油甾醇。

【性味归经】辛、甘，平。归肝、肾脾经。

【功效与应用】具有补肾益精，养肝明目之作用，临床用于肾虚阳痿，肝肾亏虚的两目昏花以及脾虚泄泻等。

《本草片言》对菟丝子的评价为："菟丝子，补肾养肝，温脾助胃之药也。但补而不峻，温而不燥，故入肾经，虚可以补，实可以利，寒可以温，热可以凉，湿可以燥，燥可以湿……益气力，明目精。"

支老认为：菟丝子对肝肾亏虚证的慢性肝病转氨酶（ALT）升高者，以菟丝子、沙苑子、五味子等分，蜜丸服用，具有持久的降酶作用；用于肝病引起的视物昏花、雀盲。

现代药理研究证明，菟丝子含有的丰富的 β – 胡萝卜素、γ – 胡萝卜素、5，6 – 环氧 – α – 胡萝卜素、叶黄素和维生素 A，为养肝明目提供了可靠依据。

其他应用：治疗心虚多梦、滑精早泄，单味水煎常服。

五十一、党参

【来源】为桔梗科多年生草本植物党参及同属多种植物的根。

【主要成分】

（1）甾醇类和甾酮类：有 α – 菠菜甾醇、豆甾醇、α – 菠菜甾酮、豆甾酮、斗甾烯酮。

（2）多糖类及其苷类：有菊糖、果糖、杂多糖；党参苷、丁香苷、黄芩素葡萄糖苷等。

（3）内酯类：有党参内酯、苍术内酯Ⅱ、苍术内酯Ⅲ等。

（4）挥发油：有党参酯、香荚兰酸、木栓酮、蒲公英萜醇、蒲公英萜醇乙醇酯等多种，尚有烷类、醛类等挥发油。

（5）氨基酸、微量元素类和其他：有天冬氨酸、谷氨酸等17种氨基酸，铁、锌、铜、锰等14种微量元素，尚含胆碱、皂苷、生物碱等。

【性味归经】甘，平。归脾、肺经。

【功效与应用】具有补中益气之作用，临床用于肺、脾气虚的主药，特别加大剂量代替人参应用。党参除补中气之外，还有养血作用。

支老强调，在补气血方面，黄芪能益气摄血，急用于"有形之血不能急生，当固无形之气"，而党参甘、平，不温不燥，是益气养血之佳品，对于肝硬化消化道出血恢复期，补养气血，当以大剂量黄芪配党参为佳。如果兼阴液不足口干配沙参，口渴明显配石斛。

五十二、扁豆

【来源】为豆科一年生缠绕草本植物扁豆的种子。

【性味归经】甘，微温。归脾、胃经。

【主要成分】主要含蛋白质等，以及酶类和植物血球凝集素等。

【功效与应用】具有健脾化湿之作用，临床主要用于脾虚泄泻。扁豆甘淡，温和，是健脾化湿之佳品，药食同用。

支老临床应用：脾虚泄泻，配薏苡仁，如参苓白术散；配炒麦芽，开胃健脾，治疗脾虚食欲不振；配炒薏苡仁，治疗暑湿泄泻兼脾虚者。

五十三、山茱萸

【来源】为山茱萸科落叶小乔木植物山茱萸除去果核的果肉。

【主要成分】主要含苷类山萸肉苷和有机酸、鞣酸类等。

（1）苷类：山萸肉苷、环烯醚萜苷类。

（2）有机酸类：熊果酸、没食子酸、苹果酸、酒石酸。

（3）脂肪油：棕榈酸、油酸、亚油酸等。

（4）其他：维生素A、皂苷、鞣酸等。

【性味归经】甘、酸涩，微温。归肝、肾经。

【功效与应用】具有补益肝肾，收敛固涩之作用，临床用于肝肾亏虚所致的各种症候，特别是收涩作用用于治疗肾虚滑精、早泄。

支老认为：山茱萸既能补肝肾之阴，又能温补肾阳，是一味平补阴阳的要药。用于肝病的治疗，山茱萸有增强网状内皮细胞吞噬的作用，特别是对免疫有双向调节作用，符合慢性乙型肝炎的病理基础，如其常用方扶正解毒汤。其他应用如对肝硬化脾功能亢进引起的白细胞减少有提高作用。

五十四、大黄

【来源】为蓼科多年生草本植物掌叶大黄（北大黄）唐古特大黄或南大黄的根状茎。

【主要成分】主要含蒽醌类衍生物、乙烯类化合物及鞣酸等。

（1）蒽醌类衍生物：大黄含蒽醌类衍生物，如大黄酚、大黄素等15种。大黄的致泻成分为结合蒽醌苷，有大黄酚-1-葡萄糖苷、大黄酚苷、大黄素-6-葡萄糖苷、芦荟大黄素-8-葡萄糖苷、大黄酸-8-葡萄糖苷、带黄素甲醚葡萄糖苷游离的蒽醌类成分致泻作用。

（2）蒽酮类衍生物：大黄含蒽酮和双蒽酮类衍生物，如大黄酸、番泻苷。

（3）二苯乙烯类化合物：有15种。

（4）鞣质：含大黄鞣质及其相关物质20种。

大黄鞣质及其相关物质包括d-儿茶素、没食子酸和大黄四聚素。没食子酸一部分游离酸，一部分与葡萄糖结合为没食子酰葡萄糖。大黄四聚素水解成没食子酸、肉桂酸和大黄明。大黄鞣质及其相关物质是大黄的止泻成分。

（5）多糖类：掌叶大黄中分得2种酸性杂多糖，其组分完全相同，为葡萄糖、半乳糖、阿拉伯糖、鼠李糖、来苏糖、葡萄糖醛酸、半乳糖酸。

（6）脂肪酸：掌叶大黄还含脂肪酸，如乙酸、油酸、亚麻酸、亚油酸、棕榈酸、硬脂酸等。

（7）大黄还含草酸钙和树脂，树脂水解后产生没食子酸、肉桂酸和树种蒽醌衍生物。

（8）大黄还含各种元素，有钾、铁、铜等。

【性味归经】苦，寒。归肺、胃、大肠、肝、心包经。

【功效与应用】具有攻积导滞，泻火凉血，活血祛瘀，利胆退黄之作用。一般临床用于肠胃实热证如热结便秘，阳明实热，热盛迫血妄行的吐血、便血。

现代药理研究证明：大黄具有明显的保肝作用，对 CCL$_4$ 引起的小鼠肝损伤有显著降低 ALT 作用；对 D - 二半乳糖胺引起小鼠肝纤维化有对抗作用；对乙肝表面抗原有抑制作用，为大黄治疗肝病提供了依据。

支老应用大黄于肝病的治疗，除常用的清热通腑退黄如茵陈蒿汤外，对于重症肝炎属于急黄、瘟黄者，不能口服可单纯生大黄粉灌肠，有退黄、减少氨的吸收、促进内毒素的排泄的作用；对于肥胖性脂肪肝患者，配伍大黄口服可降低血清胆固醇及甘油三酯；对于胆囊炎的治疗如大柴胡汤，及时应用预防严重并发症的发生，对胆道结石有松弛奥狄氏括约肌的作用；用于急性胰腺炎的治疗，有促进胰液的排泄，抑制胰酶活性等作用。其他应用还有用于肾衰患者，小剂量长期服用可降低肌酐及尿素氮，减轻肾小球硬化等。

五十五、茜草

【来源】 为茜草科多年生蔓生草本植物茜草的根。

【主要成分】 主要含蒽醌类、奈蒽醌类茜草酸苷、环烯醚萜类等。

（1）蒽醌类：为茜草植物的主要成分，分离出蒽醌类单体 49 个。

（2）奈蒽醌类：为蒽醌类生物合成的中间体，以分离出 8 个。

（3）环己肽类：目前分离出该类成分 6 个，为茜草属植物的抗癌活性成分。

（4）萜类：从茜草及其变种黑果茜草中分得多个五环三萜。

（5）多糖：从茜草中分出的 3 种多糖（RPS - 1，- 2，- 3），RPS - 2 和 RPS - 3 有较明显清除自由基的作用。

（6）微量元素：如铁、铜、锌、锰等。

【性味归经】 苦，寒。归肝经。

【功效与应用】 具有凉血止血，活血祛瘀之作用，临床主要用于各种血热的出血和跌打损伤，关节疼痛等。

支老应用茜草有 3 方面：用于黄疸性肝炎，茜草有退黄的作用，对于瘀胆性肝炎效果最好，同于赤芍；用于肝区疼痛或两胁疼痛，久治不愈者，茜草 30g，香附 15g，白芍 15g，甘草 10g，煎服可愈；用于白细胞减少症，肝硬化脾功能亢进者用之可提升白细胞。

五十六、叶下珠

【来源】 为大戟科植物叶下珠的全草或带根全草。

【主要成分】全草含酚性成分、三萜成分。

【性味归经】又名珍珠草，甘、苦，凉。归肝、肺经。

【功效与应用】具有平肝清热，利水解毒之作用，临床用于病毒性肝炎、肾炎水肿、尿路感染、小儿疳积等。古代医籍如《纲目拾遗》、《陆川本草》等均有记载，近10余年在肝病中的应用比较广泛。

国家"八五"肝炎攻关课题主要研究叶下珠抗乙肝治疗。支老作为分中心带头人，从事临床研究，通过全国协作组的共同努力，证明叶下珠有抗乙肝病毒作用，目前已有叶下珠片上市，支老在辨证选用中药抗病毒品种中，叶下珠为首推。

五十七、三七

【来源】为五加科多年生草本植物三七的根。

【主要成分】三七的成分与人参相似，主要含人参皂苷类、三七皂苷类、三七氨酸类和三七多糖类等，均为其主要的活性成分。

（1）皂苷类：有人参皂苷类、三七皂苷类、七叶胆皂苷类3组。

（2）人参皂苷类：有人参二醇（Rb组）和人参三醇（Rg组），但不含人参果酸组，也不含人参皂苷Ro组。

（3）三七皂苷类：有三七皂苷R组、C组、D组、B组、E组。后研究发现三七皂苷类的C组、D组、B组、E组的一部分，分别为人参皂苷类R组的一部分。

（4）七叶胆皂苷类：有绞股蓝皂苷X、Ⅶ。

（5）氨基酸类：三七含活性物质三七氨酸，为止血有效成分；尚含多肽类以及天门冬氨酸、精氨酸等16种氨基酸。

（6）多糖类：三七多糖，为阿拉伯半乳聚糖，也是活性成分。

（7）挥发油：含 α - 和 γ - 依兰油烯、香附子烯等。

（8）黄酮类：三七黄酮化合物含量较低，有三七黄酮A、为槲皮素；三七黄铜B，水解后苷元为槲皮素，糖部分为木糖、葡萄糖、葡萄糖醛酸。

（9）微量元素类：含铁、锰、锌、镍、钒、钼、氟等。

（10）其他：尚含 β - 谷甾醇、胡萝卜素、核苷类、生物碱类等。

【性味归经】甘，微苦，温。归肝、胃经。

【功效与应用】具有散瘀止痛，消肿定痛之作用，三七是临床止血之上品，止血而不留瘀，各种出血证单独应用或配伍用之。云南白药为三七制品的典型代表，口服或外用均能达到止血的目的。

药理研究证明：三七具有人参相似的补虚作用，另外具有消痈、抗心律失常、扩张冠脉、增加冠脉血流量、对抗肝素的凝血作用，能降低血清胆固醇和甘油三酯；促进肝脏的蛋白质合成，提高免疫，抗衰老，抗氧化，抗肝损伤，促进生长等作用。

支老用于临床除止血作用外，用于冠心病的治疗，特别是高脂血症，有预防和缓解心绞痛作用；用于肝病的预防出血如慢性肝病患者置管封管长期应用肝素，影响血凝，每日 3g 剂量口服，保持正常的凝血酶原时间；对于癌症疼痛也有作用。

五十八、代赭石

【来源】为赤铁矿矿石。

【主要成分】赭石主要含三氧化二铁，其中铁 70%，氧 30%。还含钛、镁、铝、硅、锰、钙、砷、硅酸、铝化物、水分等。

【性味归经】苦，寒。归肝、心经。

【功效与应用】具有平肝潜阳，降逆止血之作用，临床用于肝阳上亢的头痛眩晕；凉血止血作用用于吐血，衄血以及胃气上逆，呕逆等。

支老认为《医学衷中参西录》对代赭石的论述："治吐衄之证，当以降胃为主，而降胃之药，实以代赭石为最效。"反映了代赭石治疗吐血，属热证，可单独应用；属于虚者，气虚配人参煎汤凉服；虚寒者配炒白术等。应用主要针对少量出血或以渗血为主者，可用代赭石 3g，三七粉 1g，煅龙骨 3g，煅牡蛎 3g，研末冲服。治疗胃黏膜损伤的慢性渗血。

但代赭石不可久服，止血便罢。

五十九、威灵仙

【来源】为毛茛科多年生攀援性灌木植物威灵仙和直立草本棉团铁线莲的根。

【主要成分】含白头翁素、白头翁内酯、甾醇、皂苷、氨基酸、有机酸、糖类等。

【性味归经】辛，温。归膀胱经。

【功效与应用】具有祛风除湿，通络止痛之作用，临床主要用于风湿痹痛。

支老应用威灵仙于消化系统疼痛方面的独特用法：梅核气咽中如有物阻，半夏厚朴汤加威灵仙；治疗胃脘痛，无论各种原因，因威灵仙通达十二经，作为引经药和止痛用之；用于腹胀以气胀为主，有行气通便作用。

六十、荜澄茄

【来源】为胡椒科常绿攀援性藤本植物荜澄茄及樟科落叶小乔木或灌木山鸡椒（山苍子）的果实。

【主要成分】荜澄茄果实含挥发油、荜澄茄素、树脂、荜澄茄酸、脂肪油、淀粉、树胶、色素。挥发油主要成分d－香桧烯、1，4－桉叶素、d－松油醇、1－杜松油烯。果实中尚含荜澄茄内酯，陈久品中并含荜澄茄脑。山鸡椒果实含挥发油、脂肪油。

【性味归经】辛，温。归脾、胃、肾、膀胱经。

【功效与应用】具有温中散结，行气止痛之作用，临床主要用于胃寒所致的疼痛和寒疝腹痛。支老应用荜澄茄主要于胆囊疾病，对于泥沙样结石配枳壳，一般30g，有溶石和排石作用。

六十一、全蝎

【来源】为钳蝎科昆虫问荆蝎（远东全蝎）的全虫。

【主要成分】全蝎的主要活性成分为蝎毒素，是一种类似蛇毒神经毒的蛋白质。

【性味归经】辛，平，有毒。归肝经。

【功效与应用】具有熄风止痉，解毒散结，通络止痛之作用，临床用于急、慢惊风，疮疡肿毒，瘰疬结核等。

支老应用全蝎，主要针对于头痛，无论偏头痛或其他类型的头痛，辨证基础上用全蝎10g，蜈蚣1条，无不应验。

六十二、蜈蚣

【来源】为蜈蚣科昆虫少棘巨蜈蚣的全体。

【主要成分】主要含蜂毒样物质和氨基酸等。

【性味归经】辛，温，有毒。归肝经。

【功效与应用】具有熄风止痉，解毒散结，通络止痛之作用，临床应用同全蝎。支老应用蜈蚣仍同全蝎为治疗头痛，特别是偏头痛，用法为无论任何症候，加全蝎10g，蜈蚣开始用1条，服用1周后，如果效果不佳增至2条，最大可用至3条。特别注意全蝎、蜈蚣均有毒，蜈蚣应去头，服用过程中注意中毒表现：出现头昏、头痛、心率减慢，嗜睡等时，减量或停用，严重者可导致呼吸麻痹死亡。蜈蚣也用于胁痛对于久痛入络者加蜈蚣1条，可通络止痛，但均不宜久服。

六十三、决明子

【来源】为豆科一年生草本植物钝叶决明或决明的成熟种子。

【主要成分】决明子成分复杂，主要含蒽醌类，游离蒽醌和结合蒽醌；奈类决明苷、甾醇类等成分。还含有脂质，主要是油酸、亚油酸、棕榈酸等；多糖；蛋白质；18种氨基酸，以 γ-氨基丁酸、谷氨酸、天门冬氨酸含量为最高；人体必需的微量元素：如铁、锌、锰、铜、镍、钴、钼等。

【性味归经】苦、甘、咸，微寒。归肝、大肠经。

【功效与应用】具有清肝明目，利水通便之作用。临床用于肝火或肝阳上亢的目赤肿痛，视物昏花，习惯性便秘等。

支老临床应用决明子包括：脂肪肝，决明子能降低血清胆固醇，其通便作用对于肥胖便秘更为适用；对于肝病引起的雀盲，配决明子；用于肝火上炎的目赤肿痛，配野菊花；肝硬化腹水应用有通便、利尿的作用，使水从前后二阴分消。

六十四、麦芽

【来源】为禾本科一年生草本植物大麦的成熟果实经发芽干燥而成。

【主要成分】主要含淀粉消化酶等。

（1）消化酶类：麦芽含淀粉消化酶、转化糖酶。

（2）其他营养成分：麦芽还含维生素B、脂肪、磷脂、糊精、麦芽糖、葡萄酒糖、大麦芽碱等。

【性味归经】甘，平。归肝、脾、胃经。

【功效与应用】具有消食健胃，回乳之作用。麦芽有利于淀粉食物如米、面的消化，是临床常用消食健胃之品。

支老一般临床应用，炒麦芽以消食健胃，而生麦芽具有疏肝理气作用，《医学学中参西录》有这样的描述。用于小儿消化不良的吐乳单独应用；对于欲终止乳汁排泄者生麦芽 120g 煎服应验。

六十五、谷芽

【来源】为禾本科一年生草本植物稻的成熟果实，发芽晒干而成。

【主要成分】谷芽含淀粉、淀粉分妥酶、脂肪、蛋白质、维生素 B 等。

【性味归经】甘，温。归脾、胃经。

【功效与应用】消食健脾作用同于麦芽，但谷芽有醒脾开胃之作用，用于食欲下降，饥不欲食者，配砂仁、麦芽效果更佳。

六十六、山楂

【来源】为蔷薇科落叶灌木或小乔木植物野山楂或山楂的果实。

【主要成分】主要含糖类等营养成分，以及黄酮类、有机酸等。

【性味归经】酸、甘，微温。归脾、胃、肝经。

【功效与应用】具有消食健脾，活血化瘀之作用，消食作用主要对肉食的作用尤长，活血化瘀作用用于血滞瘀阻的多种症候。

支老临床应用山楂在脂肪肝方面，山楂有降低血清胆固醇之作用；用于肝脾肿大，取其活血化瘀之作用。应用应注意血虚之人慎用，妊娠妇女禁用，炒山楂消食之力为上，而生山楂以活血化瘀见长。

六十七、砂仁

【来源】为姜科多年生草本植物阳春砂和缩砂的干燥成熟果实。

【主要成分】主要含龙脑、樟脑等挥发油。

（1）阳春砂：含挥发油 2.5%。主要为龙脑、乙酸龙脑酯、樟脑、柠檬烯等，还含皂苷。

（2）缩砂仁：含挥发油 3.5%。主要为 d-樟脑、乙酸龙脑酯、柠檬烯、α-蒎烯、β-蒎烯、莰烯等。

（3）微量元素：砂仁还含锌、铜、锰、钴、铬、钼、镍等微量元素。

【性味归经】辛，温。归脾、胃、肾经。

【功效与应用】具有化湿行气，温脾止泻之作用，临床用于湿困中焦或脾虚生湿的脘腹胀滞、食少纳呆；脾胃虚寒之泄泻以及妊娠胎动不安。

支老认为砂仁是醒脾开胃的上品，对于一切脾虚所致的食少纳呆，应用香砂六君子汤配炒谷芽最为快捷。湿邪偏盛配佩兰；配陈皮治脾虚泄泻；配冬葵子治疗乳汁稀少，乳房胀痛；配蔻仁治胃寒呕吐；配白术治疗妊娠胎动不安。

砂仁对胃肠功能的调节是双向性的，对胃肠功能减弱而胀气的病人，能增强胃肠运动而排气除胀；对胃肠痉挛而疼痛的病人，能解痉止痛。

六十八、牵牛子

【来源】为旋花科一年生攀援草本植物裂叶倩牵牛或圆叶牵牛的成熟种子。

【主要成分】含牵牛子苷（树脂苷类）脂肪油、有机酸等。

【性味归经】苦，寒。归肺、肾、大肠经。

【功效与应用】具有泻下去积，逐水退肿，杀虫之作用，临床作为竣下逐水之品，一般用于肠胃实热积滞之大便不通或水饮内停。一般人认为牵牛子有毒，且竣下逐水伤津者少矣！支老认为并非其然，适当配伍对治疗各种肝硬化腹水者有奇效，且有帮助消化之作用。对于顽固性腹水，一般用量5g，无明显通便的弊端。对于虚寒体虚者配伍黑附子，以制约其苦寒之性，且有消食健胃作用，可促进食欲，增加饮食，对肝硬化治疗是有益的。

六十九、麻黄

【来源】为麻黄科多年生草本状小灌木麻黄或木贼麻黄和中麻黄的干燥茎枝。

【主要成分】主要含麻黄碱、伪麻黄碱等生物碱、黄酮类、挥发油等成分。麻黄全草含生物碱1%～2%，主要有麻黄碱、伪麻黄碱、苯丙醇胺（去甲麻黄碱）、去甲伪麻黄碱、甲基麻黄碱、甲基伪麻黄碱、麻黄次碱等多种生物碱及其衍生物。麻黄挥发油类有10种成分，其中主要含芳樟醇、2，3，5，6川芎嗪（四甲基吡嗪）、1－萜品烯醇、4－萜品烯醇、α－萜品烯醇、β－萜品烯醇、桂叶烯等。

【性味归经】辛、微苦，温。归肺、膀胱经。

【功效与应用】发汗解表，宣肺平喘，利水。一般用于风寒感冒及风水或水肿兼有表证者。

支老认为肝硬化腹水的出现，中医归责于肺、脾、肾三脏，殊不知肺为水之上源，只有肺气的宣发、肃降正常，才能使水道通调，五津并行，特别是肝性胸水，病位更要责之于肺，故以宣肺利水法治疗，对西药治疗无效者无不应验，偏于阳虚者，苓桂术甘汤加生麻黄；实证者以葶苈大枣泻肺汤加生麻黄，用量 15～20g，为防发热太过，可佐以白芍。出现心率加快者，配合普萘洛尔（心得安）片口服，实则中西医结合之法。

麻黄对伤风感冒和感冒后咽痒咳嗽效果最佳。急性鼻炎黄脓者，麻黄与石膏、黄芩、苍耳子、鱼腥草等同用，效果不比抗生素差。

七十、人参

【来源】为五加科多年生草本植物人参的根。

【性味归经】甘、微苦，微温。归脾、肺、心经。

【主要成分】主要含三类皂苷、人参糖肽等。

（1）人参皂苷类：人参含人参皂苷，为人参主要有效成分。人参皂苷有三类，为二醇类皂苷（白参、红参、西洋参均含部分二醇类皂苷），三醇类皂苷、人参果酸皂苷，（这两类主要含在红参中，而白参、西洋参只含少量或微量），约有 30 种。

（2）多糖类：人参含人参多糖。有几十种多糖物质，为酸性杂多糖和葡聚糖。多糖中含多肽，结合成糖肽。人参皂苷和人参糖肽有很多的生物活性。

（3）麦芽醇：红参中含具抗氧化作用的麦芽醇。

（4）挥发油：人参含大量挥发油成分，为倍半萜类化合物，使人参具有特有香气。

（5）营养性成分：人参含大量人参酸（为软脂酸、硬脂酸、油酸、亚油酸的混合物）及维生素 B_1、B_2，烟酸，泛酸等营养性成分。

【功效与应用】具有大补元气，补脾益肺，生津，安神之作用，临床主要用于气虚欲脱之重危脱证，其他如肺脾气虚，心气不足等症。

支老指出：过去由于野生人参量少，成为稀有贵重之品，不为一般人所能用，但观古方如多用人参，近代以党参代替，殊不知党参非参，由于现人工种植产量增加，且种种原因使药材质量下降，人参价格能够为一般人所接受，主张能用人参者用之。能够提高临床疗效。

应用于肝病的治疗，因为人参具有抗肝损伤，降低肝细胞的脂质过氧化，保护肝细胞膜，促进解毒，肝细胞 RNA、DNA 的合成，故对于肝损伤有气虚证者用之最佳；对于肝纤维化属于气虚血瘀证者，配合应用可降低肝组织中羟脯氨酸含量，具有抗肝纤维化作用；具有增强体质，提高免疫功能，对于肝硬化患者出现的脾肺气虚证有明显提高体力，改善症状作用。

人参含促蛋白合成因子能促进肝内核酸、蛋白质和脂质的合成，且对红细胞、白细胞、血小板有直接的提高作用，对气血两虚的病人，长配当归，服用可改善营养状况和健康状况。

人参有很好的强心作用，对心肌衰弱最为适合，为治疗期前收缩的最好中药，对各种心脏病包括风心、冠心、高心、肺心病等的心力衰竭，均有强心作用，不良反应很少，长期服用，能将地高辛逐渐减量。

人参有提高免疫，且对癌细胞有抑制作用，故有抗癌作用。

人参在提高细胞免疫功能的同时，也提高了体液免疫功能，提高免疫球蛋白和抗体，对自身免疫性疾病和过敏性疾病患者，不宜使用人参。

在感冒、感染等急性病时，辨证阴虚内热型；急慢性胃炎、消化性溃疡活动期；高血压肝火上升者，青年人遗精早泄者；妇女怀孕期，14 岁以下儿童，人参要暂停服用。

七十一、青黛

【来源】为菘蓝、马蓝、蓼蓝、木蓝、草大青等叶中的色素，经加工制取，干燥而成。

【主要成分】主要含靛蓝、靛玉红，以及色胺酮、喹唑酮等。

（1）板蓝根含靛苷、靛蓝、靛玉红、菘蓝苷（大青素 B）、尿苷、次黄嘌呤、尿嘧啶、水杨酸、青黛酮及多种氨基酸、微量元素等。

（2）马蓝根含靛蓝、靛玉红、色胺酮、羽扇酮、羽扇豆醇、白桦脂醇、4（3H）喹唑酮、2，4（1H，3H）-喹唑二酮、β-谷甾醇等。

（3）菘蓝叶含靛蓝、靛玉红、菘蓝苷（大青素 B）等，其含量比板蓝根高很多。还含葡萄糖芸苔素、新葡萄糖芸苔素、葡萄糖芸苔素 -1 -磺酸盐等。

（4）蓼蓝叶含靛苷，靛苷水解后生成吲哚醇，再氧化为靛蓝。还含黄色素和鞣质。

（5）木蓝和路边青（大青）均含靛蓝、靛玉红等，路边青还含大青苷和β-谷甾醇。

（6）马蓝叶含靛蓝、靛玉红、色胺酮、羽扇酮、羽扇豆醇、白桦脂醇、4（3H）喹唑酮、2，4（1H，3H）-喹唑二酮、β-谷甾醇、氨基酸等。与马蓝根基本相同。

【性味归经】咸，寒。归肝、肺经。

【功效与应用】具有清肝凉血，解毒之作用。常用于热病发斑，吐血呕血等症。

支老应用青黛于肝病，主要为急黄或瘟黄，有出血倾向，青黛有抑制凝血酶原时间延长的作用；用于肝经实热引起的肝性脑病，具有清肝安神之作用。

应入丸散剂或冲服，一般2g为宜。

板蓝根和大青叶是治疗腮腺炎的要药，对儿童病毒性腮腺炎和干燥综合征腮腺炎都有效，二药可同用，板蓝根、大青叶各30g，甘草9g，水煎服。板蓝根和大青叶对上呼吸道感染、急性慢性咽喉炎，扁桃体炎、口腔炎、口腔溃疡也有很好的效果。病毒、细菌混合感染应与野菊花、黄芩、甘草等同用；对流行性红眼病与野菊花、焦决明同用，有很好的作用；病毒性疾病（如带状疱疹）与龙胆泻肝汤加减同用，青黛泥外敷。

七十二、女贞子

【来源】为木犀科常绿乔木植物女贞的成熟果实。

【主要成分】主要含有机酸类之齐墩果酸、多糖类和脂肪油等。

（1）有机酸类：有齐墩果酸、乙酰齐墩果酸、乌索酸、乙酰乌索酸、熊果酸等。

（2）苷类：有女贞苷、齐墩果苷、柳得洛苷、矢车菊定-3-葡萄糖苷等。

（3）黄酮类：有槲皮素、紫杉叶素、圣草酚等。

（4）多糖类：由鼠李糖、阿拉伯糖、葡萄糖、岩藻糖4种单糖组成。

（5）微量元素：有锌、铁、锰、铜、镍、铬等。

（6）脂肪油：油中以油酸、亚麻仁酸为多，有部分棕榈酸和硬脂酸。

（7）其他：甘露醇等。

【性味归经】苦、甘，凉。归肝、肾经。

【功效与应用】具有强肾益肝，明目之作用，临床主要用于肾阴虚所引起的头晕眼花，视物不清等。

支老主要用于肝病属肝肾阴虚证候的转氨酶升高，不但能促进肝细胞再生，且有抗纤维化的作用，特别强调女贞子的降酶作用持久无反跳现象，以酒制为作用最强。另外，女贞子久服具有明目、乌发之作用。

女贞子能使肿瘤病人的白细胞数量升高，对放疗、化疗所致的白细胞减少有升高作用；对放疗、化疗引起的血小板减少也有一定的疗效。

七十三、甘草

【来源】为豆科多年生草本植物甘草的根及根茎。

【主要成分】主要含甘草皂苷、甘草多糖、甘草多肽等。

（1）三萜类化合物：①甘草皂苷，即甘草酸，为甘草酸的铵、钙、钾、铁、铝盐，含量最多，有6%～14%，为非溶血性皂苷，其精品为甘草酸单铵盐；②11－脱氧甘草次酸；③新的甘草三萜内酯名为甘乌内酯。

（2）黄酮类化合物：主要有甘草黄苷、异甘草黄苷、甘草素、异甘草素等。

（3）甘草多糖：为葡聚糖。

（4）其他：7－甲氧基香豆精、伞形花内酯、阿魏酸、芥子酸、多种氨基酸、β－谷甾醇等。

【性味归经】甘，平。归心、肺、脾、胃经。

【功效与应用】具有补中益气，清热解毒，润肺止咳，调和诸药之作用。支老应用甘草原则遵循：一般以调和诸药用之较多，但必须遵循古方古人之意，该用炙甘草绝不用生甘草。另外，甘草保肝降酶作用的应用范围越来越扩大，目前上市的甘草制剂品种繁多，如甘利欣、复方甘草酸苷、甘草酸盐等等，但支老强调，久用易引起水、钠潴留，对肝硬化有腹水或腹水倾向者十分不利。

七十四、半枝莲

【来源】为唇形科多年生草本植物半枝莲的全草。

【主要成分】含黄酮类黄芩素、生物碱、酚类、甾体、有机酸、氨基酸等。

【性味归经】辛，平。归心、肺、脾、肾经。

【功效与应用】具有清热解毒，活血消肿之作用。主要用于热毒肿痛，咽喉肿痛，肠痈，肺痈等，也用于肿瘤的治疗。

支老应用于肝病，主要属于肝经实热的慢性乙型肝炎患者，取其保肝、抗乙肝病毒之作用。

七十五、红花

【来源】为菊科两年生草本植物红花的筒状花冠。

【主要成分】主要含红花色素类、红花苷类以及红花油等。

（1）色素类：红花黄色素 A 和 B。

（2）苷类：红花苷、前红花苷、红花明苷 A。

（3）脂肪油类：有硬脂酸、花生酸、亚油酸、亚麻酸、月桂酸、肉豆蔻酸、棕榈酸等甘油酯类的红花油。

（4）多酚类：绿原酸、咖啡酸、儿茶酚、焦性儿茶酚、多巴等。

（5）挥发油：乙酸乙酯、苯等。

（6）氨基酸类：如赖氨酸等。

（7）多糖类：红花多糖、丙丙三醇 – 呋喃阿糖 – 吡喃葡萄糖苷、木犀草素 – 7 – O – 葡萄糖苷。

（8）甾醇类：胆甾醇、β – 谷甾醇等。

【性味归经】辛，温。归心、肝经。

【功效与应用】具有祛瘀止痛、活血通络之作用。临床主要用于瘀血肿痛，跌打损伤，以及月经不调，痛经等症。由于药性温，会加重内热，可能会引起月经量过多，不宜大剂量使用，以免引起出血。

支老认为：红花轻清，走而不守，通达全身，是活血的引经药。用于肝病，除瘀血引起的疼痛外，同时具有抗肝纤维化的作用，典型代表如血府逐瘀汤抗肝纤维化的研究。另外，支老用于体质性黄疸以间接胆红素升高者可单为泡水服。

红花有降低冠脉阻力、增加冠脉流量和心肌营养性血流量的作用，有轻度兴奋心脏的作用，但无降脂作用，故是治疗冠心病、心绞痛的常用药，可与丹参、赤芍、郁金同用。对于阴虚内热、瘀热、风热、湿热等有热证的证型禁用。

红花有兴奋子宫收缩和具有雌激素样作用，用于妇女月经延期和闭经，但对于内皮激素引起的月经紊乱，红花并不相宜。一是药性温，会加重内热；二是可能会引起经量过多。

红花是一味免疫增强药，主要功效在于活血化瘀，有抗炎作用，在风湿病中有明显瘀滞的疾病，且辨证是瘀寒型的，加用红花有助于治疗。红花配玫瑰花、白芷，当茶饮具有祛斑、美容等作用。

七十六、益母草

【来源】为唇形科一年生或两年生草本植物益母草的全草。

【主要成分】1）益母草主要含益母草碱、水苏碱等生物碱类成分。

（1）生物碱类：益母草含益母草碱、水苏碱、益母草定碱、益母草碱甲、益母草碱乙。益母草碱含量以枯草期最高，水苏碱含量以营养期、花蕾期最高。

（2）微量元素类：含铬、镍、硼、铍、砷等18种元素。

（3）还含月桂酸、亚麻酸、β-亚麻酸、油酸、苯甲酸、氯化钾。

2）茺蔚子主要含生物碱益母草宁以及脂肪油等。

（1）生物碱类：茺蔚子含益母草宁及茺蔚子碱Ⅰ、Ⅱ、Ⅲ。

（2）脂肪油：茺蔚子含脂肪油37%，其中含油酸63.75%、亚油酸21.13%。

3）其他：茺蔚子尚含茺蔚子环肽类物质，以及维生素A类等成分。

【性味归经】辛、苦，微寒。归肝、心、膀胱经。

【功效与应用】具有活血祛瘀，利尿，解毒的作用。主要用于妇科之血滞经闭，痛经，产后腹痛以及跌打损伤疼痛，其利尿作用主要用于肾炎之水肿。

支老应用益母草于肝病，对于肝硬化腹水见有瘀者，取其活血祛瘀，同时有利水作用，符合肝硬化气滞、血瘀、水阻的病理特征。

益母草能兴奋子宫，使子宫收缩，是传统的妇产科常用药物，用于月经不调、痛经、闭经、产后恶露不尽，且有抗凝血作用，也可用于月经过多的病人。因此益母草对月经是双向调节的药。

急性或慢性肾炎之蛋白尿、水肿，加用益母草能加强利尿和具有消除尿蛋白的功效，与鹿仙草同用。益母草有加快肾血流的作用，有利于尿素氮的排出，但含多量钾盐，对于肾功能不全、血中钾离子已经比较高的病人，要慎用。

七十七、泽兰

【来源】为唇形科多年生草本植物地瓜儿苗或毛叶地瓜儿苗的全草。

【主要成分】泽兰叶全草含挥发油、葡萄糖苷、鞣质、树脂、黄铜苷、酚类、氨基酸、有机酸、皂苷、糖类等。

【性味归经】苦、辛，微温。归肝、肺经。

【功效与应用】具有活血祛瘀，利尿消肿之作用。临床主要用于妇科之血滞经闭，痛经等，作用基本同益母草。

支老应用泽兰主要与益母草配伍，一个微寒，一个微温，配伍应用，其性趋平，有相使作用，也有佐药。

泽兰活血利水，《本草纲目》记载"泽兰走血分，故能治水肿"。用于既有瘀滞，又有积水的病症，如肿瘤胸腹水、肝硬化腹水、狼疮性肾炎浮肿、血管炎，慢性心衰引起的水肿。

泽兰有清香味，夏天食欲不振时服用，有化湿开胃的功效，泽兰叶常配佩兰以芳香开胃。免疫病患者服用雷公藤、昆明山海棠引起的月经延期、闭经时，与益母草、当归等活血化瘀药同用。

七十八、鳖甲

【来源】为鳖科动物鳖的背甲。

【主要成分】主要含胶质以及多种无机元素类等。

（1）鳖甲胶质类：鳖甲含动物胶质、角蛋白、天冬氨酸、丝氨酸、谷氨酸、甘氨酸、丙氨酸等17种氨基酸等。

（2）无机元素类：有铁、铜、锌、镁、磷、锰、铬、硒、碘等。

（3）尚含维生素D、脂肪、糖类等成分。

【性味归经】甘咸、寒，归肝、肾经。

【功效与应用】滋阴潜阳，软坚散结。

鳖甲滋阴补虚，常用于慢性感染、结核和肿瘤发热的病人。支老认为鳖甲是治疗肝脾肿大必用之品。同时鳖甲能增强体液免疫，抑制结缔组织增生，增加血浆蛋白，慢性肝病的各阶段，若肝脾肿大均可应用，特别是慢性肝炎出现脾大者更加显著。鳖甲既能抗癌，又能提高免疫功能，并对清退低热有利。鳖甲扶正抗癌为肿瘤病人常用。

七十九、山甲

【来源】为脊椎动物鲮鲤科穿山甲的鳞片。

【主要成分】山甲片主要含氨基酸和微量元素等。

（1）氨基酸类：包括谷氨酸、门冬氨酸、赖氨酸、精氨酸等16种游离氨基酸，以及蛋白质、环二肽。

（2）微量元素：钙、镁、铁、锌、铜、锰、磷、钠、铅、镍、钒、硼、铝、锡、钼等18种元素。

【性味归经】咸、微寒。归肝、胃经。

【功效与应用】具有通经下乳，祛瘀散结，消痈排脓，外用止血的作用。临床用得最多的是治疗乳房病，还用于甲状腺疾病，如甲状腺肿大、桥本甲状腺炎以及淋巴肿大等。肝病中取其祛瘀散结作用，常配合鳖甲，对脾肿大合并机能亢进、白细胞减少者更加适合。

八十、龟板

【来源】为龟科动物乌龟的腹甲。

【主要成分】主要含由蛋白质、氨基酸组成的胶质，以及微量元素等。

（1）龟甲胶质：腹甲和背甲均含胶质、蛋白质、17种氨基酸，水解氨基酸以甘氨酸、脯氨酸、丙氨酸、谷氨酸、精氨酸等含量较高。

（2）微量元素：含较多钙、微量元素锶和二氧化硅，次为锌、铜等。

【性味归经】咸、甘，平。归肝、肾经。

【功效与应用】滋阴潜阳，补益肝肾。龟板滋阴不腻，"龟乃阴中至阴之物"，为补肾阴最佳药物，富含动物胶质，对肝硬化肝肾阴虚者除补肝肾外，尚能提高血清白蛋白。

（1）治疗老人及儿童身体虚弱、精神不振、腰腿酸软等辨证为肾虚证者。

（2）治疗男女不育症，更年期综合征。

（3）治疗功能性低热、肺结核、骨结核等引起的低热。

（4）治疗肿瘤术后，身体虚弱。

（5）治疗慢性肾炎、狼疮性肾炎、慢性肾盂性肾炎的腰酸、蛋白尿。

龟板有提高免疫功能的作用，以提高非特异性免疫和细胞免疫为主，不论是自身免疫病，还是免疫缺陷病，免疫亢进、免疫低下者都能应用。治疗红斑狼疮的经验中常加用制龟板，与生地、青蒿、生石膏、黄芩等同用；治疗慢性肾炎、狼疮性肾炎长期蛋白尿的经验，使用龟板，与生地、杜仲等同用，以降低蛋白尿，改善肾功能。肿瘤病人免疫功能低下，需长期提高免疫功能，龟板与鳖甲等同用，既能提高免疫功能，又能抑制肿瘤，是很好的扶正抗癌药。

狼疮性肾炎、肾病综合征、肝硬化的病人出现低蛋白血症、浮肿、腹水，若能长期服用龟板、地黄等，一方面能减少蛋白尿，另一方面可增加人血白蛋白，并减少白蛋白分解。龟板有升白作用，对白细胞、血红蛋白、血小板严重低下的病人，与制首乌、鹿茸同用可促进骨髓造血。

龟板有促进肾上腺皮质功能的作用，能使血浆皮质醇含量提高，可与生地、巴戟天、仙灵脾等同用，以提高体内激素水平。

龟板滋阴最佳，对阴虚阳虚能双向调节，不引起滑肠。

第二章　方剂妙用

方剂的重要性，《汉书·艺文志》是这样描述的："经方者，本草石之寒温，量疾病之浅深，假药味之滋，因气感之宜，辨五苦六辛，致水火之剂，以通闭解结，反之于平。及失其宜者，以热益热，以寒增寒，精气内伤……"方剂是利用药物的寒性、热性，组成方剂，根据疾病的深浅、达到调和阴、阳，治疗疾病。沈括在《良方》自序中写道："医诚艺也，方诚善也"，医技高明，体现在处方。《局方发挥》中对于方剂的灵活运用，讲的十分明白："集前人已效之方，应今人无限之病，何异刻舟求剑，按图索骥？"支老主要以古方、经方为主，师出有名，灵活应用于现代疾病的治疗，特别是肝病方面，临床疗效显著。现概括如下：

一、复方苦菜汤（片）

【处方来源】经验方。

【处方组成】

败酱草 30g	茵陈 30g	栀子 10g	金钱草 30g
夏枯草 5g	白扁豆 20g	女贞子 15g	生甘草 10g
丹参 10g	叶下珠 10g		

【功效】 清热化湿，利胆退黄。

【主治】 慢性乙型肝炎转氨酶升高，或有黄疸，证属湿热未尽型。临床具有胁肋胀痛，口苦口黏，胃胀纳呆，身困乏力，或见黄疸，舌苔黄厚腻者。

【方义分析】 支老对慢性乙型肝炎病因病机的认识：慢性乙型肝炎是由急性肝炎失治、误治发展而来，往往是病程日久，缠绵难愈。而急性肝炎属于中医肝瘟病，病因为外感湿热疫毒，而湿性黏着，虽然发展为慢性肝炎，而湿热留恋不去。根据正气的强弱，分为湿热留恋或湿热未尽型，肝郁脾虚型，肝肾虚损型，气滞血瘀型，肝肾阴虚型等。本方主要针对湿热未尽型。

方中败酱草又名苦菜，苦，微寒。归胃、大肠、肝经，具有清热解毒，祛瘀止痛之作用。支老取其清热、祛瘀之特点，配合茵陈清热利湿退黄，合用为主药。栀子配金钱草、叶下珠，两者均有清热退黄、利水的作用，以加强君药的作用为辅药，另外从利水作用给湿邪以去路。慢性乙型肝炎患者久病不愈，因病致郁，故夏枯草除清肝热之外，有散肝郁的作用；湿易伤脾，且"肝病传脾"，故以白扁豆健脾渗湿；女贞子甘、苦、凉，补养肝肾，扶正以助祛邪，丹参活血化瘀共为佐药。甘草调和诸药为使。全方以甘寒清热利湿为主，无苦寒伤胃之弊，同时配伍精当，是支老治疗慢性乙型肝炎湿热未尽型的经验方之一。

本方已研制为院内制剂，药效学明具有保肝、降酶、退黄的功效，详细研究资料见第三章。

二、复方山茱萸汤

【处方来源】 经验方。

【处方组成】

山茱萸 15g	枸杞子 10g	何首乌 10g	党参 15g
女贞子 10g	白芍 10g	当归 10g	炒白术 10g
炙甘草 5g	炒麦芽 10g	炒山药 30g	

【功效】补益肝肾。

【主治】慢性乙型肝炎，肝硬化腹水，腹水消退后证属肝肾亏虚型。临床证见：两胁不舒，头晕目眩，腰膝酸软，脉虚无力，上证或见转氨酶升高者。

【方义分析】慢性肝炎进一步发展，日久出现肝肾同损的表现，肝病不但传脾，而肝肾同源，日久会损及于肾。肝肾虚损的腰膝酸软，头晕目眩，视物昏花等表现，但无明显阴虚之证者，支老以此方为主治疗。方中山茱萸是一味平补阴阳之要药，主要为补益肝肾，故为主药。枸杞子、何首乌均具有补肝肾，益精血的作用，故为辅药。以上三味均偏温，故佐女贞子甘、凉，凉以制其温性，且有补益肝肾之作用；白芍酸甘入肝，配甘草柔肝止痛；党参、白术、当归益气健脾生血，助精血化生之源；炒麦芽消食健胃，不致滋补太过而影响脾胃的消化功能，其为佐药。甘草为使，调和诸药。

总观全方，以补肝肾为主，无偏阴、偏阳的特点，温而不燥，凉而不寒，补而不腻，是支老治疗肝肾虚损的代表方之一。药效学研究表明，该方具有调节免疫，促肝细胞再生，抗肝细胞坏死，保肝降酶之作用。对于肝硬化腹水，腹水消退后证属肝肾亏虚者，以此巩固疗效。

临床应用中偏阳虚者，可加仙灵脾10g，偏阴虚时女贞子加至20g，另加知母10g。

三、柴平汤

【处方来源】经验方。

【处方组成】

柴胡10g	枳壳10g	金钱草15～30g	白扁豆15～30g
生薏仁15～30g	公英15～30g	败酱草15～30g	黄芩10g
清半夏10g	陈皮10g	炒麦芽15g	生甘草10g

【功效】疏肝和胃，清热化湿。

【主治】用于肝胃不和，湿热中阻证。临床症见胁肋胀痛，口苦口黏，胃胀纳差，时有嗳气，舌红苔黄腻，脉弦。可用于慢性乙型肝炎、慢性胃炎见上证者。

【方义分析】方中柴胡、枳壳两味为疏肝之品，两者配合，不热不凉，不温不燥，平调肝气；清半夏辛开苦降，和胃降逆，配合败酱草、金钱草、蒲公英等清热化湿，且制半夏之温性；陈皮、炒麦芽配合护胃气，清热而不伤胃。该方是以疏肝和胃，清热化湿，甘寒为主的支老经验方之一。用于慢性乙型肝炎，具有保肝降酶之作用；用于慢性胃炎具有和胃降逆，抑制幽门螺旋杆菌，保护胃黏膜的作用。

【临床应用】

（1）舌苔黄厚者，蒲公英、生薏仁、白扁豆、败酱草一般各 30g；舌黄不厚者，一般 15g。

（2）口苦、舌红者加黄连 6g。

（3）大便干燥者，蒲公英一般 30g，必要时加生大黄 6g。

（4）舌苔以根部厚者加黄柏 10g。

（5）舌苔白厚者，加苍术 10g。

（6）嗳气呃逆甚者，加柿蒂 10g，代赭石 30g。

（7）胁痛明显者，加茜草 30g。

（8）胃脘胀痛者，加威灵仙 30g。

（9）支老强调，舌苔一旦变薄，舌质变淡红，必须减少清热之力，"衰其大半而止"，久用则损脾胃。

四、加味半夏泻心汤

【处方来源】由《伤寒论》之半夏泻心汤化裁。

【处方组成】

制半夏 10g	黄连 3～10g	黄芩 5～10g	党参 15g
沉香曲 10g	厚朴 10g	佛手 10g	干姜 5g
大枣 3 枚	炙甘草 10g	炒麦芽 30g	

【功效】消痞除满，调和胃肠。

【主治】用于脾失健运，胃失和降之痞满证。临床症见胃脘痞满，或嗳气呃逆，或干呕，或大便不调，舌苔薄腻者。慢性肝病、慢性胃炎、胃溃疡、肠易激综合征、多发性口腔溃疡等见此证者。

【临床应用】半夏泻心汤为《伤寒论》治疗心下痞的代表方，对该方历代医家的应用各有建树，现代应用治疗疾病不下数十种。对其方解的分析也有近十种的观点。而支老认为半夏泻心汤为辛开苦降的代表方，只要为痞满证，排除湿热、胃阴虚者，灵活加减无不有效，特别是在慢性肝病包括慢性肝炎、肝硬化所出现的脾胃升降失常，其他胃肠疾病出现上述表现者，尽可应用。

（1）口干口苦者，一般黄连10g，黄芩10g，无明显此症者，黄连3g，黄芩5g即可。

（2）反酸或胃灼热者，加乌贼骨30g，瓦楞子30g。

（3）胃脘疼痛者，加威灵仙30g，索罗子10g。

（4）泛吐清水者，黄连3g，黄芩5g，干姜10g，另加生姜30g。

（5）大便干燥者，加牵牛子5g（后下）。

（6）便溏者，加生姜30g。

【扩展应用】半夏泻心汤现代方剂研究证明具有：①促进胃动力的作用：与西沙必利有相近作用，而临床症状的改善优于西沙必利、多潘立酮（吗丁啉），特别是对于反流型、混合型，故广泛用于功能性消化不良症状治疗，为半夏泻心汤治疗痞满证提供了实验依据。②对胃及食管黏膜具有保护作用：半夏泻心汤能够降低一氧化氮（NO）含量、抗氧化损伤、减轻炎症反应，保护黏膜而发挥治疗作用，为其治疗反流性食管炎、慢性胃炎提供依据；③抗炎、抗溃疡作用：半夏泻心汤能够减轻胃黏膜炎症、提高黏膜损伤的修复，抑制胃酸、胃蛋白酶的分泌而抗溃疡；④对肠运动的影响：半夏泻心汤对肠蠕动加快具有抑制作用，而对脾虚泄泻的肠蠕动有抑制作用。

因此，半夏泻心汤临床广泛应用于治疗：①慢性胃炎、反流性食管炎、胆汁反流性胃炎、消化性溃疡、功能性消化不良、慢性溃疡性肠炎、功能性腹胀、肠易激综合征、慢性胆囊炎的胃肠症状以及肿瘤化疗引起的胃肠道反应、胆囊术后综合征等，现也有用于治疗艾滋病相关腹泻、轮状病毒肠炎等。根据支老经验，凡胃肠症状，非阴虚者均可加减用之。

五、加味四物汤

【处方来源】由《左平惠民和剂局方》四物汤加味。

【处方组成】

炙黄芪30g	丹参30g	桃仁10g	红花5g
当归10g	川芎10g	赤芍10g	白芍15g
柴胡10g	叶下珠30g		

【功效】益气活血。

【主治】慢性乙型肝炎肝纤维化指标异常，证属气虚血瘀者。临床症见身困乏力，胁胀疼痛，或肝脾肿大，舌暗或有瘀斑，脉弦细或涩者。

【方义分析】对慢性乙型肝炎肝纤维化的治疗，包括了免疫调节、抗病毒、抗肝纤维化等方面，而抗肝纤维化主要指促进新生胶原的降解。支老认为：肝纤维化的发生，是慢性肝炎发展，甚至肝硬化的依据，在中医抗肝纤维化的认识中，也是从黄疸、胁痛、积聚等的病机转化中体会、实践而形成治则的，在慢性乙型肝炎的发展过程中，血瘀或瘀血贯穿始终，在我们触诊未发现积块前，现代医学就发现了肝纤维化，进一步发展之肝、脾肿大，那么肝纤维化的防治必须吸收现代医学的研究成果，应用到中医抗肝纤维化的治疗。

方中以丹参为主药，针对瘀血这一病因病机治疗，桃仁、红花、赤芍、川芎活血化瘀，加强主药的作用为辅。配芍药、当归养血柔肝，活血不伤血，配黄芪益气扶正，气充则血旺，使血行有力。叶下珠清热利湿，针对慢性乙型肝炎的湿热留恋，且有抗病毒作用，因为乙肝病毒是肝纤维化的启动因子，共为佐药；柴胡为使，引药入肝。

现代研究证明，该方具有肯定的抗肝纤维化作用。

【临床应用】慢性肝炎肝纤维化指标异常者，无湿热、阴虚征象，均可用此方加减治疗，对无症状者，也以此方加减。

（1）气虚明显者，加党参15g。

（2）纳差者，加焦山楂30g。

（3）血瘀明显者，加莪术10g。

（4）肝、脾肿大者，加鳖甲10g，生牡蛎30g。

（5）大便稀或次数多者，加生姜30g。

【扩展应用】四物汤来源于《太平惠民和剂局方》。就该方而言，方剂药理研究该方具有：①明显促进骨髓造血和增加外周血细胞，四味药物具有协同作用；②激活免疫系统，增加T细胞数量；③抗辐射；④增强心脏收缩力、抗血栓；⑤抗药物毒性作用。因此，支老用四物汤加味除抗肝纤维化外，还用于妇科的月经病，肝硬化的脾功能亢进引起的血细胞下降，加味治疗血虚头痛、失眠、老年性皮肤瘙痒、老年性便秘等。

六、加味苓桂术甘汤（一）

【处方来源】由《伤寒论》的茯苓桂枝白术甘草汤加味。

【处方组成】

| 生黄芪 60g | 生白术 30g | 桂枝 15g | 茯苓 60g |
| 莱菔子 15g | 炒麦芽 10g | 炙甘草 5g | |

【功效】益气健脾，温阳利水。

【主治】用于肝硬化腹水属于脾阳不足者，或肝硬化腹水证属肾阳虚型腹水消退后的巩固治疗。

【方义分析】本方以《伤寒论》苓桂术甘汤为主方，温阳利水，另加益气利水之黄芪，行气消胀之莱菔子等，达到益气、温阳、利水的目的。

【临床应用】肝硬化腹水脾阳不足，或脾肾阳虚的恢复期，腹水消退后的巩固治疗，达到健脾益气，温阳利水之目的。临床应用证明，可明显增强体力，提高血清白蛋白，减少利尿剂用量，达到控制腹水复发、少复发的目的。

（1）对于有腹水者，应用生白术。

（2）腹泻或大便稀者，应用炒白术，加炒山药 30g。

（3）食后腹胀者，白术减为 10g，加大腹皮 15g，便溏者忌用。

七、加味苓桂术甘汤（二）

【处方组成】

| 炒白术 15g | 生麻黄 10~20g | 桂枝 10g | 白芍 10g |
| 茯苓 15g | 苏子 3g | 炙甘草 5g | |

【功效】温阳，宣肺，利水。

【主治】用于肝性胸水属于阳虚证者。

【方义分析】本方以《伤寒论》苓桂术甘汤为主，加生麻黄宣肺利水，生麻黄配白芍，以防耗伤肺气；生麻黄配苏子，以防宣发太过，一散一敛，一宣一降，达到升降有度，宣而不散。

【临床应用】肝性胸水属于中医饮证，饮停胸胁，有虚、实之分，本方主要用于虚证，以阳虚为主者。

（1）有过新近消化道出血，或属阴虚者忌用。

（2）心率超过 90 次/min，加用普萘洛尔（心得安）以控制心率。

（3）服后可以微微汗出，汗出较多者白芍加量，或减麻黄用量，或适当加浮小麦以止汗。

【扩展应用】该方全称为茯苓桂枝白术甘草汤，《伤寒论》原文载，"伤寒，若吐若下后，心下逆满，气上冲胸，起则头眩，脉沉紧，发汗则动经，身为振振摇者，茯苓桂枝白术甘草汤主之"。方剂药理学研究该方具有：①降低心钠系水平，减慢心率，提高心肌功能而抗充血性心力衰竭；②改变血液流变状态是治疗饮证的依据；③增强胃肠道水通道蛋白3（AQP3）水平，为治疗脾阳虚泄泻提供了依据；④对炎性胸腔积液胸膜间皮细胞具有保护作用，能够减少胸液量；⑤增强免疫调节，提高NK细胞及IL－2活性；⑥抑制变态反应性异常免疫性炎症作用和预防老年性痴呆症等。

支老除治疗肝性胸水、腹水外，也用于充血性心力衰竭、肾炎水肿、结核性胸水、特发性水肿等。

八、加味茵陈蒿汤

【处方来源】由《伤寒论》茵陈蒿汤加味。

【处方组成】

| 茵陈 30g | 栀子 10g | 生大黄 5～10g | 赤芍 10～200g |
| 红花 5g | 炒麦芽 30g | 白茅根 15g | 生甘草 5g |

【功效】清热利湿，退黄。

【主治】湿热型黄疸。症见身目黄染，黄色鲜明，口干口苦，腹胀尿黄，舌苔黄腻，脉滑数或沉实有力。

【方义分析】本方是在《伤寒论》茵陈蒿汤基础上，加活血化瘀之赤芍、红花等，支老遵从黄疸的总体病因——湿邪，特别是阳黄，湿热为患，困阻胃肠，熏蒸肝胆，肝失疏泄，胆汁外溢肌肤而身目黄染，下注膀胱而小便黄染，根据"黄在血中，血行黄自却"的观点，故方中加赤芍及红花以活血退黄。虽为实证，但上方苦寒，应时刻固护胃气，故加炒麦芽。

【临床应用】茵陈蒿汤为治疗湿热黄疸的代表方，虽为热重于湿之阳黄证，但配伍得当，统治一切阳黄。

（1）一般恶心、呕吐者，加清半夏10g，竹茹3g，陈皮10g。

（2）脘腹胀满者，加厚朴10g，莱菔子15g。

（3）口干口苦明显者，加黄芩10g。

（4）热象明显、舌苔黄燥者，加败酱草30g，蒲公英30g。

（5）纳差者，加炒谷芽30g。

（6）湿邪偏盛者，加藿香 10g，生薏仁 30g，茯苓 30g。

（7）大便溏者，生大黄 5g，加生姜 30g。

（8）黄疸以直接胆红素为主者，赤芍最少为 60g，最大为 200g，服后大便溏，次数增多者，加生姜 30g。

【扩展应用】茵陈蒿汤为《伤寒论》治疗黄疸，阳黄，热重于湿的代表方，原文意思为"阳明病，发热汗出者，此为热越，不能发黄也，但头汗出，身无汗，剂颈而还，小便不利，渴引水浆者，此为瘀热在里，身必发黄，茵陈蒿汤主之。"还有"伤寒七八日，身黄如橘子色，小便不利，腹微满者，茵陈蒿汤主之"。另外一条："谷疸之为病，寒热不食，食则头眩，心胸不安，久久发黄，为谷疸，茵陈蒿汤主之。"现代方剂药理研究茵陈蒿汤具有：①保肝、利胆、退黄作用；②抗肝纤维化；③抗肝硬化；④调节血脂；⑤降低血糖；⑥抗炎镇痛等作用，为肝病的治疗提供了依据。

支老除加味治疗中医一切黄疸，包括现代医学的病毒性肝炎、药物性肝炎、脂肪肝等引起的黄疸，也用于胆系疾病符合阳黄者。

九、加味茵陈术附汤

【处方来源】由《伤寒论》茵陈术附汤加味。

【处方组成】

茵陈 30g	制附子 5～10g	干姜 10g	炒白术 15g
砂仁 10g	白蔻仁 10g	陈皮 10g	赤芍 10～200g
红花 5g	炒麦芽 30g	炙甘草 5g。	

【功效】温中健脾，化湿退黄。

【主治】阴黄证，症见身目黄染，黄色晦暗，神疲乏力，腹胀纳呆，或畏寒怕冷，大便不实，舌淡苔白，脉沉弱，或沉缓。

【方义分析】本方仍以《伤寒论》之茵陈术附汤为基础，加用活血化瘀之品赤芍、红花，其意义同加味茵陈蒿汤解释。

【临床应用】茵陈术附汤是治疗阴黄以寒湿困脾的代表方，临床应用注意：

（1）腹胀纳呆甚者，可去白术，加苍术 10g，厚朴 10g，莱菔子 15g。

（2）大便溏稀者，加炒山药 15g，炒薏仁 15g。

（3）纳差、口苦甜腻者，加苍术 10g，炒谷芽 30g。

（4）皮肤瘙痒者，加土茯苓 30g，地肤子 10g。

（5）双下肢水肿、或有腹水者，加桂枝 15g，茯苓 30g，去干姜。

（6）黄疸以直接胆红素为主者，赤芍 60～200g，加生姜 30g，葛根 15g。

【扩展应用】用于现代医学的各类黄疸中医辨证为阴黄者。

十、肝性脑病灌肠方

【处方来源】经验方。

【处方组成】

茵陈 30g	栀子 10g	蒲公英 30g	金钱草 15g
生大黄 10g	败酱草 15g	连翘 15g	金银花 10g

【功能】清热解毒，泻火通便，除烦安神。

【主治】肝性脑病证属实热证者，临床症见：烦扰不宁，甚至神昏谵语，大便不通，腹部胀满，舌红苔黄燥，脉实有力者。

【方义分析】肝性脑病又称肝昏迷，属于中医昏迷范畴，临床可见多种证候，本方应用于胃肠实热、肝经实热证者，方用茵陈、栀子、生大黄为主，清热泻火，通腑泄热，除烦安神，配合蒲公英、败酱草、连翘、金银花等协同作用。现代药理研究证明，上方除通腑通便，促进氨的排泄外，抑制内毒素的吸收，对一般肝病有保护作用，对重症肝炎更有预防病情进一步发展、治疗的作用。

【临床应用】

（1）肝性脑病属于胃肠热结，或肝经热盛证者。

（2）黄疸阳黄证，热重于湿者。

（3）急黄或瘟黄不能口服中药者。

十一、升白汤（一）

【处方来源】经验方。

【处方组成】

山茱萸 20g	黄精 30g	炙黄芪 30g	大枣 10 枚

【功效】补益脾肾。

【主治】白细胞减少症属脾肾亏虚者，症见身困乏力，腰膝酸软，面色不华，舌质淡苔薄白，脉虚无力者。

【方义分析】方中以黄芪配黄精，补脾益气，山茱萸配黄精益肾填精，大枣养血生血，达到补益后天，濡养先天的作用。

【临床应用】该方用于白细胞减少症如肝硬化之脾功能亢进，证属脾肾亏虚者，无阳虚、阴虚的明显证候，且黄精滋腻，故舌苔薄白，正常舌苔或舌红苔薄白者，而对于纳差、舌苔厚者慎用，或佐以陈皮10g，炒麦芽15g以健脾化湿。

十二、升白汤（二）

【处方来源】经验方。

【处方组成】

茜草30g　　　　　虎杖15g　　　　青黛1g^(冲服)　　　　生甘草5g

【功效】清热凉血。

【主治】白细胞减少症属于血热证者，临床症见：皮肤赤丝朱缕色鲜红，或朱砂掌，口干口渴，舌质红苔薄黄，脉滑或数者。

【方义分析】方中茜草、虎杖、青黛均为临床常用清热凉血药，肝硬化之脾功能亢进出现的白细胞下降，有属虚证者多，但也有表现为实证热证者。本方以实热证为主。现代药理研究证明，此三味药物确有升高白细胞的作用。

【临床应用】

（1）肝硬化之脾功能亢进引起的白细胞减少，属实热证者。

（2）血小板减少性紫癜属血热证者。

十三、脉痛方

【处方来源】经验方。

【处方组成】

茜草30g　　　　　香附15g　　　　白芍15g　　　　生甘草10g

【功效】理气活血，柔肝止痛。

【主治】胁痛隐隐，久治不愈，与情绪有关。

【方义分析】本方由旋覆花汤与芍药甘草汤组合而成，未用旋覆花，茜草配香附，理气活血；白芍配甘草，柔肝止痛，甘草有调和诸药的作用。

【临床应用】慢性肝病常见患者诉说胁痛，久治不愈者甚多，且与情绪、注意力有关，支老应用上方治疗胁痛，肝病理化检查轻微，症状严重者甚佳，睡眠差者加丹参 10g，远志 10g 凉血安神。

十四、吐血方

【处方来源】经验方。

【处方组成】

代赭石 3g　　　　三七粉 1g　　　　煅龙骨 3g　　　煅牡蛎 3g

【功效】收敛止血。

【方义分析】支老宗《西学衷中参西录》应用代赭石之意，代赭石苦、寒，重镇降逆，凉血止血，一般胃出血以吐血为主者多为血热妄行，配合三七粉，因为三七为伤家圣药，止血不留瘀，再配煅龙骨、牡蛎以收敛止血。

十五、肝病男性乳房肿痛方

【处方来源】经验方。

【处方组成】

荔枝 30g　　　　仙灵脾 15g　　　生牡蛎 30g

【功效】散结止痛。

【主治】肝病男性患者乳房发育，或应用螺内酯的副作用引起的男性乳房发育、肿痛或结节。

【方义分析】现代医学对肝病男性患者乳房发育、肿痛，包括蜘蛛痣，认为是肝脏损伤，对雌激素的灭活功能降低所致。长期服用螺内酯片也可诱发男性乳房发育。

支老认为男性乳房发育属于肾阳不足，故方中以仙灵脾温补肾阳，且仙灵脾温而不燥，宜于久服，配合荔枝、生牡蛎软坚散结。

【临床应用】可以单独应用，或以此三味加入其他方中联用。

十六、降酶方（三子降酶汤）

【处方来源】经验方。

【处方组成】菟丝子、沙苑子、五味子各等份，研末冲服，每服 9g，每日 3 次。

【功效】益气养阴。

【主治】气阴两虚证见谷丙转氨酶升高者，症见身困乏力，口燥口干，饮水不多，舌质稍红，苔薄白，脉虚。

【方义分析】五味子、沙苑子甘温，但五味子益气生津，菟丝子性平，故全方不温不燥，不凉不寒，平补肝肾，平补气阴，适宜于气阴两虚证见谷丙转氨酶升高者。

【临床应用】

（1）慢性乙型肝炎单纯谷丙转氨酶升高，无明显湿热证。

（2）乙肝肝硬化谷丙转氨酶升高属于气阴两虚证者。

（3）药物性肝损伤谷丙转氨酶升高见此证者。

十七、补肾强筋方

【处方来源】经验方。

【处方组成】

| 杜仲 15g | 桑寄生 15g | 红景天 15g | 怀牛膝 15g |

【功效】补肾强腰，健脑益智。

【主治】肝性脊髓病、脱髓鞘病变，临床症见腰膝酸软，或双下肢痿软无力，双手颤动，舌淡苔薄白，脉虚者。

【方义分析】肝性脊髓病是肝硬化阶段常见的并发症，轻者双下肢无力，重者瘫软不能行走。中医认为：肾主骨生髓，肝性脊髓病属于肾虚髓少的表现，以上四味，补肾壮腰，对肝性脊髓病和神经脱髓鞘症治疗有较好的临床疗效。

十八、加味逍遥散

【处方来源】来于《太平惠民和剂局方》之逍遥散加味。

【处方组成】

柴胡 5g	当归 10g	白芍 15g	炒白术 10g
茯苓 10g	党参 15g	茜草 10g	佛手 10g
薄荷 3g	炒麦芽 10g	生甘草 5g	

【功效】疏肝健脾。

【主治】慢性肝炎见两胁不舒，隐隐作痛，情绪抑郁，神疲乏力，食少纳差，舌淡红，脉弦或弦细。或慢性肝炎上证见转氨酶升高者。

【方义分析】本方以逍遥散为主，增加了消食健胃、健脾益气的党参、炒麦芽和理气活血的佛手、茜草，其健脾和止痛作用优于原方。

【临床应用】本方辨证要点以情绪抑郁，两胁隐痛为主，适用于肝郁疏泄不及。而对于烦躁易怒者不宜用之。

【扩展应用】逍遥散载于《太平惠民和剂局方》，功效为疏肝解郁，健脾养血。主治肝郁血虚所致的两胁疼痛、头晕目眩、口燥咽干、神疲食少。或往来寒热，或月经不调、乳房作痛等。现代方剂药理研究证实该方具有：①抗抑郁作用，为中医治疗郁证提供了实验基础；②抗自由基、抗氧化作用，对于老年性痴呆具有较好的预防及治疗作用；③防治肝纤维化（这方面研究资料颇多）；④保肝、降酶作用；⑤对胃肠平滑肌痉挛具有解痉作用；⑥改善慢性疲劳综合征患者情绪；⑦对情感具有双向调节作用。

支老除应用于肝病外，多应用于抑郁症等情绪异常方面的调节，又如功能性低热，其他如神经官能症、神经性头痛、焦虑症、心脏神经官能症、痛经、乳腺增生、更年期综合征等。

据粗略统计该方现代所治疾病有 50 多种。

十九、扶正利水汤

【处方来源】经验方。

【处方组成】

炙黄芪 60g	炒白术 60g	茯苓 30g	山茱萸 30g
枸杞子 20g	桂枝 10g	怀牛膝 15g	莱菔子 30g
炙甘草 5g			

【功效】补元利水。

【主治】肝硬化腹水，或腹水消退后的恢复治疗，或低蛋白血症，属脾肾亏虚者，症见形体消瘦，疲乏无力，舌淡苔薄白，脉虚。

【方义分析】肝硬化腹水，属于中医鼓胀之病，总属肝、脾、肾三脏损伤，肝络不通，脾不能运化水湿，肾不能正常开合，本虚标实。支老遵《寓意草》对鼓胀的治疗："培养一法，补益元气是也"；"招纳一法，升举阳气是也"；"解散一法，开鬼门、洁净府是也"。方中以炙黄芪、炒白术、茯苓、山茱萸，补益脾肾，升举阳气，而莱菔子行气消胀、利水，通行大便，茯苓、桂枝行水消肿，达到开鬼门、洁净府的目的。

【临床应用】

（1）肝硬化腹水或腹水消退后，无明显阴虚证候。

（2）低蛋白血症，辨证属脾肾虚损者。

（3）肝硬化见形体消瘦，疲乏无力明显者。

（4）对腹水阶段，可以生黄芪、生白术易炙黄芪、炒白术。

二十、加味实脾饮

【处方来源】由《济生方》的实脾饮加减。

【处方组成】

制附子 6g	干姜 10g	茯苓 30g	厚朴 10g
大腹皮 10g	槟榔 10g	生黄芪 30g	桂枝 10g
炒白术 10g	白芍 10g	炙甘草 5g	

【功效】温阳利水。

【主治】肝硬化腹水，症见腹大如鼓，按之如囊裹水，食少纳呆，畏寒怕冷，或双下肢水肿，按之凹陷不起，大便不实，舌淡苔薄白，脉沉弱。

【方义分析】肝硬化腹水，属于中医鼓胀之病，总属肝、脾、肾俱损，脾不能运化水湿，肾不能正常开合，而水液代谢依靠于脾、肾的运化功能，脾肾阳虚，气化无力故水湿内停。方中以黑附子、干姜、桂枝温补脾肾之阳，大腹皮、槟榔消胀利水，白芍制附、姜温热太过。

【临床应用】

（1）经治肝硬化腹水无明显阳虚证，则改用苓桂术甘汤加味。此方不宜长期应用，有过出血者慎用。

（2）大便溏薄者去大腹皮、槟榔，加芡实 15g，炒山药 15g，薏苡仁 30g。

（3）纳差者，加炒谷芽 30g，鸡内金 10g，砂仁 10g。

二十一、加味桂枝汤（一）

【处方来源】加味桂枝汤（一）

【处方来源】由《伤寒论》的桂枝汤加味。

【处方组成】

| 炙黄芪 40g | 桂枝 15g | 白芍 15g | 麻黄根 15g |
| 生牡蛎 30g | 生姜 15g | 大枣 4 枚 | 炙甘草 10g |

【功效】益气敛汗。

【主治】气虚自汗。

【方义分析】桂枝汤是《伤寒论》治疗太阳中风——风寒表虚证的代表方，主要论述有"太阳中风，阳浮而阴弱，阳浮者，热自出，阴弱者，汗自发，啬啬恶寒，淅淅恶风，翕翕发热，鼻鸣干呕者，桂枝汤主之"。"太阳病，头痛，发热，汗出，恶风者，桂枝汤主之"。现作为解肌发表，调和营卫的代表方。支老用于气虚自汗，以桂枝汤原方，加炙黄芪配麻黄根、生牡蛎益气固摄、敛汗，效果优于牡蛎散（是桂枝汤合牡蛎散），取黄芪"有汗能止"（《本草备要》）。

二十二、加味桂枝汤（二）

【处方来源】出自《伤寒论》太阳病脉证并治太阳病证加减。

【处方组成】

| 炙黄芪 40g | 桂枝 15g | 白芍 15g | 生麻黄 15g |
| 白芍 15g | 生姜 10g | 炙甘草 10g | 大枣 4 枚 |

【功效】发汗。

【主治】无汗症。

【方义分析】支老认为无汗症是营卫不和，开合不利的原因，故以桂枝汤调和营卫，而以炙黄芪配生麻黄发汗，众以为黄芪为益气固表之品，殊不知"黄芪有汗能止，无汗能发"（《本草备要》，一般无汗症单用温阳，或者发汗之法不效者，可试用之）。

二十三、加味桂枝汤（三）

属于桂枝汤的扩展应用。支老除上述的敛汗、发汗外，广泛用于：

（1）感冒：特别对于体虚之人，时时感冒，稍有发热，而以身困项强不舒为特征者，常用桂枝汤原方，且有预防作用。

（2）荨麻疹：属于过敏性疾病，支老用于体虚之人，受风受凉即出现皮肤风团，色淡红瘙痒者。

（3）颈椎病：取桂枝汤治疗"太阳病，项背强几几"，用于颈椎病以项强为主，受凉易发者。

其他人应用桂枝汤加味治疗疾病数十种之多，不复叙述。

二十四、加味真武汤

【处方来源】由《伤寒论》真武汤加减。

【处方组成】

| 制附子18g | 茯苓18g | 白芍18g | 生姜18g |
| 生白术12g | 桂枝18g | | |

【功效】温补肾阳，利水消肿。

【主治】肾阳虚衰之肝硬化腹水，见畏寒肢冷，下利清谷，下肢水肿，脉沉弱。

【方义分析】《伤寒论》在少阴病中关于阳虚水冷的治疗为"太阳病发汗，汗出不解，其人仍发热，心下悸，头眩，身瞤动，振振欲擗地者，真武汤主之"。"少阴病，二三日不已，至四五日，腹痛，小便不利，四肢沉重疼痛，自下利者，此为水气……真武汤主之"。均为叙述肾阳虚水肿之证。支老认为鼓胀之病，肾阳虚者，以真武汤加味应用，特别是桂枝配茯苓，能增加利水消肿之力。

二十五、蒿芩清胆汤

【处方来源】来源于《通俗伤寒论》，为清代俞根初拟定。

【处方组成】

青蒿12g	竹茹3g	清半夏9g	赤茯苓9g
黄芩18g	枳壳9g	陈皮9g	滑石9g
青黛1g	生甘草3g		

【功效】清胆利湿，和胃化痰。

【临床应用】原方用于少阳湿热痰浊证，以寒热如疟，寒轻热重，口苦膈闷，呕吐酸苦水或黄水、痰涎、干呕，呃逆，舌红苔白腻，脉数者。支老临床用于：①急性胆囊炎、慢性胆囊炎急性发作，呕吐甚者；②胆汁反流性胃炎，食管炎见性情急躁易怒者；③肝、胆肿瘤之癌性发热。

二十六、加味甘露消毒丹

【处方来源】来源于清代叶天士的《医效秘宗》之甘露消毒丹加减。

【处方组成】

茵陈 30g	黄芩 30g	菖蒲 18g	滑石 46g
白木通 5g	藿香 12g	连翘 12g	白豆蔻 12g
薄荷 6g	竹叶 3g	陈皮 6g	炒麦芽 12g

【功效】清热利湿，退黄。

【临床应用】原方为治瘟疫，邪在气分。支老用于黄疸见发热、口淡无味、苔白腻或干黄者。一般发热往往有口渴，反而见口淡、以湿邪较盛，临床用于各种原因之黄疸见上证，或慢性胆囊炎、急性肠炎见上证。

二十七、茵陈五苓散

【处方来源】来源于《伤寒论》太阳篇五苓散加味。

【处方组成】

茵陈 30g	桂枝 10g	茯苓 10g	泽泻 10g
猪苓 10g	陈皮 10g	赤芍 10g	红花 5g
甘草 3g			

【功效】利湿退黄。

【主治】阳黄恢复期残留黄疸或黄疸无明显症状，无明显湿热征象。

【临床应用】阳黄恢复期残留黄疸或黄疸无明显症状，无明显湿热征象。阳黄属于湿热之证，有湿重于热，或热重于湿，而在恢复期，湿热大势已去，且湿为阴邪，易伤阳气，故在恢复期，要顾护胃气，且不宜攻伐太过，故用五苓散之化气行水，对于无症状、无证可辨之黄疸，支老以此方治之。

二十八、补中益气汤

【处方来源】来源于《脾胃论》。

【处方组成】

| 炙黄芪 30g | 党参 30g | 当归 10g | 陈皮 10g |
| 升麻 6g | 柴胡 6g | 炒白术 15g | 炙甘草 10g |

【功效】益气升阳，调补脾胃，甘温除热。

【临床应用】补中益气汤为益气升阳代表方，也是甘温除大热的代表方，支老在甘温除大热中应用较多的是肝癌晚期的癌性发热，症见神疲乏力，纳食无味，舌淡苔白脉虚软无力。一般升麻可减为 3g，持续发热者改柴胡

20g，午后及夜间发热者，以银柴胡20g易柴胡，另加地骨皮30g。

二十九、安宫牛黄丸

【处方来源】《温病条辨》。

【处方组成】牛黄、郁金、犀角、黄芩、黄连、雄黄、栀子、朱砂、冰片、麝香、珍珠粉、金箔。

【功效】清热解毒，豁痰开窍。

【主治】温热病，热邪内陷心包，痰热壅闭心窍所致的高热烦躁、神昏谵语，或舌蹇肢厥；以及中风窍闭、小儿惊厥属痰热内闭者。

【临床应用】支老用于肝性脑病，痰喘气粗，时有烦躁。对于不能口服者，可鼻饲管或口中慢慢点滴，是目前有效、可用的中药急救之品。

三十、加味柴胡疏肝散

【处方来源】由《景岳全书》之柴胡疏肝散加味。

【处方组成】

柴胡12g	枳壳10g	制香附15g	青皮10g
夏枯草5g	川芎10g	陈皮10g	茜草10g
浙贝母10g	白芍15g	生甘草10g	

【功效】疏肝理气，活血止痛。

【主治】暴怒伤肝，两胁胀痛，烦躁易怒，噩梦纷纷，舌红苔薄黄，脉弦滑或弦数。

【方义分析】暴怒伤肝，肝气横逆，故以柴胡疏肝散为基础方，增加青皮疏肝破气，以制肝气横逆，另加夏枯草、浙贝母、茜草，增加散肝郁、止胁痛之力。

【临床应用】本方辨证要点为暴怒伤肝，烦躁易怒为要点，虽然此方并不辛燥，但行气、破气之药不可久用，肝气即平即可。

【扩展应用】《景岳全书》柴胡疏肝散以疏肝行气，活血止痛为主，用于肝气郁结，胁肋胀痛，川芎配香附具有活血作用，故气滞血瘀疼痛也可用之，但活血力弱，支老加茜草、浙贝等，增强活血之力而制方中气药之辛燥，扩大了适应证和减少了原方之弊端，除用于肝郁气滞之胁痛外，也用于跌打损伤之胁痛、胆囊术后综合征、焦虑症等。

三十一、加味复元活血汤

【处方来源】由《医学发明》之复元活血汤加减。

【处方组成】

柴胡 15g	天花粉 9g	当归 9g	红花 6g
穿山甲 6g	酒大黄 10g	桃仁 10g	茜草 15g
土鳖虫 10g	蜈蚣 1 条	羌黄 10g	白芍 30g
生甘草 10g			

【功效】活血止痛。

【临床应用】原方治疗跌打损伤，瘀在胁下之疼痛，支老加味用于肝癌之癌性疼痛。

三十二、加味泻黄散

【处方来源】《小儿药证直诀》泻黄散加蜂蜜。

【处方组成】

藿香叶 15g	栀子 6g	生石膏 15g	防风 5g
生甘草 5g	蜂蜜 30g		

【功效】泻脾胃伏火。

【主治】脾胃郁热，口舌糜烂，口唇肿痛，口臭舌红脉数。

【方义分析】支老在泻黄散原方中加蜂蜜 30g，仍宗泻黄散原方方义：石膏、栀子清泄脾胃积热为主药，防风疏泄脾中伏火为辅药，藿香芳香醒脾，振奋脾胃之气机为佐药，甘草为使，调和诸药。而支老又佐以蜂蜜滋阴润燥，使栀子不过苦寒，防风、藿香不过辛燥，临床疗效优于原方。

【临床应用】口舌糜烂、口腔溃疡于脾经有热者。

三十三、胃痛方

【处方来源】经验方。

【处方组成】

栀子 12g	生石膏 30g	生甘草 10g	生姜 5g

【功效】清胃泻热。

【主治】胃脘疼痛，胃中灼热，口干口渴，欲饮凉水，舌红苔薄黄，脉实有力。

【方义分析】本方为支老治疗胃热、胃脘疼痛的经验方，以清泻脾胃郁热为主，有泻黄散之意，佐以生姜，为反佐作用，不致过于苦寒伤胃。

三十四、加味丹参饮

【处方来源】由《医宗金鉴》之丹参饮加味。

【处方组成】

丹参 30g	檀香 10g	砂仁 10g	土元 10g
蜈蚣 1 条	威灵仙 30g	白芍 15g	败酱草 10g
生蒲黄 3g	生甘草 10g		

【功效】活血止痛。

【主治】胃痛久治不愈，胃脘疼痛，时有刺痛，舌质正常，或色暗、瘀点、瘀斑，脉象沉弦或沉涩。

【方义分析】本方以丹参饮为主方，原方本就治疗气滞血瘀之胃脘痛，但临床应用中支老认为其力过弱，故增加了土元、蜈蚣、生蒲黄等活血、通络止痛之品，另反佐败酱草以改上方的温燥。

【临床应用】凡胃痛久治不愈，无论有无瘀血的典型表现，加减可灵活应用。

三十五、清暑健脾汤

【处方来源】由《脾胃论》之升阳益胃汤加减。

【处方组成】

炙黄芪 30g	党参 15g	柴胡 3g	羌活 3g
法半夏 10g	黄连 5g	独活 3g	防风 3g
泽泻 10g	茯苓 10g	陈皮 10g	炒麦芽 15g
炙甘草 3g			

【功效】祛湿健脾。

【主治】脾胃虚弱，不耐暑夏，出现身困乏力，肢体困重，口干口苦，不欲饮食，或觉身热，大便不实，舌淡苔薄腻，脉虚。

【方义分析】本方虽然清暑健脾，而方中无一味祛暑之品，实为暑夏湿邪较盛，素体脾胃虚弱之人，暑湿外袭，加重脾虚不运的表现，风能胜湿，故应用了防风、羌活、独活等，但用量均较少。本方为支老应用《脾胃论》升阳益胃汤的体会，治疗不耐夏之人，或无任何病症，服用了胃肠舒畅、神清气爽，无不有效。

三十六、加味达原饮

【处方来源】由《温疫论》之达原饮加味而来。

【处方组成】

槟榔 10g	厚朴 10g	草果 9g	知母 12g
白芍 12g	黄芩 12g	青蒿 9g	炒麦芽 9g
生甘草 6g			

【功效】清热祛湿。

【主治】发热，舌苔厚如积粉，脉数。

【方义分析】本方为达原饮加味，原方用于治疗瘟疫初期或疟疾，憎寒热。支老用原方加青蒿以增强清热之力，另加炒麦芽顾护胃气。

【临床应用】

（1）无论何原因引起的发热，只要为积粉苔均可应用，不辨有无恶寒。

（2）食积发热，加重炒麦芽30g，鸡内金10g，神曲10g。

（3）午后或夜间发热，加地骨皮10g。

【扩展应用】《达原饮》是治疗邪伏膜原，而膜原概念"膜原者，外通肌肉，内近胃腑，即三焦之门户，实一身之半表半里也"。《温热经纬》而《温疫论》是这样描述的"疫者感天地疠气……邪从口鼻而入，则其所客，内不在脏腑，外不在经络，舍于夹脊之内，伏膂去表不远，附近于胃，乃表里之分界，是为半表半里，即《针经》所谓横连膜原者也"。

三十七、加减白头翁汤

【处方来源】由《伤寒论》之白头翁汤加味而来。

【处方组成】

白头翁 30g	黄柏 12g	黄连 5g	秦皮 9g
金钱草 15g	小蓟 12g	车前草 30g	炒麦芽 15g
生甘草 5g			

【功效】清热解毒，凉血止痢。

【主治】除治疗痢疾外，另用于小便频数，淋漓涩痛，舌红苔薄白或厚黄，脉数。

【方义分析】白头翁汤为治疗痢疾的代表方，而支老用于治疗淋证，临床疗效优于八正散，属个人经验。

【临床应用】

（1）用于急性尿路感染，急性膀胱炎。

（2）不明原因的小便频数，淋漓涩痛者。

【扩展应用】白头翁汤来源于《伤寒论》，是这样记载的"热利下重者，白头翁汤主之"。"下利欲饮水者，以有热故也，白头翁汤主之"。传统用于痢疾的治疗，现代方剂药理研究证实该方确有：①抗菌作用：单从白头翁草其作用如对大肠杆菌、副伤寒杆菌、金黄色葡萄糖球菌不如黄连、黄柏，而复方作用是各个成分的相加；②抗炎作用：对实验性肠炎、溃疡有明显治疗作用；③具有抑制肠管运动、抗腹泻作用；④具有对抗内毒素对机体的损伤作用。这些为治疗细菌性痢疾、阿米巴痢疾、各种急慢性肠炎提供了基础。支老多用于泌尿系感染、尿道感染、急性肾盂肾炎、前列腺炎。其他有用于治疗支气管感染、阑尾炎、淋巴结炎、乳腺炎、子宫内膜炎，甚至急性结肠炎、银屑病、淋菌性阴道炎的报道。

三十八、偏头痛

【处方来源】经验方。

【处方组成】

川芎 15g	蜈蚣 1 条	全蝎 10g	细辛 6g
白芍 10g	甘草 5g		

【功效】通络止痛。

【主治】方中川芎能上达颠顶，下及血海，血中之气药，凡疼痛乃不通则痛，且偏头痛久治不愈，以蜈蚣、全蝎通络止痛，细辛有很强的止痛作用，白芍配甘草缓急止痛。

【临床应用】无论何种证候，均可以上方为基本方加味，可应用引经药。

（1）偏风寒：加羌活 10g，白芷 10g。

（2）偏热证：加生石膏 30g，青蒿 10g，夏枯草 5g。

（3）偏湿重：加苍术 10g，法半夏 10g。

（4）偏肝阳上亢：加夏枯草 5g，龙胆草 3g，天麻 15g。

（5）偏肾虚：加山茱萸 30g，菟丝子 15g，黄精 10g，炒麦芽 20g。

（6）偏血虚：加熟地 15g，枸杞子 15g，女贞子 10g，炒麦芽 5g。

（7）瘀血重者：加红花 5g，桃仁 10g。

（8）偏痰湿：加法半夏 10g，苍术 10g。

（9）头痛多伴失眠，可随证加味。

三十九、加味二妙散

【处方来源】由二妙散或苍术散加味。最早见于元代危亦林所著《世医得效方》苍术散，到元代朱丹溪在《丹溪心法》中改名为二妙散。

【处方组成】

黄柏 15g　　　　　　苍术 15g　　　　　　栀子 3g　　　　　　泽泻 10g

肉桂 1g

【功效】清热燥湿。

【主治】阴囊多汗，身体下部湿疹，妇人黄白带下。

【临床应用】原方仅两味，各等份，用于治疗湿热下注所致的痿证，或膝关节红肿疼痛等。支老在原方中加栀子、泽泻以加强清下焦湿热之力，反佐肉桂，以制苦寒。对于肝经湿热之阴囊多汗，加夏枯草 5g 以增强清肝之力；膝关节红肿疼痛，可加秦艽 10g；湿疹可加地肤子 15g；黄白带下可加茯苓 10g。

四十、乌梅汤

【处方来源】来源于《伤寒论》。

【处方组成】

乌梅 30g　　　　　细辛 6g　　　　　干姜 5～10g　　黄连 3～10g

当归 12g　　　　　附子 5～10g　　　花椒 5～10g　　桂枝 5～10g

党参 18g　　　　　黄柏 5～10g

【功效】温脏，补虚，安蛔，调和寒热。

【临床应用】原方是《伤寒论》治疗蛔厥证"蛔厥者，其人当吐蛔。蛔上入其膈，故烦，丸须臾复止，得食而呕，又烦者，蛔闻食臭出，其人常自吐蛔。蛔厥者，乌梅丸主之。又主久利"。支老认为乌梅汤是治疗上热下寒的代表方，上热表现在口干口渴，下寒表现在泄泻，甚则完谷不化，一般根据热与寒的轻重，适量应用热药，凉药的比例，一般先以 3 剂观察，待后调整恰当用量。

四十一、加味旋覆代赭汤

【处方来源】由《伤寒论》之旋覆代赭汤加减。

【处方组成】

旋覆花 9g^(包)　　党参 15g　　　生姜 15g　　　代赭石 15g

刀豆子 30g　　　法半夏 12g　　柿蒂 15g　　　大枣 4 枚

炙甘草 12g

【功效】降逆化痰，温补脾胃。

【临床应用】原方为《伤寒论》用于"伤寒发汗，若吐，若下，解后，心下痞硬，噫气不除者"。属于胃气虚弱，痰气交阻，胃气上逆所致。现代方剂药理研究证实：①具有促胃动力作用，机理明确，是中药促胃动力的代表之一（包括半夏泻心汤、六君子汤）；②对反流性食管炎的治疗机理也明确，疗效肯定；③抗胃溃疡，并能抑制胃酸分泌，减少胃蛋白酶的含量。该方是支老治疗呃逆属于脾胃虚弱（虚寒）的代表方，特别是加刀豆子后作用更明显。

现代应用于治疗反流性食管炎、胆汁反流性胃炎、功能性消化不良、糖尿病胃轻瘫、幽门梗阻、慢性胃扭转、化疗后的胃肠症状、梅核气等，收效显著。

四十二、桔前汤

【处方来源】经验方。

【处方组成】

桔梗 12g　　　　前胡 10g　　　桑叶 6g　　　杏仁 10g

竹茹 3g　　　　　苏子 3g　　　　陈皮 10g　　　白芍 10g

炙百部 10g　　　款冬花 10g　　生甘草 10g

【功效】宣肺止咳，清热疏风。

【主治】风热咳嗽。

【临床应用】用于风热咳嗽，微热，痰黏，咽干，舌稍红，苔薄白少津或薄黄，脉浮数。

（1）咽痛：加山豆根或射干 10g。

（2）大便干：加赤芍 10g 易白芍。

（3）痰黄：加鱼腥草 30g。

四十三、补肾乌发方

【处方来源】经验方。

【处方组成】

黄精 30g	枸杞子 15g	何首乌 15g	黑芝麻 15g
红花 5g	女贞子 20g	陈皮 10g	

【功效】补肾养血。

【主治】少年白头，或虚发早白。

【临床应用】支老总结少白头的原因，从中医来讲发为血之余，肾主骨生髓，为先天精气之源泉，少白头往往由于先天不足，肾精亏虚，后天失养所致，故从补肾、补血角度，虽然补肾，补血之品众多，而选择以上几味，纯为经验。另少佐红花 3g，陈皮 10g，使补而不腻，血行通常。全方不热不凉，不温不燥，可以与食补相结合应用。对于虚发早白，也是从精血角度治疗。

四十四、生津止渴方

【处方来源】经验方。

【处方组成】

地骨皮 30g	天花粉 10g	生石膏 60g	芦根 10g
麦冬 10g	生甘草 5g		

【功效】生津止渴。

【主治】口渴不止，饮水不济，非糖尿病引起者；对于糖尿病口渴引饮也可应用。

【临床应用】中医对于口渴，有外感风热、暑湿、温病；有内伤脏腑，阴津亏虚，或津不上承者，而部分口渴不止，虽饮水而不能止渴，并非中医消渴，根据支老经验，上方甚有效果。全方仍以滋阴、清热、生津为主。

四十五、清心安神方

【处方来源】经验方。

【处方组成】

丹参 10g	五味子 30g	莲子心 3g	生甘草 5g

【功效】清心安神。

【主治】心烦不寐。

【临床应用】对于心烦不寐，从中医角度，可分为虚实两大类，实证有因情志抑郁，化热化火扰动心神，或痰热上扰者。虚证包括阴虚火旺，心脾两虚，心胆气虚，而临床上最多见的是忧思不解致不寐者为众，需要以心理治疗为主。

四十六、加味小半夏汤

【处方来源】由《金匮要略》小半夏加味。

【处方组成】

法半夏 12g	佛手 15g	木香 30g	茯苓 30g
生姜 30g			

【功效】化痰止涎。

【主治】痰饮呕吐，呕吐痰涎，不酸不苦，或胃中有振水音。

【临床应用】小半夏汤是为痰饮呕吐而设，在原方基础上加味而成。茯苓有健脾制水作用，而木香、佛手的应用，为经验用药，且木香之量超常，是支老经验。用对于泛吐痰涎，不酸不苦，无热偏凉，故全方偏于温化水饮。

四十七、经舒方

【处方来源】经验方。

【处方组成】

香附 15g	川芎 15g	乌药 10g	姜黄 3g
炙甘草 3g			

【功效】温经止痛。

【主治】经来腹痛，少腹觉冷，量少不畅。

【临床应用】痛经为妇女常见病，一般分为气滞血瘀，寒凝胞中，气血亏虚，肝肾亏虚几个证候。本方用于寒凝经脉，以温经、活血、止痛为主，简单而有效，无明显证候，痛经者服之也舒。

四十八、舒经方

【处方来源】经验方。

【处方组成】

怀牛膝 15g　　　　川牛膝 15g　　　　红糖 10g

【功效】通经止痛。

【主治】少女痛经或未婚痛经，不问证候。

【临床应用】少女痛经或未婚痛经，不问证候。支老认为：痛经多瘀、多虚，而少女痛经最多见，仍属虚与瘀，肝肾不足，血海空虚，血行不畅，故以牛膝补肝肾，活血祛瘀，引血下行。

四十九、经来头痛

【处方来源】经验方。

【处方组成】

香附 10g　　　　川芎 10g　　　　当归 20g　　　　蜈蚣 1 条

全虫 6g

【主治】行经头痛，或偏头痛。

【临床应用】经行头痛以血虚、血瘀为主，也有见肝火者，而以前两者多见。素体血虚，经行而虚，血不上荣；或者瘀阻脉络，不通则痛，此方中行气、活血、养血，通络止痛，通治经行头痛。①兼湿，加羌活 10g。②兼寒，加细辛 6g。③兼热，加黄芩 10g，薄荷 5g。

五十、盗汗方

【处方来源】经验方。

【处方组成】

青蒿 30g　　　　地骨皮 30g　　　　麦冬 15g　　　　生牡蛎 30g

生甘草 5g

【功效】清虚热，敛汗。

【主治】阴虚盗汗。

【临床应用】盗汗主要由阴虚、血虚引起，血属于阴，故阴虚主之。虽然滋阴之品不少，而方中应用青蒿、地骨皮、麦冬，纯为支老经验用药。

五十一、降压明目方

【处方来源】经验方。

【处方组成】

夏枯草 10g　　　　香附 10g　　　　车前子 30g^(包)

【功效】降低眼压，或高血压。

【临床应用】目睛胀痛，按压疼痛，视物不清属于青光眼眼压高者，也用于青光眼经常服用，有预防眼压作用。高血压患者肝经有热，或肝火旺者，有协助降压作用。

五十二、止崩方（一）

【处方来源】经验方。

【处方组成】

贯众炭 10g　　　生地炭 10g　　　槐花炭 5g　　藕节 30g
红糖 20g

【功效】温经止痛。

【临床应用】崩漏下血，或月经过多，色淡质稀者。

五十三、止崩方（二）

【处方来源】经验方。

【处方组成】

贯众炭 10g　　　生地炭 10g　　　槐花炭 5g　　藕节 30g
白糖 30g

【临床应用】崩漏下血，或月经过多，色红者。

以上两方的区别在于前方用红糖，其性甘温，后者用白糖，其性甘凉。对于崩漏，首先是塞流，故以三药烧炭存性以止血，藕节在民间单用加红糖或白糖治疗月经过多。此两方为塞流而设，对于澄源，因本则另当别论。

五十四、利咽一壶茶

【处方来源】经验方。

【处方组成】

夏枯草 5g　　　　桑叶 5g　　　　青茶 5g　　　菊花 5g

【功效】利咽润喉。

【临床应用】用于预防职业性工作如教师慢性咽炎、咽痛以及风热咽喉肿痛，全方泡茶饮用，故称利咽一壶茶。慢性咽炎者可加红花 3g。

五十五、三合汤

【处方来源】由三个方剂组合。

【处方组成】

丹参 30g　　　　檀香 5g　　　　砂仁 10g　　　五灵脂 5g^(包)

蒲黄 5g　　　　白芍 15g　　　生甘草 5g

【功效】活血止痛。

【临床应用】本文由丹参饮、失笑散、芍药甘草汤组合而成，故为三合汤，用于治疗胃痛，久治不愈，非阴虚者。

五十六、四合汤

【处方来源】由四个方剂组合。

【处方组成】

丹参 30g　　　　檀香 5g　　　　砂仁 10g　　　五灵脂 5g^(包)

蒲黄 5g　　　　白芍 15g　　　炙甘草 5g　　　乌药 15g

百合 10g

【功效】活血，温中，止痛。

【临床应用】

（1）在三合汤基础上加百合芍药散，用于胃痛久治不愈，偏于阳虚者。

（2）如果兼阴虚，百合用至 30g，减乌药为 5g。

（3）兼湿热，加败酱草 30g，金钱草 30g。

五十七、小青龙汤

【处方来源】《伤寒论》。

【处方组成】

生麻黄 10g	桂枝 10g	杏仁 10g	细辛 6g
白芍 10g	五味子 10g	干姜 10g	半夏 10g
甘草 10g			

【功效】解表散寒，温肺化痰，止咳平喘。

【方义分析】小青龙汤为《伤寒论》太阳伤寒（表实）证兼水饮咳喘，原义为"伤寒表不解，心下有水气，干呕，发热而咳，或渴，或利，或噫，或小便不利，少腹满，或喘者，小青龙汤主之"。其止咳、平喘用于外感风寒、内有水饮的咳喘，以及现代医学的上呼吸道感染、支气管哮喘、喘息性支气管炎、肺炎、肺纤维化等有此证候者。

【临床应用】

（1）肝性胸水：除加味苓桂术甘汤外，胸水伴咳嗽、咳痰明显者，也可用小青龙汤。

（2）其他原因的胸水见该证明显者，如结核性、恶性肿瘤等。

（3）过敏性鼻炎，受凉后，大量流清涕。

（4）荨麻疹：风团淡红。

五十八、柴葛解肌汤

【处方来源】《伤寒六书》。

【处方组成】

柴胡 9g	葛根 9g	黄芩 9g	白芍 3g
羌活 3g	白芷 3g	桔梗 3g	甘草 3g
生石膏 3g	生姜 3 片	大枣 2 枚	

【功效】辛凉解肌，兼清里热。

【主治】感受风寒，寒郁化热，恶寒逐轻，身热增重，头痛肢楚，目痛鼻干，心烦不眠，眼眶痛，舌苔薄黄，脉浮微数。

【临床应用】

（1）同上述主治。

（2）特色用法：用于肌注干扰素引起的"流感样"症状。一般应用干扰素前几次均有"流感样"症状，支老在用药前一天开始服用此方，可以减轻或消除发热、头痛、肌肉酸困症状。

五十九、小柴胡汤

【处方来源】《伤寒论》。

【处方组成】

柴胡 12g	黄芩 9g	党参 9g	法半夏 9g
炙甘草 6g	生姜 9g	大枣 12 枚	

【功效】和解少阳。

【主治】①少阳病：症见口苦、咽干、目眩、往来寒热、胸胁苦满、默默不欲饮食、心烦喜呕、舌苔薄白，脉弦。②妇人伤寒，热入血分，以及疟疾、黄疸等杂病见少阳证者。

【临床应用】小柴胡汤为治疗少阳病的代表方，现代方剂药理研究其具有：①解热作用；②抗菌作用；③抗炎作用；④抗病作用；⑤预防内毒素对脏器的伤害；⑥抗氧化作用；⑦保肝作用；⑧免疫调节作用；⑨增强抗疟作用等，所治疾病报道包括内科各个系统百余种。

支老强调：经方必须依据经方用量，比如在经方小柴胡汤中，大枣起调和作用，量可用至 12 枚，为最多的；必须遵循中医辨证。

六十、加味胃苓汤

【处方来源】由平胃散《太平惠民和剂局方》与五苓散《伤寒论》合方。

【处方组成】

苍术 10g	厚朴 10g	陈皮 10g	大腹皮 30g
茯苓 30g	桂枝 15g	泽泻 10g	猪苓 10g
炒白术 30g	炙甘草 3g		

【功效】燥湿利水。

【主治】肝硬化腹水，证属水湿内停，临床见腹大如鼓，按之不坚，怯寒怕冷，腹胀得热则舒，舌苔白腻，脉缓或濡。

第三章　　复方苦菜胶囊实验研究

第一节　　复方苦菜胶囊保肝降酶作用的实验研究

实验方法及结果总结如下：

一、保肝作用

1. 对四氯化碳中毒大鼠血清 ALT 及 AST 的影响

大鼠雄雌各半，体重（159.5 ± 26.9）g。随机分成 6 组，分别为空白对照组、四氧化碳造模对照组、水飞蓟宾 10g/kg 阳性对照组、复方苦菜胶囊 0.75g/kg 组、1.5g/kg 及 3g/kg 组。各组均灌胃给药，每日 1 次，连续 6d，末次给药后 2h，除空白对照组以外，其余各组均腹腔注射 CCl_4 0.3ml/kg，造成大鼠急性肝损伤，20h 后全部动物在麻醉状态下取血，分离血清，ALT、AST 用赖氏法测定，组间进行大测验。结果水飞蓟宾及复方苦菜胶囊均可显著降低大鼠因 CCl_4 中毒造成急性肝损伤所致 ALT 、AST 的升高，且复方苦菜胶囊的作用呈剂量依赖关系。见表 1。

表 1　复方苦菜胶囊对 CCl_4 中毒大鼠 ALT 及 AST 的影响

组别及剂量	动物数	ALT ($\bar{X} \pm SD$)	↓ %	AST ($\bar{X} \pm SD$)	↓ %
灭菌用水对照组 10ml/kg	10	49.3 ± 7.5		64.6 ± 31.0	
CCl_4 造型 0.3ml/kg	10	198.8 ± 63.1**		182.4 ± 34.44**	
水飞蓟宾 10g/kg	10	145.8 ± 47.1△	26.66	157.6 ± 36.3	13.6
复方苦菜胶囊 0.75g/kg	10	162.0 ± 76.1	18.51	118.0 ± 41.5△△	35.31
复方苦菜胶囊 1.5g/kg	10	131.4 ± 60.8△	33.90	110.5 ± 30.0△△	39.42
复方苦菜胶囊 3g/kg	10	78.2 ± 49.99△△	60.60	51.9 ± 21.03	71.55

注：*，△△ 与 CCl_4 组相比较，$P < 0.05$，$P < 0.01$。** 灭菌用水组相比较，$P < 0.01$。

2. 对 CCl_4 中毒大鼠肝脏解毒功能的影响

大鼠雌雄各半，体重（159.5±26.9）g，随机分成6组，分别为空白对照组、CCl_4造型组、阳性对照组、水飞蓟宾10g/kg对照组、复方苦菜胶囊0.75g/kg组、1.5g/kg组及3.0g/kg组。各组大鼠均灌胃给药，每日1次，连续6d，末次给药2h后，除空白对照组外，其余各组均腹腔注射CCl_4 0.3ml/kg，造成急性肝损伤，20h后腹腔注射戊巴比妥40mg/kg，观察大鼠死亡数，组间进行卡方检验。结果复方苦菜胶囊剂量依赖性地提高CCl_4中毒大鼠的肝脏解毒功能。见表2。

表2　对 CCl_4 中毒大鼠肝脏解毒功能的影响

组别及剂量		动物数	死亡动物数	P 值
灭菌用水对照组	10ml/kg	10	0	
CCl_4	0.3ml/kg	10	7	<0.01（灭菌用水组比较）
水飞蓟宾	10g/kg	10	5	>0.05（与CCl_4组比较）
复方苦菜胶囊	0.75g/kg	10	3	>0.05（与CCl_4组比较）
复方苦菜胶囊	1.5g/kg	10	2	<0.05（与CCl_4组比较）
复方苦菜胶囊	3g/kg	10	1	<0.01（与CCl_4组比较）

3. 对部分肝切除小鼠肝再生的影响

小鼠雌雄各半，体重（20.9±1.8）g。在乙醚麻醉下无菌操作切除左叶肝脏，并称湿重，缝合腹腔。根据切除肝叶大小均匀分成5组：灭菌用水空白对照、水飞蓟宾15g/kg对照组、复方苦菜胶囊0.75g/kg组、1.5g/kg组及3.0g/kg组。各组大鼠均于术后第1天开始灌服受试药物，每日1次，连续5d，第6d处死小鼠，取出全部肝脏，称湿重，组间进行大测验。结果水飞蓟宾组及复方苦菜胶囊组可增强部分肝切除小鼠的肝指数，有一定的促进小鼠肝再生能力。见表3。

表3　对部分肝切除小鼠肝再生的影响

组别及剂量		动物数	肝指数 $(g/10g, \overline{X}\pm SD)$	P 值
灭菌用水对照组	10ml/kg	15	0.71±0.05	
水飞蓟宾	15g/kg	15	0.75±0.04	<0.05

续表

组别及剂量		动物数	肝指数 (g/10g, $\overline{X} \pm SD$)	P 值
复方苦菜胶囊	0.75g/kg	15	0.72 ± 0.05	> 0.05
复方苦菜胶囊	1.5g/kg	15	0.75 ± 0.06	< 0.05
复方苦菜胶囊	3g/kg	15	0.73 ± 0.06	> 0.05

二、对免疫功能的影响

1. 对正常小鼠溶血空斑实验的影响

小鼠雌雄各半，称重（21.3 ± 2.0）g。随机分成 6 组：空白对照、免疫对照、复方苦菜胶囊 0.75g/kg 组、1.5g/kg 组、3.0g/kg 组及阳性对照左旋咪唑 50mg/kg 组。各组小鼠均灌胃给药，每日 1 次，连续 8d。给药第 4d 除空白对照组外，各组小鼠均腹腔注射 5% 绵羊红细胞致敏，致敏后第 5d，放血处死动物，取脾脏，用磷酸缓冲生理盐水制成（2×10^7 脾细胞/ml）脾细胞悬液。取脾细胞悬液、0.2% 绵羊红细胞和 1:10 豚鼠血清各 1ml 混匀，另设血球对照，置 37℃ 水浴中温育 1h，用 3000YPm 离心 5min，吸其上清液，在 721 型分光光度计 413nm 波长记录吸收度，组间进行大测验。结果左旋咪唑及复方苦菜胶囊均可显著增加正常小鼠的抗体分泌细胞数。见表 4。

表 4　对正常小鼠溶血空斑实验的影响

组别及剂量		动物数	OD 值数（$\overline{X} \pm SD$）	P 值
灭菌用水对照组	10ml/kg	13	0.083 ± 0.017	
免疫对照		14	0.108 ± 0.035	< 0.05（与灭菌用水组比较）
复方苦菜胶囊	0.75g/kg	14	0.129 ± 0.035	< 0.05（与免疫组比较）
复方苦菜胶囊	1.5g/kg	13	0.149 ± 0.052	< 0.05（与免疫组比较）
复方苦菜胶囊	3g/kg	14	0.142 ± 0.039	< 0.05（与免疫组比较）
左旋咪唑	50mg/kg	13	0.135 ± 0.033	< 0.05（与免疫组比较）

2. 对免疫功能低下小鼠溶血空斑试验的影响

小鼠雌雄各半，体重（21.0±1.8）g。随机分为7组：空白对照组、免疫对照组、地塞米松造型组、复方苦菜胶囊0.75g/kg组、1.5g/kg组、3.0g/kg组及阳性对照左旋咪唑50mg/kg组。前3组灌服灭菌用水，其余各组灌服受试药物，每日1次，连续9d。给药第3d及第8d除空白对照及免疫对照外，其余各组均肌肉注射地塞米松25mg/kg造成免疫功能低下；给药第4d除空白对照组外，其余6组均腹腔注射5%绵羊红细胞致敏。第9d给药后1h处死动物，取脾脏，用磷酸缓剂生理盐水制成脾细胞（2×10^{7}ml）悬液。取脾细胞悬液，0.2%绵羊红细胞和1:10豚鼠血清各1ml，混匀，另设血球对照，置37℃水浴中温育1h，3000YPm离心5min，取上清液，721分光光度计413nm波长记录吸收度，组间进行大测验。结果左旋咪唑及复方苦菜胶囊均可增加免疫功能低下小鼠的抗体分泌细胞数。见表5。

表5 对免疫功能低下小鼠溶血空斑试验的影响

组别及剂量		动物数	OD值数（$\bar{X}±SD$）	P值
灭菌用水对照组	10ml/kg	13	0.083±0.017	
免疫对照		14	0.108±0.035	<0.05（与灭菌用水组比较）
地塞米松	25mg/kg	14	0.082±0.030	<0.05（与免疫对照组比较）
复方苦菜胶囊	0.75g/kg	14	0.100±0.046	>0.05（与地塞米松组比较）
复方苦菜胶囊	1.5g/kg	14	0.128±0.070	<0.05（与地塞米松组比较）
复方苦菜胶囊	3g/kg	15	0.114±0.035	<0.05（与地塞米松组比较）
左旋咪唑	50mg/kg	14	0.113±0.038	<0.05（与地塞米松组比较）

3. 对正常小鼠碳廓清除率的影响

小鼠雌雄各半，称重（23.5±1.7）g，随机分成5组：灭菌用水对照组、复方苦菜胶囊0.75g/kg组、1.5g/kg组及3.0g/kg组、左旋咪唑50mg/kg组。各组小鼠均灌胃给药，每日1次，连续7d，于末次给药后1h后，尾静脉注射10%印度墨汁10ml/10g，注射后1min及10min从眼眶静脉取血20ml，溶于0.1%Na$_2$CO$_3$溶液2ml中，摇匀，静置24h，721型分光光度计680nm波长测定光密度，称肝脾脏湿重，计算校正吞噬指数，组间进行大测验，结果左旋咪唑及复方苦菜胶囊均可提高正常小鼠的碳廓清率，对网状内皮系统的吞噬功能有加强作用。见表6。

表6 对正常小鼠碳廓清除率的影响

组别及剂量		动物数	校正吞噬指数 ($\bar{X} \pm SD$)	P 值
灭菌用水对照组	10ml/kg	13	0.083 ± 0.017	
复方苦菜胶囊	0.75g/kg	13	0.100 ± 0.046	
复方苦菜胶囊	1.5g/kg	12	0.128 ± 0.070	
复方苦菜胶囊	3g/kg	13	0.114 ± 0.035	< 0.05
左旋咪唑	50mg/kg	12	0.113 ± 0.038	< 0.01

4. 对免疫功能低下小鼠碳廓清除率的影响

小鼠雌雄各半，体重（23.5 ± 1.8）g，随机分为6组：灭菌用水对照组，造型对照地塞米松25mg/kg组、复方苦菜胶囊0.75g/kg组、1.5g/kg组、3g/kg组及左旋咪唑50mg/kg组。除灭菌用水对照组照及造型两组灌服灭菌用水外，其余各组灌服试验药物，每日1次，连续7d，于第2d及第6d，除灭菌用水对照组外，各组均肌肉注射地塞米松25mg/kg 1次。末次给药后1h后，尾静脉注射10%印度墨汁10ml/10g，注射后1min眼眶静脉取血20ml，溶于2ml 0.1% Na_2CO_3摇匀，静置24h，721型分光光度计680nm测定光密度，称肝脾湿重，计算校正吞噬指数，组间进行大测验。结果左旋咪唑组及复方苦菜胶囊组均可加强免疫功能低下小鼠网状内皮系统吞噬功能。见表7。

表7 对免疫功能低下小鼠碳廓清除率的影响

组别及剂量		动物数	校正吞噬指数 ($\bar{X} \pm SD$)	P 值
灭菌用水对照组	10ml/kg	13	5.824 ± 0.998	
地塞米松	25mg/kg	13	4.681 ± 0.501	< 0.01（与灭菌用水组比较）
复方苦菜胶囊	0.75g/kg	13	4.767 ± 1.000	> 0.05
复方苦菜胶囊	1.5g/kg	12	4.421 ± 0.550	> 0.05
复方苦菜胶囊	3g/kg	12	5.442 ± 0.648	< 0.05（与地米组比较）
左旋咪唑	50mg/kg	13	5.281 ± 0.593	< 0.05（与地米组比较）

5. 对正常小鼠免疫器官重量的影响

小鼠雌雄各半，称重（24.2 ± 1.7）g，随机分成5组：灭菌用水对照组、复方苦菜胶囊 0.75g/kg 组、1.5g/kg 组、3.0g/kg 组及左旋咪唑 50mg/kg 组。各组小鼠均口服给药，每日 1 次，连续用 7d，于末次给药 1h 后放血处死动物，取脾脏和胸腺，迅速称湿重，组间进行大测验。结果在所用剂量下，复方苦菜胶囊及左旋咪唑对小鼠免疫器官的重量均未发生明显影响。见表 8。

表 8　对正常小鼠免疫器官重量的影响（$\bar{X} \pm SD$）

组别及剂量		动物数	脾指数（mg/10g）	胸腺指数（mg/10g）
灭菌用水对照组	10ml/kg	13	64.48 ± 15.99	24.48 ± 9.78
复方苦菜胶囊	0.75g/kg	13	66.32 ± 15.08	23.95 ± 8.60
复方苦菜胶囊	1.5g/kg	12	63.38 ± 12.11	25.55 ± 6.97
复方苦菜胶囊	3g/kg	13	59.08 ± 10.68	23.98 ± 11.00
左旋咪唑	50mg/kg	13	57.54 ± 13.32	23.26 ± 7.60

6. 对免疫功能低下小鼠免疫器官重量的影响

小鼠雌雄各半，体重（24.3 ± 1.9）g，随机分成 6 组：灭菌用水对照组、地塞米松 25mg/kg 组，复方苦菜胶囊 0.75g/kg 组、1.5g/kg 组、3.0g/kg 组及左旋咪唑 50mg/kg 组。各组小鼠均灌胃给药，每日 1 次，连续 7d，于第 2d 及第 6d，除灭菌用水对照组外，各组小鼠均肌肉注射地塞米松 25mg/kg 1 次。末次灌胃后 1h 放血处死动物，取脾脏及胸腺迅速称湿重，大测验进行统计学处理。结果在所用剂量下对脾脏重量未见明显影响，对胸腺重量，左旋咪唑及复方苦菜胶囊组均有提高作用。见表 9。

表 9　对免疫功能低下小鼠免疫器官重量的影响（$\bar{X} \pm SD$）

组别及剂量		动物数	脾指数（mg/10g）	胸腺指数（mg/10g）
灭菌用水对照组	10ml/kg	13	64.48 ± 15.99	25.48 ± 9.78
地塞米松	25mg/kg	13	37.52 ± 14.22**	4.25 ± 2.73**
复方苦菜胶囊	0.75g/kg	13	32.38 ± 6.87	5.52 ± 2.24
复方苦菜胶囊	1.5g/kg	12	37.80 ± 11.00	5.88 ± 1.68
复方苦菜胶囊	3g/kg	13	34.56 ± 10.99	6.96 ± 2.56*
左旋咪唑	50mg/kg	13	30.0 ± 7.07	6.45 ± 2.56*

注：** 与灭菌用水组比较 $P < 0.01$　* 与地塞米松组比较 $P < 0.05$。

三、对体力的影响

小鼠雌雄各半，体重（28.2±1.3）g。随机分成4组：灭菌用水对照组、复方苦菜胶囊0.75g/kg组、1.5g/kg组及3.0g/kg组。灌胃给药，每日1次，共5d。末次给药1h后，放入水温为19℃的水池中游泳，将小鼠下沉，无力浮出水面为观察指标。结果复方苦菜胶囊能显著延长小鼠游泳时间，增加耐力，提高抗疲劳能力。见表10。

表10 对小鼠游泳耐力的影响（$\bar{X}\pm SD$）

组别及剂量		动物数	游泳时间（min）	延长率（%）
灭菌用水对照组	10ml/kg	16	10.60 ± 3.0	
复方苦菜胶囊	0.75g/kg	17	10.9 ± 1.8	2.8
复方苦菜胶囊	1.5g/kg	17	14.3 ± 6.3	34.9
复方苦菜胶囊	3g/kg	17	16.0 ± 8.1	50.9

四、对实验性肝损伤肝组织的影响

小鼠雌雄各半，随机分成6组：灭菌用水对照组、CCl_4造型对照组、水飞蓟宾10g/kg组、复方苦菜胶囊0.75g/kg组、1.5g/kg组及3.0g/kg组。各组均灌胃给药，每日1次，连续6d，末次给药2h后，除灭菌用水对照组外，其余各组均腹腔注射CCl_4 0.3ml/kg，2h后将6组动物断头处死，取出肝脏，甲醛（福尔马林）固定，切片，HE染色，光镜观察。结果表明，复方苦菜胶囊能明显减轻CCl_4急性中毒小鼠肝脏的炎症及坏死，并无脂肪变性，且明显优于水飞蓟宾。

五、结论

以上10项实验结果说明，复方苦菜胶囊有明显的保肝作用，能显著降低CCl_4中毒大鼠急性肝损伤引起的ALT、AST的升高，减轻CCl_4中毒小鼠急性肝损伤肝组织的炎症、坏死，防止肝细胞脂肪变，显著提高CCl_4急性中毒的肝解毒能力，并有一定的促进肝细胞再生能力；有提高机体免疫功能的作用，增加正常及免疫功能低下小鼠抗体分泌细胞数及增强网状内皮系统的吞噬功能，可提高耐力，增强体力，减少疲劳。

第二节　复方苦菜胶囊抗肝纤维化的实验研究

大鼠亚急性 CCl_4 中毒性肝炎肝纤维化模型的复方苦菜胶囊实验治疗疗效总结：

一、材料及方法

1. 动物

大白鼠 Wistar 种，♀，10 只为一组。体重 120～140g（二月龄）开始实验。

2. 分组

CCl_4 肝硬化 - 肝炎模型[1-2]：实验分组：对照组（灭菌用水对照）、复方苦菜胶囊大剂量治疗组［4g（相当生药24g）/kg，口服每日早灌胃1次，2ml/100g］、复方苦菜胶囊小剂量治疗组［1.5g（相当于生药9g/kg，口服1ml/100g］、乙肝灵组（4g/kg，口服其他同前组）及 CCl_4 肝炎模型组（0.2% CCl_4 花生油混合液，10ml/kg，口服每周2次）。共给药17周，约4个月。实验治疗在给药后第3日开始。

CCl_4 为 AR 级试剂，溶剂为火鸟色拉油（精品）。乙肝灵购自南庆仁堂药店。

3. 观察指标及方法

于实验治疗结束第 2d，各组动物剪头取血并取肝脏。

（1）血液生化指标：SGPT（ALT）、SGOT（AST）、血清全蛋白（TP）、血蛋白（ALB）、球蛋白（GLO）、A/G 比、胆固醇（CHOL）及甘油三酯（TG），详情同亚毒实验部分。

（2）肝脏及血液羟脯氨酸含量测定：主要步骤为定量肝组织匀浆化，6N HCL 加热（120～130℃）水解及加 10% NaOH 调 pH 至 5～7。稀释滤纸过滤后经氯胺 - T 充分氧化及过氯酸准时中心反应，最后经 10% P - DMAB 显色（加热及冷却）及在 562nm 波段比色和定量。

（3）肝脏组织病理学切片检查。基本情况与亚毒实验相同。

二、结果

5 组（每组 10 只大鼠）实验大鼠，CCl_4 给药 4 个月，具有了下述 3 个方面的慢性肝炎 – 肝纤维化指征：

1）血液生化，SGOT/SGPT 轻度升高，证明肝炎处于非急性期。

2）肝脏的胶原蛋白明显升高（CCl_4 组比对照组含量高，$P < 0.05$），血清羟脯氨酸代谢有下降趋势（但 $P > 0.05$）。

3）肝脏病理按 3 级半定量分级法，CCl_4 组肝纤维组织（胶原纤维）有显著的增生（1.6 级，正常对照组为 0.2 级），肝细胞变性亦较严重（CCl_4 组 1.25 级，正常组为 0.35 级。）与此平行的 CCl_4 模型的复方苦菜胶囊治疗组（6.0 及 1.5g/kg 两种剂量）及口服乙肝灵 6g/kg 组的上述病变有全面好转。即：

（1）血液生化方面：大剂量复方苦菜胶囊可使 sGOT 及 sGPT 降至正常值范围，全蛋白及白蛋白明显升高（$P < 0.01$），球蛋白升至正常，白蛋白/球蛋白亦升高。此外，胆固醇轻度升高，甘油三酯轻度下降。小剂量复方苦菜胶囊组与大剂量复方苦菜胶囊组上述趋势相同。

（2）胶原纤维含量方面：大剂量复方苦菜胶囊组明显降低（$P < 0.05$），小剂量组只见有降低趋势（$P > 0.05$）；血清羟脯氨酸含量，大、小复方苦菜胶囊组均高于 CCl_4 组，这种变化与该处理组肝脏胶原蛋白含量减少（CCl_4、复方苦菜胶囊大、小剂量组与正常大鼠比较）相符合（但 $P > 0.05$）。乙肝灵在影响羟脯氨酸的作用方面不够显著，血液 – 肝脏羟脯氨酸变化不一致，也看不出趋向性。

（3）在肝脏组织病理方面：大、小剂量复方苦菜胶囊均明显减少肝纤维组织的增生（CCl_4 1.6 级，复方苦菜胶囊组均为 0.4 级）而使之接近正常对照组（0.2 级）。乙肝灵对肝组织增生亦有降低作用，但不如复方苦菜胶囊（0.6 级）。

此外，肝细胞变性亦分别为复方苦菜胶囊及乙肝灵组明显减轻（CCl_4 组 1.25，复方苦菜胶囊等组分别为 0.35 及 0.2 级）。肝细胞坏死及炎症浸润在各组间无明显差别。

三、结论

复方苦菜胶囊大（4g/kg）、小剂量（1.5g/kg）组对 CCl_4 引起的大鼠亚急性肝纤维化肝炎病变有较全面一致的减轻作用，即纤维组织增生明显降低、肝细胞变性明显减少、肝胶原蛋白含量显著降低（$P < 0.05$，比 CCl_4 组）而接近正常值，血液羟脯氨酸轻度上升。肝脏转氨酶活性由轻度升高降至正常水平，血清白蛋白及 A/G 比增高（$P < 0.05$ 或 $P < 0.01$，比 CCl_4 组）。因此，复方苦菜胶囊在接近临床治疗剂量范围内可缓解用 CCl_4 亚急性毒性给药（4 个月）引起的中毒性肝炎的炎症作用并减轻肝纤维化程度，表现出明确的肝脏保护效应。

表1　不同剂量复方苦菜胶囊对 CCl_4 大鼠亚急性肝炎
肝纤维化模型、肝脏胶原蛋白及血清羟脯氨酸含量的影响

组别	药量（g/d）	数目（N）	肝纤维组织增生程度（0~3级）	肝脏胶原蛋白含量（mg/g湿重，$\bar{X} \pm SD$）	减少量（%）	血清羟脯氨酸（μg/ml，$\bar{X} \pm SD$）
正常大鼠组		10	0.2	0.23 ± 0.56		2.01 ± 0.25
CCl_4 损伤模型组		10	1.6	9.69 ± 0.89*	100	1.95 ± 0.19
小剂量复方苦菜胶囊治疗组	1.5	10	0.4	8.21 ± 1.42	− 16	2.32 ± 0.56
大剂量复方苦菜胶囊治疗组	4.0	10	0.4	7.66 ± 0.82*	− 21*	2.16 ± 0.51
乙肝灵治疗组	4.0	8	0.6	9.82 ± 0.78	1.4	2.25 ± 0.19

注：+：半定量显微镜下统计；＊1，$P < 0.05$（与正常组对比）；＊1，$P < 0.05$（与 CCl_4 组对比）。

表2　不同剂量复方苦菜胶囊对 CCl_4 大鼠亚急性肝炎、
肝纤维化模型血液生化有关指标的影响

	正常组（$N = 10$）	CCl_4 组（$N = 10$）	复方苦菜胶囊大 + CCl_4（$N = 10$）	复方苦菜胶囊小 + CCl_4（$N = 10$）	乙肝灵 + CCl_4（$N = 8$）
ALT（U/L）	97.9 ± 18.0	200.2 ± 97.7**	78.5 ± 18.5**	82.1 ± 22.4**	82.7 ± 12.6**
AST（U/L）	373.3 ± 66.8	688.6 ± 317.1**	317.9 ± 50.8**	301.4 ± 64.1**	311.6 ± 41.6**
TP（G/L）	6.68 ± 0.51	6.38 ± 0.59	7.4 ± 0.74**	6.9 ± 0.42*	7 ± 0.36

续表

	正常组 （$N = 10$）	CCl$_4$组 （$N = 10$）	复方苦菜胶 囊大 + CCl$_4$ （$N = 10$）	复方苦菜胶 囊小 + CCl$_4$ （$N = 10$）	乙肝灵 + CCl$_4$ （$N = 8$）
ALB （G/L）	3.1 ± 0.17	3.19 ± 0.51	$3.8 \pm 0.3^{**}$	$3.69 \pm 0.19^{**}$	3.47 ± 0.21
GLO	3.58 ± 0.63	3.19 ± 0.33	$3.6 \pm 0.53^{*}$	3.21 ± 0.34	3.53 ± 0.27
A/G	0.89 ± 0.17	0.99 ± 0.2	1.07 ± 0.13	$1.15 \pm 0.12^{*}$	0.99 ± 0.11
GHOL （mg/dl）	51.9 ± 7.96	55 ± 7.61	$67.0 \pm 12.6^{*}$	$68.8 \pm 11.1^{**}$	58.1 ± 9.3
TG （mg/dl）	99.3 ± 22.8	$72.3 \pm 16.4^{**}$	$51.9 \pm 12.5^{**}$	61.3 ± 16.3	$56.4 \pm 10.9^{*}$

注：$*$：$P < 0.05$；$**$ $P < 0.01$。

根据肝脏各种病变的严重程度分为 4 级（0，1，2 及 3 级），计算各组各种病变的平均级别，比较病变轻重程度（半定量统计）。

表3　复方苦菜胶囊治疗大鼠 CCl$_4$ 亚急性肝炎肝硬化模型实验病理观察结果

	肝细胞变性	肝细胞坏死	炎症细胞浸润	纤维组织增生
I 正常对照组	0.35	0	0.35	0.2
II CCl$_4$ 损伤组	1.25	0	0.35	1.6
III 复方苦菜胶囊小剂量组	0.35	0	0.35	0.4
IV 复方苦菜胶囊大剂量组	0.35	0	0.40	0.4
V 乙肝灵组	0.2	0	0.40	0.6

注：①CCl$_4$ 对照组仅见轻度肝纤维细胞变性及纤维组织增生，均达不到肝硬化程度。②3 个给药组在肝细胞变性及纤维组织增生方面均较 CCl$_4$ 对照组稍有减轻。

第三节　复方苦菜胶囊灌胃给药对抗慢性 CCl$_4$ 给药对大白鼠的致死作用

一、材料及方法

大白鼠 Wistar 种（二级动物），♂，$110 \pm 10g$。专室专人饲养。

分组：随机分为 10 只为一组，共有正常组、CCl_4 组、复方苦菜胶囊大剂量组（4g/kg）、复方苦菜胶囊小剂量组（1.5g/kg）及乙肝灵组（4g/kg）。

给药法：CCl_4（AR）以精制花生油配成 0.2% 溶液，按 1ml/100g，每周 2 次灌胃给药。

复方苦菜胶囊，按 2ml/100g 容积给药，每日 1 次。乙肝灵同复方苦菜胶囊颗粒。每星期日停药 1 次。

二、结果

不同剂量复方苦菜胶囊及对照药乙肝灵♂性大鼠灌胃给药（QD）对抗 CCl_4 长期灌胃的致死作用：

表1　不同剂量复方苦菜胶囊及对照药乙肝灵♂性大鼠灌胃给药（QD）对抗 CCl_4 长期灌胃的致死作用

组别	剂量（g/kg）	存活鼠数目				
		开始给药	给药1周	给药2周	给药3周	给药4周
正常对照		10	10	10	10	10
CCl_4		10	8	6	3	2**
复方苦菜胶囊 + CCl_4	1.5 g/kg	10	7	7	7	7*
复方苦菜胶囊 + CCl_4	4.0 g/kg	10	9	7	6	6*
乙肝灵 + CCl_4	4.0 g/kg	10	8	8	7	7*

注：+：约第 6 周，CCl_4 组仅余 1 只；*：$P < 0.05$；**：$P < 0.01$，CCl_4 组与正常对照组比较；与复方苦菜胶囊 + CCl_4 组、乙肝灵 + CCl_4 组与 CCl_4 组比较。

三、结论

CCl_4 口服灌胃（0.2% CCl_4 10ml/100g，每周 2 次），对雄性大鼠（100～200g）有较大毒性，1 个月后大鼠死亡 80%。口服复方苦菜胶囊（1.5～4.0g/kg，QD），对 CCl_4 的致死作用有较明显的保护作用（死亡降至 30% 或 40%）。

第四节　小鼠肝再生实验

一、材料及方法

小白鼠，昆明种，等级（2）动物，♂性，体重 23～25g，实验室内饲养观察，室温（22±1）℃，不禁食、水。

手术摘除肝脏：乙醚麻醉后，迅速在剑突处剪一小口，口边横放一般手术缝线一根，将三叶表层肝轻轻压出。于其根部将此三大叶肝（各鼠均相同）结扎，然后由结扎线上部剪掉。清理伤口后缝合伤口（两层式单层缝合，原则为缝合处严密，没有露孔）。此种手术动物几乎可以全部长期正常存活。

复方苦菜胶囊给药及分组设计：手术摘肝小鼠于术后第3d随机分为4组，即对照组、复方苦菜胶囊大剂量组（4g/kg. P. O. Q. D）、中剂量组（2g/kg. P. O. Q. D）及小剂量组（1g/kg. P. O. Q. D）。每日灌胃1次，容积为0.2ml/10g体重。于给药第5d称体重、灌胃5h后剪头处死动物，取出全部肝脏（4叶），测量肝重，进行均数差异显著性的统计，并计算增重增加的百分数，详情见表。

$$增加（\%）= \frac{X\,给药组 - X\,对照组}{X\,对照组}$$

二、结果

表1　不同剂量复方苦菜胶囊（口服）对小鼠肝再生的促进效应

组别	剂量	动物数	体重	$\overline{X}\pm SD$	肝重/体重	增加（%）
	g/kg, P. O	（N）	给药前	给药后	$\overline{X}\pm SD$	
对照组	—	10	22.2±1.7	23.4±3.5	0.0316±0.0108	—
复方苦菜胶囊大剂量	4.0	9	23.1±3.3	24.2±2.8	0.0627±0.00093 ***	98.4
复方苦菜胶囊中剂量	2.0	9	22.4±2.4	23.8±3.1	0.0529±0.0083 ***	67.4
复方苦菜胶囊小剂量	1.0	7	21.7±3.6	24.3±3.5	0.0457±0.0083 *	44.6

注：* $P<0.05$　*** $P<0.001$；与对照组比较。

三、结论

复方苦菜胶囊对手术摘除部分肝脏小鼠，具有明显的促进肝再生效应（促体重增加不明显），这种作用有明显的剂量–效应关系。本实验重复3次，均得类似结果。

表2 复方苦菜胶囊（p.o.）对 D－半乳糖胺（p.o.）造成小鼠急性肝损伤的治疗作用

组别	谷丙转氨酶（IU/L）($\bar{X} \pm SD$)	谷草转氨酶（IU/L）($\bar{X} \pm SD$)	总蛋白（g/L）($\bar{X} \pm SD$)	白蛋白（g/L）($\bar{X} \pm SD$)	球蛋白（g/L）($\bar{X} \pm SD$)	A/G 比值($\bar{X} \pm SD$)	碱性磷酸酶（IU/L）($\bar{X} \pm SD$)
正常对照组	41.0 ±15.2	240.5 ±48.7	5.28 ±0.32	3.06 ±0.14	2.21 ±0.20	1.39 ±0.099	209.6 ±34.6
D－半乳糖胺对照组	373.8 ±273.5	476.1 ±212.3	5.25 ±0.59	3.11 ±0.22	2.14 ±0.40	1.49 ±0.16	285.0 ±98.8
复方苦菜胶囊大剂量ID－半乳糖胺	220.0 ±195.4	425.4 ±122.5	5.70 ±0.40	3.35 ±0.17 *	2.35 ±0.25	1.41 ±0.11	273.0 ±67.7
复方苦菜胶囊中剂量ID－半乳糖胺	134.7 ±86.0 *	416.3 ±245.0	5.80 ±0.50	3.28 ±0.24	2.53 ±0.31 *	1.31 ±0.11 *	224.4 ±45.9
复方苦菜胶囊小剂量ID－半乳糖胺	92.3 ±78.5 *	311.9 ±93.9	5.90 ±0.63	3.26 ±0.21	2.63 ±0.45 *	1.26 ±0.12 **	238.0 ±29.3

注：$* P < 0.05$，$** P < 0.01$：D－半乳糖胺组与对照组比较；复方苦菜胶囊＋D－半乳糖胺组与 D－半乳糖胺组比较。

表3 小鼠急性肝炎治疗实验病理检查结果

	肝细胞变性	肝细胞坏死	炎症细胞浸润	纤维组织增生
CCl_4 对照组	1.2	1.8	0.87	0
CCl_4 ＋复方苦菜胶囊大剂量组（3g/kg）	1.0	2.0	0.8	0
半乳糖对照组	1.2	1.0	0.8	0
半乳糖＋复方苦菜胶囊大剂量组（3g/kg）	0.5	0.4	0.7	0

注：见①大剂量复方苦菜胶囊对 CCl_4 引起的肝脏损伤未见明显治疗作用。

②复方苦菜胶囊大剂量对半乳糖胺引起的肝损伤有轻度保护作用，病变程度轻微降低。

中篇　临床经验

第一章　　药物性肝病

药物性肝病（drug – induced liver disease）是指药物治疗过程中肝脏受药物本身或其代谢产物损害，或发生过敏反应所致的医源性疾病。最新资料显示：在美国 50% 的肝衰竭由药物引起，在国内成人转氨酶升高中有 10% ～50% 是由药物因素引起的。随着新药的不断问世，药物不良反应监测的不断完善，药物性肝病的发生率也明显增加。据不完全统计，现在已有 1000 多种药物能产生肝损害，特别是中药方面的数据增加很多，我们不得不提高这方面的认识和预防。

第一节　引起肝脏损害的药物

从已有的资料可知，引起肝脏损害的药物面广而大，几乎包含了众多常用药物。分类如下：

中成药：雷公藤多苷片、血脂康、小金丸、追风透骨丸、复方青黛丸、脉络宁、鳖甲煎丸、六味安消、壮骨关节丸、消核片、松龄血脉康、西黄丸、桃红清血丸、正天丸、大黄䗪虫丸、龙胆泻肝丸、双黄连口服液、生精胶囊、骨疏康、珍宝丸、痔血胶囊、骨康、癃闭舒、降脂片、仙灵骨葆、胃痛定、鹿茸红参胶囊、4 号蜜丸、跌打止痛类中成药、含土茯苓汤剂、含何首乌汤剂、含藏红花汤剂、含全蝎汤剂、含僵蚕汤剂、含白附子汤剂、795和 792 号汤剂、土三七、溪黄草等。

中草药：川楝子、延胡索、白豆根、山豆根、蛇床子、贯众、白花蛇舌草、苍耳子、苦楝皮、黄药子、天花粉、虎杖、鸦胆子、商陆。

抗微生物药物：利福平、阿奇霉素、异烟肼、克拉霉素、左氧氟沙星、氟康唑、伊曲康唑、头孢他啶、阿昔洛韦、阿莫西林、头孢呋辛、头孢曲松、更昔洛韦、替卡西林/克拉维酸、头孢羟氨苄、头孢噻肟、亚胺培南＋西司他丁钠、红霉素、罗红霉素、庆大霉素、米诺环素、去甲万古霉素、吡哌酸、环丙沙星、呋喃妥因、甲硝唑、替硝唑、丙硫异烟胺、帕斯烟肼、伏立康唑、利巴韦林等。

激素、抗甲状腺及降糖药物：泼尼松、甲泼尼松、孕三烯酮、甲巯咪唑、丙硫氧嘧啶、格列喹酮、二甲双胍、格列吡嗪等。

循环系统用药：辛伐他汀、阿托伐他汀钙、非诺贝特、吉非贝齐、氟伐他汀、洛伐他汀、普伐他汀、瑞舒伐他汀、阿斯莫司、藻酸双酯钠、氟桂利嗪、胺碘酮、硝酸异山梨酯、吲达帕胺、复方血利平、氨苯蝶啶、1，6－二磷酸果糖等。

调节免疫功能药物：环孢素、吗替麦考酚酯、他克莫司、西罗莫司、硫唑嘌呤、来氟米特、干扰素等。

消化系统用药：西咪替丁、美沙拉嗪等。

神经系统用药：对乙酰氨基酚、别嘌醇、布洛芬、卡马西平、阿司匹林、安乃近、双氯芬酸、洛索洛芬、美洛昔康、尼美舒利、索米痛片（去痛片）、复方氨酚烷胺片（含对乙酰氨基酚）、氨加黄敏胶囊（含对乙酰氨基酚）、苯溴马隆、地西泮、米氮平、鲁美扎酮等。

第二节　药物性肝病发生机理

正如定义所言，药物性肝病的发生，包括药物本身因素、代谢产物的作用、机体条件——过敏反应3个方面，笔者认为应该增加用量原因，如剂量过大、配伍不当5个方面。

一、药物本身因素

有些药物本身具有毒性，直接对肝细胞具有损伤，最常见的为抗结核药物、抗肿瘤药物，（将在后面的内容中具体分析），中药的黄药子、川楝子、延胡索，含铅等重金属中药。

二、药物毒性代谢产物的直接作用

除药物的直接毒性外，其代谢产物具有毒性，对肝细胞及其细胞器发生直接的理化反应，使细胞膜或细胞器的膜结构受到损害，直接破坏细胞代谢的结构基础。某些药物在肝内经细胞色素 P450 的作用，代谢转化为有毒的代谢产物，产生亲电子基、氧自由基、核酸、脂质等大分子共价结合，或造成脂质过氧化，破坏膜的完整性，从而导致细胞坏死。比如异烟肼，在肝内乙酰化后产生异烟酸及乙酰肼，而乙酰肼对肝细胞具有毒性。氟烷在体内代谢所产生的自由基造成细胞膜和细胞器微膜的脂质过氧化，钙离子浓度在细胞内浓度升高破坏细胞骨架，激活磷脂酶使氨基酸功能团损伤，核酸破坏，引起肝细胞坏死。

三、激活免疫特异性反应

激活免疫特异性反应，或认为过敏反应。药物或其代谢产物与肝脏的特异蛋白质结合成为抗原，经巨噬细胞处理后被致敏的 T 淋巴细胞识别，导致过敏、变态反应。肝细胞的损害也可以由 T 杀伤细胞或抗体依赖的 K 细胞攻击所致，如有大量的免疫复合物在肝内沉积，可造成重型肝炎（肝衰竭），最常见的有磺胺类、苯妥英钠、氟烷、双肼苯达嗪。

四、干扰胆盐和有机阴离子的转运和排出

此项虽可归纳到药物本身作用，但因其包含了代谢产物，故单独讲述。最常见的是该药物引起胆汁淤积如性激素制剂，通过抑制肝窦基底膜的摄取和干扰毛细胞管上的转运和排泄，而淤积的胆汁（胆盐）反过来损伤肝脏，雌二醇作用于肝窦基底膜导致 Na^+、K^+ – ATP 酶活性和肝窦膜流动性的减弱，使胆汁减少，同化类固醇也作用于细胆管膜。像利福平、新霉素干扰窦膜对胆汁的摄取，利福平也有抑制有机离子转运器，引起胆汁酸的升高。

五、剂量过大

一些药物在常规剂量下对肝脏无毒性，或者甚微，但如果剂量过大，或

者肝、肾功能已有损伤，造成其在人体内代谢积蓄，从而产生毒性。最典型的对乙酰氨基酚（扑热息痛），为西方人自杀常用药物，会引起肝衰竭而死亡。

六、配伍不当

一些药物联合应用，如异烟肼联合利福平，利福平会导致异烟肼在体内的代谢产物乙酰肼增加，从而产生肝毒性。氨曲南在肝功受损状态下应用可能出现肝脏损害。利福平与苯妥英钠联用，可提高苯妥英钠的血药浓度，使毒性增加。中药与西药的配伍不当，或同时应用产生或加重肝毒性的如：①石榴皮与肾上腺皮质激素、异烟肼、氯贝丁酯、巯嘌呤；②苍耳子与甲硫氧嘧啶、甲巯咪唑、苯丁酸、苯妥英钠、丙戊酸钠、卡马西平、丙咪嗪、异丙肼、地西泮、氟烷、甲氧氟烷、保泰松、辛可芬、吲哚美辛、对乙酰氯基酚、丙磺舒以及青霉素类、氯唑西林（邻氯青霉素）、羧苄西林（羧苄青霉素）、复方新诺明等；③杏仁与可待因；④千里光与苯妥英钠、丙戊酸钠、卡马西平、丙咪嗪、异丙肼、地西泮、氟烷、甲氧氟烷、保泰松、辛可芬、吲哚美辛、对乙酰氨基酚、丙磺舒；⑤中药含汞、铅的如酸性药物，怀孕性药物如氮化物、碘化物、咖溴合剂，硫酸亚铁以及中成药冠心苏合丸、人丹、健脑丸等；⑥五倍子、地榆、诃子与利福平、灰黄霉素合用，增加肝脏毒性。

第三节　中药不良反应的概念

药物临床上具有治疗目的而发挥作用称为治疗作用，而与治疗无关且不利于病人的作用称为药物不良反应，又可称为毒副作用。世界卫生组织（WHO）对药品不良反应（adverse drug reaction，简称 ADR）的定义是：为了预防、诊断或治疗人的疾病、改善生理功能而给以正常剂量的药品所出现的任何有害且非预期的反应。

我国《药品临床试验管理规范》中对药品不良反应的含义：在按规定剂量疗程应用药品的过程中产生有害而非所期望的且与药品应用有因果关系的反应，也应视为药品不良反应。

广义的不良反应还包括用药不当、伪劣药所致的毒副反应、过敏、特异体质、二重感染的现症和后遗症。《药品不良反应监测管理办法》中药品不良反应的含义：药品不良反应是指合格药品在正常用法用量下出现的与用药目的无关或意外的有害反应。

国际协调会议（ICH）的不良反应含义：对于上市前仍处于临床研究的新医药产品或新用法，尤其在其治疗剂量尚未建立以前，对药物任何剂量有关的有害或不期望的反应，均应认作药品的不良反应。对"药物反应"一词，意为一种医药产品与一种不良事件之间的因果关系，至少有一种合理的可能性，即不能除外这种关系。

对于已上市的医药产品，药品不良反应是指用正常成人剂量在预防、诊断及治疗疾病或调节人体生理功能时发生的有害或不期望的药物反应（参见ICH指南临床安全性资料管理部分：紧急报告的定义及标准）。

新药临床试验，不良事件（adverse event）是指：病人或临床试验受试者接受一种药品后出现的不良医学试验，但不一定与治疗有因果关系。严重不良事件（serious adverse event）指：临床试验过程中发生需要住院、延长住院事件、伤残、影响工作能力、危及生命或死亡、导致先天畸形等的事件。

一、中药不良反应的分型

（一）习性分型法

1. A 型中药不良反应

指由于药力作用所致，故可以预测，如麻黄使心率增加引起心悸、血压升高引起头晕等。这种不良反应的临床发病率高，由于早先预知，所以已采取了必要的对应措施，故死亡率低。不良反应的发生与药物、分布、药物与血浆蛋白结合、药物与组织结合、排泄、转化诸因素有关。有少数药物与靶器官敏感性增强有关。

2. B 型中药不良反应

指与该药物药理作用无关的特殊反应，难于预测，发生率虽低，但后果严重。B 型不良反应的发生与异常体质有关，涉及遗传、免疫等多方面的因素。中药在体内代谢中的产物、制药过程中的添加剂、赋形剂、增溶剂、复方煎煮中产生的新化合物等都可引起。

（二）新分型法

1. A 型（augmented）反应

相当于习性分类中的 A 型不良反应，指与药理作用有关的反应，也称扩大反应。是药物与人体成剂量相关的反应，它可根据药物或赋形剂的药理学和作用模式来预知。这些反应仅在人体接受该制剂时发生，停药或剂量减少时则可部分或完全改善。

2. B 型（bugs）反应

是由于促进某些微生物生长引起的不良反应。该类反应在药理学上是可以预测的，但与 A 类反应不同，因为其直接的和主要的药理作用是针对微生物而不是人体，如含糖药物引起的龋齿、番泻叶引起的肠道菌群失调等。

3. C 型（chemical）反应

也称化学反应，许多不良反应取决于药物或赋形剂的化学性质而不是药理性质。它们以化学刺激为基本方式，这就使得在使用某制剂时，大多数病人会出现相似的反应。C 类反应的严重程度不与剂量有关。此类典型的不良反应包括中央注射外渗所致的静脉炎、川芎嗪肌注刺激而致的注射部位疼痛等。

4. D 型（delivery）反应

称为给药反应，许多不良反应是指因为药物特定的给药方法引起的。这些反应不依赖于已知成分的化学或药理性质，而是因剂型物理性质和（或）给药方式而发生。这些反应不是单一的，给药方式不同，不良反应的特性也必将不同。其共同特点是，如果改变给药方式，不良反应即可停止发生。如中药注射液中的微粒静脉注射引起的微栓塞，当改为肌肉注射时，此反应即可消除。

5. E 型（exit）反应

也称撤药反应，通常所说的撤药反应是停药或减量后的表现，它们只发生在停止给药或剂量突然减小后。与其他继续用药会加重反应的所有不良反应不同，该药再次使用时可使症状得到改善，反应的可能性更多与给药时程而不是剂量有关。此外，虽然这些反应在一定程度上是可预知的，但撤药反应的发生也不是普遍的，许多病人虽然持续大剂量使用也不一定会发生此类反应，如较长时间用人参后突然停用或减量引起的反应。

6. F 型（familial）反应

又称家族反应，某些不良反应仅发生在那些由遗传因子决定的代谢障碍的敏感个体中。如板蓝根对某些人引起的溶血反应。

7. G 型（genetotoxicity）反应

又称毒性反应，许多药物尚能引起人类的基因损伤。

8. H 型（hypersensitivity）反应

又称过敏反应，是中药不良反应中最常见的不良反应。类别很多，均涉及免疫应答的活化。属于不可预测，也与剂量无关。

9. U 型（unclassidied）反应

及未分类反应，为机制不明的反应。

二、临床常见中药不良反应

依据中药药性、不良反应发生时间、不良反应发生程度、病理机制及症候特点，临床上对不良反应常可分为 7 类：

（一）副作用

在常规治疗剂量下，伴随中药的防治作用而发生的一些与防治目的无关的作用，称为副作用。

（二）毒性反应

由于使用中药引起人体功能或器官组织的损害称为毒性反应。由于接近或超过剂量用药而发生的即刻毒性反应称为急性中毒反应。由于长时间用药蓄积后逐渐发生的毒性反应称为慢性中毒反应。毒性反应的发生与中药本身的毒力、用量、用药时间、体质等因素有关。

（三）过敏反应

又称为变态反应，某些中药也会发生抗原抗体结合反应，造成组织损伤或生理功能紊乱，其病理变化及临床症状多种多样。常见的为皮肤荨麻疹、红斑、紫癜等，严重时也会发生大疱型皮炎危及生命，还可引起呼吸困难、过敏性休克等。

（四）致癌作用

有人试验发现，槟榔（槟榔碱、水解槟榔）具有实验性致癌作用。另一些中药本身不致癌，但与某些致癌物质先后起作用则具有促癌作用，如巴豆油、甘遂中的大戟二萜醇类物质。对许多中药及其有效成分对致突变有影响，如石菖蒲的主要成分 α-细辛脑对鼠伤寒沙门氏菌 TA92 有致突变作用，对染色体有明显断裂反应。植物黄酮类槲皮素对小鼠微核试验有明显的致突变作用。

（五）致畸作用

有些中药如百合、苦参、杏仁、桃仁、郁李仁、酒等有致畸作用。在妇女妊娠期不宜使用。

（六）特异质反应

少数人因遗传原因个体酶缺陷导致用药后发生与药物药效、药力无关的病理反应，如有报告称口服常规剂量板蓝根糖浆而发生溶血是与红细胞内葡糖糖-6-磷酸脱氢酶缺陷有关。也有服用小檗碱引起小儿溶血性黄疸的报告。

（七）习惯性与成瘾性

某些中药如人参、黄精长期使用，停药后有心理上、习惯上与生理上的需要，称为依赖性。而某些中药如长期应用罂粟壳类，在停药后会产生戒断症状，有强烈的心理、生理需要，称为成瘾性。

（八）其他

复方临床配伍不当引发的不良反应，如麻黄增加乌头对心脏的毒性，瓜蒌、白及、白蔹使乌头碱毒性增加等。

中药不良反应的临床表现：中药的毒副反应是中药临床应用中出现的不良反应中较严重的一种，严重的毒副反应可导致死亡。毒副反应程度的大小是同药物的毒性大小、剂量大小密切相关。毒性反应临床表现常分为下列几种类型。

三、中药不良反应系统表现

(一) 神经系统为主的毒副反应

主要症状：口唇、肢体或全身麻木、眩晕，头痛，瞳孔缩小或扩大，对光反射迟钝或消失，严重者可见烦躁不安、牙关紧闭、抽搐、惊厥、语言不清或障碍、嗜睡、意识模糊、昏迷。

引发中毒的常见中药：马钱子、川乌、草乌、附子、蟾酥、雪上一枝蒿、甜瓜蒂、蓖麻子、火麻仁、北豆根、广豆根、苦参、天南星、苦杏仁、白果、三分三、天仙子、麻黄、细辛、红花、延胡索、厚朴、苦楝皮、木薯、莨菪、枇杷仁、艾叶、马桑、夹竹桃、黄药子、鱼胆、水蛭粉等，以及含有上述成分的中成药：舒经活血丸、舒经活络丹、龙虎丸、川楝片、舒风定通丸、强力补、九转回生丹、荆芥油丸等。

主要成分是强心苷、生物碱（雷公藤碱、莨菪碱）、皂苷等。

(二) 循环系统为主的毒副反应

主要症状：心悸、怔忡、胸闷、发绀、面色苍白、四肢厥冷、心律不齐、心率过快或过慢、传导阻滞、心率低钝减弱、血压下降或升高、心电图改变。

引发反应的有关中药：万年青、夹竹桃、北五加皮、罗布麻、川乌、草乌、附子、蟾蜍、雪上一枝蒿、洋金华、莨菪、华山参、杜鹃、山豆根、人参、苦杏仁、麻黄、雷公藤、鱼胆、斑蝥等，以及含有上述成分的中成药：牛黄清脑片、穿心莲片、麻黄碱片、活血壮筋丹、脑灵素、止痛丹、牛黄解毒丸、复方宣乌片等。

其化学成分：强心苷（洋金花、万年青、夹竹桃）、乌头生物碱、山豆根生物碱、黄酮、蝙蝠葛碱、皂苷、蟾酥类毒等，引起心肌抑制或损伤。

(三) 呼吸系统为主的毒副反应

主要症状：呼吸急促、咳嗽咯血、哮喘、呼吸困难、发绀、急性肺水肿、呼吸肌麻痹或呼吸衰竭等。

引发反应的中药：苦杏仁、桃仁、白果、木薯、川乌、草乌、附子、闹羊花、雷公藤、肉桂、商陆、三分三、黄药子、鱼腥草、山豆根、雌黄等，以及含有上述成分的中成药：消喘咳、复方甘草片、牛黄脑清片、风湿骨痛丸等。

主要成分：生物碱、氰苷、硫化砷等。

（四）消化系统为主的毒副反应

主要症状：口干口苦、恶心呕吐、食欲不振、嗳气流涎、腹胀、腹痛、便秘、黑便、黄疸、肝区疼痛、肝大、肝功能损害、中毒性肝炎甚至死亡。

引发反应的中药：瓜蒂、巴豆、夹竹桃、蟾酥、苦杏仁、白果、木薯、洋金花、照山白、川乌、草乌、附子、雷公藤、广豆根、北豆根、艾叶、苦楝皮、斑蝥、鱼胆、土沙苑子、三分三、蓖麻子、枇杷仁、万年青、木通、益母草、毛冬青、山慈菇等，以及含有上述成分的中成药：临汝酒、复方宣乌片、安络丸、消咳喘、砒枣散、舒经活血丸、牵正散、雷公藤糖浆等。

主要成分：生物碱、强心苷、斑蝥素、益母草碱。

（五）泌尿系统为主的毒副反应

主要症状：尿量减少，甚至尿闭或尿频量多，腰痛、肾区叩击痛、浮肿、排尿困难或尿道灼痛、尿毒症、急性肾衰竭等，实验室检查尿中红细胞、蛋白、管型，氮质血症或有代谢性酸中毒。

引发反应的中药：马兜铃、青木香、天仙藤、广防己、细辛、斑蝥、关木通、雷公藤、千年健、麻黄、土贝母、鱼胆、北豆根、苦楝皮、肉桂、生蜂蜜等，以及含有上述成分的中成药：速效伤风胶囊、复方斑蝥散、牛黄解毒片、肾病四味片等。

主要成分：生物碱、苷类、黄酮等。

（六）血液系统为主的毒副作用

主要症状：白细胞减少，粒细胞缺乏，弥散性血管内凝血，过敏性紫癜，再生障碍性贫血，甚至死亡。

引发反应的中药：洋金花、莞花、天花粉、斑蝥、狼毒等。

主要成分：强心苷、黄酮苷、斑蝥素、狼毒等。

第四节　重视中药的毒性反应

中草药为人类的健康做出了几千年的贡献，但由于历史的原因、认知的条件等，对中草药毒性，包括现在的药典，以大毒、中毒、小毒三级标准划分，随着科学技术的发展，药物不良反应监测的机制逐步健全，越来越多地发现一些中草药或中药制剂的副作用或毒性反应，然而不能依据这些问题而否定中药。正如青霉素的严重过敏反应会导致死亡，却不能取消一样，目的是引起医生在用药时的审慎和重视。

《中华人民共和国药典》2005 版列出的中药具有：

小毒：雷公藤、九香虫、土鳖虫、川楝子、小叶莲、艾叶、北豆根、红大戟、吴茱萸、苦木、苦杏仁、南鹤虱、鹤虱、蛇床子、猪牙皂、鸦胆子、重楼、急性子、贯众、蒺藜、丁公藤、水蛭、地枫皮、两面针。目前明确对肝脏损害的如川楝子、北豆根、蛇床子、两面针、重楼，虽然为小毒，但不能忽视。

有毒：干漆、土荆皮、山豆根、射干、千金子、制川乌、天南星、木鳖子、关木通、蜈蚣、甘遂、仙茅、白附子、白果、半夏、朱砂、华山参、全虫、罂粟壳、芫花、苍耳子、两头尖、附子、苦楝皮、白花蛇舌草、京大戟、制草乌、牵牛子、轻粉、香加皮、泽金花、常山、商陆、蓖麻子、蟾酥、硫黄、雄黄。其中山豆根、蜈蚣、苦楝皮、牵牛子有肝脏毒性。另外，包括轻粉、雄黄、硫黄所含的汞、砷、铅，均具有肝毒性。

大毒：川乌、马钱子、天仙子、巴豆、巴豆霜、闹羊花、草乌、斑蝥、红粉。这些毒性主要表现在心脏、神经系统、消化系统。

随笔指出：临床重点重视中药的过敏反应，骨科显示一半以上的常用中草药有引起过敏反应的可能，如天花粉、牛膝中的蛋白，引起过敏者很多。应重视与西药同时应用诱发的毒性加强，如前面在配伍不当中谈及的。

（一）中药不良反应的发生原因

（1）品种和来源不同所致：柴胡无毒，而同科属的大叶柴胡有毒，有些商家以大叶柴胡冒充柴胡。也有些是地方习用品不同造成的，如大多数地区使用的白附子为天南星科独角莲"禹白附"，常用量 3～6g，而黑龙江、吉林、上海的白附子为毛茛种植物黄花乌头"关白附"，常用量 1.5～4.5g，毒性更大。

（2）质量差别引起：朱砂贵州产的色红鲜艳，而产于广西的色黑无光泽，不能入药。如寄生本无毒，但寄生在有毒植物上的寄生就含有相应毒性成分。蜜蜂采了曼陀罗、雷公藤等植物花粉酿的蜜就有可能造成中毒。

（3）用量过大：曾报道一次大量服用锁阳致患者呕吐、尿痛等。过量服用肉桂引起血尿；川芎过量引起剧烈头痛呕吐；关木通常用量为 3～10g，临床有报道一次用量 60g 致急性肾衰竭。

（4）疗程过长：长期服用大黄、番泻叶等发生药物依赖性事件，时有报道；黄药子连服 1 个月治甲状腺肿致中毒性肝炎；因失眠而长期服用有毒的朱砂致汞中毒；苍耳子致不良反应均发生在服药时间超过 1 个月以上者，出现神经、心肌、肝功能损害症状，主要原因为蓄积性中毒。

（5）辨证不准：临床因辨证失准，寒热错投，攻补倒置时有发生。中医典籍有"病之当服，附子大黄砒霜皆是至宝；病之不当服，参茸枸杞皆是砒霜"。

（6）炮制失度：川乌、草乌、附子炮制失度，毒性不减，即可引起中毒。雄黄主要成分为硫化砷，一遇热分解生成剧毒的三氧化二砷，故内服入丸散。马兜铃未按炮制规范要求打碎后蜜炙，口服后出现恶心呕吐等胃肠道反应。

（7）配伍不当：山豆根与大黄配伍可出现中毒症状；附子与麻黄配伍则产生毒性；含碘的昆布海藻与含硫化汞的朱砂共煮导致药源性肠炎。中西药之间也有配伍禁忌，如山楂、五味子、乌梅等与磺胺类药同用可引起血尿。

（8）煎煮服用方法不当：服用附子用白酒作药引则易产生中毒症状；杏仁研末服其所含的苦杏仁苷就会被苦杏仁酶分解产生氢氰酸而毒害人体，煎煮则能使酶灭活减轻毒性；朱茯苓、朱灯芯等含朱砂的药材用铝锅煎煮造成铝和汞反应，生成毒性极强的氧化铝汞，患者服后造成中毒。服用荆芥后食用鱼虾可导致胃肠道出血及皮下出血；山豆根煎煮时间越长则不良反应越强。乌头碱、雷公藤的不良反应以 12：00 给药最强，21：00 给药最弱。

（9）管理不善：对剧毒药管理不善，造成药物摆放混乱，错将有毒药作为无毒药调剂配方。进货渠道不正规，有毒药品炮制不规范。

（10）个体差异：少数敏感体质及特异性体质患者出现药品不良反应，

往往与药物本身无关。盲目使用"偏方"、"单方"或"秘方",有病乱投医,更易产生不良反应。

第五节　中草药致药物性肝损害的临床特点

一、首都医科大学附属北京佑安医院对肝损害的分析

首都医科大学附属北京佑安医院郑俊福、刘晖、丁慧国采用回顾性分析临床诊断药物性肝损害 66 例,结果如下:

表1　66 例药物性肝损害患者用药名称、时间及途径

序号	性别	药物名称	服药时间	给药途径	临床损害类型
1	男	解热镇痛药	4 周	口服	混合型
2	女	治疗腹泻中药(具体不详)	1 周	口服	胆汁淤积型
3	男	服用藏药及罗布麻治疗关节炎(具体不详)	4 周	口服	肝细胞型
4	女	治疗荨麻疹样皮炎的中药(具体不详)	4 周	口服	混合型
5	女	调节月经中药(具体不详)	24 周	口服	肝细胞型
6	女	调节月经中药(具体不详)	28 周	口服	混合型
7	女	治疗宫颈糜烂中药(具体不详)	4 周	口服	胆汁淤积型
8	女	对乙酰氨基酚	10 周	口服	胆汁淤积型
9	女	调节月经中药(具体不详)	10 周	口服	肝细胞型
10	女	逐瘀颗粒	4 周	口服	肝细胞型
11	男	治疗脱发中药(具体不详)	2 周	口服	肝细胞型
12	女	减肥中药(具体不详)	24 周	口服	胆汁淤积型
13	女	治疗疼痛中药(具体不详)	4 周	口服	肝细胞型
14	女	服用何首乌	2 周	口服	肝细胞型
15	女	外用中药类染发剂(具体不详)	2 次	外用	肝细胞型

续表

序号	性别	药物名称	服药时间	给药途径	临床损害类型
16	男	治疗疼痛中药（具体不详）	1周	口服	肝细胞型
17	女	活血中药（具体不详）	10周	口服	肝细胞型
18	女	调节月经中药（具体不详）	4周	口服	肝细胞型
19	男	排石中药（具体不详）	6周	口服	混合型
20	男	克银丸	3周	口服	肝细胞型
21	男	治疗脱发中药（具体不详）	12周	口服	肝细胞型
22	女	抗抑郁药（具体不详）	28周	口服	肝细胞型
23	男	活血中药（具体不详）	1周	口服	肝细胞型
24	女	神经皮炎的中药（具体不详）	2周	口服	混合型
25	女	肾结石的中药（具体不详）	4周	口服	胆汁淤积型
26	女	服用滑石粉及牛黄	2周	口服	胆汁淤积型
27	女	服用三七	3周	口服	肝细胞型
28	男	银翘解毒片	6周	口服	胆汁淤积型
29	男	治疗白癜风的中药（具体不详）	12周	口服	肝细胞型
30	女	牛黄解毒片	24周	口服	胆汁淤积型
31	女	治疗脱发的中药（具体不详）	2周	口服	胆汁淤积型
32	男	治疗关节炎中药（具体不详）	6周	口服	肝细胞型
33	男	治疗湿疹中药（具体不详）	4周	口服	肝细胞型
34	女	治疗胆结石中药（具体不详）	3周	口服	胆汁淤积型
35	女	解热镇痛药（具体不详）	3周	口服	混合型
36	男	调节月经的中药（具体不详）	3周	口服	胆汁淤积型
37	女	解热镇痛药（具体不详）	3周	口服	混合型
38	男	治疗肾结石中药及抗结核药物（具体不详）	中药3周，结核药物1年	口服	肝细胞型

续表

序号	性别	药物名称	服药时间	给药途径	临床损害类型
39	男	和络舒肝，大黄䗪虫和二甲双胍	中药3周，二甲双胍8周	口服	肝细胞型
40	女	中药（具体不详）及对乙酰氨基酚	中药6周，对乙酰氨基酚3次	口服	胆汁淤积型
41	女	治疗脑梗死中药，抗真菌药物（具体不详）	中药4周	中药口服，真菌间断外用，真菌药外	胆汁淤积型
42	女	服用中药治疗胃病（具体不详），甲硝唑	1周	中药口服甲硝唑静脉滴注	肝细胞型
43	男	六味地黄丸，感冒通片	1周	口服	肝细胞型
44	男	工作中接触苯，治疗胃痛中药（具体不详）	苯接触史，中药1周	中药口服	肝细胞型
45	男	氯丙嗪及苯海索	2周	口服	肝细胞型
46	女	苯扎贝特	4周	口服	胆汁淤积型
47	男	左氧氟沙星，对乙酰氨基酚	1周	左氧氟沙星静脉滴注，对乙酰氨基酚口服	肝细胞型
48	女	氟哌噻吨美利曲辛	12周	口服	混合型
49	男	甲巯咪唑	2周	口服	肝细胞型
50	男	布洛芬缓释胶囊	1周	口服	肝细胞型
51	男	解热镇痛药	1周	口服	肝细胞型
52	男	对乙酰氨基酚	1周	口服	肝细胞型
53	男	阿司匹林，阿托伐他汀	2周	口服	肝细胞型
54	女	盐酸氟西汀	6周	口服	混合型
55	女	解热镇痛药（具体不详）	2周	口服	混合型
56	女	复方新诺明及甲硝唑	1周	口服	肝细胞型

续表

序号	性别	药物名称	服药时间	给药途径	临床损害类型
57	男	贝特类降脂药	2 周	口服	肝细胞型
58	女	甲巯咪唑	4 周	口服	混合型
59	男	西替利嗪	4 周	口服	肝细胞型
60	女	降脂药	8 周	口服	混合型
61	女	阿莫西林，左氧氟沙星	2 周	静脉滴注	混合型
62	男	降压零号，他汀类降脂药	12 周	口服	肝细胞型
63	男	西咪替丁	28 周	口服	肝细胞型
64	女	解热镇痛药	2 周	口服	肝细胞型
65	女	对乙酰氨基酚	2 周	口服	胆汁淤积型
66	男	对乙酰氨基酚	2 周	口服	混合型

表 2　66 例药物性肝损害临床类型

药物种类	例数	肝细胞型	胆汁淤积型	混合型
中（成）药	32	18 (56.3%)	10 (31.3%)	4 (12.4%)
中西药合用	7	5 (71.4%)	2 (28.6%)	0
西药	27	14 (51.9%)	3 (11.1%)	1 10 (37.0%)

二、四川省内江市第二人民医院对肝损害的分析

四川省内江市第二人民医院苏尊玮、廖宗琳对该院 94 例药物性肝损害进行回顾分析，其中 34 例为中药引起，60 例为西药引起。比较两组数例损肝药物的用药情况、临床表现、肝功能损害类型和程度、疗程和预后，结果为中药组患者 ALT 平均为（580.9 ± 225.4）U/L，明显高于西药组（347.3 ± 209.5）U/L（$P < 0.01$）；中药组肝细胞型占 47.00%，混合型占 41.18%，西药组则主要为肝细胞型，占 70.00%，两组相比具有统计学意义（$P < 0.05$）；中药组的肝损伤程度以轻度和重度为主，两者均占 35.29%，西药组则以轻度和中度为主，分别占 46.88% 和 39.58%，两组相比亦具有非常显著的统计学差异（$P < 0.01$）。结论是中药与西药引起的药物性肝炎

在临床表现、肝损伤类型和程度方面存在一定的差别，中药所致的肝损伤重于西药所致者，具体药物如下：

表3 两组患者的用药情况

西药			中药		
名称	例数	（%）	名称	例数	（%）
抗结核药	22	36.6	消核片	12	35.29
苯胺类	8	13.33	柴胡	4	11.76
西咪替丁	4	10	黄芩	4	11.76
环磷酰胺	4	10.00	水蛭	2	5.88
阿莫西林	4	6.67	雷公藤	2	5.88
头孢类抗生素	4	6.67	螺旋藻	2	5.88
卡马西平	2	3.33	牡丹皮	2	5.88
氯氮平	2	3.33	黄药子	2	5.88
苯妥英钠	2	3.33	何首乌	2	5.88
非甾体抗炎药	2	3.33	克银丸	1	2.94
其他	2	3.33	其他	1	2.94

临床表现及肝功能损伤情况　中药组患者出现乏力26例（76.47%），黄疸24例（70.59%），纳差20例（58.82%）；西药组乏力42例（70%），黄疸18例（30%），纳差36例（60%），其中两组黄疸发生率具有显著的统计学差异（$\chi^2 = 13.69$，$P < 0.01$），两组黄疸水平无显著性差异（表4）。

表4 两组肝功能指标情况

组别	例数	ALT（U/L）	TBIL（μmol/L）	GGT（U/L）
中药组	34	580.9 ± 225.4	87.4 ± 47.6	586.5 ± 265.7
西药组	60	347.3 ± 209.5	70.6 ± 32.9	498.1 ± 246.8

表5　两组肝脏损伤类型及程度 （%）

组别	肝脏损伤类型			肝脏损伤程度		
	肝细胞型	胆汁淤积型	混合型	轻	中	重
中药34	47.1	11.7	41.1	35.2	29.4	35.2
西药60	70	10.0	20.0	46.8	39.5	13.5

注：两组肝脏损伤类型比，$\chi^2 = 6.59$，$P < 0.05$；肝脏损伤程度比，$\chi^2 = 10.22$，$P < 0.01$。

疗程与预后：两组患者入院后即停止损肝药物的使用，给予保肝、退黄及支持治疗，但是中药组中有4例出现肝衰竭，西药组中有2例出现肝衰竭。其余患者在给予相应治疗后，均治愈出院。

三、上海中医药大学附属医院对肝损害的分析

上海中医药大学刘平、上海中医药大学附属曙光医院袁继丽及上海市食品药品监督管理局倪力强在上海市重点学科建设项目——金项目课题研究中总结出致肝损害的常见中药如下：

在毒理实验中引起动物不同程度的肝损伤：马桑叶、四季青、地榆、营草根、丁香、苦楝子、苦楝皮、天花粉、苍耳子、臭草、野百合、轻粉、海藻、斑蝥、蓖麻子。综合文献报道可致肝损伤的中药有：地奥心血康（薯菝皂营）、黄药子、雷公藤、千里光、苍耳子、川楝子、贯众、芫花、土荆芥、钩吻、艾叶、大白顶草、蓖麻子、一叶荻碱、藤黄、大风子、相思子、常山、喜树，鸦胆子、五倍子、白及、防己、青黛、大黄、地榆、石蒜、诃子、农吉利、丁香、石榴皮、肉豆蔻、苍术、合欢皮、蒲黄、何首乌（生）、菊三七等，其中以黄药子、千里光、菊三七、苍耳子、何首乌（生）、雷公藤、川楝子、艾叶等常见。一些外用中药误服后可致不同程度的肝损害，如鱼胆、鱼藤、雄黄、生棉籽油、桐子及桐油等。

总结特点为：①抑制免疫反应、抗风湿的中药：如雷公藤、昆明山海棠、苍耳子等；中成药如壮骨关节丸、尪痹冲剂。②治疗皮肤病的中成药：治疗银屑病的中药如克银丸、消银片、消银1号汤剂、复方青黛丸等；治疗白癜风的制剂如白癜风胶囊、白蚀丸、白复康冲剂及白癜风1号等。③具有杀虫作用的中药：如千里光、苍耳子、川楝子、贯众、藤黄、雷公藤等。④

软坚散结、化瘀或破瘀的中成药。中医认为此类药物易损伤正气，不可久服。如用于治疗乳腺小叶增生、乳房肿块、甲状腺瘤或甲状腺肿、子宫肌瘤等中成药均属于此类，可引起肝损伤。此类的中成药有消核片、增生平、百消丹以及华佗再造丸、大活络丹、疮积散等。破瘀、软坚散结的中药有穿山甲片、金果榄（山慈菇）、海藻、黄药子、三棱、莪术等。北京市中医医院临床观察指出：肝病组开始曾试制过消肝针，其中就有三棱、莪术。但是由于对慢性肝病认识的逐步深化，相继发现这些过于攻逐破瘀之品，非但无益反而有害，特别是对于早期肝硬化病人，肝脾虽见回缩但是肝功能反见异常。⑤含有柴胡的制剂：小柴胡汤、大柴胡汤、逍遥丸等。

四、病理特点

1. 肝内胆汁淤积

如消核片（含有浙贝母、夏枯草、丹参、郁金、昆布、白花蛇舌草、金果榄等）所致药物性肝炎以肝内胆汁瘀积为主。治疗骨关节病（如壮骨关节丸，由狗脊、淫羊藿、骨碎补、木香、鸡血藤、川断、熟地、独活等组成）和皮肤病的中成药，服药周期多在 3 周左右，胆汁淤积型肝炎常见。

2. 肝细胞损伤

如治疗银屑病的中药如复方青黛丸、克银丸和消银片等，雷公藤制剂、黄药子、苍耳子、苦楝子、牛黄解毒片等。独活的有效成分香柑内酯、欧芹酚甲醚、花椒毒素等可引起实验动物的肝损害，表现为肝细胞混浊肿胀、脂肪变性和急性出血性坏死。

3. 肝血管病变

如土三七可造成肝小静脉闭塞病。给犬服用大剂量复方青黛的主要成分锭玉红可导致肝窦扩张瘀血、肝索排列紊乱等病理改变。

4. 肝纤维化

小柴胡汤、中草药金不换、中成药牛黄解毒片等均可造成肝板破坏、汇管区增宽、胆管及纤维结缔组织增生。

五、南方医科大学对肝损害的分析

南方医科大学第一临床医学院沈淑馨、赵飞鹏以及南方医科大学中医药学院贺松其系统总结中草药致肝损害作用的常见因素，择录如下：

1. 中草药致肝损害的常见影响因素

长期以来，人们认为"天然的就是安全的"，对中草药的毒副作用估计过低，甚至忽视，易导致用药时警惕性降低。中草药本身含毒性成分，一些脂溶性较强的毒性成分，可在机体内大量蓄积，如不注意控制用量和疗程都可能引起肝损害。中草药的药效不但与药物本身有关，而且配伍和炮制是否得当将直接影响到药效和药物的毒性。合理的配伍和炮制能使中草药充分发挥药效，降低其毒性和刺激性，使用药安全性提高。因此配伍、炮制加工和剂型选择不当都可能造成肝损害。环境污染严重，重金属、杀虫剂、化肥等化学物质的含量远远超出安全剂量，导致中草药的质量严重下降。中草药成分复杂，对中草药化学成分的提取鉴定研究和动物毒理学试验工作进展缓慢，单纯动物试验模型建立难度较大，制约了中草药各种化学成分的量化，造成用药相对盲目性，进而增大了临床肝损害的概率。中草药与西药联合时配伍不当也可产生肝损害。有的患者本人可因处于不同的病理生理状况或由于细胞色素 P450 药物代谢酶遗传多态性，导致药物特异性体质而易于遭受肝损害。部分医生盲目自信，脱离传统典籍，自创药方，导致配伍不适、炮制不当、用法用量失衡，进而造成患者肝中毒、肝损伤。

2. 肝损害的种类及相关中草药

1）免疫性肝损害。

（1）变态反应性肝损害药物或其代谢产物作为半抗原，与肝细胞中的大分子物质结合成半抗原－载体复合物而获得抗原性，通过免疫反应介导肝组织损伤。临床特点是发病急，多在其他过敏症状如皮疹、胃肠不适之后出现，表现为一过性肝功能异常、黄疸、肝大等。由于中草药成分的复杂性和个体的遗传多态性，理论上，任何中草药都可能引起变态反应，临床常见的此类药物有：雷公藤、莽草、紫金牛、柴胡、苍耳子、三七、穿山甲、海藻、白果、蜈蚣、猪胆、娑罗子、相思子、何首乌、老虎节、蜈蚣、金不换、白屈菜等。其中何首乌引起的肝损害发病迅速，但预后良好，其原因可能与患者的遗传性肝脏代谢酶缺陷有关。

（2）自身免疫性肝炎是药物所含的某种成分或其代谢产物直接激活了机体内原本处于静息状态的自身免疫细胞或免疫介质，导致自身免疫性疾病。临床上常见的此类药物有：白屈菜、麻黄等。

2）急性中毒性肝损害。

（1）对肝脏的一般性损害这类中草药相当多，如服用桑寄生、姜半夏、蒲黄可出现肝区不适、肝区疼痛、肝功能部分指标异常；黏膜及创面（如肛肠与口腔、烧伤）吸收过量含鞣质的中药（如五倍子、诃子、大黄、石榴皮等）可引起肝小叶坏死；食用生棉籽油导致肝大；半夏、莪术引起转氨酶升高；喜树所含的喜树碱对肝脏有强毒性；夏枯草、蟾蜍、芫花、羊角菜（望江南）可分别导致不同程度的肝脏损害；栀子和乌头在动物实验中也表现出较明显的肝损害作用。

（2）黄疸性肝病。由于药物有毒成分干扰胆红素代谢导致毛细胆管内胆栓形成、管腔扩大，肝细胞及库普弗细胞内胆色素沉着，慢性淤胆时小胆管增生及纤维化可加重淤胆，肝细胞呈羽毛状变性，部分胆汁淤积可伴有炎症。临床多表现为巩膜、皮肤等黄染。临床上常见的此类药物有：何首乌、葛根、野百合、四季青、羊角菜、贯众、决明子、大黄、昆明山海棠、土荆芥、泽泻（芒芋）、川楝子、菊叶三七、艾叶、穿山甲、毛冬青、黄独、钩吻、斑蝥、铅丹/粉、大青叶、青黛。

（3）中毒性肝炎又称药物性肝炎。药物有毒成分导致肝实质细胞的损害，包括肝细胞的坏死，汇管区与小叶内炎细胞浸润，肝内淤胆及库普弗细胞增生，肝细胞还可见高泡变性及核溶解。实验室、临床检查指标包括血胆红素升高、转氨酶升高、黄疸、肝大、肝区疼痛等，易与病毒性肝炎混淆。临床常见的此类药物有：黄药子、雷公藤、苍耳子、川楝子、蓖麻子、麻黄、金不换、野百合、白屈菜、地榆、黄独、朱砂、红粉、轻粉、雄黄、密陀僧、砒石、猪胆、（旱地）石蚕、槲寄生、古柯、柴胡、臭草、雄黄。

（4）肝脂肪变药物中的毒性成分干扰破坏肝细胞的能量供应系统，影响到肝细胞的脂肪代谢，导致细胞内脂肪沉积，表现为气球样变性。细胞内出现大大小小的脂肪滴，以肝小叶中央区为主，可波及整个肝小叶，或伴有坏死、炎症及淤胆。严重者可发展为脂肪肝，广泛脂肪浸润还可致肝衰竭。临床上常见的此类药物包括：苍耳子、石榴皮、五倍子、三七、鸦胆子、猪屎豆、艾叶、红茴香根、油桐子、大风子、斑蝥、蓖麻子、砒石、雄黄等。

（5）静脉狭窄、闭塞药物的毒性成分刺激血管导致血管痉挛，损伤血管内皮细胞导致血栓形成，或者增加血管通透性导致组织水肿压迫血管表现为静脉狭窄和闭塞。临床上常见的此类药物包括：苦地胆、野百合、菊叶三七、麻黄、大白顶草、大白屈菜、金不换等。

（6）局灶性坏死。由于药物浓度在肝脏的分布不均，或者不同部位肝细胞的敏感性差异造成相对分散的坏死灶。常见的此类药物包括：虎杖、鱼胆、石蚕属植物、金不换、薄荷。

（7）暴发性肝衰竭/巨块性肝坏死。由于药物中的毒性成分特别强，或者一次性浓度特别高，在短时间内迅速耗竭肝脏的还原型物质（如谷胱甘肽），造成大部分甚至全部肝细胞的不可逆损伤、坏死，炎症反应剧烈，预后极差，死亡率极高。临床上常见的此类药物有：古柯、麻黄、薄荷油、猪胆、白屈菜、苍术、相思子、雄黄。

3）慢性中毒性肝损害。

（1）肝硬化/纤维化多由长期服用药物导致的慢性中毒性肝炎迁延而来，肝细胞呈碎屑样坏死或桥接样坏死，可伴炎症细胞浸润、胶原及纤维组织增生，肝脏正常的纤维支架破坏殆尽，肝细胞再生结节（假小叶）的形成标志着肝硬化的开始。此外，亚急性重型肝炎也可发展为坏死后肝硬化。临床上常见的此类药物有：麻黄、千里光、白屈菜、菊叶三七、石榴皮、五倍子、鱼藤、斑蝥、大白顶草、大白屈菜、石蚕属植物。

（2）诱发肝癌动物实验表明，含有下列成分者有可能诱发肝癌：含黄樟醚，如桂皮、花椒、大茴香、小茴香、石菖蒲、土荆芥、细辛、肉豆蔻、红茴香根；含 N－硝基类化合物，如青木香、马兜铃、朱砂莲、关木通、紫花茄、硝石；含鞣质，如五倍子、诃子、虎杖、四季青、羊角菜、地榆、毛冬青、石榴皮；含双稠吡咯啶生物碱，如农吉利、千里光、土三七、鱼藤、大白顶草、三七、野百合；以及其他：如斑蝥、蜈蚣、雄黄、砒石、黄丹、铅丹/粉、栀子等。

第六节　药物性肝损伤的预防策略

一、首先停用引起肝损害的药物、促进有害药物的代谢和清除

药物性肝病的治疗最关键的是停用和防止重新给予引起肝损伤的药物。

对营养不良、对药物解毒能力下降（如 AIDS 患者）和嗜酒的患者应控制给药。早期清除和排泄体内药物是成功处理大多数药物性肝病的另一关键。服药 6 h 内可通过洗胃、导泻（硫酸镁）、吸附（活性碳）等措施清除胃肠残留的药物。还可采用血液透析、血液超滤、血液/血浆灌流、血浆置换、渗透性利尿促进药物的排泄。分子吸附再循环系统是一种新型的改良的体外血液透析方法，旨在清除胆红素、胆酸、芳香族氨基酸、中链脂肪酸、细胞因子、氨及肌酐等。

二、应用可治疗药物性肝病的药物

治疗药物性肝病可选择的药物有抗氧化剂（促进反应性代谢产物的清除）、保护性物质的前体、阻止损伤发生过程的干预剂或膜损伤的修复剂。

N－乙酰半胱氨酸对对乙酰氨基酚，过量的患者有特殊疗效，可作为谷胱甘肽的前体或通过增加硫酸盐结合解毒已形成的反应性代谢物。此外，还有促进肝内微循环的作用。多烯磷脂酰胆碱是人体不能合成的必需磷脂，可结合于肝细胞膜的结构中，对肝细胞再生和重建非常重要，具有保护和修复肝细胞膜作用。前列腺素 E 作为一种抗氧化剂可用于药物性肝损的辅助治疗。熊去氧胆酸有稳定细胞膜、免疫调节及线粒体保护的作用，能促进胆酸在细胞内和小胆管的运输、增加小管膜上结合输出泵 MRP2 的密度而促进结合胆红素的分泌，可用于药物性肝损伤特别是药物性淤胆的治疗。皮质激素在药物诱导的肝炎中可考虑使用，特别是那些有免疫高敏感性证据的、在 8～12 周内没有改善的患者，部分可有治疗效果。皮质激素也被发现具有通过增加小管膜上 MRP2 的密度而减轻淤胆的作用。此外，腺苷蛋氨酸可通过转甲基作用，增加膜磷脂的生物合成，增加膜流动性并增加 $Na^+－K^+－ATP$ 酶活性，加快胆酸的转运；同时通过转硫基作用，增加生成细胞内主要解毒剂谷胱甘肽和半胱氨酸，增加肝细胞的解毒和对自由基的保护作用，生成的牛磺酸可与胆酸结合，增加其可溶性，对肝内胆汁淤积有一定的防治作用。还可短程使用复方甘草酸。已有研究提示，甘草酸用于治疗四氯化碳引起的肝损伤，丙二醛、肿瘤坏死因子－α、一氧化氮合成酶水平均明显下降。有报道称山莨菪碱能治疗药物性肝病，减轻药物的肝毒性作用。也有报道长期服用蜂胶可起到一定的保护作用。目前，有国外学者针对细胞色素 P450 酶系和肝细胞上的核受体进行调控研究是治疗药物性肝病的新思路。

三、对于中草药引起的肝脏损害的预防

（1）重视天然药物的肝毒性。医生在使用上述药物时，不但要坚持合理用药，注意药物的配伍和炮制方法，更应注意对患者的讲解说明，注意随访，做到早提醒、早发现、早治疗。从中药种植抓起，建立中草药的种植、采摘、加工、检验的统一标准，提高中草药质量。完善中草药品种和药名的管理，防止药物的混用和错用。进一步加强和规范中草药的配伍、剂型、剂量、疗程、给药途径等方面的工作，防止因使用不当而导致的肝损害。

（2）加强基础性研究。大力加强中草药分子药理学、毒理学的研究工作，鉴定中草药的有效成分和有毒成分，探索中草药治病与毒性分子的作用机制，明确其药物量效关系，降低临床用药的盲目性。从药物代谢着手，进一步了解药物性肝病的发病机制，开展我国对有关中草药导致肝病的发生率、药物品种、疾病的类型及疾病转归等大范围流行病学的研究，筛选出对肝损害敏感的特异性体质的人群。

（3）对肝病患者、肾病患者、新生儿和营养障碍者，药物的使用和剂量应慎重考虑。对有药物性肝损害病史的患者，应避免再度给予相同或化学结构相类似的药物。对以往有药物过敏史或过敏体质的患者，用药期间应及时监测肝功能。一旦出现肝功能异常或黄疸，立即停用有关药物和可疑药物。

中草药的肝损害作用严重威胁人民群众的身体健康，应引起医学界乃至整个社会的足够重视。健全中草药从种植采收、基础药理研究到临床应用的各个环节的法律法规，制定标准统一的中草药剂量、质量认证管理体系，提高全民的用药安全意识，才能更加有效地提高中草药在临床应用中的安全性，为中医学走出国门打下坚实的基础。

第二章　肝硬化腹水研究进展

肝硬化是一种慢性、进展性疾病，而肝功能失代偿期是肝硬化的更进一步发展，腹水的出现是其最常见、大多为最早期的表现。在腹水的预防、治疗方面基本形成一套完整的、有效的方案，比如欧洲肝脏研究学会（EASL）理事会、美国肝病学会的《肝硬化腹水治疗指南》，中国2011年《肝硬化腹

水治疗指南》，英国 2006 年《肝硬化腹水的治疗指南》，等等。这里就肝硬化腹水的发生机理、治疗进展进行中、西医两方面的阐述如下：

第一节 现代医学方面

一、肝硬化腹水的形成机理

现代医学有关肝硬化腹水的形成机理，目前有 4 个学说：

1. 经典学说

此学说形成于 1960 年，又称充盈不足学说。肝硬化及肝纤维化使门静脉血经肝血窦流入下腔静脉的通路受阻，肝内血流阻滞，使肝血窦和腹腔内脏血管压力增高，从而使这些区域的淋巴液产生增加，而产生增多，回流受阻，从而使肝血窦处产生的淋巴液多由肝表面渗漏腹腔，肠及腹腔处产生的淋巴液也直接进入腹腔，从而形成腹水。这些液体进入腹腔，造成循环血浆容量减少，从而造成肾皮质的血浆灌流不足，肾小管钠的重吸收增加，造成水钠潴留，水钠潴留又促进腹水的增多。该学说首先强调由于循环血浆流量的减少，继发于水钠潴留，造成恶性循环，而肝硬化时体内血容量是增加的实际矛盾，且腹水出现前也有水钠潴留；另外，充盈不足与肝硬化时的高动力循环矛盾。

2. 泛溢学说

20 世纪 70 年代形成的泛溢学说，恰恰与充盈不足学说相反。该学说认为肝硬化时由于门静脉高压，激活了肝血窦周围的神经纤维和压力感受器，引起肝肾神经反射增强，使得肾小管重吸收钠增强，从而水钠潴留，使全身血容量增加，血浆内的液体从内脏血管床泛溢出来形成腹水。但与肝硬化时的平均动脉压降低的高动力循环状态矛盾。

3. 外周动脉扩张学说

该学说形成于 80 年代，是目前较为广泛接受的学说。其认为外周动脉扩张，是肝硬化水钠潴留的起动因子。肝硬化阶段，首先是内脏小动脉扩张、进一步出现体循环动脉扩张，结果导致有效动脉血容量不足，从而激活神经、内分泌因子，影响肾循环和肾小管功能，促进钠水潴留，以维持有效动脉血量，从而破坏了内脏微循环 Starrling（Starrling：为英国科学家欧内斯特·斯塔林发现的微循环基本理论或定律，见《生理学》第 7 版）。力的平衡，使超滤的液体积聚于腹腔内而形成腹水。这一学说概括了充盈不足和泛溢学说。而研究发现，在腹水形成前肝硬化阶段。由于肾脏对钠的处理障碍引起钠水潴留，该学说不能概括这一问题。

4. 选择性肝肾假说

该理论提出于 1997 年，也叫直接肝肾相互作用假说。把肝硬化腹水分为腹水前期、反应性腹水期、顽固性腹水和肝肾综合征期。

（1）腹水前期：此时无腹水，也无体循环的动脉扩张和充盈不足，但过量摄入钠盐则会引起水钠潴留，但此时肾脏对钠的处理已发生障碍，原因为门静脉高压通过压力感受器影响了肾脏。此阶段水钠潴留是自限性的。

（2）反应性腹水：肾脏对水钠潴留明显，从而造成总血容量的增加，外周小动脉为了减少血管阻力而扩张，进而引起内脏循环的扩张，符外周动脉扩张学说。

（3）顽固性腹水期：肝脏损害严重，明显的水钠潴留，血流动力的不稳定，使得血浆肾素 - 血管紧张素 - 醛固酮和高感神经系统激活、亢进，肾脏对钠的重吸收进一步增强而排泌减少，抵抗利尿剂和利钠因子。

（4）肝肾脏综合征期：外周血管的进一步动脉扩张而出现低血压，机体为维护有效血容量致使血管收缩物质合成增加，特别是血浆内皮质激素的增加，而肾脏对缩血管物质特别敏感而导致肾脏血浆流量不足，产生肾功的严重损害。

二、肝硬化腹水的诊断

有无腹水的诊断十分容易，而是否为肝硬化腹水，一般也比较容易，如果要完全诊断清楚，必须进行相应的检查，重点为穿刺进行腹水的相关检查。

（1）腹水外观：一般为清亮、淡黄色，有时呈轻度混浊。如果明显混浊，绝大多数为感染性腹水或癌性腹水。肝硬化时也可见乳糜腹水，但少见。也有见血性腹水而非肿瘤者。

（2）腹水细胞学：一般腹水中以上皮细胞为主，常在（0.02～0.1）× 10^9/L，如果白细胞 > 0.5×10^9/L，中性 90% 时则考虑合并感染。如果红细胞 > 50×10^9/L，且红细胞与白细胞比例超过 10∶1，多考虑肿瘤。2006 年英国《肝硬化腹水治疗指南》以白细胞数 $> 2.5 \times 10^9/L$ 为腹水感染的指标，红细胞 $> 50 \times 10^{12}/L$ 有 30% 考虑肝癌，但也有 50% 的找不到原因。

（3）腹水蛋白量测定：腹水蛋白量一般在 $10 \sim 20g/L$，与血内蛋白含量的比例，几乎所有指南中将血清 – 腹水蛋白梯度（SA – AG）$\geq 11g/L$ 作为诊断渗出液、漏出液的标准，一般肝硬化腹水的 SA – AG $\geq 11g/L$，准确率达 87%，也有将腹水蛋白超过 25g/L 作为诊断感染、肝癌或肝静脉阻塞的标准。

（4）腹水乳酸测定：是诊断腹水是否存在感染的一种早期诊断方法，在无乳酸酸中毒情况下若 $> 36.3mmol/L$，提示感染。

（5）腹水淀粉酶测定：如果腹水淀粉酶升高，则考虑胰源性腹水。

（6）腹水脂质测定：如果腹水胆固醇 $> 1.24mmol/L$，肿瘤的可能性增大，如合并原发性腹膜炎，或者结核性腹膜炎时可升高。

（7）腹水纤维连接蛋白的测定：如为癌性腹水，则可超过 75mg/L，原发性腹膜炎时低于 75mg/L，而结核性腹膜炎时高于此值，应与腹水脂质测定联合分析腹膜炎的原因。

（8）癌胚抗原和甲胎蛋白测定：一般良好腹水癌胚抗原（CEA）$<$ 15μg/L，原发性肝癌时甲胎蛋白也升高。

总之，肝硬化腹水一般大多清亮、透明，为黄色或黄绿色，平均比重 1.014 以下，蛋白量在 25g/L 以下，白细胞数在 $0.5 \times 10^9/L$ 以下，中性粒细胞 $< 25\%$，葡萄糖 $< 140μg/L$。

三、肝硬化腹水的分类

（一）国际腹水俱乐部

（1）对于不复杂腹水，即无感染，不会形成肝肾综合征，分级如下：

1 级（轻度）：腹水仅仅经超声检查探及。

2 级（中度）：腹水导致腹部中度的、对称的膨隆。

3 级（大量）：腹水导致腹部明显的膨隆。

（2）难治性腹水：既不能被动员，或者在治疗后，如治疗性腹腔穿刺后很快复发，又分为两型：

利尿剂抵抗型腹水：通过限钠或加强利尿剂无效（螺内酯片 400mg/d，呋塞米片 160mg/d，至少 1 周，钠盐限制低于 5.2g/d）。

利尿剂难治型腹水：腹水治疗无效，因为利尿剂诱发的并发症使不能续用常规的有效剂量。

欧洲肝病学会理事也参照这一标准。

（二）国内的一般分型

国内许多专家将肝硬化腹水分为Ⅲ型：

（1）Ⅰ型：也称单纯性腹水：肾小球率过滤（GFR）正常，尿钠 > 50mmol/L，水清除正常，对水、钠均能耐受。腹水不多，血清白蛋白 > 35g/L，肌酐 < 135μmol/L，钠 > 130mmol/L，腹水的形成多由于钠的摄入过多引起。

（2）Ⅱ型：也叫复杂性腹水。GFR 正常，尿钠 10～50mmol/L，水清除正常，对水耐受，但对钠耐受差，腹水才形成，主要由醛固酮分泌过多，血清白蛋白 > 25g/L，但 < 35g/L，多有电解质紊乱，但利尿剂可使腹水消退。

（3）Ⅲ型：通常所指难治性腹水，GFR < 50ml/min，尿钠 < 10mmol/L，水清除障碍，水钠均不能耐受，血清白蛋白 < 25g/L，有不易纠正的低钠血症，对利尿剂反应差。

四、腹水的治疗

（一）卧床休息

传统认为直立体位可使肾素－血管紧张素－醛固酮和交感神经系统激活，甚至超过中等度的活动，而卧床也会增加肾小球的率过滤和尿钠的排出，因此对肝硬化腹水的治疗是一项重要措施。但《英国肝硬化腹水的治疗指南》和欧洲肝脏研究学会（EASL）理事会指南均不支持这一观点，将其证据级别定位为 D 级。

从本人临床经验，特别是合并双下肢水肿者，卧床休息确实能减轻水肿程度，尤其是低蛋白血症的下坠性水肿。

（二）限盐摄入

从腹水形成机理中无论是哪个学说，水钠潴留是肯定的，钠的潴留增加了水的潴留，或者加重了腹水，而此阶段肾脏对钠的排泄发生障碍，因此限盐是公认的，是所有指南中推荐的治疗措施。每天盐的摄入量以食盐 5.2g 为宜，不推荐太低的盐量，过低则会影响病人的口感及食欲，从而影响蛋白的合成。对于既往资料中讲的每天食盐 3g 水平提出了批评。欧洲指南中最高上限为 6.9g/d。

应该指出的是根据患者的尿量和血钠检测结果合理指导患者食盐的摄入，在尿量较多或者食欲低下的情况下，不能绝对地死搬硬套，应采用灵活的战略战术。

（三）水的摄入

一般认为腹水是由于钠的潴留而导致水的潴留，在限钠的情况下不必限水，且大多数专家主张在无并发症的情况下限水意义不大，而腹水伴稀释性低钠时必须限水。然而在临床中我们发现一类患者无明显并发症，由于饮食习惯或生活习惯的原因大量进水，进食含水量多的食物则明显会增加腹水量，适当限制在用同样利尿剂的情况下腹水能够得到控制或者减少。本人保留适当限水的观点。

（四）利尿剂的应用

对于《英国肝硬化腹水的治疗指南》中 1 级、2 级腹水以及中国的 I 型腹水，均不主张应用利尿剂，通过限钠均可达到利尿效果，进而消除腹水。有研究结果表明，无周围组织水肿的患者应用利尿剂，其腹水的重吸收仅为 110～350ml/d，而限盐周围水肿可减少 800ml；应用利尿剂同时周围组织水肿，腹水的最大吸收量 930ml/d，因此不能通过多追求尿量的多少，否则会影响血容量，影响肾血流量，从而减少肾小球的率过滤，诱发氮质血症、电解质紊乱、肝性脑病。

1. 螺内酯

螺内酯作为醛固酮的拮抗剂，主要作用于远端肾小管，促进钠的排泄和保钾，是治疗肝硬化腹水的首选药物。《英国指南》推荐首选剂量为 100mg/d，《欧洲指南》中推荐利尿剂效果不好情况下在 7d 内增加到 400mg/d，每次增加量为 100mg。这对于不是初次腹水、或者此前有明确螺内酯应用史者合适。笔者临床对首次应用利尿剂不主张 100mg/d 的剂量，主要为初始患者，一旦对螺内酯利尿效果反应灵敏，结合螺内酯的特点，尿量过大会引起电解质紊乱，且螺内酯的作用不是一两日可消除的。

螺内酯的应用中应除注意引起高钾外，尿量过大也会出现低钠血症，也应当注意。另外，可引起男性乳房发育、性欲低下，女性表现为月经不规律。

2. 呋塞米

呋塞米为袢利尿剂，可抑制钠的重吸收，同时速尿促进肾脏合成前列腺素能扩张肾血管，改善肾脏血流，一般作为螺内酯的添加手段。根据既往应用经验，初始应用40mg/d，最大160mg/d。笔者特别对住院病人初始剂量往往为20mg，观察尿量而随时增加，不拘泥于指南标准。

3. 氢氯噻嗪

氢氯噻嗪作用于远曲小管（主要作用于肾小管髓袢升支的皮质段，有抑制 Na^+、CL^- 的重吸收作用，故增加了 Na 的排泄及因此产生的利尿效果），但从各种指南中均没有推荐应用，原因为氢氯噻嗪可影响肾脏的血流，影响肾功能，同时对血糖也有影响，不再应用于肝硬化腹水的治疗。

（五）治疗性腹腔穿刺

治疗性腹腔穿刺一方面针对大量腹水，由于较高的腹压影响到下腔动脉和腹腔静脉的回流，适当地排放是有益的；另一方面对于顽固性腹水，多次反复穿刺放腹水、大量补充胶体液如血浆、人血白蛋白是安全、快速有效的。在对于排放腹水多大量情况下，补充胶体液，一般均主张5L内无需要，而在大于75L水平则必需。对于应用人工血浆仍有争议，坚持人血白蛋白者为主。然而排放5L腹水补充40g白蛋白，在经济上是很大的负担。

也有认为一次大量排放腹水，会引起血液的重新分布，特别是减压后腹腔脏器的血管床大量开放，加重门脉高压，有诱发出血、昏迷的可能。

（六）腹水超滤浓缩回输

腹水超滤浓缩回输历史达 30 余年，而目前指南中均未提到，一方面由于不如大量排放腹水再补充白蛋白方便，也有人认为并发症多。本院应用电脑腹水超滤浓缩回输系统 WLFHY－500（北京伟力新世纪科技发展有限公司）行腹对腹回输 100 余例，未发生任何并发症，认为安全、有效也经济。

（七）经颈静脉门体分流术（TIPS）

门静脉高压是形成腹水的根本原因和主要原因，而 TIPS 则是降低门脉压的直接、有效手段和方法。有研究显示应用 TIPS 使顽固性腹水的控制率在 27%～92%，75% 的病例达到完全缓解。目前技术水平成熟，成功率在 93%～100%，有条件的情况下是治疗难治性腹水的有效办法。

附：

（一）英国肝硬化腹水的治疗指南

1 简介

腹水是肝硬化的主要并发症[1]，10 年随访的患者中发生率 50% 左右[2]，腹水的发生对肝硬化的自然史是一个重要的标志，多与两年的 50% 的死亡率相关[2-5]，并且提示治疗抉择中需要考虑肝移植[3]。大多数（75%）的腹水患者患有肝硬化，其他包括恶性肿瘤（10%）、心衰（3%）、结核（2%）、胰腺炎（1%）和其他少见疾病[6]。在英国，肝硬化及其并发症的真实的发病率尚不清楚，死亡率已经由 1993 年的 6/10 万升高到 2000 年的 12.7/10 万[7]。普通人群中大约 4% 存在肝功能异常[8]，其中 10%～20% 具有 3 个常见的慢性肝病（非酒精性脂肪性肝病、酒精性肝病、慢性丙型肝炎）中的一种，10～20 年后会进展为肝硬化。随着酒精性和非酒精性肝病的增多，预计之后不久肝病的负荷会急剧增加，肝硬化的并发症也会不可避免地增加。近年来肝硬化腹水的治疗发生了很多改变，本指南的目的是促进全英国一致的临床诊疗。

本指南的资料来自广泛的文献搜索，包括随机对照研究、系统回顾、前瞻性/回顾性研究，有时也包括一些专家委员会的报告[9]。推荐意见的分级参照牛津循证医学中心[10]的证据分级标准，本指南预计每 3 年进行校正。

2 意义

以下概念参照国际腹水俱乐部的定义[11]：

不复杂的腹水：即腹水无感染，不会形成肝肾综合征，分级如下：

1 级（轻度）：腹水仅仅经超声检查探及；

2 级（中度）：腹水导致腹部中度的、对称的膨隆；

3 级（大量）：腹水导致明显的腹部膨隆。

难治性腹水：即不能被动员，或者在治疗后（如治疗性腹腔穿刺）很快复发，包括 2 个亚型：

利尿剂抵抗型腹水：腹水对饮食钠盐限制和加强的利尿治疗无效（螺内酯 400mg/d，呋塞米 160mg/d，至少 1 周，钠盐限制低于 90mmol/d，即盐 5.2g/d）；

利尿剂难治型腹水：腹水治疗无效，因为利尿剂诱发的并发症使不能使用常规的有效剂量。

3 腹水形成的发病机制

腹水形成的发病机制的详细描述不在本指南的范围之内[12-14]，有 2 个关键因素：水钠潴留和门脉高压（窦性）。

3.1 门脉高压的作用

门脉高压增加肝窦的静水压，使液体容易漏出至腹腔。没有肝硬化的窦前性门脉高压患者很少形成腹水。因此，孤立性慢性肝外门静脉闭塞患者或非肝硬化性门脉高压者（如遗传性肝纤维化），不会形成腹水，除非由于消化道出血等原因导致肝功能损害。相反，导致窦后性门脉高压的急性肝静脉血栓形成通常伴有腹水形成。门脉高压是肝硬化肝脏结构改变的后果，使内脏血流量增加。胶原沉积的逐步增加和结节形成，改变了肝脏的正常血管结构，增加门脉血流的阻力。由于 Disse 间隙内的胶原形成，肝窦的扩张性减弱，从而对门脉系统的静水压产生影响，近年来的研究表明激活的肝星状细胞可以动态地调节肝窦张力，继而影响门脉压。

肝窦内皮细胞组成一种极端的多孔膜，几乎对大颗粒完全通透，例如血浆蛋白。不过内脏毛细血管的孔径要比肝窦小 $50\sim100$ 倍，因此，肝脏内经肝窦的渗透压梯度为 0，而内脏循环为 $0.8\sim0.9$（最大值的 80% ~ 90%）[12]。该两极之间血浆渗透压梯度可以减少血浆白蛋白浓度改变对经微血管液体交换的影响。因此，旧的概念中腹水形成继发于血浆渗透压的降低的观点是错误的，血浆白蛋白对腹水形成速度的影响很小。门脉高压是腹水形成的决定性因素，肝静脉门脉楔压梯度 <12mmHg 者很少产生腹水[15]，为降低门脉压力进行的侧车门腔分流术常常可以缓解腹水。

3.2 水钠潴留的病理生理

水钠潴留的发生是由于"充盈不足"或"过度充盈"的经典解释过于简单，患者可表现为"充盈不足"或"过度充盈"的特征，取决于体位或肝病的严重程度。肝硬化患者肾功能不全和钠潴留的一个关键事件为全身血管扩张的发生，导致动脉有效容量的降低和高动力循环状态[16]。机制尚未完全清楚，可能包括：NO 的合成、前列环素、血浆胰高血糖素、P 物质或降钙素基因相关肽的浓度[14]。

不过，血流动力学改变与体位有关，Bernardi 的研究表明心房利钠肽随体位发生显著改变，全身血流动力学也会发生类似变化[17-18]。不过，肝硬化时有效动脉容量降低的证据仍有争议[19]。目前认同的是在平卧位时以及在动物试验中，存在心排出量增加和血管扩张。

肝硬化肾血管收缩的发生部分是一种内环境稳定性反应，包括肾脏交感神经活性升高和肾素－血管紧张素系统激活，在血管扩张时以维持血压[20]。肾血流减少会导致肾小球滤过率降低，继而钠的转运和排泄减少。肝硬化多与近端及远端肾小管的钠重吸收增加有关，远端肾小管重吸收增加系由于循环醛固酮浓度升高。不过，一些腹水患者血浆醛固酮浓度正常[21]，提示远端肾小管钠重吸收增加可能因为肾脏对醛固酮的敏感性增加或者其他未明确的原因[22]。

在代偿期肝硬化患者，钠潴留可以发生在没有血管扩张和有效低血容量者，肝窦型门脉高压可以减少肾脏血流量，即使在缺乏全身血流动力学改变的情况下，提示肝肾反射的存在[23-24]。除了全身血管扩张外，肝病和门脉高压的严重程度同样归因于肝硬化患者钠处理能力的异常[25]。

4　诊断

4.1　初始调查

通过病史和查体常常就可以发现腹水的很明显的病因，更重要的是明确诊断。不能想当然地认为酗酒者即有酒精性肝病。入院时必须的检查包括诊断性腹腔穿刺，测定腹水的白蛋白和总蛋白、腹水白细胞计数和培养、腹水淀粉酶，当怀疑恶性肿瘤时应该行腹水细胞学检查。其他检查包括腹部超声，血液学检查如尿素氮、电解质、肝功能、凝血酶原时间和全血细胞计数。

4.2　腹腔穿刺

最常用的穿刺点为脐侧 15cm 左右，注意避开肿大的肝脾，常为腹部的左右下限。腹壁上下动脉多在脐侧并走向腹股沟中点，应注意避开[12]。单纯的诊断性穿刺只需要 10～20ml 腹水[26-27]。穿刺的并发症腹壁血肿的发生率大概为 1%，更严重者如腹腔内出血或肠穿孔的发生率更低，<1/1000[28]。凝血机制异常者不是腹穿的禁忌证，大部分肝硬化腹水患者具有凝血酶原时间延长和一定程度的血小板减少症。没有证据支持在腹穿前使用新鲜冰冻血浆，尽管当血小板严重减少时（<40000），大多数临床医师会输注混合血小板以减少出血风险。

推荐：对腹水患者应正式告知行诊断性或治疗性腹腔穿刺（证据级别：5；推荐：D级）。

4.3　腹水检查

4.3.1　腹水白细胞计数和培养

所有患者应该筛查是否存在自发性细菌性腹膜炎（SBP），占以肝硬化腹水入院患者的 15%[29-31]。腹水白细胞数 >250/mm^3（0.25×10^9/L），没有内脏穿孔或炎症时即可诊断 SBP。肝硬化腹水的红细胞数多 <1000/mm^3，血性腹水（>50000/mm^3）在肝硬化者发生率约 2%[32]。肝硬化伴血性腹水的患者中大概 30% 为肝癌[33]。

不过有 50% 的血性腹水患者找不到病因[33]。腹水 Gram 氏染色价值和帮助不大，分枝杆菌涂片的敏感性不高，培养的敏感性约为 50%[35]。许多研究表明在 SBP 患者，把腹水注入血培养瓶内，得到的微生物培养阳性率为 72%～90%，而使用无菌的容器仅为 40%[34,36-39]。

4.3.2　腹水蛋白和腹水淀粉酶

传统上以腹水蛋白浓度 25g/L 为界把腹水分为渗出液和漏出液，主要用于区分腹水的原因，如恶性肿瘤常常为渗出液而肝硬化常为漏出液[32,40-43]。不过在临床实践中常会产生错觉[44]。血清－腹水白蛋白梯度（SA－AG）则优于上述分类，准备率可达97%[42,45-46]（表1）。

表1　腹水蛋白和腹水淀粉酶

SA－AG≥11g/L	SA－AG＜11g/L
肝硬化	恶性肿瘤
心功能衰竭（心衰）	胰腺炎
肾病综合征	结核

腹水淀粉酶高即可诊断胰源性腹水[47-49]，在临床怀疑胰腺炎时应该检测腹水淀粉酶。

4.3.3 腹水细胞学检查

腹水细胞学检查的阳性率仅为7%[50]，不过诊断恶性腹水的准确率为60%～90%，特别在测试数百毫升腹水时应该使用离心浓缩技术。临床医师应该和细胞室在腹穿前讨论需要的腹水量，不过，腹水细胞学不应该作为原发性肝癌的主要的诊断选择。

腹水的首次检查应该包括血清腹水白蛋白梯度，价值优于腹水总蛋白（证据级别：2b；推荐：B级）。

临床怀疑胰腺疾病时应测定腹水淀粉酶（证据级别：4；推荐：C级）。

腹水应在床边注入血培养瓶内，在显微镜下行白细胞计数（证据级别：2a；推荐：B级）。

5　治疗

5.1　卧床休息

肝硬化腹水患者，直立体位推测与肾素－血管紧张素－醛固酮系统和交感神经系统激活有关，导致肾小球滤过率和钠排泄降低，对利尿剂的反应减弱[45]。这种反应甚至强于中等度的体育锻炼[52-53]。以上证据强烈建议患者在利尿剂治疗的同时应该卧床休息。不过，尚无临床研究证实卧床后利尿剂的疗效增加，减少住院时间。由于卧床可能导致肌肉萎缩及其他并发症，甚至延长住院时间，因此对无并发症的腹水患者不作常规推荐。

推荐：卧床休息不推荐作为腹水的治疗（证据级别：5；推荐：D级）。

5.2　限盐饮食

单独的限盐饮食可以使10%的患者产生负性的钠平衡[54]，限钠可以减少利尿剂的需求，腹水缓解加速，缩短住院时间[55-56]。过去，饮食中的盐常限制在22～50mmol/d，这样的饮食常导致蛋白质营养不良，预后不佳，目前已不作为推荐。典型的英国餐每天含有150mmol的钠，其中15%为添加的盐，70%为已加工的食品[58-59]。饮食中盐的限制应该在90mmol/d（5.2g）左右，采用非添加盐的饮食，避免预先加工过的食品（如馅饼）。营养学家的指导和宣传传单可以帮助指导患者及其亲属如何面对限盐饮食。一定的药物，尤其是泡腾片制剂，盐的含量较高。静脉使用的抗生素通常含有 2.1~3.6mmol/g 的钠，静脉使用的环丙沙星则在 200ml 中含有 30mmol 的钠。尽管通常对腹水患者应该避免输注含盐的液体，但也有例外，如发生肝肾综合征或伴严重的低钠血症的肾功能损伤者，往往需要给予晶体液或胶体液进行扩容治疗。对于肝肾综合征者，国际腹水俱乐部推荐输注生理盐水。

推荐：食物中盐的限制应该为非添加盐的饮食为主，90mmol/d（5.2g/d）（证据级别：2b；推荐：B 级）。

5.3 限水的作用

限水对腹水的消退有益还是有害尚无研究，大多数专家同意对无并发症的腹水限水作用不大。不过在许多中心，限水对腹水伴低钠血症者已经成为标准的临床实践。对这些患者的最佳治疗仍有争议，目前仍不知道最佳方案。大多数肝病学家对这些患者严格限水，基于我们对低钠血症的发病机制的理解，这样治疗可能无益，会加重有效血容量不足的严重程度，促进抗利尿激素（ADH）的非渗透性分泌，导致循环 ADH 的进一步升高，肾功能下降。肝硬化腹水中 25%~60% 发现存在自由水清除率受损[60]，发生自发性低钠血症[61]。因此，一些肝病学家建议加强血浆扩容，抑制 ADH 释放的刺激。需要进一步研究最佳的治疗手段[62]。新出现的证据支持使用特异性的血管加压素 II 受体拮抗剂来治疗稀释性低钠血症[63-65]，是否能改善总体的发病率和死亡率尚不明确，重要的是对正在等待肝移植的患者应该避免严重的低钠血症，因为后者会在手术时因为液体复苏而导致脑桥中央髓鞘溶解的风险增大。

5.4 利尿剂治疗期间低钠血症的处理

5.4.1 血钠 ≥126mmol/L

对于血钠 ≥126mmol/L 的腹水患者，如果肾功能在利尿剂使用期间没有恶化则不需要限水，利尿剂可以继续放心使用。

5.4.2 血钠 ≤125mmol/L

对于中等度低钠血症（121~125mmol/L），是否需要停用利尿剂仍有争议。但对于血钠 ≤120mmol/L 者，均主张停用利尿剂。如果血肌酐显著升高或者 >150μmol/L，推荐进行扩容治疗。佳乐施（Gelofusine）、尿素交联明胶（Haemaccel）和 4.5% 白蛋白液的钠浓度均与生理盐水相当（154mmol/L），可能会加重钠潴留，不过我们认为对肾功能正常的腹水患者是合适的，效果要优于那些可能会发生不可逆肾衰竭的患者。对于伴严重低钠血症的临床上血容量正常者，自由水清除率降低但目前未服用利尿剂，或者血肌酐正常者，限水应该慎重。

推荐：

血钠 126~135mmol/L，血肌酐正常，继续利尿剂治疗，观察血电解质，不需限水；

血钠 121～125mmol/L，血肌酐正常，国际上的意见是继续利尿剂治疗，本指南建议终止利尿剂治疗，或者采取更谨慎的方法；

血钠 121～125mmol/L，血肌酐升高（>150μmol/L 或 >120μmol/L 并且仍再升高），停止利尿剂，并给予扩容治疗；

血钠≤120mmol/L，停止利尿剂。这类患者的处理较困难，而且有争议。本指南认为大部分患者需要胶体或晶体液扩容。不过，应该避免血钠上升幅度 >12mmol/（L·24h）。（证据级别：5；推荐：D 级）。

5.5 利尿剂

从 1940 年起，利尿剂就是治疗腹水的主要武器，许多制剂已经开发，在英国最常用的就是螺内酯、阿米洛利、呋塞米和布美他尼。

5.5.1 螺内酯

螺内酯是醛固酮拮抗剂，主要作用于远端肾小管，使尿钠排泄增多和保钾[66]。螺内酯是肝硬化腹水治疗的首选药物，初始剂量为 100mg/d，逐步增加到 400mg 以达到足够的尿钠排泄作用。服用螺内酯后产生利尿钠效果有 3～5d 的延迟[67]。对照研究证实，螺内酯的排尿钠和利尿效果优于呋塞米等袢利尿剂[68-71]。螺内酯在肝硬化患者最常见的副作用与其抗雄性激素活力有关，如男性表现为性欲下降、性无能和男性乳房发育，女性表现为月经不规律。在使用坎利酸钾（烯睾丙酸钾）后男性乳房发育可以显著减少[72]，但在英国尚未上市。他莫昔芬 20mg，一日 2 次，对治疗男性乳房发育有效[73]。高钾血症是最重要的并发症，常常会限制螺内酯的使用[74]。

5.5.2 呋塞米

呋塞米为袢利尿剂，在正常个体可以产生显著的排钠利尿效果。由于肝硬化腹水患者单独使用呋塞米的低效性，它通常作为螺内酯治疗的添加手段[71]。初始剂量为 40mg/d，每 2～3d 加量，每天不超过 160mg。大剂量的呋塞米多导致严重的电解质紊乱和代谢性碱中毒，应谨慎使用。同时使用呋塞米和螺内酯可以提高利尿效果[12,28]。

5.5.3 其他利尿剂

阿米洛利作用于远端肾小管，以 15～30mg/d 的剂量可以对 80% 的患者产生利尿效果，但不如螺内酯或坎利酸钾[75]。布美他尼的作用机制和效果与呋塞米类似[76]。

一般情况下，腹水的治疗多采用阶梯策略，开始为中等度的限钠饮食，同时给予剂量逐渐增加的螺内酯，在 400mg 螺内酯单独使用疗效不佳时添加呋塞米[77-79]。在严重水肿患者，不需要减慢每日体重下降的速率[28]。如果水肿缓解而腹水持续存在，体重下降的速率应该不超过 0.5kg/d[80]。过度利尿会导致血管内容量缺失（25%），进一步引起肾功能损害、肝性脑病（26%）和低钠血症（28%）[81]。

平均 10% 肝硬化腹水患者为顽固性腹水[71,82]，对那些治疗无反应的患者应该详细了解其饮食和服药史，重要的是确认患者没有使用富含钠盐的药物，或者抑制钠水排泄的药物如 NASIDs[83-84]。通过检测尿钠排泄监测患者对食钠限制的依从性，如果尿钠超过推荐的食钠摄入量，且治疗无效，即可认定患者治疗依从性不佳[85]。

腹水的一线治疗为单用螺内酯，剂量从 100mg/d 逐步升高到 400mg/d。

如果不能缓解腹水，加用呋塞米，剂量最多 160mg/d，需要同时进行详细的生化检查和临床监测（证据级别：1a；推荐：A 级）。

5.6 治疗性腹腔穿刺

大量或顽固性腹水患者常常需要反复大量腹腔穿刺放液，多数临床对照研究均证实大量放液加补充容量扩充剂如胶体液是安全、快速和有效的[81,86-88]，1985 年的首个研究证实连续大量腹穿放液（4~6L/d）加补充白蛋白（8g/L 腹水），较单用利尿剂更有效，并发症更少，住院时间缩短[89]。随后的研究评价了腹穿的效果、安全性、穿刺的速度、穿刺后的血流动力学改变以及胶体液的补充治疗。不补充容量扩充剂会导致腹穿后循环功能障碍、肾功能损害和电解质紊乱[90-93]。

腹穿后，如果不继续利尿治疗，大部分（93%）会腹水复发，而予螺内酯治疗者复发率为 18%。尚无证据表明腹穿 1~2d 后给予利尿治疗会增加腹穿后循环功能障碍的风险。

5.6.1 腹穿后血流动力学改变

完全腹腔穿刺放液会导致显著的血流动力学效应，曾经错误地推测完全腹腔穿刺放液（大量的，10L 以上）会导致循环衰竭[91]。大量的腹穿放液（2~4h 内平均 10L 以上）引起显著的腹腔内压和下腔静脉压力降低，导致右心房压下降，心排出量升高。在 3h 内变化是最大的。肺毛细血管楔压在 6h 后下降，在没有胶体液补充时会持续降低，血压平均下降 8mmHg 左右[91]。腹穿术后循环功能障碍的严重程度与患者的生存率成负相关[95]。一些无对照组的研究报道指出进展期肝病患者会发生非常严重的腹穿后低血压，不过发生极其罕见。

5.6.2 腹穿后血浆扩充剂

一项研究评价了 12 例患者在单次完全腹穿放液 5L 以内的血流动力学和神经体液反应，认为不用白蛋白仍然是安全的[96]。不过，许多专家对此单个的小样本的非随机研究的结果持保留意见[10]。因此，国际腹水俱乐部推荐在放腹水小于 5L 时使用合成的血浆扩充剂，该推荐意见主要来自共识而不是事实。无论何时只要排放腹水 >5L，均应该使用血浆容量扩充剂[90]。有研究评价了连续腹穿伴或不伴补充白蛋白治疗张力型腹水患者，在没有补充白蛋白者存在明显的更高发生率的肾功能损害、血钠降低、肾素 - 血管紧张素 - 醛固酮系统激活[90]。

对于使用白蛋白还是人工合成的血浆扩充剂仍有争论，在一些个体的相对小样本的无加权的随机对照研究中，比较了右旋糖酐 70 或尿素交联明胶/佳乐施与白蛋白的效果，发现这些血浆容量扩充剂对防止低钠血症和肾功能损害均有一定的临床疗效[97-99]。不过，人工合成的血浆扩充剂伴有明显增高的 RAA 系统的活化[97]。这些数据表明如果样本数足够大，将可以证实白蛋白的疗效优于右旋糖苷、尿素交联明胶或佳乐施[100]。最近 Moreau 等研究发现，腹穿术后补充白蛋白，可以降低肝脏病变相关并发症的发生，30d 的平均主要费用明显低于使用人工合成血浆扩充剂者[101]。在没有更进一步的研究比较白蛋白和人工合成血浆扩充剂的效用之前，本指南推荐在大量腹穿放液（＞5L）时，白蛋白是最佳选择。在 ＞5L 的腹水排出后，补充 20% 或 25% 的白蛋白，每 1L 腹水补充 8g。

5.7 操作步骤

腹穿应该在严格无菌的条件下进行。导管应该有多个侧孔，否则导管头端容易被肠壁堵塞。针头以 "Z" 形穿刺入腹部左右下限，垂直进入皮肤，斜行穿过皮下组织并进入腹腔，而针头始终保持与皮肤表面垂直。这样可以确保皮肤表面和腹膜的针道不在一个垂直通道上。应该在 1～4h 内一次穿刺完成所有放液，小心改变穿刺针在腹腔里的方向，必要时让患者改变体位。穿刺液应该即刻送检而不应留过夜。穿刺后如果有腹水渗漏，患者应该取穿刺点相反的体位至少 2h，或者细针线缝合穿刺点。

推荐：治疗性腹穿是大量的和顽固性腹水的一线治疗手段（证据级别：1a；推荐：A 级）。

低于 5L 无并发症的肝硬化腹水行腹穿放液后应该补充人工合成的血浆扩充剂，不一定需要白蛋白（证据级别：2b；推荐：B）。

大量放腹水应该一次完成，一旦操作完成后就应该补充血浆扩充剂，可以选择每 1L 腹水 8g 白蛋白（证据级别：1b；推荐：A 级）。

5.8 经颈静脉肝内门体分流术（TIPS）

既然升高的门脉压是腹水形成的主要原因之一，TIPS 无疑是顽固性腹水最有效的治疗手段。在局麻和镇静的基础上置入支架，起到门腔侧侧分流的效果，因此已经取代了大部分的外科分流术。很多无对照的研究评价了 TIPS 对顽固性腹水的疗效[102-105]。操作技术成功率在 93%～100%[103,106-108]，腹水控制率为 27%～92%[103,108-109]，75% 的病例达到完全缓解[103]。TIPS 导致继发性的 RAA 系统活性下降，钠排泄增加[110]。

前瞻性随机研究显示 TIPS 控制腹水效果优于大量腹穿放液，不过 TIPS 对未移植患者的生存率影响尚未达到一致意见[111-113]。另外，TIPS 可以改善患者总体的生活质量[112]，不过是否因为控制腹水后是食欲改善尚不明确[110,114-115]。TIPS 后肝性脑病发生率平均 25%，60 岁以上者风险更高[116]。Child - Pugh C 级患者 TIPS 的效果欠佳[111]。TIPS 会增加心脏前负荷，在既往有心脏病的患者容易诱发心衰[117]。TIPS 可以作为需要频繁进行腹穿放液（一般一个月 3 次以上）者的治疗手段，同样可以缓解 60%～70% 患者的肝性胸水[118-120]。

终末期肝病评分（MELD），来自于对 TIPS 术后疾病的预后判断[121]，目前已发展为对肝硬化患者预后的判断指标[122]。计算公式为：$R = 0.9576\log e$（肌酐 mg/dl）+

0.3786loge（胆红素 mg/dl）+1.1206loge（INR）+0.6436（肝硬化病因），肝硬化病因中酒精性和胆汁瘀滞性肝病为0，其他原因为1。注意肌酐和胆红素均为旧单位。患者MELD >1.8，选择性 TIPS 术后中位生存期为3个月左右，不适合行 TIPS，除非是作为肝移植前的过渡[121]。$R = 1.5$，中位生存期6个月左右，$R = 1.3$，则为12个月。

推荐：TIPS 适用于需要反复腹穿放液的顽固性腹水者和肝性胸水者，对风险度要进行评价（证据级别：1b；推荐：B 级）。

6　预后

发生腹水者在诊断明确后2年内死亡率在50%左右[2-5]，如果腹水对常规药物治疗无效，6个月内死亡率可达50%[123]。尽管在等待肝移植期间进行腹穿放液或者 TIPS 可以缓解腹水，改善生存质量，但并不能改善远期的预后[103,124-125]。因此，如果肝硬化患者出现腹水，应该考虑肝移植。注意腹水患者的肾功能，移植前肾功能障碍会增加术后死亡率和病情恢复延迟，从而延长 ICU 内滞留时间和住院时间[126-128]。

推荐：在肝硬化腹水患者应该考虑肝移植（证据级别：1C；推荐：B 级）。

7　自发性细菌性腹膜炎

自发性细菌性腹膜炎（SBP）是腹水单个细菌感染的结果，多缺乏多个和连续性感染源。SBP 是肝硬化腹水患者的一种常见且严重的并发症，在住院患者中的发病率为10% ~30%[29-31]。首次诊断的死亡率超过90%，不过在住院病人，由于可以早期诊断和适当治疗，死亡率减低到20%左右[85]。

7.1　诊断

SBP 患者通常是无症状的[129-130]，不过部分患者具有发热、轻度腹痛、呕吐或意识模糊等症状。在没有明显诱发因素时患者出现肝性脑病、肾功能受损或者外周白细胞增多时应该考虑该诊断。肝硬化腹水患者入院时应该行诊断性腹腔穿刺术[31]。

7.1.1　腹水分析

当腹水中性粒细胞数 >250/mm³（0.25×10^9/L），且没有腹腔内和需要外科治疗的脓毒血症即可诊断 SBP。以中性粒细胞 250/mm³ 为界的敏感性最高，而以 500/mm³ 则有更高的特异性[131-134]。在腹水红细胞数 >10000/mm³（以为伴发肿瘤或创伤）的血性腹水患者，应以每 250 个红细胞一个中性粒细胞校正来避免血性腹水的影响[31]。腹水离心后的涂片行 Gram 氏染色帮助不大，不必常规使用[34]。

7.1.2　腹水培养

"培养阴性的中性粒细胞腹水"患者（PMN >250/mm³，0.25×10^9/L）的临床表现和培养阳性者类似，发病率和死亡率均较高，应该采用一致的治疗策略[136-137]。一些患者为"单微生物的细菌性腹水"，其培养阳性，但是中性粒细胞数正常。这种感染相对比较常见，不过大部分都被机体自身防御机制（如调理素和补体介导的杀菌活力）所清除[138-139]。对培养阳性者，进一步行中性粒细胞计数，如果正常而且患者无症状，可以暂时不管，不过需要重复培养[138-140]。如果中性粒细胞计数 >250/mm³，则按照 SBP 处理。

推荐：所有肝硬化腹水的住院患者均应行诊断性腹腔穿刺（证据级别：1a；推荐：A 级）。

有腹膜感染症状和体征的肝硬化腹水患者（包括发生脑病、肾功能损害或外周血白细胞减少，而无明显诱发因素者）均应行诊断性腹腔穿刺（证据级别：2b；推荐：C 级）。

腹水应该在床边立即置入血培养瓶（证据级别：2a；推荐：B 级）。

7.2 治疗

7.2.1 抗生素

SBP 患者分离出的最常见的微生物是大肠杆菌、革兰氏阳的性球菌（主要是链球菌属）和肠球菌，占 SBP 主要致病原的 70%[85,141]。头孢噻肟是最常使用抗生素，涵盖 95% 腹水分离的菌群，腹水中浓度很高[28,142]。5d 和 10d 的疗效相当[143]，剂量 2g bid 和 2g qid 的效果一样[144]。其他的头孢菌素（如头孢曲松和头孢他啶）与阿莫西林克拉维酸对缓解 SBP 的效果等同于头孢噻肟[31,145]。对于无症状患者，肠鸣音存在时，SBP 可以使用口服抗生素治疗[27]。根据肾功能口服环丙沙星 750mg bid 或阿莫西林克拉维酸 1000/200mg tid，是合理的。

SBP 感染的控制多伴随症状和体征的改善。对于症状未改善者应该早期认识到治疗的失败，在抗生素治疗 2d 以后腹水中性粒细胞数减少低于 25% 提示治疗失败。此时要考虑继发性腹膜炎可能，多继发于腹腔内脏器的穿孔或炎症，需要在体外药敏或经验基础上进一步评价或调整抗生素治疗方案。腹水中出现多个微生物强烈提示肠道穿孔，需要进一步紧急检查。除了查腹水蛋白、糖、LDH、CEA 和 ALP 水平外[146-147]，常用的还包括立位腹部 X 片和 CT 扫描。

7.2.2 SBP 时输注白蛋白

SBP 时发生肾功能损害约为 30%，是死亡的最强的预测因素[146]。最近一项研究发现，头孢噻肟联用白蛋白可以提高生存率，使肾功能损害降低到 10%[149]。该研究随即受到质疑，因为对照组并未给予同等量的液体如胶体液[150]。进一步的研究显示，白蛋白与同等剂量的羟乙基淀粉相比，可以显著改善循环功能，降低内皮系统的功能障碍。对于血肌酐升高的患者，在头 6 个小时内输入白蛋白 1.5g/kg，随后第 3d 补充 1g/kg[149]。

7.2.3 SBP 的一次性完全腹穿放液

目前没有关于 SBP 时一次性完全腹穿放液治疗效果的证据。

推荐：在肝硬化腹水患者，只要中性粒细胞数 >250/mm³，就应该开始经验性抗生素治疗（证据级别：1b；推荐：A 级）。

第三代头孢菌素如头孢噻肟在 SBP 中研究最广泛，也被证实有效（证据级别：1a；推荐：A）。

SBP 伴肾功能损害患者，应在最初 6h 内补充白蛋白 1.5g/kg，随后第 3d 补充 1g/kg

（证据级别：2b；推荐：B 级）。

7.3 疗效

对于从来没有患过 SBP 和腹水蛋白浓度低于 10g/L 者，尚无进行预防治疗的一致意见。在经历过一次 SBP 发生者，一年的总复发率平均为 70%[85]，一年的生存率在 30% ~50%，2 年后降到 25% ~30%[151-152]。因此发作过一次 SBP 者应该视作为肝移植的候选者。在发生过一次 SBP 的患者，口服诺氟沙星（400mg/d）可以使 SBP 复发率从 68% 降到 20%，革兰氏阴性杆菌感染所致的 SBP 从 60% 降到 3%[153]。在英国的多个中心，均使用每日 1 次的环丙沙星或诺氟沙星预防 SBP 的发生[154-155]。一项研究显示，在长期预防性使用喹诺酮类抗生素导致革兰氏阳性菌感染率升高，占 79%，包括甲氧西林耐药金黄色葡萄球菌，而未预防性治疗者，革兰阴性菌感染为主，占 67%[156]。

推荐：发作过一次 SBP 的患者应预防性持续使用诺氟沙星 400mg/d 或者环丙沙星 500mg/d（证据级别：1b；推荐：B 级）。

所有发生过 SBP 者均应考虑行肝移植（证据级别：1c；推荐：B 级）。

总结：腹水的形成是肝硬化自然史上的一个重要标志，充分的治疗是必要的，不仅因为可以改善生存质量，而且可以预防 SBP 等严重的并发症的发生。不过腹水的治疗尚不能显著改善预后，因此，腹水形成应该被视作为肝移植的指征之一，肝移植是肝硬化腹水及其并发症的最终的有效治疗手段。

参考文献

[1] Kim WR, Brown JR, Terrault NA, et al. Burden of liver disease in the UnitedStates: summary of the workshop. Hepatology, 2002, 36: 227 – 242.

[2] Gines P, Quintero E, Arroyo V, Teres J, et al. Compensated cirrhosis: naturalhistory and prognostic factors. Hepatology, 1987, 7: 12 – 18.

[3] Powell WJ, Klatskin G. Duration of survival in patients with Laennec' scirrhosis of the liver. Am J Med, 1968, 44: 406 – 420.

[4] D' Amico G, Morabito A, Pagliaro L, et al. Survival and prognostic indicatorsin compensated and decompensated cirrhosis. Dig Dis Sci, 1986, 31: 468 – 475.

[5] Llach J, Gines P, Arroyo V, et al. Prognostic value of arterial pressure, endogenous vasoconstrictive systems, and renal function in cirrhotic patientsadmitted to the hospital for the treatment of ascites. Gastroenterology, 1988; 94, 482 – 487.

[6] Runyon BA. Ascites. In: Schiff L, Schiff ER, eds. Diseases of the liver, 7th Edn. Philadelphia: Lippincott, 1993: 990 – 1015.

[7] Fisher NC, Hanson J, Phillips A, et al. Mortality from liver disease in the WestMidlands, 1993 – 2000: observational study. BMJ, 2002, 325: 312 – 313.

［8］British Society of Gastroenterology. Care of patients with gastrointestinaldisorders in the United Kingdom. An evidence based strategy for the future. London: British Society of Gastroenterology, March 2005.

［9］Philips B, Ball C, Sackett D, et al. Oxford Centre for evidence – based medicine. http: //cebm. net/levels_ of_ evidence. asp#levels (last accessed 11 August2006).

［10］Moore KP, Wong F, Gines P, et al. The management of ascites in cirrhosis: Report on the consensus conference of the International Ascites Club. Hepatology, 2003, 38: 258 – 266.

［11］Arroyo V, Gines P, Gerbes AL, et al. Definition and diagnostic criteria ofrefractory ascites and hepatorenal syndrome in cirrhosis. Hepatology, 1996, 23: 164 – 176.

［12］Arroyo V, Gines P, Planas R, et al. Pathogenesis, diagnosis, and treatment ofascites in cirrhosis. In: Bircher J, Benhamou J – P, McIntyre N, et al, eds. Oxford textbook of clinical hepatology. New York: Oxford University Press, Inc, 1999: 697 – 731.

［13］Dudley FJ. Pathophysiology of ascites formation. Gastroenterol Clin NorthAm, 1992, 21: 215 – 235.

［14］Gines P, Fernandez – Esparrach G, Arroyo V, et al. Pathogenesis of ascites incirrhosis. Semin Liver Dis, 1997, 17: 175 – 189.

［15］Casado M, Bosch J, Garcia – Pagan JC, et al. Clinical events after transjugularintrahepatic portosystemic shunt: correlation with hemodynamic findings. Gastroenterology, 1998, 114: 1296 – 1303.

［16］Schrier RW, Arroyo V, Bernardi M, et al. Peripheral vasodilation hypothesis: a proposal for the initiation of renal sodium and water retention in cirrhosis. Hepatology, 1988, 8: 1151 – 1157.

［17］Bernardi M, Santini C, Trevisani F, et al. Renal function impairment inducedby change in posture in patients with cirrhosis and ascites. Gut, 1985, 26: 629 – 635.

［18］Bernardi M, Fornale L, Di Marco C, et al. Hyperdynamic circulation ofadvanced cirrhosis: a re – appraisal based on posture – induced changes inhemodynamics. J Hepatol, 1995, 22: 309 – 318.

［19］Wong F, Liu P, Tobe S, et al. Central blood volume in cirrhosis: measurementwith radionucleotide angiography. Hepatology, 1994, 19: 312 – 321.

［20］Arroyo V, Gines P, Rimola A, et al. Renal function abnormalities, prostaglandins and effects of non – steroidal anti – inflammatory drugs incirrhosis with ascites. An overview with emphasis on pathogenesis. Am J Med, 1986, 81 (suppl 2B): 104 – 122.

［21］Wilkinson SP, Jowett TP, Slater JD, et al. Renal sodium retention in cirrhosis: relation to aldosterone and nephron site. Clin Sci, 1979, 56: 169 - 177.

[22] Wilkinson SP, Williams R. Renin - angiotensin - aldosterone system in cirrhosis. Gut, 1980, 21: 545 - 554.

[23] Lang F, Tschernko E, Schulze E, et al. Hepatorenal reflex regulating renalkidney function. Hepatology, 1991, 12: 590 - 594.

[24] Jalan R, Forrest EH, Redhead DN, et al. Reduction in renal blood flowfollowing acute increase in the portal pressure: evidence for the existence ofa hepatorenal reflex in man? Gut, 1997, 40: 664 - 670.

[25] Jalan R, Hayes PC. Sodium handling in patients with well compensatedcirrhosis is dependent on the severity of liver disease and portal pressure. Gut, 2000, 46: 527 - 533.

[26] Runyon BA. Paracentesis of ascites fluid: a safe procedure. Arch Int Med, 1986, 146: 2259 - 2261.

[27] McVay PA, Toy PTCY. Lack of increased bleeding after paracentesis andthoracenetesis in patients with mild coagulation abnormalities. Transfusion, 1991, 13: 164 - 171.

[28] Runyon BA. Management of adult patients with ascites due to cirrhosis. Hepatology, 2004, 39: 841 - 856.

[29] Caly WR, Strauss E. A prospective study of bacterial infections in patientswith cirrhosis. J Hepatol, 1993, 18: 353 - 358.

[30] Bac D-J, Siersema PD, Mulder PGH, et al. Spontaneous bacterial peritonitis: outcome and predictive factors. Eur J Gastroenterol Hepatol, 1993, 5: 635 - 640.

[31] Rimola A, Garcia - Tsao G, Navasa M, et al. Diagnosis, treatment andprophylaxis of spontaneous bacterial peritonitis: a consensus document. J Hepatol, 2000, 32: 142 - 153.

[32] Bar - Meir S, Lerner E, Conn HO. Analysis of ascitic fluid in cirrhosis. Dig DisSci, 1979, 24: 136 - 144.

[33] DeSitter L, Rector WG Jr. The significance of bloody ascites in patients withcirrhosis. Am J Gastroenterol, 1984, 79: 136 - 138.

[34] Runyon BA, Canawati HN, Akriviadis EA. Optimization of ascitic fluidculture technique. Gastroenterology, 1988, 95: 1351 - 1355.

[35] Manohar A, Simjee AA, Pettengill KE. Symptoms and investigative findingsin 145 patients with tuberculous peritonitis diagnosed by peritoneoscopy andbiopsy over a five year period. Gut, 1990, 31: 1130 - 1132.

[36] Castellote J, Xiol X, Verdaguer R, et al. Comparison of two ascitic fluidculture methods in cirrhotic patients with spontaneous bacterial peritonitis. Am J Gastroenterol, 1990, 85: 1605 - 1608.

［37］Siersema PD, de Marie S, van Zeijl JH, et al. Blood culture bottles aresuperior to lysis – centrifugation tubes for bacteriological diagnosis ofspontaneous bacterial peritonitis. J Clin Microbiol, 1992, 30: 667 – 669.

［38］Pawar GP, Gupta M, Satija VK. Evaluation of culture techniques fordetection of spontaneous bacterial peritonitis in cirrhotic ascites. Indian J Gastroenterol, 1994, 13: 139 – 140.

［39］Runyon BA, Amillon MR, Akriviadis EA, et al. Bedside inoculation of bloodculture bottles is superior to delayed inoculation in the detection ofspontaneous bacterial peritonitis. J Clin Microbiol, 1990, 28: 2811 – 2812.

［40］Sampliner RF, Iber FL. High protein ascites in patients with uncomplicatedhepatic cirrhosis. Am J Med Sci, 1974, 267: 275 – 279.

［41］Wilson JAP, Suguitan EA, Cassidy WA, et al. Characteristics of ascitic fluidin the alcoholic cirrhotic. Dig Dis Sci, 1979, 24: 645 – 648.

［42］Hoefs JC. Serum protein concentration and portal pressure determine theascitic fluid protein concentration in patients with chronic liver disease. J LabClin Med, 1983, 102: 260 – 273.

［43］Rector WG Jr, Reynolds TB. Superiority of the serum – ascites albumindifference over the ascites total protein concentration in separation of 'transudative' and 'exudative' ascites. Am J Med, 1984, 77: 83 – 85.

［44］Shakil AO, Korula J, Kanel GC, et al. Diagnostic features of tuberculousperitonitis in the absence and presence of chronic liver disease: a casecontrolstudy. Am J Med, 1996, 100: 179 – 185.

［45］Mauer K, Manzione NC. Usefulness of the serum – ascites albumin gradient inseparating transudative from exudative ascites: another look. Dig Dis Sci, 1988, 33: 1208 – 1212.

［46］Runyon BA, Montano AA, Akriviadis EA, et al. The serum – ascites albumingradient is superior to the exudate – transudate concept in the differentialdiagnosis of ascites. Ann Int Med, 1992, 117: 215 – 220.

［47］Runyon BA. Amylase levels in ascitic fluid. J Clin Gastroenterol, 1987, 9: 172 – 174.

［48］Polak M, Mattosinho Francs LC. Chronic pancreatitis with massive ascites. Digestion, 1968, 1: 296 – 304.

［49］Schindler SC, Schaefer JW, Hull D, et al. Chronic pancreatic ascites. Gastroenterology, 1970, 59: 453 – 459.

［50］Runyon BA, Hoefs JC, Morgan TR. Ascitic fluid analysis in malignancyrelatedascites. Hepatology, 1988, 8: 1104 – 1109.

［51］Ring－Larsen H, Henriksen JH, Wilken C, et al. Diuretic treatment indecompensated cirrhosis and congestive heart failure: effect of posture. BMJ, 1986, 292: 1351 – 1353.

［52］Salo J, Gines A, Anibarro L, et al. Effect of upright posture and physicalexercise on endogenous neurohumoral systems in cirrhotic patients withsodium retention and normal supine plasma renin, aldosterone, andnorepinephrine levels. Hepatology, 1995, 22: 479 – 487.

［53］Salo J, Guevara M, Fernandez－Esparrach G, et al. Impairment of renalfunction during moderate physical exercise in cirrhotic patients with ascites: relationship with the activity of neurohormonal systems. Hepatology, 1997, 25: 1338 – 1342.

［54］Gerbes AL. Medical treatment of ascites in cirrhosis. J Hepatol, 1993, 17: S4 – 9.

［55］Descos L, Gauthier A, Levy VG, et al. Comparison of six treatments of ascitesin patients with liver cirrhosis. Hepatogastroenterology, 1983, 30: 15 – 20.

［56］Gauthier A, Levy VG, Quinton A, et al. Salt or no salt in the treatment ofcirrhotic ascites: a randomised study. Gut, 1986, 27: 705 – 709.

［57］Soulsby CT, Morgan YM. Dietary management of hepatic encephalopathy incirrhotic patients: survey of current practice in United Kingdom. BMJ, 1999, 318: 1391.

［58］Gregory J, Foster K, Tyler H, et al. The dietary and nutritional survey ofBritish adults. London: HMSO, 1990.

［59］Ministry of Agriculture, Fisheries and Food. The dietary and nutritionalsurvey of British adults— further analysis. London: Ministry of Agriculture, Fisheries and Food, 1994.

［60］Bichet D, Szatalowicz V, Chaimovitz C, et al. Role of vasopressin inabnormal water excretion in cirrhotic patients. Ann Int Med, 1982, 96: 413 – 417.

［61］Gatta A, Caregaro L, Angeli P, et al. Impaired renal water excretion in livercirrhosis. The role of reduced distal delivery of sodium. Scand J Gastroenterol, 1988, 23: 523 – 528.

［62］Perez－Ayuso RM, Arroyo V, Camps J, et al. Effect of demeclocycline on renalfunction and urinary prostaglandin E2 and kallikrein in hyponatremiccirrhotics. Nephron, 1984, 36: 30 – 37.

［63］Gerbes AL, Gulberg V, Gines P, et al. Therapy of hyponatremia in cirrhosiswith a vasopressin receptor antagonist: a randomized double－blindmulticenter trial. Gastroenterology, 2003, 124: 933 – 939.

［64］Fernandez－Varo G, Ros J, Cejudo－Martin P, et al. Effect of the V1a／V2－AVPreceptor antagonist, Conivaptan, on renal water metabolism and systemichemodynamics in rats with cirrhosis and ascites. J Hepatol, 2003, 38: 755 – 761.

［65］Wong F, Blei AT, Blendis LM, et al. A vasopressin receptor antagonist (VPA－985) improves serum concentration in patients with hyponatremia: amulticenter, randomized, placebo

- controlled trial. Hepatology, 2003, 37: 182 - 191.

[66] Santos J, Planas R, Pardo A, et al. Spironolactone alone or in combinationwith furosemide in the treatment of moderate ascites in nonazotemiccirrhosis. A randomized comparative study of efficacy and safety. J Hepatol, 2003, 39: 187 - 192.

[67] Karim A. Spironolactone metabolism in man revisited. In: Brunner HR, eds. Contemporary trends in diuretic therapy. Amsterdam: Excerpta Medica, 1986, 22 - 37.

[68] Eggert RC. Spironolactone diuresis in patients with cirrhosis and ascites. BMJ, 1970, 4: 401 - 403.

[69] Campra JL, Reynolds TB. Effectiveness of high - dose spironolactone therapyin patients with chronic liver disease and relatively refractory ascites. Am J DigDis, 1978, 23: 1025 - 1030.

[70] Fogel MR, Sawhney VK, Neal EA, et al. Diuresis in the ascitic patient: arandomized controlled trial of thee regimens. J Clin Gastroenterol, 1981, 3 (suppl 1): 73 - 80.

[71] Perez - Ayuso RM, Arroyo V, Planas R, et al. Randomized comparative studyof efficacy of furosemide versus spironolactone in patients with liver cirrhosisand ascites. Gastroenterology, 1983, 84: 961 - 968.

[72] Angeli P, Pria MD, De Bei E, et al. Randomized clinical study of the efficacyof amiloride and potassium canreonate in nonazotemic cirrhotic patientswith ascites. Hepatology, 1994, 19: 72 - 79.

[73] Li CP, Lee FY, Hwang SJ, et al. Treatment of mastalgia with tamoxifen in malepatients with liver cirrhosis: a randomized crossover study. Am J Gastroenterol, 2000, 95: 1051 - 1055.

[74] Sungaila I, Bartle WR, Walker SE, et al. Spironolactone pharmacokineticsand pharmacodynamics in patients with cirrhotic ascites. Gastroenterology, 1992, 102: 1680 - 1685.

[75] Yamada S, Reynolds TB. Amiloride (MK - 870), a new antikaluretic diuretic. Comparison to other antikaluretic diuretics in patients with liver disease andascites. Gastroenterology, 1970, 59: 833 - 841.

[76] Herlong HF, Hunter FM, Koff RS, et al. A comparison of bumetanide andfurosemide in the treatment of ascites. Cooperative study. J Clin Pharmacol, 1981, 21: 701 - 705.

[77] Gatta A, Angeli P, Caregaro L, et al. A pathophysiological interpretation ofunresponsiveness to spironolactone in a stepped - care approach to thediuretic treatment of ascites in non - azotemic cirrhotic patients. Hepatology, 1991, 14: 231 - 236.

[78] Bernardi M, Laffi G, Salvagnini M, et al. Efficacy and safety of the steppedcare medical treatment of ascites in liver cirrhosis: a randomized controlledclinical trial comparing two diets

with different sodium content. Liver, 1993, 13: 156 - 162.

［79］Takaya A, Fukui H, Matsumura M, et al. Stepped care medical treatment forcirrhotic ascites: analysis of factors influencing the response to treatment. J Gastroenterol Hepatol, 1995, 10: 30 - 35.

［80］Pockros PJ, Reynolds TB. Rapid diuresis in patients with ascites from chronicliver disease: the importance of peripheral edema. Gastroenterology, 1986, 90: 1827 - 1833.

［81］Gines P, Arroyo V, Quintero E, et al. Comparison of paracentesis anddiuretics in the treatment of cirrhotics with tense ascites: results of arandomized study. Gastroenterology, 1987, 93: 234 - 241.

［82］Stanley MM, Ochi S, Lee KK, et al. Peritoneovenous shunting as comparedwith medical treatment in patients with alcoholic cirrhosis and massiveascites. N Engl J Med, 1989, 321: 1632 - 1638.

［83］Mirouze D, Zipser RD, Reynolds TB. Effects of inhibitors of prostaglandinsynthesis on induced diuresis in cirrhosis. Hepatology, 1983, 3: 50 - 55.

［84］Planas R, Arroyo V, Rimola A, et al. Acetylsalicylic acid suppresses the renalhemodynamic effect and reduces the diuretic action of furosemide in cirrhosiswith ascites. Gastroenterology, 1983, 84: 247 - 252.

［85］Garcia – Tsao G. Current management of the complications of cirrhosis andportal hypertension: variceal hemorrhage, ascites, and spontaneousbacterial peritonitis. Gastroenterology, 2001, 120: 726 - 748.

［86］Quintero E, Gines P, Arroyo V, et al. Paracentesis versus diuretics in thetreatment of cirrhotics with tense ascites. Lancet, 1985, 16: 611 - 612.

［87］Salerno F, Badalamenti S, Incerti P, et al. Repeated paracentesis and i. v. albumin infusion to treat 'tense' ascites in cirrhotic patients: a safe alternativetherapy, J Hepatol, 1987, 5: 102 - 108.

［88］Acharya SK, Balwinder S, Padhee AK, et al. Large volume paracentesis andi. v. dextran to treat tense ascites. J Clin Gastroenterol, 1992, 14: 31 - 35.

［89］Tito L, Gines P, Arroyo V, et al. Total paracentesis associated withintravenous albumin management of patients with cirrhosis and ascites. Gastroenterology, 1990, 98: 146 - 151.

［90］Gines P, Tito L, Arroyo V, et al. Randomized study of therapeuticparacentesis with and without intravenous albumin in cirrhosis. Gastroenterology, 1988, 94: 1493 - 502.

［91］Panos MZ, Moore K, Vlavianos P, et al. Single total paracentesis for tenseascites: sequential haemodynamic changes and right atrial size. Hepatology, 1990, 11: 667.

［92］Garcia－Compean D, Villarreal JZ, Cuevas HB, et al. Total therapeuticparacentesis (TTP) with and without intravenous albumin in the treatment ofcirrhotic tense ascites: a randomized controlled trial. Liver, 1993, 13: 233 - 238.

［93］Pozzi M, Osculati G, Boari G, et al. Time course of circulatory and humoraleffects of rapid total paracentesis in cirrhotic patients with tense, refractoryascites. Gastroenterology, 1994, 108: 709 - 719.

［94］Fernandez－Esparrach G, Guevara M, Boari G, et al. Diuretic requirementsafter therapeutic paracentesis in non－azotemic patients with cirrhosis. Arandomized double－blind trial of spironolactone versus placebo. J Hepatol, 1997, 26: 614 - 620.

［95］Gines A, Fernandez－Esparrach G, Monescillo A, et al. Randomized trialcomparing albumin, dextran 70, and polygeline in cirrhotic patients withascites treated by paracentesis. Gastroenterology, 1996, 111: 1002 - 1010.

［96］Peltekian KM, Wong F, Liu PP, et al. Cardiovascular, renal andneurohumoral responses to single large－volume paracentesis in cirrhoticpatients with diuretic－resistant ascites. Am J Gastroenterol, 1997, 92: 394 - 399.

［97］Planas R, Gines P, Arroyo V, et al. Dextran－70 versus albumin as plasmaexpander in cirrhotic patients with ascites treated with paracentesis. Gastroenterology, 1990, 99: 1736 - 1744.

［98］Salerno F, Badalamenti S, Lorenzano E, et al. Randomized comparativestudy of hemaccel vs. albumin infusion after total paracentesis in cirrhoticpatients with refractory ascites. Hepatology, 1991, 13: 707 - 713.

［99］Fassio E, Terg R, Landeira G, et al. Paracentesis with dextran 70 vs. paracentesis with albumin in cirrhosis with tense ascites: Results ofrandomized study J Hepatol, 1992, 20: 282 - 288.

［100］Arroyo V, Sort P, Gines P, et al. Treatment of ascites by paracentesis. In: Arroyo V, Gines P, Rodes J, Schrier RW, eds. Ascites and renal dysfunctionin liver disease. Melbourne: Blackwell Science, 1999: 463 - 479.

［101］Moreau R, Valla DC, Durand－Zaleski I, et al. Comparison of outcome inpatients with cirrhosis and ascites following treatment with albumin or asynthetic colloid: a randomized controlled pilot trail. Liver Int, 2006, 26: 46 - 54.

［102］Ferral H, Bjarnason H, Wegryn SA, et al. Refractory ascites: earlyexperience in treatment with transjugular intrahepatic portosystemic shunt. Radiology, 1993, 189: 795 - 801.

［103］Ochs A, Rossle M, Haag K, et al. Transjugular intrahepatic portosystemicstent shunt procedure for refractory ascites. N Engl J Med, 1995, 332: 1192 - 1197.

[104] Wong F, Sniderman K, Liu P, et al. The effects of transjugular portosystemicshunt on systemic and renal hemodynamics and sodium homeostasis incirrhotic patients with refractory ascites. Ann Intern Med, 1995, 122: 816 - 822.

[105] Quiroga J, Sangro B, Nunez M, et al. Transjugular intrahepaticportosystemic shunt in the treatment of refractory ascites: effect on clinical, renal, humoral and hemodynamic parameters. Hepatology, 1995, 21: 986 - 994.

[106] Crenshaw WB, Gordon FD, McEniff NJ, et al. Severe ascites—efficacy of thetransjugular intrahepatic portosystemic stent shunt in treatment. Radiology, 1996, 200: 185 - 192.

[107] Nazarian GK, Bjarnason H, Dietz CA Jr, et al. Effect of transjugularintrahepatic portosystemic shunt on quality of life. Radiology, 1997, 205: 173 - 180.

[108] Forrest EH, Stanley AJ, Redhead DN, et al. Clinical response afterintrahepatic portosystemic stent shunt insertion for refractory ascites incirrhosis. Aliment Pharmacol Ther, 1996, 10: 801 - 806.

[109] Jalan R, Lui HF, Redhead DN, et al. TIPS 10 years on. Gut, 2000, 46: 578 - 581.

[110] Rossle M, Siegerstetter V, Huber V, et al. The first decade of the transjugularintrahepatic portosystemic shunt (TIPS) state of the art. Liver, 1998, 18: 73 - 89.

[111] Lebrec D, Giuily N, Hadengue A, et al. Transjugular intrahepaticportosystemic shunts: comparison with paracentesis in patients with cirrhosisand refractory ascites: randomized trial. J Hepatol, 1996, 25: 135 - 144.

[112] Gines P, Uriz J, Calahorra B, et al. Transjugular intrahepatic portosystemicshunting versus paracentesis plus albumin for refractory ascites in cirrhosis. Gastroenterology, 2002, 123: 1839 - 1847.

[113] Salerno F, Merli M, Riggio O, et al. Randomized controlled study of TIPSversus paracentesis plus albumin in cirrhosis with severe ascites. Hepatology, 2004, 40: 629 - 635.

[114] Rossle M, Ochs A, Gulberg V, et al. A comparison of paracentesis andtransjugular intrahepatic portosystemic shunting in patients with ascites. N Engl J Med, 2000, 342: 1701 - 1707.

[115] Allard JP, Chan J, Sandokji K, et al. Effects of ascites resolution aftersuccessful TIPS on nutrition in cirrhotic patients with refractory ascites. Am J Gastroenterol, 2001, 96: 2442 - 2447.

[116] Sanyal AJ, Freedman AM, Shiffman ML, et al. Portosystemic encephalopathyafter

transjugular intrahepatic portosystemic shunt: results of a prospectivecontrolled study. Hepatology, 1994, 20: 46 - 55.

[117] Huonker M, Schumacher YO, Ochs A, et al. Cardiac function andhemodynamics in alcoholic cirrhosis and effects of the transjugularintrahepatic portosystemic stent shunt. Gut, 1999, 44: 743 - 748.

[118] Siegerstetter V, Deibert P, Ochs A, et al. Treatment of refractory hepatichydrothorax with transjugular intrahepatic portosystemic shunt: long - termresults in 40 patients. Eur J Gastroenterol Hepatol, 2001, 13: 529 - 534.

[119] Gordon FD, Anastopoulos HT, Crenshaw W, et al. The successful treatmentof symptomatic, refractory hepatic hydrothorax with transjugularintrahepatic portosystemic shunt. Hepatology, 1997, 25: 1366 - 1369.

[120] Jeffries MA, Kazanjian S, Wilson M, et al. Transjugular intrahepaticportosystemic shunts and liver transplantation in patients with refractoryhepatic hydrothorax. Liver Transpl Surg, 1998, 4: 416 - 423.

[121] Malinchoc M, Kamath PS, Gordon FD, et al. A model to predict poor survivalin patients undergoing transjugular intrahepatic portosystemic shunts. Hepatology, 2000, 31: 864 - 871.

[122] Kamath PS, Weisner RH, Malinchoc M, et al. A model to predict survival inpatients with end - stage liver disease. Hepatology, 2001, 33: 464 - 470.

[123] Bories P, Garcia - Compean D, Michel H, et al. The treatment of refractoryascites by the LeVeen shunt: a multicenter controlled trial (57 patients). J Hepatol, 1986, 3: 212 - 218.

[124] Wong F. Transjugular intrahepatic portosystemic stent shunt for hepatorenalsyndrome and ascites. Digestion, 1998, 59 (suppl 2): 41 - 44.

[125] Deschenes M, Dufresne M - P, Bui B, et al. Predictors of clinical response totransjugular intrahepatic portosystemic shunt (TIPS) in cirrhotic patients withrefractory ascites. Am J Gastroenterol, 1999, 94: 1361 - 1365.

[126] Gonwa TA, Morris CA, Goldstein RM, et al. Long - term survival and renalfunction following liver transplantation in patients with and withouthepatorenal syndrome—experience in 300 patients. Transplantation, 1991, 51: 428 - 430.

[127] Gonwa TA, Klintmalm GB, Levy M, et al. Impact of pretransplant renalfunction on survival after liver transplantation. Transplantation, 1995, 59: 361 - 365.

[128] Brown RS, Lombardero M, Lake JR. Outcome of patients with renalinsufficiency undergoing liver or liver - kidney transplantation. Transplantation, 1996, 62: 1788 - 1793.

[129] Toledo C, Salmeron JM, Rimola A, et al. Spontaneous bacterial peritonitis incirrhosis: predictive factors of infection resolution and survival in patientstreated with cefotaxime. Hepatology, 1993, 17: 251 - 257.

[130] Llovet JM, Planas R, Merillas R, et al. Short - term prognosis of cirrhotics withspontaneous bacterial peritonitis: multivariate study. Am J Gastroenterol, 1993, 88: 388 - 392.

[131] Garcia - Tsao G, Conn HO, Lerner E. The diagnosis of bacterial peritonitis: comparison of pH, lactate concentration and leukocyte count. Hepatology, 1985, 5: 91 - 96.

[132] Yang C - Y, Liaw Y - F, Chu C - M, et al. White count, pH and lactate in ascites inthe diagnosis of spontaneous bacterial peritonitis. Hepatology, 1985, 5: 91 - 96.

[133] Stasscu WN, McCullough AJ, Recou BR, et al. Immediate diagnostic criteriafor bacterial infection of ascitic fluid: evaluation of ascitic fluidpolymorphonuclear leukocyte count, pH and lactate concentration, alone orin combination. Gastroenterology, 1986, 90: 1247 - 1254.

[134] Albillos A, Cuervas - Mons V, Millan I, et al. Ascitic fluid polymorphonuclearcell count and serum in ascites albumin gradient in the diagnosis of bacterialperitonitis. Gastroenterology, 1990, 98: 134 - 140.

[135] Angeloni S, Nicolini G, Merli M, et al. Validation of automated blood cellcounter for the determination of polymorphonuclear cell count in the asciticfluid of cirrhotic patients with or without spontaneous bacterial peritonitis. Am J Gastroenterol, 2003, 98: 1844 - 1848.

[136] Terg R, Levi D, Lopez P, et al. Analysis of clinical course and prognosis ofculture - positive spontaneous bacterial peritonitis and neutrocytic ascites. DigDis Sci, 1992, 37: 1499 - 1504.

[137] Pelletier G, Salmon D, Ink O, et al. Culture - negative neutrocytic ascites: aless severe variant of spontaneous bacterial peritonitis. J Hepatol, 1990, 10: 327 - 331.

[138] Runyon BA. Monomicrobial non - neutrocytic bacterascites: a variant ofspontaneous bacterial peritonitis. Hepatology, 1990, 12: 710 - 715.

[139] Pelletier G, Lesur G, Ink O, et al. Asymptomatic bacterascites: is itspontaneous bacterial peritonitis? Hepatology, 1991, 14: 112 - 115.

[140] Chu C - M, Chang K - Y, Liaw Y - F. Prevalence and prognostic significance ofbacterascites in cirrhosis with ascites. Dig Dis Sci, 1995, 40: 561 - 565.

[141] Garcia - Tsao G. Spontaneous bacterial peritonitis. Gastroenterol Clin NorthAm, 1992, 21: 257 - 275.

[142] Runyon BA, Akriviadis EA, Sattler FR, et al. Ascitic fluid and serumcefotaxime

and desacetylcefotaxime levels in patients treated for bacterialperitonitis. Dig Dis Sci, 1991, 36: 1782 – 1786.

[143] Runyon BA, McHutchison JG, Antillon MR, et al. Short – course versus long-courseantibiotics treatment of spontaneous bacterial peritonitis. Gastroenterology, 1991, 100: 1737 – 1742.

[144] Rimola A, Salmeron JM, Clemente G, et al. Two different dosages ofcefotaxime in the treatment of spontaneous bacterial peritonitis in cirrhosis: results of a prospective, randomized, multicentre study. Hepatology, 1995, 21: 674 – 679.

[145] Mercader J, Gomez J, Ruiz J, et al. Use of ceftrioxone in the treatment ofbacterial infections in cirrhotic patients. Chemotherapy, 1989, 35 (suppl2): 23 – 26.

[146] Akriviadis EA, Runyon BA. Utility of an algorithm in differentiatingspontaneous from secondary bacterial peritonitis. Gastroenterology, 1990, 98: 127 – 133.

[147] Wu SS, Lim OS, Chen YY, et al. Ascitic fluid carcinoembryonic antigen andalkaline phosphatase levels for the differentiation of primary from secondarybacterial peritonitis with intestinal perforation. J Hepatol, 2001, 34: 215 – 221.

[148] Follo A, Llovet JM, Navasa M, et al. Renal impairment following spontaneousbacterial peritonitis in cirrhosis. Incidence, clinical course, predictive factorsand prognosis. Hepatology, 1994, 27: 1227 – 1232.

[149] Sort P, Navasa M, Arroyo V, et al. Effect of intravenous albumin on renalimpairment and mortality in patients with cirrhosis and spontaneousbacterial peritonitis. N Engl J Med, 1999, 341: 403 – 409.

[150] Fernandez J, Monteagudo J, Bargallo X, et al. A randomized unblinded pilotstudy comparing albumin versus hydroxyethyl starch in spontaneousbacterial peritonitis. Hepatology, 2005, 42: 627 – 634.

[151] Tito L, Rimola A, Gines P, et al. Recurrence of spontaneous bacterialperitonitis in cirrhosis: frequency and predictive factors. Hepatology, 1988, 8: 27 – 31.

[152] Altman C, Grange JD, Amiot X, et al. Survival after a first episode ofspontaneous bacterial peritonitis. Prognosis of potential candidates fororthotopic liver transplantatation? J Gastroenterol Hepatol, 1995, 10: 47 – 50.

[153] Gines P, Rimola A, Planas R, et al. Norfloxacin prevents spontaneousbacterial peritonitis recurrence in cirrhosis: results of a double – blind, placebo – controlled trial. Hepatology, 1990, 12: 716 – 724.

[154] Soriano G, Guarner C, Teixido M, et al. Selective intestinal decontaminationprevents spontaneous bacterial peritonitis. Gastroenterology, 1991, 100: 477 – 481.

［155］Rolachon A，Cordier L，Bacq Y，et al. Ciprofloxacin and long - term preventionof spontaneous bacterial peritonitis：results of a prospective controlled trial. Hepatology，1995，22：1171 - 1174.

［156］Campillo B，Dupeyron C，Richardet J - P，et al. Epidemiology of severehospital - acquired infections in patients with liver cirrhosis：effect of long - termadministration of norfloxacin. Clin Infect Dis，1998，26：1066 - 1070.

（二）欧洲肝脏病研究学会（EASL）理事会《EASL 临床实践指南》

腹水是肝硬化最常见的并发症，在其病程中，约 60% 的代偿期肝硬化患者在 10 年内发生腹水[1]。腹水仅在门脉高压形成时才会出现[2]，主要与无法排泄适量的钠进入尿液有关，从而导致正钠平衡。大量证据表明，肝硬化患者肾钠潴留继发于内脏动脉血管舒张，随动脉和心肺容量受体激活导致有效动脉血容量下降，以及血管收缩神经和钠潴留系统（交感神经系统和肾素－血管紧张素－醛固酮系统）稳态激活。肾钠潴留引起细胞外液体量增加以及腹水和水肿的形成[3-5]。肝硬化患者腹水的发生与不良预后以及生活质量的受损有关[6-7]。因此，腹水的患者一般应考虑转诊行肝移植。由于成功地治疗可以改善转归和症状，处理肝硬化患者的腹水就有明确的理由。

在 2008—2009 年期间，欧洲肝脏研究学会（EASL）理事会选择的一个专家小组举行了若干次会议，讨论并撰写了这些指南。指南根据从 PubMed 检索到的已发表研究文献而撰写。指南中提及的证据和推荐意见按照 GRADE 系统（推荐分级的评估，制定与评价）进行分级。

表 1　证据质量和建议（改编自 GRADE 系统）

	注释
证据质量	
高（A）	进一步研究不可能改变我们在疗效评估中的信心
中（B）	进一步研究可能对我们在疗效评估中的信心有重要影响，并且可改变评估
低或非常低（C）	进一步研究非常可能对我们在疗效评估中的信心有重要影响，并且可能改变评估，任何疗效评估都是不确定的
强（1）	影响推荐强度的因素包括：证据质量、推测的患者重要转归和费用
分级建议	
弱（2）	意愿和价值观具有可变性，或更多的不确定性，更可能的弱的推荐。推荐强度不确定，高费用或资源消耗

证据强度分为 3 种水平：A，高；B，中；C，低质量证据，同时推荐意见分为 2 种：强与弱（见表 1）。在没有明确证据的情况下，这些推荐意见则基于文献中和写作委员会中专家们的共识意见。

无并发症的腹水：

腹水患者的评估：

大约75%的西欧或美国腹水患者有肝硬化这一基础病因。至于其余的患者，腹水可由恶性肿瘤、心脏衰竭、结核、胰腺疾病，或其他各种病因所致。

腹水诊断：

腹水患者的初步评估应包括病史，体格检查，腹部超声，肝功能，肾功能，血、尿电解质以及腹水分析。

国际腹水俱乐部建议：无并发症的腹水，其治疗选择应与基于量化标准（见表2）的腹水分级相联系，当前指南的作者同意这一建议。

表 2　腹水分级和治疗建议

腹水分级	定义	治疗
1 级腹水	少量腹水，仅通过超声检测到	无须治疗
2 级腹水	中量腹水，明显的中度对称性腹部膨隆	限制钠的摄入和利尿剂
3 级腹水	大量或严重腹水，显著的腹部膨隆	腹腔穿刺大量放液，随后限制钠的摄入和利尿剂（除非患者为顽固性腹水）

所有腹水患者在治疗之前，必须行诊断性腹腔穿刺术，并获取适量的腹水进行分析，以排除肝硬化之外的腹水的其他病因，同时排除肝硬化自发性细菌性腹膜炎（SBP）。当临床肝硬化诊断不清时，通过血清－腹水白蛋白梯度（SAAG）可以很容易地将门脉高压性腹水与其他原因所致的腹水区别开来。如果 $SAAG \geq 1.1g/dl$（或 11g/L），腹水可归因于门静脉高压，这有大约97%的准确性[8-9]。由于腹水总蛋白浓度低于 15g/L 的患者有增长的 SBP 风险，应测定腹水总蛋白浓度以评估 SBP 风险[10]。

应获取中性粒细胞计数以排除 SBP[10]。所有患者应在床旁将腹水接种至血培养瓶中（10ml）。当诊断不清或临床疑是胰腺疾病，恶性肿瘤或结核病时，应行其他试验如淀粉酶、细胞学、聚合酶链反应和分枝杆菌培养[8-11]。

推荐意见：

所有新发 2 级或 3 级腹水，以及所有腹水恶化或有任何肝硬化并发症的住院患者，应行诊断性腹腔穿刺术（Level A1）

应行中性粒细胞计数和腹水培养（在床旁接种至血培养瓶中），以排除细菌性腹膜炎（Level A1）。

测定腹水总蛋白浓度是重要的，这是由于腹水蛋白浓度低于 15g/L 的患者发生 SBP 的风险增加（Level A1），并且可从预防性抗生素治疗中受益（Level A1）。

当临床肝硬化诊断不清，或者肝硬化患者疑是非肝硬化性腹水时，测定血清－腹水白蛋白梯度有帮助（LevelA2）。

腹水患者的预后：

肝硬化腹水形成表明预后不良。1年的死亡率大约为40%，2年为50%。预后不良最可靠的预测指标包括：低钠血症，低动脉压，血肌酐高和低尿钠[7,12]。这些参数并未包括在CTP评分中，仅血肌酐包含在终末期肝病模型（MELD）评分当中。此外，由于在肝硬化中，用于估计肾小球滤过率的血肌酐有其局限性[13]，在腹水患者这些评分可能低估了死亡风险[14]。因为在部分国家分配肝移植是基于MELD评分，在移植名单上腹水患者可能并未得到足够的重视，因此，需要改进的方法以评估腹水患者预后。

推荐意见：

由于肝硬化患者2级或3级腹水的形成与生存率下降有关，肝移植应视为一种潜在的治疗方案（Level B1）。

无并发症腹水的处理：

肝硬化腹水患者其他肝病并发症风险高，包括顽固性腹水、SBP、低钠血症或肝肾综合征（HRS）。缺乏这些腹水相关并发症，则该腹水为无并发症腹水[11]。

1级或少量腹水：

目前尚无1级腹水自然史方面的资料，也不清楚1级或少量腹水患者发展为2级或3级腹水有多快。

2级或中量腹水：

中量腹水患者可在门诊治疗，而不需要住院，除非他们有其他肝硬化并发症。大部分患者肾钠排泄并无严重受损，但钠排泄相对低于钠的摄入。治疗目标是，拮抗肾钠潴留，以达到负钠平衡。这可通过减少钠摄入和服用利尿剂增加肾钠排泄来进行。虽然采取直立体位激活钠潴留系统和轻微损害肾灌注，但不建议被迫卧床休息，因为还没有临床试验评估是否如此做能改善腹水药物治疗的临床疗效。

限钠：

10%~20%的肝硬化腹水患者通过减少饮食钠盐摄入可达到负钠平衡，特别是那些新发腹水的患者[16-17]。目前尚无比较限钠摄入与非限钠摄入的临床对照试验，并且比较不同限钠摄入方案的临床试验结果仍有争议[17-18]。尽管如此，目前的观点认为，饮食钠盐摄入应适量受限（80~120mmol/d）。更严格的饮食钠盐含量减少并不必要，而且由于其可能削弱营养状况甚至有潜在的危害。没有资料支持在既往无腹水的患者中预防性限钠，仅在稀释性低钠血症患者限制液体的摄入。

推荐意见：

适量限制钠盐摄入是腹水治疗的重要组成部分（钠摄入80~120mmol/d，相当于钠4.6~6.9g/d）（Level B1），这大体相当于避免预先准备的饭菜添加钠盐饮食。

没有足够的证据推荐卧床休息作为腹水治疗的一部分，没有资料支持对有正常血清钠浓度的腹水患者限制液体（Level B1）。

利尿剂：

证据显示，肝硬化腹水患者肾钠潴留主要是由于近端和远端肾小管钠重吸收的增加，而不是钠负荷滤出减少[19-20]。近端肾小管钠重吸增加的介质尚未完全阐明，而沿远端肾小管钠重吸收增加主要与醛固酮增加有关[21]。在腹水治疗中醛固酮拮抗剂较袢利尿剂更为有效，是首选的利尿剂[22]。醛固酮通过增加主细胞管腔膜对钠的渗透性和基底外侧膜 Na/KATP 酶泵的活性来刺激肾钠重吸收。因为涉及细胞质受体和核受体的相互影响，醛固酮的效应较为缓慢，醛固酮拮抗剂的剂量应每 7d 增加。在集合管起利尿作用的阿米洛利疗效较醛固酮拮抗剂差，仅用于那些醛固酮拮抗剂治疗有严重副作用的患者[23]。

腹水治疗中一个长期存在的争论是，是否醛固酮拮抗剂应单独治疗还是与袢利尿剂（如呋塞米）联合使用。两项研究评估了哪种为最好的治疗方法：或者每 7d 逐步增加醛固酮拮抗剂剂量（100mg/d 到 400mg/d，每次增加 100mg/d），仅在对大剂量醛固酮拮抗剂无应答的患者加用呋塞米（40mg/d 到 160mg/d，每次增加 40mg/d），或者治疗起始即联合醛固酮拮抗剂和呋塞米治疗（无应答患者每 7d 增加 100mg/d 和 40mg/d 直至 400mg/d 和 160mg/d）[24-25]，这些研究显示不一致的研究结果，可能与研究中患者人群的差异有关，特别是包括在这两项研究中首发的腹水患者的百分比[26]。从这些研究中可推断出：联合醛固酮拮抗剂和呋塞米的治疗方案，用于复发的腹水患者而不是首发的腹水患者最为适当，后者从治疗开始就仅用醛固酮拮抗剂（螺内酯 100mg/d），每 7d 逐步增加直至 400mg/min。所有患者的利尿剂剂量均应加以调整，达到无周围水肿的患者体重下降不超过 0.5kg/d，有周围水肿的患者不超过 1kg/d，以防止利尿剂诱导的肾衰竭和/或低钠血症[27]。腹水动员后，应减少利尿剂用量，维持患者轻微或无腹水状态，以避免利尿剂诱导的并发症。酒精性肝硬化患者戒酒是控制腹水的关键。

利尿剂治疗的并发症：

使用利尿剂可与部分并发症如肾衰竭、肝性脑病、电解质紊乱、男性乳房发育和肌肉痉挛有关[20-29]。利尿剂诱导的肾衰竭最为常见，这是由于血管内容量损耗所致，通常是过度利尿治疗导致的结果[27]。传统上考虑利尿治疗是肝性脑病的诱发因素之一，然而作用机制尚不清楚。如患者单独使用袢利尿剂治疗可发生低钾血症。醛固酮拮抗剂或其他保钾利尿剂治疗可出现高钾血症，特别是有肾损害的患者。低钠血症是利尿剂治疗另一种常见的并发症，低钠血症处于何种水平应停用利尿剂尚有争议，然而，大多数专家同意；患者血清钠降低至小于 120～125mmol/L 时应暂时停止利尿剂。随醛固酮拮抗剂的使用，常见男性乳房发育，但通常不需要停药。最后，利尿剂可引起肌肉痉挛[28-29]，如痉挛严重，应减少或停用利尿剂，输注白蛋白可缓解症状[29]。

在利尿剂治疗第 1 周期间，很大一部分患者出现利尿剂诱导的并发症[24]。因此，在此期间应经常监测血肌酐，钠、钾浓度，不需要常规检测尿钠，除非是无应答者，则其尿钠可对利尿剂治疗有应答的钠提供评估。

推荐意见：

首发的 2 级（中量）腹水患者应接受一种醛固酮拮抗剂治疗，例如单独螺内酯，起始 100mg/d，如无应答，每 7d（每次 100mg）逐步增加直至最大剂量 400mg/d（Level A1）。醛固酮拮抗剂无应答的患者，定义为每周体重下降小于 2kg，或出现高钾血症的患者，则应加用呋塞米，从 40mg/d 逐步增加直至最大剂量 160mg/d（每次 40mg）（Level A1）。应经常行临床及生化检测，特别是在治疗的第 1 个月期间（Level A1）

复发的腹水患者应予以醛固酮拮抗剂＋呋塞米联合治疗，如上所述，根据应答情况，相继增加药物剂量（Level A1）。

利尿剂治疗期间，推荐无水肿患者体重下降最大为 0.5kg/d，水肿患者为 1kg/d（Level A1）。

长期治疗的目标是以最低剂量的利尿剂维持患者在无腹水状态。因此，一旦腹水已基本解决，应尽可能减少利尿剂用量，随后终止其使用（Level A1）。有肾损害，低钠血症或血清钾浓度紊乱的腹水患者，开始利尿剂治疗应慎重，并应密切进行临床及生化监测。至于肾损害和低钠血症，其严重程度到达何种水平不应开始利尿剂治疗，目前尚无良好的证据。开始利尿剂治疗前，应纠正血清钾水平。明显肝性脑病的患者一般禁用利尿剂治疗（Level B1）。

如有严重的低钠血症（血清钠＜120mmol/L）、进行性肾衰竭、肝性脑病恶化或丧失机能的肌肉痉挛，应停止所有利尿剂（Level B1）。

如有严重的低钾血症（＜3mmol/L），应停用呋塞米。如出现严重的高钾血症（＞6mmol/L），应停用醛固酮拮抗剂（Level B1）。

3 级或大量腹水：

3 级腹水患者首选腹腔穿刺大量放液（LVP）治疗。在 3 级腹水患者当中比较 LVP 与利尿剂治疗的主要研究发现总结如下：①LVP 联合白蛋白输注较利尿剂更为有效，且显著缩短住院时间；②LVP＋白蛋白较利尿剂更为安全，在大多数研究中，与那些利尿剂治疗患者比较，LVP 治疗患者低钠血症，肾损害，肝性脑病发生率低；③就再入院或生存率而言，两种治疗方法之间并无差异；④LVP 操作过程安全，局部并发症如出血、肠穿孔风险极低[37]。

大量放腹水与循环功能障碍有关，其特征为有效血容量减少，称为腹腔穿刺术后循环功能障碍（PPCD）[31,36,38]。许多不同的证据表明，肝硬化患者这种循环功能障碍和/或激活以维持循环稳态的机制有不利影响。首先，循环功能障碍与腹水迅速重新积聚有关[35]。其次，约 20% 的患者发生肝肾综合征（HRS）和/或水潴留导致稀释性低钠血症[31]。再次，LVP 后发生循环功能障碍的患者门脉压力增加，这可能是由于肝血管床的缩血管系统作用导致肝内阻力增加[39]。最后，循环功能障碍的发生与生存率缩短有关。

　　预防循环功能障碍最有效的方法是应用白蛋白。白蛋白较其他血浆扩容剂（右旋糖酐－70，聚明胶肽）能更有效地预防 PPCD。当腹腔穿刺放腹水 <5L 时，右旋糖酐 70（8g/L 腹水）或聚明胶肽（150ml/L 腹水）疗效与白蛋白相似。但是，当腹腔穿刺放腹水 >5L 时，白蛋白较其他血浆扩容剂更为有效[36]。尽管白蛋白疗效更好，但是白蛋白治疗的患者与那些其他血浆扩容剂治疗的患者比较，随机试验并未显示生存率差异，[36,40-41]还需要更大的资料以证实白蛋白在生存率方面的益处。LVP 治疗的患者，虽然给予白蛋白的速度和时机目前尚无相关研究，但缓慢给予白蛋白似乎是可取的，以避免由于潜在的肝硬化性心肌病存在可能导致的心脏超负荷，同时在 LVP 结束后给予白蛋白也似乎是可取的，此时已知放去的腹水数量，并且增长的心输出量开始回到基线水平。[42]

　　就替代的血浆扩容剂而言，应当注意的是，由于朊病毒传染潜在风险，许多国家不再使用聚明胶肽。腹腔穿刺少量放液后，尽管一些事实证据表明，使用生理盐水与发生PPCD 风险增加无关[40]，但在需腹腔穿刺放液 <5L 的患者中，尚无比较生理盐水与白蛋白的随机对照研究。LVP 治疗的肝硬化 3 级腹水患者，使用羟乙基淀粉作为血浆扩容剂的资料很少，有部分研究关注到羟乙基淀粉诱导的肾衰竭[43]和肝淀粉存积[44]的可能性上。

　　此外，一项近期卫生经济分析建议，由于腹腔穿刺术后给以白蛋白在头 30d 内肝脏相关并发症发生率较低，故与较为便宜的替代血浆扩容剂比较，LVP 后给以白蛋白有更好的成本效益比。[41]

　　尽管 LVP 是肝硬化大量腹水患者的首选治疗，重要的是应认识到，LVP 并没有解决肾钠水潴留这一根本原因。因此，LVP 治疗的患者在放腹水后需要利尿剂治疗，以防止腹水重新积聚。[45]

　　LVP 应在严格的无菌条件下使用一次性无菌材料实施。一般认为，除包裹性腹水之外，LVP 没有禁忌证，虽然研究已经排除了部分亚组患者。LVP 出血并发症并不多见。在一项研究中，其中也包括了 INR >1.5 和血小板 $<50 \times 10^9/L$ 的患者，142 例次腹腔穿刺术中仅 2 例有轻微的皮肤出血[46]。在其他研究中，有凝血障碍的患者 LVP 后出血并发症发生率亦低，并不支持出血风险和凝血障碍严重程度之间有相关性[37]。因此，没有资料支持在 LVP 之前使用新鲜冰冻血浆或汇集血小板。然而，在许多中心，如有严重的凝血障碍（凝血酶原活动度 <40%）和/或血小板减少（$<40 \times 10^9/L$）则给予这些制剂。尽管如此，严重凝血障碍的患者仍应谨慎行事，有弥散性血管内凝血存在则应避免行 LVP。

　　推荐意见：

　　腹腔穿刺大量放液（LVP）是大量腹水（3 级腹水）患者的一线治疗（Level A1）。LVP 应在单一时间段内完成（Level A1）。LVP 应联合白蛋白输注一起治疗（每放 1L 腹水输注白蛋白 8g），以预防 LVP 后循环功能障碍（Level A1）。

LVP > 5L 的患者，不推荐使用除白蛋白之外的其他血浆扩容剂，这是因为它们不能有效地预防腹腔穿刺术后循环功能障碍（Level A1）。LVP < 5L 的患者，腹腔穿刺术后循环功能障碍发生风险较低，然而，一般认为，由于关注到替代血浆扩容剂的使用问题，这些患者仍应予以白蛋白治疗（Level B1）。

LVP 后，患者应接受最低剂量的利尿剂治疗，以预防腹水重新积聚（Level A1）。

腹水患者的药物禁忌证：

肝硬化腹水患者使用非甾体类抗炎药（NSAIDs），如吲哚美辛、布洛芬、阿司匹林和舒林酸，有发生急性肾衰竭、低钠血症和利尿剂抵抗的高度风险[41]。肾小球滤过率受损是由于肾脏前列腺素合成的抑制进而导致肾灌注下降所致。因此，肝硬化腹水患者不应使用 NSAIDs。这样当需要镇痛时，这些患者就受到重要的治疗限制。初步资料显示，短期使用 COX - 2 选择性抑制剂并不损害肾功能和利尿剂应答。不过，还需进一步研究以证实这些药物的安全性。[48]

肝硬化腹水患者，即使是低剂量的血管紧张素转换酶抑制剂（ACEI）亦应避免使用，这是因为该类药物可诱导动脉低血压[49]和肾衰竭[50]。同样，α_1 - 肾上腺素受体阻滞剂如哌唑嗪也应十分谨慎地使用，因为尽管门静脉压力有下降，但可进一步加重肾钠水滞留，导致腹水增加和/或水肿[51]。在心血管药物当中，双嘧达莫（潘生丁）亦应谨慎使用，这是由于其可诱导肾功能损害[52]。在治疗细菌性感染时，应避免单独氨基糖苷类或与氨苄青霉素，头孢菌素或美洛西林联合使用，因为其肾毒性发生率高[53-54]。

在所有住院患者中，使用造影剂诱导的肾毒性是肾衰竭的常见原因之一。然而，研究显示，肝硬化腹水而肾功能大致正常并不是发生造影剂诱导的肾衰竭的危险因素[55]。但是，既往有肾衰竭的患者，使用造影剂导致肾功能进一步损害的可能性不能排除。

推荐意见：

因为有发生进一步的钠潴留，低钠血症和肾衰竭的高度风险，腹水患者应禁用非甾体类抗炎药（NSAIDs）（Level A1）因为增长的肾损害风险，腹水患者一般不应使用可降低动脉压或肾血流的药物，如 ACEI、血管紧张素 2 受体拮抗剂或 α_1 肾上腺素受体阻滞剂（Level A1），使用氨基糖苷类抗生素增加肾衰竭风险。因此，仅保留用于其他抗生素治疗无效的细菌性感染患者（Level A1）。

无肾衰竭的腹水患者，造影剂的使用并不增加肾损害的风险（Level B1）。有肾衰竭的患者则还没有充足的资料。尽管如此，造影剂仍应谨慎使用，并推荐常规使用预防肾损害的措施（Level C1）。

顽固性腹水：

顽固性腹水患者的评估：

按照国际腹水俱乐部的标准，顽固性腹水定义为"腹水不能被动员或治疗后（如 LVP

后）早期复发而无法通过药物治疗有效地预防"[11,56]。顽固性腹水的诊断标准见表3。

表3　肝硬化顽固性腹水的诊断标准及定义

利尿剂抵抗性腹水：由于对限钠和利尿剂治疗无应答，腹水不能被动员或治疗后早期复发而不能被预防

利尿剂难治性腹水：由于发生利尿剂诱导的并发症而妨碍有效的利尿剂剂量使用，腹水不能被动员或治疗后早期复发而不能被预防

必要条件：

1. 疗程：患者必须强化利尿剂治疗（螺内酯 400mg/d 和呋塞米 160mg/d）至少1周，并且是 <90mmol/d 的限制钠盐饮食

2. 无应答：平均体重减少 <0.8kg 超过4d，并且尿钠排出 <钠的摄入

3. 早期腹水复发：首次动员4周内再现2或3级腹水

4. 利尿剂诱导的并发症：利尿剂诱导的肝性脑病是指在缺乏任何其他诱发因素的情况下发生脑病。利尿剂诱导的肾损害是指对治疗应答的腹水患者血肌酐升高大于100% 至 >2mg/dL。利尿剂诱导的低钠血症定义为血清钠下降 >10mEq/L 至血清钠 <125mEq/L。利尿剂诱导的低或高钾血症定义为，尽管采取了适当的措施，血钾 <3mEq/L 或者 >6mEq/L

一旦腹水为药物难治，患者的中位生存期约为6个月[7,56-59]。因此，顽固性腹水患者应考虑肝移植。终末期肝病模型（MELD）评分系统可预测肝硬化患者的生存率[60-61]。然而，肝硬化腹水患者的其他因素也与不良预后有关，包括低动脉压、低血钠、低尿钠以及高 Child – Pugh 评分。顽固性腹水患者尽管 MELD 评分相对较低（如 <18），也可能预后不良，就肝移植优先问题而言这可能是重要的[64]。基于这些原因，建议在 MELD 评分中附加参数如血清钠[14,61-65]。

推荐意见：

仅在无相关并发症如出血或感染的稳定患者，评估腹水对利尿剂治疗和限盐的应答（Level B1）顽固性腹水患者预后较差，因此，应考虑肝移植（Level B1）。

顽固性腹水的治疗：

顽固性腹水的治疗包括 LVP 联合白蛋白输注，持续利尿剂治疗（如果有效地诱导尿钠增多见后面），经颈静脉肝内门体分流术（TIPS）和肝移植。正在研究中的其他治疗方法也简要地讨论。

LVP

大量证据显示，重复 LVP 是治疗顽固性腹水的一种安全有效的方法[8,11,56-66]。输注白蛋白可预防 LVP 相关的循环功能障碍（见指南前述内容）。

顽固性腹水患者的利尿剂治疗：

对于绝大多数（>90%）顽固性腹水患者，自定义患者腹水为利尿剂难治之后，利

尿剂并不能有效地预防或延缓 LVP 后的腹水复发[56]。有利尿剂诱导的并发症（肝性脑病、肾损害或电解质紊乱）的患者应长期停用利尿剂。剩下的患者，仅在利尿剂治疗下尿钠排泄大于 30mmol/d 时，可继续使用利尿剂[11]。

TIPS：

非对照研究：

如同侧侧门腔分流术，TIPS 通过在高压力的门静脉区域和低压力的肝静脉区域之间置入支架以降低门脉系统压力[67]。由于可降低门静脉压，TIPS 证实可有效地控制腹水复发。在短期内，TIPS 可使心输出量、右心房压及肺动脉压增高，导致继发的全身血管阻力及有效动脉血容量降低。随时间延长，TIPS 术后增加的心输出量趋于恢复到术前水平[72,74-75]。在肾功能上有益的结果包括尿钠排泄和肾小球滤过率增加[72,76-78]。此外，TIPS 可能对氮平衡与体重有益[79-81]。TIPS 也改善生活质量，但在随机研究中，其改善程度与重复 LVP 联合白蛋白治疗的患者类似。TIBS 已成功地用于复发胸腔积液患者，但其结果与肝功能及年龄密切相关[83-86]。

TIPS 术后主要并发症是肝性脑病，出现在 30%～50% 患者当中[67,87]。其他并发症包括分流处血栓形成和狭窄。未覆膜支架并发狭窄可发生在多达 80% 的患者当中。[66,86]

对照研究：

到目前为止，已发表的 5 篇 TIPS 在腹水控制、肝性脑病发生率与生存率方面疗效的随机对照试验显示见表 4。[79,89-92] 在控制腹水上 TIPS 优于 LVP，但 TIPS 的肝性脑病发生率较高，研究显示在生存率方面结果并不一致。

大多数试验排除了具有以下指征的非常晚期疾病患者；血清胆红素 >5mg/dl[79,91]，INR >2[91]，间歇性肝性脑病 >2 级或持续肝性脑病[90]，细菌感染[89,91-92]，肾衰竭[79,89-92]，心功能衰竭和呼吸衰竭[79,91-92]。由于在疗效及安全性方面的资料不足，TIPS 不推荐用于非常晚期肝脏疾病或合并有严重肝外疾病的患者。

表4　5 篇比较 TIPS 与 LVP 治疗肝硬化顽固性
或复发性腹水的多中心随机对照试验的特征和结果

参考	出版时间	顽固性/复发性腹水	例数		腹水改善（%）		肝性脑病（%）		生存率（%）	
			TIPS	LVP	TIPS	LVP	TIPS	LVP	TIPS	LVP
Lebrec 等[89]	1996	100/0	13	12	38	0	15	6	29	60
60Rössle 等[79]	2000	55/45	29	31	84	43	23	13	58	32
32Ginès 等[90]	2002	100/0	35	35	51	17	60	34	26	30
30Sanya 等[91]	2003	100/0	52	57	58	16	38	21	35	33
33Salerno 等[92]	2004	68/32	33	33	79	42	61	39	59	29

荟萃分析：

五项荟萃分析，不固定的包括上述 5 篇随机对照临床试验中的患者，结果几乎相似（见表 5）[93-97]。全部荟萃分析认为，与 LVP 治疗患者比较，TIPS 治疗患者 3~12 个月后的腹水复发率低，肝性脑病发生率较高。三项荟萃分析显示，TIPS 组与 LVP 治疗组比较生存率无差异[93-94,96]。一项荟萃分析发现，在排除一篇离群试验之后，TIPS 治疗患者死亡率有下降趋势[95]。另一项荟萃分析发现，TIPS 治疗组无肝移植的生存率增高[97]。

腹腔分流术：

由于常见的外科干预、分流障碍及与感染相关的并发症，目前这一方法很少用于顽固性腹水患者的治疗[11]。

其他治疗：

在顽固性腹水的发病机制中，由于循环功能障碍和钠水潴留神经-体液系统的激活起着重要的作用，在研究可改善循环及肾功能的药物方面兴趣日趋增加，特别是血管收缩药物和选择性抗利尿激素 V2 受体拮抗剂如 vaptans。血管收缩药物如 α_1 肾上腺素受体激动剂米多君或特利加压素，可改善有或无顽固性腹水患者的循环及肾功能[98-100]。然而，仍未见大样本的随机对照研究报道，特利加压素需要静脉内使用，也有不便之处。

在两项 vaptan 使用的 II 期研究中，萨特普坦（satavaptan）联合固定剂量的利尿剂，有与体重减轻有关的血清钠水平改善，建议该药物在腹水和/或水肿中有疗效[101-102]。在另一项 II 期研究中，萨特普坦的使用与 LVP 后腹水复发减少有关[103]。然而，令人遗憾的是，在控制腹水上，III 期随机安慰剂对照试验未能证实萨特普坦联合利尿剂有显著的有益疗效，并且治疗相关有增长的发病率与死亡率，其原因尚不清楚[104]。

表 5　基于 TIPS 比较 LVP 治疗顽固性腹水的多中心随机对照试验 5 项荟萃分析主要结果

参考	出版时间	包括实验数量	包括患者例数	试验明显异质	腹水复发	肝性脑病	生存率
Albillos 等[93]	2005	5	330	是	TIPS 低；RR0.56	TIPS 高；RR1.72	两组无差异 RR0.93
Dcitcnre 等[94]	2005	5	330	否	TIPS 低；$DifE_{4M}$:0.41,$P<0.001$ $DifE_{12M}$:0.35,$P<0.001$	TIPS 高；DifE:0.17,$P<0.001$	两组无差异 $DifE_{1y}$:0.17,$P<0.03$ $DifE_{2y}$:0.17,$P<0.07$
D'Amico 等[95]	2005	5	330	是	TIPS 低；OR0.14(0.7~0.27)	TIPS 高；OR2.26(1.35~3.76)	两组无差异,TIPS 组生存率趋向更佳 OR0.74(0.4~1.37)

续表

参考	出版时间	包括实验数量	包括患者例数	试验明显异质	腹水复发	肝性脑病	生存率
Saab 等[96]	2006	5	330	?	TIPS3 个月后低 OR0.07(0.3~0.18)，$P<0.01$ 12 个月 OR0.14 (0.06~0.28)，$P<0.01$	TIPS 高；OR2.24 (1.39~3.6) $P<0.01$	30 天 OR1.0 (0.10~0.06,$P=1$) 24 个月 OR1.29 (0.65~2.65,$P=0.5$)
Salcrno 等[97]	2007	4	305	否	TIPS 低；42VS89% 名 ($P<0.0001$)	TIPS 高；(1.13VS0.63)，$P=0.006$)	TIPS 组无肝移植,生生率更好 ($P=0.035$)

推荐意见：

LVP + 白蛋白（每放 1L 腹水输 8g 白蛋白）是顽固性腹水的一线治疗方法（Level A1）。在利尿剂治疗下，尿钠排泄未超过 30mmol/d 的顽固性腹水患者，应终止利尿剂治疗。

TIPS 可有效地治疗顽固性腹水，但肝性脑病风险高，并且与 LVP 比较，研究并未令人信服地显示改善生存率（Level A1）。需频繁 LVP 或那些腹腔穿刺术无效（如有包裹性腹水）的患者，可考虑 TIPS（Level B1）

TIPS 后腹水的消退较慢，多数患者需要持续应用利尿剂和限盐（Level B1）。

TIPS 不推荐用于严重肝功能衰竭（血清胆红素 >5mg/dl，INR >2 或 Child‐Pugh 评分 >11，当前肝性脑病≥2 级或长期肝性脑病），伴随活动性感染，进行性肾衰竭或严重心肺疾病的患者（Level B1），在部分经筛选的患者，TIPS 可能对复发的症状性肝性胸水有帮助（Level B2）

自发性细菌性腹膜炎（SBP）：

在肝硬化腹水患者中，SBP 是一种非常常见的细菌感染[10,105‐107]。首次报道时，其死亡率超过 90%，但随早期诊断及治疗，死亡率已经降低至 20% 左右[6,108]。

自发性细菌性腹膜炎的诊断：

诊断性腹腔穿刺术：在什么人和什么时候进行？

SBP 的诊断是基于诊断性腹腔穿刺术。所有肝硬化腹水患者均有 SBP 风险，门诊患者 SBP 占 1.3%~3.5%[109‐110]，住院患者为 10%[109]。近半数 SBP 发作是在入院时，剩下的在住院期间发生[10]。

SBP 患者可有随后表现之一—[10,109,111]：①局部症状和/或腹膜炎表现：腹痛，腹部压痛，呕吐，腹泻，肠梗阻；②全身炎症表现：高热或低热，寒战，白细胞计数异常，心动过速和/或呼吸急促；③肝功能恶化；④肝性脑病；⑤休克；⑥肾衰竭；⑦消化道出血。然而，需要重点指出的是，SBP 可以无临床症状，特别是在门诊患者。[109-110]

腹水细胞学分析：

腹腔感染产生炎症反应可导致腹水中性粒细胞数量增加。尽管采用了敏感的方法，但多达 60% 的临床表现提示 SBP 和腹水中性粒细胞计数增加的患者，腹水培养仍为阴性[10,106-108]。获取腹水中性粒细胞计数的方法如下：腹水经离心，涂片予以吉姆萨染色，光学显微镜下总体及分类细胞计数。此过程可在 4h 内完成[10,107-108,112]。根据既往的经验，推荐手工计数，这是由于腹水中性粒细胞处于相对低水平时，科尔特计数器确定的中性粒细胞计数并不精确[10]。然而，近期一项研究发现两种技术有良好的一致性，甚至在计数低时，从而建议自动计数可替代手工计数[113]。诊断 SBP 敏感性最高的界限值是中性粒细胞计数达到 $250/mm^3$（$250 \times 10^6/L$），而特异性最高的界限值是中性粒细胞计数达到 $500/mm^3$（$500 \times 10^6/L$）。由于获得腹水细胞计数可有一些延迟，有提议使用试纸（RSs）以快速诊断 SBP（在引文 114 中被复习）。这些设计用以检测尿液的试纸，通过比色反应检测酯酶活性以确定白细胞[114]。然而，一项大的多中心前瞻性研究显示，Multistix8SG 试纸用于诊断 SBP 的准确性低[109]。1 篇包括 19 项研究的评论比较了试纸（Multistix8SG®、Nephur®、Combur®、UriScan® 或 Aution®）与细胞细菌学方法，显示试纸检测的敏感性低，假阴性风险高，特别是在中性粒细胞计数低的 SBP 患者[114]。因此，不推荐将试纸用于 SBP 的快速诊断。

腹水培养：

当培养阳性时（40% 的病例），最常见的病原菌包括革兰阴性菌（GNB），通常为大肠杆菌和革兰阳性球菌（主要为链球菌和肠球菌）[10,105-108]。近期一项研究显示，30% 分离的革兰阴性菌对喹诺酮耐药，且 30% 对甲氧苄啶/磺胺甲恶唑耐药[106]。70% 喹诺酮耐药的 GNB 也对甲氧苄啶/磺胺甲恶唑耐药[106]。诺氟沙星治疗患者与既往未治疗患者比较，由喹诺酮耐药的 GNB 引起的 SBP 发生率更高[106]。不论是否已行诺氟沙星预防性治疗，在 SBP 患者，对头孢类药物耐药的 GNB 发生率均低[106]。诺氟沙星预防性治疗的患者，可发生革兰氏阳性球菌引起的 SBP[10,106-108]。最后，在社区感染（革兰阴性菌占优势）与院内感染（革兰氏阳性菌占优势）之间，细菌感染的流行病学亦不相同[106]。

患者腹水中性粒细胞计数 ≥$250/mm^3$（$250 \times 10^6/L$）且培养阴性的 SBP。其临床表现类似于培养阳性的 SBP，两者治疗方法相似。

部分患者为"细菌性腹水"，其腹水培养阳性，但有正常的腹水中性粒细胞计数 [<$250/mm^3$（$250 \times 10^6/L$）][10]。在一些患者，其细菌性腹水是源于腹腔外感染而导致腹水细菌定植。这些患者通常有感染的一般症状与体征。另一些患者，细菌性腹水是由于自发性的腹水细菌定植，可无临床症状，或者有腹痛或发热。在部分患者，特别是那些无症状者，细菌性腹水为暂时性、自发性、可逆性腹水细菌定植，另一部分患者，主

要是有症状的患者，细菌性腹水可能是发生 SBP 的第一步。[10]

自发性细菌性脓胸：

已有的胸水感染，称之为自发性细菌性脓胸，临床并不常见，尽管其确切的发病率尚不清楚[112]，其诊断仅基于胸腔穿刺术后获取的胸水分析。迄今为止最大的观察研究报道，当胸水分析显示培养阳性且中性粒细胞计数 $>250/mm^3$（$250 \times 10^6/L$）或者培养阴性而中性粒细胞数计数 $>500/mm^3$（$500 \times 10^6/L$），并且无肺部感染时，可诊断为自发性细菌性脓胸。75% 的患者胸水在血培养瓶中培养为阳性[117]。50% 的自发性细菌性脓胸患者合并有 SBP。[117]

继发性细菌性腹膜炎：

由于腹腔内器官穿孔或炎症，少数肝硬化患者可发生腹膜炎，被称为继发性细菌性腹膜炎。其与 SBP 的鉴别十分重要，有局部腹部症状或体征，腹水培养发现多种细菌，腹水中性粒细胞计数非常高和/或腹水蛋白浓度高，或者那些治疗不充分应答的患者，应疑诊继发性细菌性腹膜炎[112]。疑是继发性细菌性腹膜炎的患者应行进行恰当地放射学检查，如 CT 扫描[112]。也建议使用其他的检查，如腹水葡萄糖或乳酸脱氢酶测定，以助于继发性细菌性腹膜炎的诊断[112]。然而，在这种情况下，有关这些检查的特异性及敏感性的资料非常有限。

推荐意见：

所有肝硬化腹水患者入院时均应行诊断性腹腔穿刺术以排除 SBP。有消化道出血、休克、发热或其他全身炎症征象、消化道症状，以及肝功能和/或肾功能恶化和肝性脑病的患者，也应行诊断性腹腔穿刺术（Level A1）。

SBP 的诊断是根据显微镜下腹水中性粒细胞计数 $>250/mm^3$（$250 \times 10^6/L$）（Level A1）。目前还没有充足的资料，推荐使用自动细胞计数或试纸用于 SBP 的快速诊断。

腹水培养常常为阴性，甚至在血培养瓶中培养亦如此，它并不是 SBP 诊断所必需的，但在指导抗生素治疗中很重要（Level A1）。在开始抗生素治疗之前，所有疑诊 SBP 的患者均应行血培养（Level A1）。

部分患者可出现腹水中性粒细胞计数 $<250mm^3$（$250 \times 10^6/L$），但腹水培养阳性，这种情况称为细菌性腹水。如患者有全身炎症或感染征象，应予以抗生素治疗（Level A1），否则，当培养结果回报为阳性时，患者应行第二次腹腔穿刺术，重复的腹水中性粒细胞计数 $>250/mm^3$（$250 \times 10^6/L$）的患者，应按照 SBP 一样治疗，其他患者（如中性粒细胞计数 $<250mm^3$）应随访（Level B1）。

自发性细菌性脓胸可使肝性胸水复杂化。有胸腔积液和疑是感染的患者，应行诊断性胸腔穿刺术，并将胸水接种于血培养瓶中培养（Level A1）。其诊断是根据胸水培养阳性且中性粒细胞计数升高 $>250/mm^3$（$250 \times 10^6/L$）或者培养阴性而中性粒细胞计数 $>500/mm^3$（$500 \times 10^6/L$），并排外肺炎（Level B1）。

疑是继发性细菌性腹膜炎的患者应行适当的放射学检查，如 CT 扫描（Level A1）。不推荐使用其他的检查，如腹水葡萄糖或乳酸脱氢酶检测，用于继发性细菌性腹膜炎的诊断（Level B1）。

自发性细菌性腹膜炎的治疗：

经验性抗生素治疗：

诊断 SBP 后必须立即开始经验性抗生素治疗，无须腹水培养结果[10,107]。不应将有潜在肾毒性的抗生素（如氨基糖苷类）作为经验性治疗药物[10]。头孢噻肟，一种三代头孢菌素，广泛用于 SBP 患者，这是由于其覆盖大多数致病菌，以及治疗期间腹水中药物浓度高[118-122]。77% ~98% 的患者可消除感染。4g/d 和 8g/d 的疗效相似[119]，5d 疗程和 10d 疗程疗效相同[123]（见表6）。

表6 抗生素治疗肝硬化自发性细菌性腹膜炎患者

作者（年）	治疗	患者例数	感染消除（%）	住院死亡率（%）
Felisart, 1985（118）	妥布霉素（1.75mg/kg/8h IV）+ 氨苄西林（氨苄青霉素）（2g/4h IV）	36	56	61
	比头孢噻肟（2g/4h IV）	37	85*	73
Rimola, 1995（119）	头孢噻肟（2g/6h IV）	71	77	69
	比头孢噻肟（2g/12h IV）	72	79	79
Navasa, 1996（120）	氧氟沙星（400mg/12h PO）	64	84	81
	比头孢噻肟（2g/6h IV）	59	85	81
Sort, 1999（121）	头孢噻肟（2g/6h IV）	63	94	71
	比头孢噻肟（2g/6h IV）+ 白蛋白	63	98	90**
Ricart, 2000（122）	阿莫西林/克拉维酸（1/0.2g/8h IV）随后 0.5/0.125g/8h PO	24	87	87
	比头孢噻肟（1g/6h IV）	24	83	79
Terg, 2000（124）	环丙沙星（200mg/12h IV7d）比环丙沙星（200mg/12h IV2d）随后 500mg/12h PO5d	40	76	77
		40	78	77

注：* $P < 0.02$ 与妥布霉素 + 氨苄西林比较，** $P = 0.01$ 与单独头孢噻肟比较。

作为选择，阿莫西林/克拉维酸先静脉再口服，与头孢噻肟比较，在消除 SBP 与死亡率上有相似的转归[122]，且花费更低。然而，仅有一项小样本的对照研究，其结果尚需较大的资料进一步证实。环丙沙星 7d 静脉给药或 2d 静脉随后 5d 口服，与头孢噻肟比较，在消除 SBP 及住院生存率上有相似的转归，但花费明显增高[124]。然而，环丙沙星转换治疗（先静脉用抗生素，然后降阶口服）较静脉头孢他啶有更好的成本效益比[125]。在无肾衰竭、肝性脑病、消化道出血、肠梗阻或休克的无并发症 SBP，口服氧氟沙星与静脉头孢噻肟有相似的转归[120]。头孢噻肟或阿莫西林/克拉维酸对诺氟沙星预防治疗期间发生 SBP 的患者有效[10]。如抗生素治疗 2d 后，腹水中性粒细胞计数下降小于治疗前水平的 25%，则治疗失败的可能性较高[10,112]。应高度怀疑引起感染的细菌耐药，表明应根据体外药敏试验或依据经验或存在"继发性腹膜炎"而需调整抗生素治疗。

推荐意见：

诊断 SBP 后应立即开始经验性抗生素治疗（Level A1）。

由于 SBP 最常见的致病菌是革兰阴性需氧菌，如大肠杆菌，一线抗生素治疗是三代头孢菌素（Level A1）。备选药物包括阿莫西林/克拉维酸和喹诺酮类药物，如环丙沙星或氧氟沙星。然而，喹诺酮类药物不应用于已使用该类药物预防 SBP 的患者，以及喹诺酮类药物耐药高的地区和院内感染的 SBP（Level B1）

大约 90% 的患者抗生素治疗可消除 SBP。通过确定腹水中性粒细胞计数下降 < 250/mm³（250×10^6/L），并且如诊断时培养为阳性，尚需腹水培养无菌，以证实 SBP 消除（Level A1）。开始治疗 48h 后，再次腹腔穿刺术有助于阐明抗生素治疗的疗效。

如临床症状与体征恶化，和/或腹水中性粒细胞计数较诊断时无明显减少或反而增加，应疑是抗生素治疗失败。抗生素治疗失败通常是由于细菌耐药或继发性细菌性腹膜炎。一旦继发性细菌性腹膜炎被排除，应根据体外分离的细菌药敏实验调整抗生素，或改为备选的经验性广谱抗生素（levelA1）

自发性细菌性脓胸治疗与 SBP 类似。

无感染性休克的 SBP 患者白蛋白输注：

无感染性休克的 SBP 可加剧有严重肝功能不全、肝性脑病和 1 型肝肾综合征（HRS）患者的循环功能恶化[121,126-127]，即使感染消除，住院死亡率仍约有 20%[121,126]。

一项有关头孢噻肟治疗的 SBP 患者的随机对照研究显示，与单独头孢噻肟治疗比较，加用白蛋白（诊断时输注 1.5g/kg，第 3 天输注 1g/kg）可显著降低 1 型 HRS 的发病率（自 30% 降至 10%），死亡率从 29% 降至 10%。基线血清胆红素 ≥ 68 μmol/L（4mg/dl）或肌酐 ≥ 88 μmol/L（1mg/dl）的患者白蛋白治疗更为有效，基线血清胆红素 < 68 μmol/L 和肌酐 < 88 μmol/L 的患者静脉白蛋白是否有效还不清楚，这是因为两组患者 1 型 HRS 的发生率非常低（未用白蛋白组 7%，白蛋白组 0）[121]。SBP 患者的非随机研究也显示：诊断 SBP 时有中度肝衰而无肾功能不全的患者，其肾功能衰竭发病率和死亡率非常低[128-130]。

尚不清楚晶体液或人工胶体是否能够替代白蛋白以预防 SBP 患者的 HRS。白蛋白可改善 SBP 患者的循环功能，而等效剂量的羟乙基淀粉却没有类似的有益效果[131]。显然，还需要进一步研究，以评估白蛋白以及其他扩容剂在 SBP 治疗中的疗效。在有进一步资料完成之前，输注白蛋白显示在 SBP 治疗中是一种有价值的辅助方法。

推荐意见：

大约 30% 单独抗生素治疗的 SBP 患者发生 HRS，其生存率差。使用白蛋白（诊断时 1.5g/kg，第 3d 1g/kg）可减少 HRS 发病率，并改善生存率（Level A1）。尚不清楚静脉白蛋白在基线血清胆红素 <68μmol/L 和肌酐 <88μmol/L 的亚组患者是否有效（Level B2）。在有更多的资料可以利用之前，推荐所有发生 SBP 的患者，均应使用广谱抗生素和静脉白蛋白治疗（Level A2）。

自发性细菌性腹膜炎的预防：

由于大多数 SBP 发作被认为是肠道革兰阴性菌易位所致，理想的预防性药物应该是安全、经济，并能有效减少肠道这些致病菌数量而又能维持保护性的厌氧菌群（选择性肠道除污）[108]。考虑到费用高以及不可避免地发生细菌耐药的风险，使用预防性抗生素必须严格限制在有高危 SBP 的患者。三类高危人群被发现：①急性消化道出血的患者；②腹水总蛋白浓度低并且既往无 SBP 病史的患者（一级预防）；③既往有 SBP 病史的患者（二级预防）。

急性消化道出血的患者：

细菌感染，包括 SBP，是肝硬化急性消化道出血患者的一个主要问题，发生于 25% ~ 65% 的消化道出血患者[132-141]。晚期肝硬化和/或大出血的患者细菌感染的发病率特别高[138-139]。另外，静脉曲张破裂出血的患者出现细菌感染与止血失败[142-143]再出血[136,138]，和住院死亡率[139,143-145]增加有关。预防性抗生素可防止消化道出血患者发生感染[10,107-108]，并减少再出血率[144]。一项包括 5 篇有关消化道出血患者研究[132,134-135,137,140]的荟萃分析显示，预防性抗生素显著减少严重感染（SBP 和/或败血症）的发病率与死亡率。

诺氟沙星是一种不易被胃肠道吸收的喹诺酮类药物，对革兰阴性菌有抗菌活性，而对革兰阳性菌和厌氧菌无作用，使用诺氟沙星（400mg/12h 口服 7d）行选择性肠道除污是预防消化道出血患者细菌感染最常用的方法[10,107,134]。近年来，肝硬化细菌感染的流行病学已有改变，SBP 和由喹诺酮类耐药菌引起的其他感染发病率增加（见上）[106,146-147]。另外，消化道出血患者许多感染为革兰阳性菌所致，可能与这些患者实施侵入性操作有关[106]。

近期一项研究，比较口服诺氟沙星与静脉头孢曲松预防有消化道出血和晚期肝硬化（至少具有下列两点：腹水，严重营养不良，脑病，或胆红素 >3mg/dL）患者的细菌感染，显示头孢曲松较诺氟沙星可更为有效地预防感染[148]。

推荐意见：

有消化道出血和严重肝脏疾病的患者（见内文），预防性抗生素首选头孢曲松，而肝脏疾病较轻的患者，可使用口服诺氟沙星或可供替代的口服喹诺酮类药物，以预防 SBP 发生（Level A1）。

　　腹水总蛋白含量低且既往无 SBP 病史的患者，腹水蛋白浓度低（＜10g/L）和/或高血清胆红素水平的肝硬化患者发生首次 SBP 风险高[10,149 - 152]。一些研究评估了诺氟沙星在既往无 SBP 病史患者中的预防作用（表 7）[153 - 157]。一项初步随机对照开放性试验，在 109 例肝硬化腹水总蛋白水平 ≤15g/L 或血清胆红素 >2.5mg/dl 的患者，比较连续性诺氟沙星一级预防性治疗与仅住院期间诺氟沙星预防性治疗[154]，显示连续治疗组 SBP 发病率下降，但有更多的肠道耐诺氟沙星菌群。在另一项研究中，107 例腹水总蛋白水平 <15g/L 的患者被随机双盲分为接受诺氟沙星（400mg/min，6 个月）或安慰剂[155]，应注意的是，收入标准不包括严重肝功能衰竭，主要终点是发生 GNB 感染，结果显示诺氟沙星显著减少发生 GNB 感染的概率，但在发生 SBP 可能性或生存率上并无显著影响，然而，在这项研究中，样本大小并不是精心策划以用于检测生存率方面的差异。在第三项研究中，68 例肝硬化腹水蛋白低（<15g/L）合并有晚期肝功能衰竭 [Child - Pugh 评分 ≥9，有血清胆红素水平 ≥3mg/dl 或肾功能损害（血清肌酐水平 ≥1.2mg/dl，血尿素氮水平 ≥25mg/dl，或血清钠水平 ≤130mEq/L）] 的患者被包含进一项随机双盲安慰剂对照试验，并随机接受诺氟沙星（400mg/min，12 个月）或安慰剂[156]，实验的主要终点是 3 个月和 1 年的生存率，显示诺氟沙星显著改善 3 个月的生存率（94% 比 62%；$P = 0.03$），但 1 年生存率无显著差异（60% 比 48%；$P = 0.05$），使用诺氟沙星显著降低 SBP（7% 比 61%）和 HRS（28% 比 41%）1 年发生率。在第四项研究中，100 例腹水总蛋白水平 <15g/L 的患者被包含进一项随机双盲安慰剂对照试验，随机接受环丙沙星（500mg/min，12 个月）或安慰剂[157]，收入的患者有中度肝功能衰竭（安慰剂与环丙沙星组 Child - Pugh 评分分别为 8.3 ± 1.3 与 8.5 ± 1.5），主要终点是发生 SBP，结果显示，虽然环丙沙星组有 2 例（4%）发生 SBP 而安慰剂组有 7 例（14%），但并无显著差异，此外，无 SBP 的概率也无显著差异（$P = 0.076$），接受环丙沙星的患者仍然维持无细菌感染的概率更高（80% 比 55%；$P = 0.05$），接受环丙沙星的患者 1 年生存率也更高（86% 比 66%；$P < 0.04$），尽管如此，样本大小并不是精心策划以用于检测生存率方面的差异，不能排除 II 型误差，而且也未确定抗生素一级预防的期限。

表 7　预防性抗生素治疗肝硬化患者自发性腹膜炎（SBP）*

作者（年）	预防类型	治疗	患者例数	GNB† 感染数量	P 值	SBP 发病率 n（%）	P 值
Ginès 1990 (158)	仅收入既往有 SBP 患者‡	诺氟沙星比安慰剂	40 / 40	1 / 10	—	5（12）/ 14（35）	0.02
Soriano 1991 (153)	收入既往无和有 SBP 患者§	诺氟沙星比未治疗	32 / 31	0 / 9	<0.001	0（0）/ 7（22.5）	<0.02

续表

作者（年）	预防类型	治疗	患者例数	GNB†感染数量	P 值	SBP 发病率 n（%）	P 值
Singh，1995（161）比未治疗§	收入既往无和有 SBP 患者§	甲氧苄啶/磺胺甲恶唑	30 30	9 0	—	1（3） 8（27）**	P = 0.03
Rolachon 1995（160）	收入既往无和有 SBP 患者‡	环丙沙星比安慰剂	28 32	1 0	—	1（4） 7（22）	< 0.05
Novella 1997（154）	仅收入既往无 SBP 患者§	持续诺氟沙星比仅住院使用	56 53	11 13	—	1（1.8） 9（16.9）	< 0.01
Grangé 1998（155）	仅收入既往无 SBP 患者‡	诺氟沙星比安慰剂	53 54	0 6	< 0.04	0（0） 5（9）	无效
Fernández 2007（156）	仅收入既往无 SBP 患者‡	诺氟沙星比安慰剂	35 33	13 6	—	2（6） 10（30）	0.02
Terg 2008（157）	仅收入既往无 SBP 患者‡	环丙沙星比安慰剂	50 50			2（4） 7（14）	0.076

注：＊：研究显示按时间顺序排列，†：GNB 为革兰阴性菌，‡：随机双盲安慰剂对照试验，§：随机非盲试验，＊＊：包括 1 例肺炎克雷伯菌所致自发性菌血症。

推荐意见：

一项随机双盲安慰剂对照实验显示，在严重肝脏疾病（见内文）并腹水蛋白 < 15g/L，且既往无 SBP 病史的患者，诺氟沙星（400mg/d）降低 SBP 风险和改善生存率。因此，这些患者应考虑长期诺氟沙星预防性治疗（Level A1）。

中度肝脏疾病并腹水蛋白浓度 < 15g/L，且既往无 SBP 病史的患者，喹诺酮类药物在预防 SBP 或改善生存率上的疗效尚未明确。在这一领域还需进一步研究。

既往有 SBP 的患者：

SBP 发作后生存的患者，1 年累积复发率约为 70%[108]，SBP 发作后 1 年生存率为 30% ~ 50%，2 年生存率降至 25% ~ 30%。因此，SBP 发作后康复的患者应考虑肝移植。仅有的一项随机双盲安慰剂对照试验显示，既往有 SBP 发作的患者使用诺氟沙星（400mg/d，口服）治疗[158]，SBP 复发率由 68% 降至 20%，由 GNB 导致的 SBP 发生率由 60% 降至 3%，生存率并不是本研究的终点。在一个开放随机研究中，分别使用诺氟沙星

400mg/min 和芦氟沙星 400mg/周预防 SBP 复发，显示 1 年 SBP 复发率分别为 26% 与 36%（$P = 0.16$）[159]，诺氟沙星治疗肠杆菌导致的 SBP 更有效（0% 比 22%，$P = 0.01$）。3 项其他的研究评估了环丙沙星、甲氧苄啶/磺胺甲恶唑、诺氟沙星的疗效，但是他们的研究包括既往有或无 SBP 发作史的患者[153,160-161]，所有的研究显示预防抗生素治疗减少 SBP 发病率。

是否所有既往有 SBP 的患者，应该不间断地使用抗生素预防直至肝移植或死亡，或者在肝脏疾病有改善的患者治疗能被终止，尚不能确定。

推荐意见：

SBP 发作后康复的患者再发 SBP 的风险高，在这些患者中，预防性抗生素治疗降低 SBP 复发风险。诺氟沙星（400mg/d，口服）是治疗的首选（Level A1）。可供替代的抗生素包括环丙沙星（750mg/周，口服）或复方磺胺甲基异恶唑（800mg 磺胺甲恶唑和 160mg 甲氧苄啶，每日 1 次，口服），但证据并无诺氟沙星充足（Level A2）。SBP 后康复的患者长期生存率差，应考虑肝移植（Level A1）。

长期抗生素预防的问题：

如前所述，长期抗生素预防（一级或二级）可导致 GNB 对喹诺酮类药物甚至甲氧苄啶/磺胺甲恶唑耐药[106]。此外，接受长期抗生素预防 SBP 的患者出现革兰氏阳性菌感染的可能性增加[156,162]。这强调有必要限制预防性抗生素治疗，而仅用于有 SBP 最高风险的患者。通常建议发生喹诺酮类耐药菌感染的患者应终止喹诺酮类药物预防，然而，尚无资料支持这一观点。

低钠血症：

失代偿期肝硬化患者中常见低钠血症，这与继发于非渗透性抗利尿激素分泌增加导致的无溶质水排泄受损有关，相对于钠潴留而言，导致不成比例的水潴留[163-166]。肝硬化当血钠浓度下降低于 130mmol/L 时即可定义为低钠血症[163]。但是，在一般的患者人群，按照近期有关低钠血症的指南，血钠浓度下降小于 135mmol/L 也应视为低钠血症[167]。

肝硬化患者可发生 2 种类型的低钠血症：低血容量性和高血容量性。高血容量性低钠血症最为常见，以血清钠水平低且有细胞外液体量增加，腹水和水肿为特征，可自发性发生或为过量的低渗液体（如 5% 葡萄糖）的结果，或者继发于肝硬化并发症，特别是细菌感染。相反，低血容量性低钠血症较为少见，以血清钠水平低而无腹水和水肿为特征，最常见于过度利尿剂治疗之后。

在肝硬化中，血清钠浓度是预后的一个重要指标，出现低钠血症与生存率受损有关[64-65,168-174]。而且，低钠血症与增长的发病率特别是神经系统并发症有关，并降低肝移植术后的生存率[175-177]，虽然有关生存率方面的研究其结果显示并不一致。

低钠血症的治疗：

一般认为，血清钠低于130mmol/L时应治疗。虽然血清钠水平为多少时应开始治疗还没有良好的证据。

低血容量性低钠血症的治疗，包括钠摄入和确定致病因素（通常为利尿剂过度使用），在本指南中未作进一步考虑。

治疗高血容量性低钠血症的关键是诱导负水平衡，目标是使机体过多的水量正常化，以改善血钠浓度。标准的治疗是限制液体摄入，但很少有效。临床经验显示，尽管在改善血钠浓度上很少有效，限制液体摄入却有助于预防血钠水平进一步下降。缺乏疗效可能是由于实际上每日总的液体摄入量不可能被限制到小于1L/min。虽然在严重的高血容量性低钠血症通常使用高渗氯化钠治疗，但仅部分起效，疗效常短暂，并且增加腹水量和水肿。使用白蛋白显示改善血钠浓度，但还需要更多的资料证实[178-179]。

就病理生理学而言，低钠血症治疗包括改善这些患者明显受损的无溶质水排泄。早期尝试使用如地美环素或κ-阿片受体激动剂等药物，但由于其副作用而失败[180-183]。近年来，随着vaptans药物的发现，高容量性低钠血症的药物治疗向前迈出了一大步，vaptans口服治疗有效，可选择性拮抗集合管主细胞上的V2-精氨酸加压素受体[184-186]。这些药物可有效地改善与高抗利尿激素相关的血清钠浓度，如抗利尿激素分泌异常综合征（SIADH），心功能衰竭或肝硬化[101,184,187-191]，这些研究的结果一致证实，短期（在大部分研究中为1周至1个月）使用vaptans，45%~82%的患者尿量增加，无溶质水排泄增多，并改善低血钠水平，未观察到肾功能、尿钠、循环功能与肾素-血管紧张素-醛固酮系统活性有显著改变，最常见的副作用是口渴。肝硬化患者使用vaptans治疗潜在理论上的问题包括高钠血症、脱水、肾功能损害和由于血清钠浓度过快增长导致的渗透性脱髓鞘综合征。然而，在已报道的研究中，高钠血症，脱水和肾功能损害的发病率很低，无渗透性脱髓鞘综合征的病例被报道，尽管如此，这些并发症应该提前考虑到，并应在医院内开始治疗，临床密切监测及评估血清钠水平，以避免血清钠增长超过8~10mmol/（L·d）。因为脱水和高钠血症风险，有精神状态改变（即脑病）而不能摄入适量液体的患者不应给予vaptans。vaptans在肝内由CYP3A酶代谢，因此，CYP3A的强抑制剂如酮康唑、柚子汁，尤其是克拉霉素，增加血vaptans浓度，可能与血清钠浓度大幅增加有关。相反，诱导CYP3A系统的药物，如利福平、巴比妥类和苯妥英钠，可能会降低vaptans的疗效。

在美国，托伐普坦（Tolvaptan）近期被批准用于治疗与肝硬化腹水、心功能衰竭、SIADH相关的重度高血容量性低钠血症（<125mmol/L）。在欧洲，该药物目前仅许可用于SIADH的治疗。在美国，考尼伐坦（Conivaptan）也被批准短期（5d）静脉治疗用于不同情况下的高血容量性低钠血症。托伐普坦治疗起始剂量为15mg/min，如需要，根据血清钠浓度变化，可逐步滴定至30~60mg/d。在随机研究中，

与安慰剂治疗的患者比较，接受托伐普坦治疗的患者消化道出血的发病率略有增加，其他副作用发生率无差异。尽管如此，应指出的是，托伐普坦只服用1个月，并且该药只有有限的长期安全性资料，显然，托伐普坦治疗肝硬化患者还需要长期安慰剂对照研究。在肝硬化低钠血症患者考尼伐坦的疗效与安全性尚无前瞻性评估。如前所述，一项Ⅲ期随机双盲安慰剂对照研究，比较萨特普坦（Satavaptan）联合利尿剂长期治疗的疗效，目的是预防肝硬化患者 LVP 后腹水复发，结果显示，与那些接受安慰剂治疗的患者比较，萨特普坦治疗的患者并发症发生率增加，并且生存率降低[104]。

推荐意见：

重要的是区分高血容量性低钠血症和低血容量性低钠血症。低血容量性低钠血症的特征是血清钠浓度低，无腹水和水肿，并随显著的细胞外液体丢失，通常在长期负钠平衡之后发生。治疗包括生理盐水的摄入和病因治疗（通常是终止利尿剂）（Level A1）。

仅在少数高血容量性低钠血症患者，限制液体在 1000ml/min 可有效地增加血清钠浓度，但却可有效地防止血清钠水平进一步下降（Level A1）。没有资料支持使用生理盐水或高渗盐水治疗高血容量性低钠血症（Level A1）。使用白蛋白可能有效，但当前支持其使用的资料非常有限（Level B2）。

重度高血容量性低钠血症患者可考虑使用 Vaptans 治疗（<125mmol/L）。托伐普坦（Tolvaptan）在部分国家被许可用于口服治疗，考尼伐坦（Conivaptan）仅在部分国家被许可用于短期静脉治疗。托伐普坦应在医院内开始治疗，药物剂量逐步滴定，以达到血清钠缓慢升高。应密切监测血清钠，特别是在治疗第一天以及增加药物剂量期间，避免血钠浓度快速增长（>8~10mmol/d），以防止渗透性脱髓鞘综合征发生。Vaptans 治疗时不应限制液体或摄入盐水，以避免血清钠浓度过快增长。血清钠水平稳定并且不再需要增加药物剂量之后，患者可以出院。应避免与 CYP3A 强力抑制或诱导的药物同时使用。Vaptans 的疗程尚不清楚，安全性仅仅是建立在短期治疗的基础上（1个月）（Level B1）。

肝肾综合征：

肝肾综合征的定义与诊断：

肝肾综合征（HRS）的定义为晚期肝脏疾病患者发生肾衰竭，且无明确的肾衰竭病因[56]，因此，其诊断实质上是排除肾衰竭的其他病因。1994 年国际腹水俱乐部制定了 HRS 诊断的主要标准，并将其分为1型和2型 HRS。在 2007 年重新修订了这些标准[192]，新的诊断标准如表8所示。自从 1996 年发表第1个 HRS 定义和标准以来[56]，出现了各种新的观点，即血管舒张主要发生在内脏动脉床，HRS 患者心输出量可偏低或正常（高少见），但不能满足患者所需。发生1型 HRS 的最重要诱因是细菌感染，药物治疗可改善肾功能[192]。

表8　肝硬化肝肾综合征诊断标准

·肝硬化腹水

·血肌酐 > 1.5mg/dl（133μmol/L）

·无休克

·无低血容量，定义为至少停用 2d 利尿剂（假如使用利尿剂）并且白蛋白 1g/（kg·d）直到最大 100g/d 扩容后，肾功能无持续性改善（血肌酐 < 133μmol/L）

·目前或近期无肾毒性药物使用史

·无肾实质疾病，定义为蛋白尿 < 500mg/d，无镜下血尿（每高倍镜电视野 < 50 个红细胞）和肾脏超声正常

有 2 种类型的 HRS，1 型 HRS 是一种快速进行性急性肾衰竭，常在时间上与诱发因素相关而发生肝功能恶化以及其他器官功能恶化。1 型 HRS 常发生在重度酒精性肝炎或脓毒性损害如 SBP 后的终末期肝硬化患者，虽然部分患者在无任何明确的诱发事件下亦可发生。通常，1 型 HRS 只有当血肌酐从基线增长超过 100%，最终大于 2.5mg/dl（221μmol/L）时诊断。2 型 HRS 发生在顽固性腹水患者当中，并有稳定但适度的功能性肾衰竭，常伴有明显的钠潴留。2 型 HRS 患者最终可自发性或在诱发事件如 SBP 后发展为 1 型 HRS[56]。肾脏学界近期将急性肾衰竭重新称为急性肾损伤（AKI）[193]。然而，在肝硬化患者中 AKI 分类的适用性和用途尚需前瞻性研究全面评估。

推荐意见：

在肝硬化中，重要的是尽可能早地诊断 HRS 或明确其他已知的肾衰竭病因。诊断 HRS 之前，在肝硬化中应排除肾衰竭的病因，包括低血容量，休克，肾实质疾病和同时使用肾损害药物。如有明显的蛋白尿或镜下血尿，或如果肾脏超声证实肾脏大小异常，则应疑是肾实质疾病，在这些患者肾活组织检查是重要的，并有助于计划进一步治疗，包括肝肾联合移植的潜在需要（Level B1）。

证实有显著的血肌酐升高，并排除其他已知的肾衰竭病因，可诊断 HRS。从治疗目的而言，只有当血肌酐升高大于 133μmol/L（1.5mg/dl）时，通常才诊断 HRS。随着时间的推移，重复检测血肌酐，特别是在住院患者，有助于早期诊断 HRS（Level B1）。

HRS 分为 2 型：1 型 HRS 其特征为快速进行性肾功能损害（2 周内血肌酐较基线增长 ≥100% 至大于 2.5mg/dl），2 型 HRS 其特征为稳定或非进行性肾功能损害（LevelA1）。

肝肾综合征的病理生理学：

HRS 的发病机制包括 4 个方面。这些是：①内脏血管的舒张导致有效动脉血容量减少和平均动脉压下降；②交感神经系统和肾素－血管紧张素－醛固酮系统激活导致肾血管收缩和肾脏血管自动调节曲线的改变；致使肾血流对平均动脉压变化更加敏感；③由于肝硬化心肌病的发生而出现的心功能受损，导致继发于血管舒张的心输出量代偿性增加相对受损；④可影响肾血流或肾小球微循环血流动力学的一些血管活性介质合成增加，

如半胱氨酰白三烯、血栓素 A2、F2 - 异构前列腺素、内皮素 - 1，然而，这些因素在 HRS 发病机制中的作用仍未明确。对 HRS 发病机制的进一步讨论超出了本指南的范畴，能够在其他地方找到[165,195 - 196]。

肝肾综合征的危险因素和预后：

细菌感染，特别是 SBP，是 HRS 最重要的危险因素[121,127,197 - 198]。大约 30% 的 SBP 患者发生 HRS[121]。SBP 患者白蛋白输注联合抗生素治疗降低发生 HRS 的风险及改善生存率[121]。HRS 的预后仍较差，所有 HRS 患者平均中位生存时间大约为 3 个月[195,199]。终末期肝病模型（MELD）评分高以及 1 型 HRS 的预后非常差。未经治疗的 1 型 HRS 患者中位生存率约为 1 个月[200]。

肝肾综合征的治疗：

一般措施：

除非另有说明，本指南有关治疗方面的意见均为 1 型 HRS 治疗。一旦确诊，即应尽早开始治疗，以防止肾衰竭恶化。一般的支持措施包括密切监测生命体征，常规肝肾功能检测，经常进行临床评估和治疗伴随的肝硬化并发症。应避免过量摄入液体，以防止液体超负荷和稀释性低钠血症发生/恶化。因为有严重的高钾血症风险，禁用保钾利尿剂。

推荐意见：

监测：1 型 HRS 患者应密切监测，包括尿量、液体平衡和动脉压以及常规的生命体征。理想上，监测中心静脉压有助于液体平衡的管理和防止容量超负荷。患者一般在重症监护室或半重症监护室监测更佳（Level A1）。

败血症筛选：应通过血、尿和腹水尽早明确细菌感染，并予以抗生素治疗。如无感染征象的患者既往已应用抗生素，应继续预防性抗生素治疗。未经证实有感染的 1 型 HRS 患者，应用抗生素作为经验性治疗尚无相关资料（Level C1）。

应用 β - 受体阻滞剂：使用了 β - 受体阻滞剂预防静脉曲张出血的 1 型 HRS 患者，是否最好停用或继续使用这些 β - 受体阻滞剂尚无相关资料（Level C1）。

应用腹腔穿刺术：

1 型 HRS 患者应用腹腔穿刺术的相关资料很少。尽管如此，如患者有张力性腹水，腹腔穿刺大量放液联合白蛋白使用有助于缓解患者不适（Level B1）。

应用利尿剂：初步评估和诊断 HRS 的患者，应停用所有利尿剂。进行性 1 型 HRS 患者，目前尚无资料支持使用呋塞米。尽管如此，呋塞米有助于维持尿量，治疗中心静脉压过高（假如有）。因为有高危致死性高钾血症的风险，禁用螺内酯（Level A1）。

特殊疗法：

药物治疗：

目前可利用的最有效的方法是应用血管收缩药物。在这些已使用的血管收缩药物当中，研究最为广泛的是血管加压素类似物，特别是特利加压素[195,201-209]。血管加压素类似物治疗 HRS 的机理是，通过收缩明显扩张的内脏血管床和升高动脉压，以改善显著受损的循环功能[210-211]。大量随机和非随机研究显示，特利加压素改善 1 型 HRS 患者的肾功能，40% ~50% 的患者治疗有效（回顾文献 195 和 210）。因为缺乏剂量相关的调查研究，特利加压素的使用并没有标准的剂量表。特利加压素起始剂量一般为 1mg/4~6h，如果经过 3d 治疗，血肌酐较基线水平未下降至少 25%，则特利加压素最大剂量可增加至 2mg/4~6h，维持治疗直至血肌酐下降小于 1.5mg/dl（133μmol/L），通常在 1~1.2mg/dl（88~106μmol/L）左右。治疗应答的特征通常为，血肌酐缓慢而进行性下降［至小于 1.5mg/dl（133μmol/L）］，并且动脉压、尿量和血钠浓度增加。中位应答时间是 14d，并通常取决于治疗前血肌酐水平，患者基线血肌酐越低，治疗所需时间越短[212]。治疗前血肌酐 <10mg/dl，和治疗 3d 平均动脉压上升 >5mmHg，则治疗应答率高[212]。停药后复发并不常见，特利加压素再治疗通常也有效。最常见的副作用是，心血管系统或缺血性并发症，据报道平均占治疗患者的 12%[195,210]。需重点强调的是，大多数研究排除了已知有严重心血管或缺血性疾病的患者。在大多数研究中，应用特利加压素时联合白蛋白（第 1d 1g/kg，随后 40g/d）以改善循环功能方面的治疗效果[213]。

部分研究显示，特利加压素治疗改善生存率，但其他研究并未发现。近期一项系统综述包括了使用特利加压素和其他血管收缩药物的随机研究，结果显示，特利加压素治疗改善短期生存率[214]。大多数使用特利加压素的临床试验排除了进行性败血症患者，HRS 合并败血症时特利加压素的治疗效果尚不清楚。最后，特利加压素治疗 2 型 HRS 患者亦可改善肾功能[209,215]。尽管如此，这些患者使用特利加压素的资料仍然有限。

除血管加压素类似物之外，已用于治疗 1 型 HRS 的血管收缩药物，包括去甲肾上腺素和米多君 + 奥曲肽，两者均联合使用白蛋白。米多君口服起始剂量为 2.5~7.5mg/8h（译者注；英文原文为 2.5~75mg/8h）和奥曲肽 100μg/8h 皮下注射，如肾功能无改善，剂量分别增加至 12.5mg/8h 和 200μg/8h。虽然这种方法显示可改善肾功能，但报道使用这一方法的患者例数非常少[216-217]。去甲肾上腺素（0.5~3mg/h）应静脉持续使用，增加剂量以达到动脉压升高，也可改善 1 型 HRS 患者肾功能。令人遗憾的是，去甲肾上腺素治疗的患者例数也少，而且，无对照组为接受非血管收缩药物的随机对照研究来评估其疗效。

预防 HRS 方面的研究较少。一项随机双盲试验显示，在重度酒精性肝炎患者，己酮可可碱（400mg，tid）短期治疗（4 周）可预防 HRS 发生[219]。最近的一项研究显示，己酮可可碱长期治疗改善生存率，降低肝硬化部分并发症的发生率，这包括肾衰竭，然而，本研究的主要终点并不在此[220]，还需要更多的研究以评估己酮可可碱在预防肝硬化患者 HRS 中的价值。最后，如前所述，一项随机双盲试验显示，诺氟沙星（400mg/d）可降低晚期肝硬化 HRS 的发病率[156]。

经颈静脉肝内门体分流术：

文献报道经颈静脉肝内门体分流术（TIPS）可改善 1 型 HRS 患者的肾功能[77,221]。然而，在这种情况下，应用 TIPS 非常受限，这是因为许多患者有 TIPS 使用禁忌证。还需要更多的研究以评估 TIPS 在 1 型 HRS 患者中的价值。在 2 型 HRS 患者，TIPS 也显示改善肾功能和控制腹水[90]。然而，在后者，TIPS 并未明确地与常规药物治疗比较。

肾脏替代治疗：

血液透析和连续静脉血液滤过均用于治疗 1 型 HRS 患者[222-223]。然而，已发表的资料很少，并且在大多数研究中，并未区分 1 型 HRS 和其他原因所致的肾衰竭患者，此外，在肾脏替代治疗与其他治疗方法（如血管收缩药物）之间并无对照研究。需要即时肾脏替代治疗的情况，如严重高钾血症、代谢性酸中毒、容量超负荷，在 1 型 HRS 患者中并不常见，特别是在早期阶段。有零星报道和小样本随机试验建议，所谓的人工肝支持系统，分子吸附再循环系统（MARS）或普罗米修斯系统（Prometheus）对 1 型 HRS 患者可能有效[224-225]。然而，在有更多资料可以利用之前，这些方法仍应被视为研究。

肝移植：

肝移植是 1 型和 2 型 HRS 的首选治疗，术后 1 型 HRS 的生存率约为 65%[226]，与无 HRS 的肝硬化患者比较，较低的生存率是由于肾衰竭是肝移植术后不良预后的主要预测指标。此外，1 型 HRS 患者在列入肝移植等候名单期间死亡率亦高，理想的是优先行肝移植。

与单独肝移植比较，HRS 患者肝肾联合移植似乎并无优势，而那些行长期肾脏支持治疗（>12 周）的患者可能例外[227-228]。

虽无前瞻性研究，肝移植术前 HRS 的治疗（即血管收缩药物）仍可改善肝移植术后的结果[229]。因为康复后的 1 型 HRS 患者预后仍差，故治疗后血肌酐水平下降和 MEID 评分相对减少，并不会改变实施肝移植的决策。

推荐意见：

1 型 HRS 的治疗：

1 型 HRS 的药物治疗：

特利加压素（1mg/4~6h，静脉弹丸注射）联合白蛋白应考虑用作 1 型 HRS 的一线治疗药物。治疗的目的是，充分改善肾功能，降低血肌酐至小于 133μmol/L（1.5mg/dl）（完全应答）。如治疗 3d 后，血肌酐未降低至少 25%，则特利加压素剂量应逐步增加直至最大剂量 2mg/4h。部分应答的患者（血肌酐未降低 <133μmol/L）或那些血肌酐未降低的患者，应在 14d 内终止治疗。

特利加压素治疗的禁忌证包括缺血性心血管疾病。特利加压素治疗的患者应密切监测心律失常的发生，或内脏或肢端缺血的征象，以及液体超负荷，从而调整治疗或停药。停止特利加压素治疗后复发的 1 型 HRS 相对少见。应重复特利加压素治疗，且通常有效

（LevelA1）。

特利加压素潜在的替代药物，包括去甲肾上腺素或米多君 + 奥曲肽，两者均联合使用白蛋白，但在 1 型 HRS 患者中使用这些药物的资料非常有限（LevelB1）。

1 型 HRS 的非药物治疗：

虽然 TIPS 支架置入可改善部分患者的肾功能，但目前仍无足够的资料支持使用 TIPS 用作 1 型 HRS 患者的治疗。

血管收缩药物治疗无应答并且满足肾脏支持治疗标准的患者，肾脏替代治疗可能有用。有关人工肝支持系统方面的资料非常有限，在推荐其用于临床实践之前，尚需要进一步研究（LevelB1）。

2 型 HRS 的治疗：

特利加压素 + 白蛋白对 60% ~70% 的 2 型 HRS 患者有效，但这一治疗对临床转归方面的影响尚无足够的资料（LevelB1）。

肝移植：

肝移植是 1 型和 2 型 HRS 最好的治疗方法，肝移植之前应治疗 HRS，因为这可以改善肝移植术后的转归（LevelA1）。

血管收缩药物治疗应答的 HRS 患者，应行单独肝移植治疗。血管收缩药物治疗无应答并需要肾脏支持治疗的 HRS 患者，一般行单独肝移植治疗，这是因为大多数患者在肝移植术后肾功能可恢复。需长期肾脏支持治疗（>12 周）的亚组患者，应考虑行肝肾联合移植（LevelB2）。

HRS 的预防：

有 SBP 的患者应使用静脉白蛋白治疗，因为这显示可降低 HRS 发病率，并改善生存率（LevelA1）。

部分资料建议，己酮可可碱治疗可降低重度酒精性肝炎和晚期肝硬化患者 HRS 的发病率。并且诺氟沙星也可降低晚期肝硬化患者 HRS 的发病率，但尚需要进一步的研究（LevelB2）。

（译者注：

2010 年 4 月，维也纳国际肝病会议前期，EASL 宣布了作为临床实践指南系列部分的第 4 份文件的预发行版本，标题为"肝硬化腹水，自发性细菌性腹膜炎，肝肾综合征的处理"。在预发行版本之后，最终的腹水指南版本将发表在近期的 Journal of Hepatology 杂志上。本文是对该预发行版本的全文翻译。）

参考文献

[1] EASL International Consensus Conference on Hepatitis B. 13 - 14 September, 2002：Geneva, Switzerland. Consensus statement (short version). J Hepatol, 2003, 38：533 - 540.

［2］Ganem D, Prince AM. Hepatitis B virus infection - natural history and clinical consequences. N Engl J Med, 2004, 350: 1118 - 1129.

［3］Hoofnagle JH, Doo E, Liang TJ, Fleischer R, Lok AS. Management of hepatitis B: summary of a clinical research workshop. Hepatology, 2007, 45: 1056 - 1075.

［4］Liaw YF. Prevention and surveillance of hepatitisBvirus - related hepatocellular carcinoma. Semin Liver Dis, 2005, 25: 40 - 47.

［5］Lok AS, McMahon BJ. Chronic hepatitis B. Hepatology, 2007, 45: 507 - 539.

［6］Rizzetto M. Viral hepatitis in the third millennium. Res Virol, 1998, 149: 251 - 256.

［7］Rizzetto M, Ciancio A. Chronic HBV - related liver disease. Mol Aspects Med, 2008, 29: 72 - 84.

［8］Zarski JP, Marcellin P, Leroy V, et al. Characteristics of patients with chronic hepatitis B in France: predominant frequency of HBe antigen negative cases. J Hepatol, 2006, 45: 355 - 360.

［9］Chu CM, Liaw YF. Hepatitis B virus - related cirrhosis: natural history and treatment. Semin Liver Dis, 2006, 26: 142 - 152.

［10］FattovichG. Natural history and prognosis of hepatitis B. Semin Liver Dis, 2003, 23: 47 - 58.

［11］Fattovich G, Bortolotti F, Donato F. Natural history of chronic hepatitis B: special emphasis on disease progression and prognostic factors. J Hepatol, 2008, 48: 335 - 352.

［12］Fattovich G, Olivari N, Pasino M, D'Onofrio M, Martone E, Donato F. Long - term outcome of chronic hepatitis B in Caucasian patients: mortality after 25 years. Gut, 2008, 57: 84 - 90.

［13］Fattovich G, Stroffolini T, Zagni I, Donato F. Hepatocellular carcinoma in cirrhosis: incidence and risk factors. Gastroenterology, 2004, 127: S35 - S50.

［14］Martinot - Peignoux M, Boyer N, Colombat M, Akremi R, Pham BN, OllivierS, etal. Serum hepatitisBvirusDNA levelsand liver histology in inactive HBsAg carriers. JHepatol, 2002, 36: 543 - 546.

［15］HadziyannisSJ, VassilopoulosD. HepatitisB e antigen - negative chronic hepatitis B. Hepatology, 2001, 34: 617 - 624.

［16］Raimondo G, Allain JP, Brunetto MR, et al. Statements from the Taormina expert meeting on occult hepatitis B virus infection. J Hepatol, 2008, 49: 652 - 657.

［17］Knoll A, Pietrzyk M, Loss M, et al. Solid - organ transplantation in HBsAg - negative patients with antibodies to HBV core antigen: low risk of HBV reactivation. Transplantation,

2005，79：1631 - 1633.

［18］Marcellin P，Giostra E，Martinot - Peignoux M，et al. Redevelopment of hepatitis - B surface antigen after renal transplantation. Gastroenterology，1991，100：1432 - 1434.

［19］Guyatt GH，Cook DJ，Jaeschke R，Pauker SG，Schunemann HJ. Grades of recommendation for antithrombotic agents：American College of Chest Physicians Evidence - Based Clinical Practice Guidelines（8th Edition）. Chest，2008，133：123S - 131S.

［20］Guyatt GH，Oxman AD，Kunz R，Falck - Ytter Y，Vist GE，Liberati A，et al. Going from evidence to recommendations. Br Med J，2008，336：1049 - 1051.

［21］Guyatt GH，Oxman AD，Kunz R，Jaeschke R，Helfand M，Liberati A，et al. Incorporating considerations of resources use into grading recommendations. Br Med J，2008，336：1170 - 1173.

［22］Guyatt GH，Oxman AD，Kunz R，Vist GE，Falck - Ytter Y，Schunemann HJ. What is "quality of evidence" and why is it important to clinicians？ Br Med J，2008，336：995 - 998.

［23］Guyatt GH，Oxman AD，Vist GE，Kunz R，Falck - Ytter Y，Alonso - Coello P，et al. GRADE：an emerging consensus on rating quality of evidence and strength of recommendations. Br Med J，2008，336：924 - 926.

［24］Jaeschke R，Guyatt GH，Dellinger P，Schunemann H，Levy MM，Kunz R，et al. Use of GRADE grid to reach decisions on clinical practice guidelines when consensus is elusive. Br Med J，2008，337：744.

［25］Schunemann HJ，Oxman AD，Brozek J，Glasziou P，Jaeschke R，Vist GE，et al. Grading quality of evidence and strength of recommendations for diagnostic tests and strategies. Br Med J，2008，336：1106 - 1110.

［26］Chevaliez S，Bouvier - Alias M，Laperche S，Pawlotsky JM. Performance of the Cobas AmpliPrep/Cobas TaqMan real - time PCR assay for hepatitis B virus DNA quantification. J Clin Microbiol，2008，46：1716 - 1723.

［27］Thibault V，Pichoud C，Mullen C，Rhoads J，Smith JB，Bitbol A，et al. Characterization of a new sensitive PCR assay for quantification of viral DNA isolated from patients with hepatitis B virus infections. J Clin Microbiol，2007，45：3948 - 3953.

［28］Stelzl E，Muller Z，Marth E，Kessler HH. Rapid quantification of hepatitis B virus DNA by automated sample preparation and real - time PCR. J Clin Microbiol，2004，42：2445 - 2449.

［29］Pawlotsky JM，Dusheiko G，Hatzakis A，Lau D，Lau G，Liang TJ，et al. Virologic monitoring of hepatitis B virus therapy in clinical trials and practice：recommendations for a standardized approach. Gastroenterology, 2008, 134: 405 - 415.

[30] Saldanha J, Gerlich W, Lelie N, Dawson P, Heermann K, Heath A. An international collaborative study to establish a World Health Organization international standard for hepatitis B virus DNA nucleic acid amplification techniques. Vox Sang, 2001, 80: 63 - 71.

[31] Bedossa P, Dargere D, Paradis V. Sampling variability of liver fibrosis in chronic hepatitis C. Hepatology, 2003, 38: 1449 - 1457.

[32] Poynard T, Morra R, Halfon P, Castera L, Ratziu V, Imbert - Bismut F, et al. Meta - analyses of FibroTest diagnostic value in chronic liver disease. BMC Gastroenterol, 2007, 7: 40.

[33] Marcellin P, Ziol M, Bedossa P, Douvin C, Poupon R, de Le'dinghen V, et al. Non - invasive assessment of liver fibrosis by stiffness measurement in patients with chronic hepatitis B. Liver Int; in press.

[34] Myers RP, Tainturier MH, Ratziu V, Piton A, Thibault V, Imbert - Bismut F, et al. Prediction of liver histological lesions with biochemical markers in patients with chronic hepatitis B. J Hepatol, 2003, 39: 222 - 230.

[35] OgawaE, FurusyoN, ToyodaK, TakeokaH, OtaguroS, Hamada M, et al. Transientelastography for patients with chronic hepatitis B andC virus infection: non - invasive, quantitative assessment of liver fibrosis. Hepatol Res, 2007, 37: 1002 - 1010.

[36] Ngo Y, Benhamou Y, Thibault V, Ingiliz P, Munteanu M, Lebray P, et al. An accurate definition of the status of inactive hepatitis B virus carrier by a combination of biomarkers (FibroTest - ActiTest) and viral load. PLoS ONE, 2008, 3: e2573.

[37] Liaw YF, Sung JJ, Chow WC, Farrell G, Lee CZ, Yuen H, et al. Lamivudine for patients with chronic hepatitis B and advanced liver disease. N Engl J Med, 2004, 351: 1521 - 1531.

[38] Chang TT, Gish RG, de Man R, Gadano A, Sollano J, Chao YC, et al. Acomparison of entecavir and lamivudine for HBeAgpositive chronic hepatitis B. N Engl J Med, 2006, 354: 1001 - 1010.

[39] Janssen HL, van Zonneveld M, Senturk H, Zeuzem S, Akarca US, Cakaloglu Y, et al. Pegylated interferon alfa - 2b alone or in combination with lamivudine for HBeAg - positive chronic hepatitisB: a randomised trial. Lancet, 2005, 365: 123 - 129.

[40] Lai CL, Chien RN, Leung NW, Chang TT, Guan R, Tai DI, et al. A one - year trial of lamivudine for chronic hepatitis B. N Engl J Med, 1998, 339: 61 - 68.

[41] Lai CL, Gane E, Liaw YF, Hsu CW, Thongsawat S, Wang Y, et al. Telbivudine versus lamivudine in patients with chronic hepatitis B. N Engl J Med, 2007, 357: 2576

– 2588.

[42] Lau GK, Piratvisuth T, Luo KX, Marcellin P, Thongsawat S, Cooksley G, et al. Peginterferon alfa – 2a, lamivudine, and the combination for HBeAg – positive chronic hepatitis B. N Engl J Med, 2005, 352: 2682 – 2695.

[43] Marcellin P, Chang TT, Lim SG, Tong MJ, Sievert W, Shiffman ML, et al. Adefovir dipivoxil for the treatment of hepatitis B e antigen – positive chronic hepatitis B. N Engl J Med, 2003, 348: 808 – 816.

[44] Heathcote EJ, Gane E, Deman R, Lee S, Flisiak R, Manns MP, et al. A randomized, double – blind, comparison of tenofovir DF (TDF) versus adefovir dipivoxil (ADV) for the treatment of HBeAG positive chronic hepatitis B (CHB): Study GS – US – 1740103. Hepatology, 2007, 46: 861A.

[45] Marcellin P, Lau GK, Bonino F, Farci P, Hadziyannis S, Jin R, et al. Peginterferon alfa – 2a alone, lamivudine alone, and the two in combination in patients with HBeAg – negative chronic hepatitis B. N Engl J Med, 2004, 351: 1206 – 1217.

[46] Hadziyannis SJ, Tassopoulos NC, Heathcote EJ, Chang TT, Kitis G, Rizzetto M, et al. Long – term therapy with adefovir dipivoxil for HBeAg – negative chronic hepatitis B for up to 5 years. Gastroenterology, 2006, 131: 1743 – 1751.

[47] Marcellin P, Buti M, Krastev Z, Germanidis G, Kaita KD, Kotzev I, et al. A randomized, double – blind, comparison of tenofovir DF (TDF) versus adefovir dipivoxil (ADV) for the treatment of HBeAG – negative chronic hepatitisB (CHB): Study GS – US – 174 – 0102. Hepatology, 2007, 46: 290A – 291A.

[48] Lai CL, Shouval D, Lok AS, Chang TT, Cheinquer H, Goodman Z, et al. Entecavir versus lamivudine for patients with HBeAg – negative chronic hepatitis B. N Engl J Med, 2006, 354: 1011 – 1020.

[49] Tassopoulos NC, Volpes R, Pastore G, Heathcote J, Buti M, Goldin RD, et al. Efficacy of lamivudine in patients with hepatitis B e antigen – negative/hepatitis B virus DNA – positive (precore mutant) chronic hepatitis B. Hepatology, 1999, 29: 889 – 896.

[50] Perrillo RP, Schiff ER, Davis GL, Bodenheimer HC, Lindsay K, Payne J, et al. A randomized, controlled trial of interferon alfa – 2b alone and after prednisone withdrawal for the treatment of chronic hepatitis B. N Engl J Med, 1990, 323: 295 – 301.

[51] Wong DK, Cheung AM, O' Rourke K, Naylor CD, Detsky AS, Heathcote J. Effect of alpha – interferon treatment in patients with hepatitis B e antigen – positive chronic hepatitis B. A metaanalysis. Ann Intern Med, 1993, 119: 312 – 323.

[52] Zoulim F, Perrillo R. Hepatitis B: reflections on the current approach to antiviral

therapy. J Hepatol, 2008, 48 (Suppl. 1): S2 - S19.

[53] Bonino F, Marcellin P, Lau GK, Hadziyannis S, Jin R, Piratvisuth T, et al. Predicting response to peginterferon alpha2a, lamivudine and the two combined for HBeAg - negative chronic hepatitis B. Gut, 2007, 56: 699 - 705.

[54] Fried MW, Piratvisuth T, Lau GKK, Marcellin P, Chow WC, CooksleyG, etal. HBeAgand hepatitisBvirusDNAas outcome predictors during therapy with peginterferon alfa - 2a for HBeAgpositivechronic hepatitis B. Hepatology, 2008, 47: 428 - 434.

[55] Perrillo RP, Lai CL, Liaw YF, Dienstag JL, Schiff ER, Schalm SW, et al. Predictors of HBeAg loss after lamivudine treatment for chronic hepatitis B. Hepatology, 2002, 36: 186 - 194.

[56] Flink HJ, van Zonneveld M, Hansen BE, de Man RA, Schalm SW, Janssen HL. HBV 99 - 01 Study Group. Treatment with Peg - interferon alpha - 2b for HBeAg - positive chronic hepatitis B: HBsAg loss is associated with HBV genotype. Am J Gastroenterol, 2006, 101: 297 - 303.

[57] Yuen MF, Fong DY, Wong DK, Yuen JC, Fung J, Lai CL. Hepatitis B virus DNA levels at week 4 of lamivudine treatment predict the 5 - year ideal response. Hepatology, 2007, 46: 1695 - 1703.

[58] Heathcote J, George J, Gordon S, Bronowicki JP, Sperl J, Williams R, et al. Tenofovir disoproxil fumarate (TDF) for the treatment of HBeAg - positive chronic hepatitis B: week 72 TDF data and week 24 adefovir dipivoxil switch data (study 103). J Hepatol, 2008, 48 (Suppl. 2): S32.

[59] Marcellin P, Jacobson I, Habersetzer F, Senturk H, Andreone P, Moyes C, et al. Tenofovir disoproxil fumarate (TDF) for the Dreatment of HBeAg - negative chronic hepatitis B: week 72 TDF data and week 24 adefovir dipivoxil switch data (study 102). J Hepatol, 2008, 48 (Suppl. 2): S26.

[60] Hadziyannis SJ, Papatheodoridis GV, Dimou E, Laras A, Papaioannou C. Efficacy of long - term lamivudine monotherapy in patients with hepatitis B e antigen - negative chronic hepatitis B. Hepatology, 2000, 32: 847 - 851.

[61] Lok AS, Hussain M, Cursano C, Margotti M, Gramenzi A, Grazi GL, et al. Evolution of hepatitis B virus polymerase gene mutations in hepatitis B e antigen - negative patients receiving lamivudine therapy. Hepatology, 2000, 32: 1145 - 1153.

[62] Lok AS, Zoulim F, Locarnini S, Bartholomeusz A, Ghany MG, Pawlotsky JM, et al. Antiviral drug - resistant HBV: standardization of nomenclature and assays and recommendations for management. Hepatology, 2007, 46: 254 - 265.

［63］Lampertico P，Vigano M，Manenti E，Iavarone M，Colombo M. Add－on adefovir prevents the emergence of adefovir resistance in lamivudine－resistant patients：A 4－year study. J Hepatol，2008，48：S259.

［64］Fournier C，Zoulim F. Antiviral therapy of chronic hepatitis B：prevention of drug resistance. Clin Liver Dis，2007，11：869－892.

［65］Buster EH，Hansen BE，Buti M，Delwaide J，Niederau C，Michielsen PP，et al. Peginterferon alpha－2b is safe and effective in HBeAg－positive chronic hepatitis B patients with advanced fibrosis. Hepatology，2007，46：388－394.

［66］Perrillo R，Hann HW，Mutimer D，Willems B，Leung N，Lee WM，et al. Adefovir dipivoxil added to ongoing lamivudine in chronic hepatitis B with YMDD mutant hepatitis B virus. Gastroenterology，2004，126：81－90.

［67］Fontana RJ，Hann HW，Perrillo RP，Vierling JM，Wright T，Rakela J，et al. Determinants of early mortality in patients with decompensated chronic hepatitisBtreated with antiviral therapy. Gastroenterology，2002，123：719－727.

［68］Grellier L，Mutimer D，Ahmed M，Brown D，Burroughs AK，Rolles K，et al. Lamivudine prophylaxis against reinfection in liver transplantation for hepatitis B cirrhosis. Lancet，1996，348：1212－1215.

［69］Samuel D. Management of hepatitis B in liver transplantation patients. Semin Liver Dis，2004，24（Suppl. 1）：55－62.

［70］Schiff E，Lai CL，Hadziyannis S，Neuhaus P，Terrault N，Colombo M，et al. Adefovir dipivoxil for wait－listed and post－liver transplantation patients with lamivudine－resistant hepatitis B：final long－term results. Liver Transplant，2007，13：349－360.

［71］Di Martino V，Thevenot T，Colin JF，Boyer N，Martinot M，Degos F，et al. Influence of HIV infection on the response to interferon therapy and the long－term outcome of chronic hepatitis B. Gastroenterology，2002，123：1812－1822.

［72］Hoffmann CJ，Thio CL. Clinical implications of HIV and hepatitis B co－infection in Asia and Africa. Lancet Infect Dis，2007，7：402－409.

［73］Puoti M，Torti C，Bruno R，Filice G，Carosi G. Natural history of chronic hepatitis B in co－infected patients. J Hepatol，2006，44：S65－S70.

［74］Rockstroh JK. Influence of viral hepatitis on HIV infection. J Hepatol，2006，44：S25－S27.

［75］Soriano V，Puoti M，Bonacini M，Brook G，Cargnel A，Rockstroh J，et al. Care of patients with chronic hepatitis B and HIV co－infection：recommendations from an HIV－HBV International Panel. AIDS，2005，19：221－240.

［76］Sulkowski MS. Viral hepatitis and HIV coinfection. J Hepatol, 2008, 48: 353 - 367.

［77］Alberti A, Clumeck N, Collins S, Gerlich W, Lundgren J, Palu G, et al. Short statement of the first European Consensus Conference on the treatment of chronic hepatitisBandCin HIV co - infected patients. J Hepatol, 2005, 42: 615 - 624.

［78］Rockstroh JK, Bhagani S, Benhamou Y, Bruno R, Mauss S, Peters L, et al. European AIDS Clinical Society (EACS) guidelines for the clinical management and treatment of chronic hepatitis B and C coinfection in HIV - infected adults. HIV Med, 2008, 9: 82 - 88.

［79］Benhamou Y, Fleury H, Trimoulet P, Pellegrin I, Urbinelli R, Katlama C, et al. Anti - hepatitis B virus efficacy of tenofovir disoproxil fumarate in HIV - infected patients. Hepatology, 2006, 43: 548 - 555.

［80］Castelnau C, Le Gal F, Ripault MP, Gordien E, Martinot - Peignoux M, Boyer N, et al. Efficacy of peginterferon alpha - 2bin chronic hepatitis delta: relevance of quantitative RT - PCR for follow - up. Hepatology, 2006, 44: 728 - 735.

［81］Farci P. Treatment of chronic hepatitis D: new advances, old challenges. Hepatology, 2006, 44: 536 - 539.

［82］Farci P, Chessa L, Balestrieri C, Serra G, Lai ME. Treatment of chronic hepatitis D. J Viral Hepat, 2007, 14: 58 - 63.

［83］Farci P, Mandas A, Coiana A, Lai ME, Desmet V, Van EP, et al. Treatment of chronic hepatitisD with interferon alfa - 2a. N Engl J Med, 1994, 330: 88 - 94.

［84］Niro GA, Ciancio A, Gaeta GB, Smedile A, Marrone A, Olivero A, et al. Pegylated interferon alpha - 2b as monotherapy or in combination with ribavirin in chronic hepatitis delta. Hepatology, 2006, 44: 713 - 720.

［85］Wedemeyer H, Yurdaydin C, Dalekos G, Erhardt A, Cakaloglu Y, Degertekin H, et al. 72 week data of the HIDIT - 1 trial: a multicenter randomised study comparing peginterferon alpha - 2a plus adefovir vs peginterferon alpha - 2a plus placebo vs adefovir in chronic delta hepatitis. J Hepatol, 2007, 46 (Suppl. 1): S4.

［86］Yurdaydin C, Bozkaya H, Karaaslan H, Onder FO, Erkan OE, YalcinK, etal. Apilotstudyof2yearsof interferon treatmentin patients with chronic delta hepatitis. J Viral Hepat, 2007, 14: 812 - 816.

［87］Potthoff A, Wedemeyer H, Boecher WO, Berg T, Zeuzem S, Arnold J, et al. The HEP - NET B/C co - infection trial: a prospective multicenter study to investigate the efficacy of pegylated interferon - alpha2b and ribavirin in patients with HBV/HCV co - infection. J Hepatol, 2008, 48: S320.

［88］Chu CJ, Lee SD. Hepatitis B virus/hepatitis C virus coinfection: epidemiology, clinical features, viral interactions and treatment. J Gastroenterol Hepatol, 2008, 23: 512 - 520.

［89］Liu CJ, Chen PJ, Lai MY, Kao JH, Jeng YM, Chen DS. Ribavirin and interferon is effective for hepatitis C virus clearance in hepatitis B and C dually infected patients. Hepatology, 2003, 37: 568 - 576.

［90］Senturk H, Tahan V, Canbakan B, Uraz S, Ulger Y, Ozaras R, et al. Chronic hepatitis C responds poorly to combination therapy in chronic hepatitis B carriers. Neth J Med, 2008, 66: 191 - 195.

［91］Zhou J, Dore GJ, Zhang F, Lim PL, Chen YMA. Hepatitis B and C virus coinfection in the TREAT Asia HIV observational database. J Gastroenterol Hepatol, 2007, 22: 1510 - 1518.

［92］Lee WM, Squires RH, Nyberg SL, Doo E, Hoofnagle JH. Acute liver failure: summary of a workshop. Hepatology, 2008, 47: 1401 - 1415.

［93］Roussos A, Koilakou S, Kalafatas C, Kalantzis C, Apostolou N, Grivas E, et al. Lamivudine treatment for acute severe hepatitis B: report of a case and review of the literature. Acta GastroenterolBelg, 2008, 71: 30 - 32.

［94］Tillmann HL, Hadem J, Leifeld L, Zachou K, Canbay A, Eisenbach C, et al. Safety and efficacy of lamivudine in patients with severe acute or fulminant hepatitis B, a multicenter experience. J Viral Hepat, 2006, 13: 256 - 263.

［95］Jonas MM, Kelly D, Pollack H, Mizerski J, Sorbel J, Frederick D, et al. Safety, efficacy, and pharmacokinetics of adefovir dipivoxil in children and adolescents (age 2 to < 18 years) with chronic hepatitis B. Hepatology, 2008, 47: 1863 - 1871.

［96］Jonas MM, Little NR, Gardner SD. Long - term lamivudine treatment of children with chronic hepatitis B: durability of therapeutic responses and safety. J Viral Hepat, 2008, 15: 20 - 27.

［97］Pawlowska M, Halota W. Virological response during treatment of chronic hepatitis B with pegylated interferon alfa - 2a in children. Gastroenterology, 2008, 134: A811.

［98］Sokal EM, Kelly D, Wirth S, Mizerski J, Dhawan A, Frederick D. The pharmacokinetics and safety of adefovir dipivoxil in children and adolescents with chronic hepatitisB virus infection. J Clin Pharmacol, 2008, 48: 512 - 517.

［99］Gunson RN, Shouval D, Roggendorf M, Zaaijer H, Nicholas H, HolzmannH, etal. HepatitisBvirus (HBV) and hepatitisCvirus (HCV) infections in health care workers (HCWs): guidelines for prevention of transmission of HBV and HCV from HCW to patients. J Clin Virol, 2003, 27: 213 - 230.

［100］Terrault NA, Jacobson IM. Treating chronic hepatitis B infection in patients who are pregnant or are undergoing immunosuppressive chemotherapy. Semin Liver Dis, 2007, 27 (Suppl. 1): 18 - 24.

[101] van Zonneveld M, van Nunen AB, Niesters HG, de Man RA, Schalm SW, Janssen HL. Lamivudine treatment during pregnancyto prevent perinatal transmission of hepatitis B virus infection. J Viral Hepat, 2003, 10: 294 - 297.

[102] ter Borg MJ, Leemans WF, de Man RA, Janssen HL. Exacerbationof chronic hepatitis B infection after delivery. J ViralL Hepat, 2008, 15: 37 - 41.

[103] Hui CK, Cheung WWW, Zhang HY, Au WY, Yueng YH, Leung AYH, et al. Rituximab increases the risk of de novo hepatitis B infection in hepatitis B surface antigen negative patients undergoing cytotoxic chemotherapy. J Gastroenterol Hepatol, 2006, 21: A73 - A74.

[104] Lalazar G, Rund D, Shouval D. Screening, prevention and treatment of viral hepatitis B reactivation in patients with haematological malignancies. Br J Hematol, 2007, 136: 699 - 712.

[105] Mindikoglu AL, Regev A, Schiff ER. Hepatitis B virus reactivation after cytotoxic chemotherapy: the disease and its prevention. Clin Gastroenterol Hepatol, 2006, 4: 1076 - 1081.

[106] Hsu C, Hsiung CA, Su LJ, Hwang WS, Wang MC, Lin SF, et al. A revisit of prophylactic lamivudine for chemotherapy - associated hepatitis B reactivation in non - Hodgkin's lymphoma: a randomized trial. Hepatology, 2008, 47: 844 - 853.

[107] Hui CK, Liang R, Lau GK. Kinetics of hepatitis B virus reactivation after chemotherapy: more questions than answers. Gastroenterology, 2006, 131: 1656 - 1657.

[108] Lau GKK. Hepatitis B reactivation after chemotherapy: two decades of clinical research. Hepatol Int, 2008, 2: 152 - 162.

[109] Rostaing L, Henry S, Cisterne JM, Duffaut M, Icart J, Durand D. Efficacy and safety of lamivudine on replication of recurrent hepatitisBafter cadaveric renal transplantation. Transplantation, 1997, 64: 1624 - 1627.

[227~242] European Association for the Study of the Liver / Journal of Hepatology 50 (2009).

第二节　中医中药

一、概述

中医古籍虽无肝硬化腹水之命名，但以现代医学对其的认识为线索，可查询到与其相似病症的记载，大抵相当于鼓胀的范畴。现就经典著作中关于鼓胀的论述，简要概述如下：

（一）病名溯源

鼓胀：其命名最早见于黄帝内经。《灵枢·水胀篇》曰："鼓胀如何？岐伯曰：腹胀身皆大，大于腹胀等也，色苍黄，腹筋起，此其候也。"《素问·腹中论》说"有病心腹满，旦食则不能暮食。此为何病？岐伯对曰：名为鼓胀"。说明了鼓胀病的特征。

肝水、脾水、肾水：《金匮要略·水气病脉证并治篇》中有心水、肝水、脾水、肾水的论述。

肝水的症状是："其腹大，不能自转侧，胁下腹痛时时津液微生，小便时通。"病机：肝脉抵少腹而布胁肋，肝气通于腹，水气阻于肝络，故胁下腹痛。肝之疏泄功能紊乱，气逆则水逆，在上则时时津液微生，在下则小便时通时不通；肝木乘脾，脾失健运，不能运化水湿，所以腹部胀大不能自转侧。

脾水的症状是："其腹大，四肢苦重，津液不生，但苦少气，小便难。"病机：由于脾阳虚不能运化水湿，则腹部胀大，脾主肌肉四肢，四肢为诸阳之本，水湿溢于四肢，故四肢沉重；津液为水谷精微，皆脾胃所化生，脾阳虚，津液不生，故少气；脾虚不能散精于肺，水不能下输膀胱，故小便难。

肾水的症状是："其腹大，脐肿腰痛，不得溺，阴下湿如牛鼻上汗，其足逆冷，面反瘦。"病机：肾阳虚不能为胃司关门作用，故水聚而腹大脐肿；腰为肾之府，肾虚则腰痛。肾与膀胱相表里，肾阳虚不能化气，故不得小便，水留前阴，故湿润如牛鼻上汗；肾脉起于两足，肾虚阳气不能下达，故两足逆冷；五脏以肾为本，肾病则五脏之气不能上荣于面，故面反瘦。这3种病都有腹部胀大的表现，和《黄帝内经》所述鼓胀相似。分析其主要发病机理为肝、脾、肾三脏功能失调，为后世治疗鼓胀奠定了理论基础。

胀证：杨士瀛把本病称为"胀证"。分为谷胀、气胀、血胀、水胀等。其所著《仁斋直指附遗方论》曰："其因伤于饮食所致者为谷胀；七情郁结所致者为气胀；水邪渍肠胃而溢于体肤者为水胀；血瘀内积所致者为血胀。"

单腹胀：张景岳《景岳全书·气分诸胀论治》篇中说："单腹胀者，名为鼓胀，以外虽坚满而中空无物，其象如鼓，故名鼓胀。又或以血气结聚，不可解散，其毒为蛊，亦名蛊胀，且肢体无恙，胀惟在腹，故又名单腹胀。"

（二）病因病机

　　鼓胀病的病因病机，历代医家多有论述，但因所处历史环境、医学流派和临证经验等多方面的影响，其认识侧重点各有不同。《黄帝内经》认为是由于饮食不节，气机不利，脾失健运所致。如《素问·阴阳应象大论》曰："浊气在上则生䐜胀。"《素问·腹中论》说："……此饮食不节，故时有病也；虽然其病且已，时故当病，气聚于腹也。"《灵枢·邪气脏腑病形篇》言："三焦病者，腹气满，小腹尤坚，不得小便，窘急，溢则水留，即为胀。"《灵枢·本神篇》言："脾气实则腹胀，泾溲不利。"《灵枢·经脉篇》言："足太阴之别……虚则鼓胀。"隋代巢元方认为水鼓病出现腹水，是由于腹内有结块在二胁肋部。《诸病源候论·水癥候》中说："水癥者，由经络痞涩，水气停聚，在于腹内，大小肠不利所为也。其病腹内有结块坚强，在两胁间，膨膨胀满，遍身肿，所以谓之水癥。"另在《癥候》中说："若积引岁月，人即柴瘦，腹转大。"金元时期，众医家根据自己的临床经验和学习心得，各创新说，形成了不同的学术流派。寒凉派代表刘完素宗《黄帝内经》病机十九条"诸病有声，鼓之如鼓，皆属于热"之意，倡火热论，以火热阐发病机。《素问病机气宜保命集·病机论》中说："腹胀大而鼓之有声如鼓者，热气甚则然也，经所谓热甚则肿，此之类也。是以热气内郁，不散而聚，所以叩之如鼓也。"在《肿胀论》中又说："腹胀大，鼓之如鼓，气为阳，阳为热，气甚则如是也，肿胀热甚于内，则气郁而为肿也，阳热气甚则腹胀也。"补土派代表李东垣在《兰室秘藏·中满腹胀论》中认为腹胀"皆由脾胃之气虚弱，不能运化精微而制水谷聚而不散，而成胀满"。他还提出"大抵寒胀多而热胀少"，"胃中寒则胀满，或脏寒生满病……"。元代朱震亨则主张由湿热相生，清浊相混，隧道壅塞之故。《丹溪心法·鼓胀》曰："七情内伤，六淫外侵，饮食不节，房劳致虚，脾土之阴受伤，转运之官失职，胃虽受谷，不能运化，故阳自升，阴自降，而成天地不交之否，清浊相混，隧道壅塞，郁而为热，热留为湿，湿热相生，遂成胀满，经曰鼓胀也。"到了明清，对水鼓病的病因病机认识已渐趋全面了。明代李梴在《医学入门·鼓胀》中说："凡胀初起是气，久则成水。"清代沈金鳌《沈氏尊生书》中说："水蛊一症，因水毒之气结聚于内，其腹渐大……其原因多因它病久而变成。"又说："鼓胀由于怒气伤肝，渐蚀其脾，脾虚之极，故阴阳不交，清浊相混，隧道不通。"明代孙一奎认为本病的形成主要责之于肾，提倡"火衰致病论"。《赤水玄珠·鼓胀》中说："肿满之疾起于下元虚寒也。"明代张介宾提出鼓胀的形成与情志劳欲，饮食等有关。《景岳全书·肿胀》说："此惟不善调摄，而凡七情、劳倦、饮食、房闱，一有过伤，皆能戕贼脏气，以致脾土受亏，转输失职，正气不行，清浊相混，乃成此证。""少年纵酒无节，多成水鼓。"清代喻昌《医门法律·胀病论》中把病机概括为"胀病亦不外水裹、气结、血瘀"。唐容川在血症论中说："血鼓之证……腹大如箕、遂不可救。东南最多，所以然者，东海饶鱼盐。"提出血鼓与捕鱼摸蟹，接触河水，感染水毒（血吸虫）有关。综上所述，鼓胀的病因主要归结于酒食不节、情志所伤、劳欲过度、血吸虫感染，以及黄疸、积聚等病失治。其发病机理主要是肝、脾、肾三脏功能障碍，导致气滞、血瘀、水湿停积于腹内。主要病机特点为本虚标实，虚实错杂。现代医学仍遵循着古人的论述来研究演绎着鼓胀的病变机理。

（三）治则治法

上溯秦汉，下涉明清，特别是金元时期，纵观前人治疗鼓胀，乃以攻与补作为两大治疗原则，从主攻到主补，到攻补兼施，论述颇多。主攻派如张子和，主张用舟车丸、禹功散等峻下逐水以促使鼓胀消退。陈士铎、张锡纯，对血鼓之证主张以破血逐瘀消积之法，用"消瘀荡秽汤"、"下瘀血汤"或"化瘀通经散"治疗，谓之"血去而病自安也"。主补派以朱丹溪为代表，他在《丹溪心法》中指出："病者苦于胀急，喜行利药，以求通快，不知宽得一日半日，其肿愈甚，病邪甚矣，真气伤矣。"主张"宜大补脾气，行气散湿，主以参、术，佐以平胃、五苓，热加芩、连，血虚加四物，有死血加桃仁"。李东垣主张以中满分消丸、中满分消汤治疗寒胀、热胀，两法虽有侧重，都是功补兼施，寒热并用之剂。明代张介宾主张辨虚实，求根本，对证施药。他在《景岳全书·肿胀》中说："治胀当分虚实。若查其果由饮食所停者，当专去食积；因气而致者，当专理其气；因血逆不通所致者，当专清其血；其于热者寒之，结者散之，清浊混者分利之，或升降其气，或消导其邪，是皆治实之法。第凡病肿胀者，最多虚证，若在中年之后，及素多劳伤，或大便溏滑，或脉息弦弱，或声色憔悴，或因病后，或因攻击太过，而反致胀满等证，则皆虚损之易见也。诸如此类，使非培补元气，速救根本，则轻者必重，重者必危矣……若以虚证而妄行消伐，则百不活一矣。"

总之，鼓胀为正虚邪实，虚实错杂之证，《张氏医通》中说："胀而本虚证实，攻补两难"，"泻之不可，补之无功，极为危险"。临证应根据虚者补之，实者泻之，急则治其标，缓则治其本的原则，灵活采用治标、治本、标本兼治的原则，注意攻邪不能伤正，补虚不能留邪。用药遣方，力图根本，务求速效，千万不可攻伐过猛，应遵循"衰其大半而止"的原则。

（四）辨证分型

历代医学家对鼓胀的治疗方法、方剂药物具体选择不同。大致有外治法和内治法两类，其外法有刺血法、针灸法和放腹水法等，内治以补益法和攻利法最为常用，具体论述如浩瀚之海洋。

1. 辨证论治

长期的临床实践证明，在中医理论指导下的辨证施治对于肝硬化腹水的治疗具有肯定的疗效，但是由于不同医家对该病认识的差异，以及地域气候、患者体质之间的差异，辨证分型的依据不同，致使本病辨证分型不尽相同。

谢氏[1]分3型论治：①湿热型：治以清热利湿解毒，化瘀利水，佐以疏肝，方选茵陈蒿汤加减；②脾虚型：治疗以益气健脾，化瘀利水为法，方选参苓白术散加味；③阴虚型：治疗以柔肝养阴，清化渗利为主，攻补兼施，方选一贯煎加减。王氏[2]介绍俞荣青教授经验分4型论治：①气虚型：重用益气药，使水道通调，以资化生气血，治以益气健脾，行气利水，常用黄芪、党参、当归、丹参、赤芍、郁金、虎杖、茵陈、大腹皮、茯苓、鳖甲、白术等；②阴虚型：治宜滋阴养血，健脾利水之法，守已故邹良材老中医经验，取兰豆枫着汤加味，常用泽兰、黑豆、路路通、楮实子、生地黄、赤芍、车前子、枸杞子、丹参、太子参、山药、郁金、茯苓、大腹皮；③肝郁血瘀型：宜用活血化瘀，行气利水之法，方用下瘀血汤；④湿热型：治宜清热利湿以除病原，攻下逐水以治其标，方选茵陈蒿汤加味。陈氏[3]分为4型论治：①湿热蕴结型：治宜清化湿热，分消利水；②肝郁脾虚型：治宜疏肝解郁，健脾消水；③脾肾阳虚型：治宜温补脾肾，助阳行水；④肝肾阴虚型：治宜柔肝益肾，滋阴祛水。黄氏等[4]分为湿热蕴结、气虚湿阻、肝肾阴虚、脾肾阳虚 4 型，分别治以清热利湿、益气健脾利湿、滋阴养血补肾、温补脾肾、化气利水。杨红莉等[5]分为脾虚湿阻、湿热残留、肝肾阴虚、气虚血瘀 4 型，以软肝化瘀汤为主加减治疗。乐进[6]分 5 型：①脾虚气滞型：治以运脾化湿，理气行水，方选香砂平胃散合五苓散加减；②脾肾阳虚型：治以温阳利水，方选实脾饮或附桂理中汤加减；③气滞血瘀型：治宜化瘀行水，通络散结，方选调营饮加减；④肝肾血郁型：治宜养阴清热，健脾利水，方选一贯煎合四苓散加减；⑤阴虚湿热型：治宜养阴而不碍湿，利水而不伤阴，方选二根汤加减或甘露消毒丹加味。夏义国[7]将本病分为 6 型：①气滞湿阻型：治宜疏肝活血健脾，散满消胀化湿，用柴胡疏肝饮合平胃散化裁；②湿热蕴结型：治宜清热化湿，利水消胀，用中满分消丸化裁；③肝脾血瘀型：治宜化瘀行水，通络散结，用归脾丸合五苓散；④寒湿困脾型：治宜湿运中阳，利湿行水，用实脾饮合胃苓汤；⑤肝肾阴虚型：治宜柔肝滋肾，养阴利水，用参麦地黄汤加减；⑥脾肾阳虚：用附子理中汤合五苓散或济生肾气丸。王永炎[8]等将此病分为 8 种证型论治，分别为：①气滞湿阻型：治宜柴胡疏肝散合胃苓汤；②寒湿困脾型：治宜实脾饮；③湿热蕴结型：治宜中满分消丸合茵陈蒿汤；④肝脾血瘀型：治宜调营饮；⑤脾肾阳虚型：治宜附子理中丸合五苓散、济生肾气丸；⑥肝肾阴虚型：治宜六味地黄丸或一贯煎合膈下逐瘀汤；⑦鼓胀出血型：治宜泻心汤合十灰散；⑧鼓胀神昏型：治宜安宫牛黄丸、紫雪丹、至宝丹。

2. 成方加减

李氏[9]以八珍汤与十枣汤治疗肝硬化腹水 75 例，显效（临床症状及腹水完全消失，肝功能恢复正常，脾肿大缩小或正常，门静脉内径恢复至正常范围）48 例，有效 22 例，无效 5 例，总有效率为 93.33%。刘氏[10]应用参苓白术散加减治疗肝硬化腹水 33 例，每日 1 剂，10d 为 1 个疗程，结果 20 例临床治愈，好转 10 例，无效 3 例，总有效率为 93.3%。龙氏[11]用猪苓汤治疗本病 32 例，根据气虚、血虚、阴虚、阳虚随症加减，结果总有效率为 90%，明显优于西药治疗对照组。薛氏[12]采用逍遥散加减治疗（柴胡 20g，当归 10g，茯苓 10g，白芍 10g，桃仁 10g，白术 20g，泽泻 12g，桂枝 12g，大腹皮 10g，炙甘草 15g）30 例，结果总有效率为 80%。王氏等[13]用香砂六君子汤为基础方加减治疗肝硬化腹水 30 例，总有效率为 93.3%。李氏[14]用胃苓汤加减治疗本病 34 例，治愈 25 例，有效 6 例，总有效率为 91.18%，优于西药治疗对照组。周氏[15]取十枣汤之意，选用芫花、牵牛子、商陆攻逐水饮，佐以白术、红枣健脾益气利水，以扶正祛邪，尤其重用白术 100g，86 例病人，治愈 24 例，好转 58 例，总有效率为 95.35%。

3. 验方化裁

段氏[16]自拟三七白术散治疗（三七 15g，生白术 35g，茯苓 30g，山药 30g，猪苓 30g）配合五皮大枣汤（茯苓皮、大腹皮、生姜皮各 30g，桑白皮 15g，陈皮 10g，泽兰 20g，大枣 5 枚）煎汤内服，总有效率为 86.1%。金氏[17]用扶元复肝汤（黄芪、何首乌、山药、白茅根、赤小豆、白术、丹参、猪苓、当归）随证加减，治疗本病 35 例，结果显效 16 例，有效 5 例，总有效率为 83%。卑氏[18]用养阴活血汤 [炙鳖甲（先煎）、黑料豆、楮实子、生地各 15g，益母草、旱莲草各 20g，泽兰 15g～30g，阿胶珠、路路通各 10g，三七粉（分冲）5g，白茅根 30g] 治疗 56 例，显效 22 例，有效 28 例，无效 6 例，总有效率为 89.29%。黄氏[19]应用壮肝逐瘀煎（灵芝 20g，当归 10g，黄芪 20g，巴戟天 10g，鳖甲 20g，土鳖虫 10g，三七 5g，绞股蓝 20g 等）治疗，配合西药护肝、利尿，总有效率为 90.63%。罗氏等[20]以扶正消胀汤（黄芪、白术、丹参、当归、桃仁、田七、白芍、茯苓皮、汉防己、大腹皮、甘草）随证加减，治疗本病 98 例，结果显效 35 例，有效 29 例，总有效率为 85.3%。王氏[21]自拟活血化瘀通络汤（当归、金银花、鳖甲、木香、麦芽各 15g，川芎、桃仁各 12g，生地黄、车前草各 20g，红花、土鳖虫、炮穿山甲、琥珀各 10g，玉米须 30g），配合西医治疗肝硬化腹水 60 例，结果痊愈 22 例，显效 18 例，好转 15 例，无效 5 例，总有效率为 91.67%。张氏等[22]自拟特制内服救肝散 2 号（由枳壳、木香、青皮、大腹皮、丹参、白术、柴胡、牛黄等组成）治疗 158 例，总有效率为 89.90%。马氏[23]应用逐水行瘀汤（太子参、黄芪、赤芍、炙鳖甲、炒白术、茯苓、车前子各 30g，大腹皮 20g）加减治疗，总有效率为 95%。

4. 外治法

（1）中药敷脐疗法：徐氏等[24]采用的敷脐膏药以田螺（取肉烘干）30g，麝香 1g，牛黄 1g，甘遂 10g 为主药，按比例制成粉末，然后制成膏贴备用。每日 1 贴，每次 12h，夜敷昼停，30d 为一疗程，一般治疗 2 个疗程，同时配合基础治疗，疗效明显优于只采用西医基础疗法的实验组。刘氏等[25]通过辨证将肝硬化腹水分为虚实两型，在一般治疗基础上，分别以虚胀方（由大黄、黄芪、附子、麝香等组成）或实胀方（由大黄、莱菔子、麝香等组成）敷脐。与对照组比较，敷脐后体重减轻，腹围缩小，尿量增加，提示有较好的促进腹水消退的作用。熊氏等[26]采用口服益气化癥消水汤（生黄芪、白术、茯苓、当归、三七、赤芍等）配合中药敷脐（由甘遂、巴豆、麝香组成）治疗肝硬化腹水，结果治疗组尿量明显增加，腹水消退快，在肝、肾功能，凝血酶原活动度等方面的改善明显优于对照组，总有效率达85.4%。王氏[27]以柴胡、山茱萸、白术、薏苡仁、鸡内金、杜仲、沉香、桂枝、茯苓皮、大腹皮、桑白皮、葶苈子、泽泻、滑石、枳壳、大黄各等份研末，用时取20g，加适量鲜葱白共捣成膏状，制成饼敷脐，外盖纱布，每日换1次，10d为一疗程，治疗肝硬化腹水89例，结果3个疗程后腹水消失、肝功能正常者31例，腹水减少、肝功能指标好转的46例，无效12例，总有效率为86.52%。张氏[28]用逐水散（大戟、甘遂、芫花、麝香、冰片等）敷脐结合内服通肝胶囊（鳖甲、制穿山甲、三棱、血竭、三七等）治疗肝硬化腹水68例，总有效率为89.7%，治疗后肝功能指标较治疗前有显著改善。艾氏等[29]在采用保肝、利尿、补充白蛋白、对症及限水、限盐、休息等西医常规疗法的基础上配合神农消鼓舒腹散（由甘遂、大戟、牵牛子、桂枝、防己、槟榔、莱菔子等组成）敷脐治疗，7d为一疗程，共2个疗程。结果：治疗组在消退腹水方面疗效明显优于对照组，差异具有统计学意义（$P < 0.05$）。回氏等[30]用贴敷药物（由茯苓皮、猪苓、白术、香附、五加皮、蒲公英、车前子、泽泻、泽兰、大腹皮等组成）敷脐治疗60例，3d换药1次，15d为一疗程。结果治疗组疗效明显优于对照组，且腹水消退时间明显短。

（2）中药灌肠治疗：罗氏等[31]用中药黄芪、茯苓、白术、厚朴、当归、制大黄、败酱草、茵陈煎取灌肠液治疗肝硬化腹水，结果显效11例，好转18例，总有效率为90.2%，与生理盐水组比较，差异具有统计学意义（$P < 0.05$）。林氏[32]以补骨脂、桂枝、茯苓、赤芍、大腹皮、生大黄、生山楂等为基础方灌肠治疗肝硬化顽固性腹水26例，总有效率达69.23%。

（3）穴位注射治疗：黄氏[33]在内服健脾化瘀、行气利水中药及利尿、对症西药的同时，以黄芪注射液、丹参注射液等量混合后行双肝俞、脾俞、足三里与双胃俞、胆俞、足三里交替注射，每穴1ml/次，每周3次。结果显示疗效明显提高。石氏等[34]用穴位注射配合中药治疗肝硬化腹水，方法：委中穴常规消毒，用注射针快速刺入，上下提插，得气后注入呋塞米 10 ~ 40mg，出针后按压针孔勿令出血。每日 1 次，左右两侧委中穴交替注射，取得满意疗效。

（4）中药离子导入：池氏等[35]口服鼓胀胶囊（由鳖甲、泽兰等组成）并配合中药离子导入，将甘遂、大黄、牙皂煎出液用离子导入机导入肾俞、水道、京门等穴，每次 30min，1d 1 次。结果与对照组相比，总有效率和半年存活率分别为 86.67% 和 66.67%，差异具有统计学意义（$P < 0.05$）。

参考文献

[1] 谢旭善. 肝硬化腹水的中医药治疗 [J]. 中西医结合肝病杂志，2006，16（6）：377 - 378.

[2] 王前山，俞荣青. 治疗肝硬化腹水经验 [J]. 山西中医，1993，9（3）：6 - 8.

[3] 陈革. 分型辨治肝硬化腹水的体会 [J]. 国医论坛，2003，18（1）：12 - 13.

[4] 黄丽娟，李丹. 中西医结合治疗肝硬化腹水 30 例 [J]. 中西医结合肝病杂志，1999，4（3）：43.

[5] 杨红莉，同利香，郭小丽. 软肝化瘀汤治疗肝硬化腹水 58 例 [J]. 实用中西医结合临床，2005，5（2）：13 - 14.

[6] 乐进. 论肝硬化腹水之中医论治 [J]. 井冈山医专学报，2001，8（60）：98 - 99.

[7] 夏义国. 辨证论治为主治疗肝硬化腹水临床观察 [J]. 上海中医药杂志，1999，（6）：20.

[8] 王永炎，李明富，戴锡孟，等. 中医内科学 [M]. 上海：上海科学技术出版社，1997，225 - 233.

[9] 李兴锋. 八珍汤十枣汤并用治疗肝硬化腹水 75 例 [J]. 实用中医内科杂志，2003，17（4）：289.

[10] 刘庆春. 参苓白术散加减治疗肝硬化腹水 33 例 [J]. 临床军医杂志，2001，29（1）：117.

[11] 龙青锋. 猪苓汤治疗肝硬化腹水 32 例报告 [J]. 湖南中医杂志，1996，（5）：16.

[12] 薛秀华，王欣英. 中西医结合治疗肝硬化腹水 30 例 [J]. 长春中医学院学报，2000，16（1）：22.

[13] 王玉慧，张光辉，邬金迪. 加味香砂六君子汤治疗肝硬化腹水 30 例 [J]. 辽

宁中医药杂志，2004，31（7）：571．

[14] 李胜才．胃苓汤加减治疗肝硬化腹水 34 例［J］．浙江中医杂志，1999，34（47）：43．

[15] 周锋．十枣加术汤治疗肝腹水 86 例［J］．江苏中医，1996，17（5）：1996，17（5）：19．

[16] 段占全．三七白术散为主治疗肝硬化腹水 36 例疗效观察［J］．河北中医，2004，26（4）：30．

[17] 金钊．135 例肝硬化腹水的治疗体会［J］．江西中医药，1996，27（5）：24．

[18] 卑其新．养阴活血汤治疗晚期肝硬化腹水 56 例［J］．实用中医药杂志，1999，15（2）：184．

[19] 黄贵华．壮肝逐瘀煎为主治疗肝硬化腹水疗效观察［J］．广西中医药，2004，27（4）：9－10．

[20] 罗嗣光，金孝信．扶正消鼓汤治疗肝硬化腹水 98 例［J］．江西中医药，1998，29（2）：25．

[21] 王健中．活血化瘀法为主治疗肝硬化腹水［J］．湖北中医杂志，2002，14（10）：25．

[22] 张俊才，赵丛笑．救肝散治疗肝硬化腹水 158 例［J］．中国中医药学会建会 20 周年学术年会论文汇编专辑（上），1999，463－464．

[23] 马翔华．逐水行瘀汤治疗顽固性肝硬化腹水临床观察［J］．浙江中医学院学报，2004，28（6）：31－32．

[24] 徐文军，谢三英，周静，等．神阙穴敷贴治疗肝炎肝硬化腹水的临床观察［J］．中国民间疗法，2004，12（8）：15－18．

[25] 刘成海，张雅丽，冯年平，等．实胀方与虚胀方辨证敷脐对肝硬化腹水的作用［J］．中国中西医结合杂志，2006，26（5）：411－414．

[26] 熊焰，湛宁生，黄裕洪，等．益气化瘀消水汤联合中药敷脐治疗肝硬化腹水临床观察［J］．中国医学杂志，2004，2（9）：539－540．

[27] 王洋．自拟柴胡三皮散敷脐治疗肝硬化腹水 89 例观察［J］．实用中医内科杂志，2007，21（7）：37．

[28] 张波．内外合治肝硬化腹水 68 例［J］．陕西中医，2003，24（7）：583－584．

[29] 艾书眉，李小梅，高芬．神农消鼓舒腹散敷脐治疗肝硬化腹水的临床研究［J］．中医外治杂志，2008，17（5）：5－7．

[30] 回恩德，李育芳．中药穴位贴敷治疗肝炎肝硬化腹水临床疗效分析［J］．辽宁中医药大学学报，2008，10（11）：135－136．

[31] 罗健君，严天成．中药灌肠辅助治疗肝炎肝硬化顽固性腹水的临床观察［J］．

湖北中医杂志，2006，28（3）：38－39.

[32] 林日武. 中药灌肠治疗肝硬化难治性腹水 [J]. 浙江中西医结合杂志，2002，12（3）：97.

[33] 黄秀芳. 中西医结合三联疗法治疗肝硬化腹水疗效观察 [J]. 辽宁中医杂志，2003，30（10）：841.

[34] 石磊，李存敬，刘敏. 穴位注射配合中药治疗肝硬化腹水 106 例 [J]. 中国民间疗法，2004，12（4）：14－15.

[35] 池晓玲，蒋俊民，陈培琼，等. 浓缩鼓胀胶囊加中药离子导入 V 号方治疗肝硬化难治性腹水 30 例疗效观察 [J]. 新中医，2005，37（11）：40－41.

二、支老临证思路简介

（一）审证思路

1. 确定病症名称

鼓胀一病，最早记载于《黄帝内经》，其后历代医家多有阐发。但由于时代变迁，各医家崇尚不一，予以概念更迭，病症称谓繁多。新中国成立后，为求病名规范化，国家有关部门曾作过多次研究，力求有一个完整统一的病名。20 世纪 90 年代以前一直沿用"臌胀"一名。1944 年由国家中医药管理局颁部的《中华人民共和国中医药行业标准——中医病症诊断疗效标准》，将其正式定名为"水鼓"病，更加突出本病的病理特点，明确提出了本病的定义："水鼓系因肝脾受伤，疏泄运化失常，气血交阻，致水气内停，出现腹满胀大为主要临床表现的病症。"同时将水鼓分为气滞湿阻、寒湿困脾、湿热蕴结、肝脾血瘀、脾肾阳虚、肝肾阴虚 6 个证型，1944 年高校教材又在此基础上增加了水鼓出血和水鼓神昏 2 个证。关于水鼓及其证候的诊断标准，临床可参照西医肝硬化的诊断标准执行，而且要排除水肿、肠覃、痞满之后进行诊断。

2. 水鼓的诊断依据

一般起病多缓，病程较长，有肝积、晚期蛊虫病、癌病、痨病等原发病存在。初起脘腹作胀，腹膨大，食后尤甚。继则腹部胀满高于胸部，重者腹壁青筋暴露，脐孔突出，最大腹围在脐孔线。常伴乏力，纳呆，尿少，浮肿，出血倾向等，可见面色萎黄，黄疸，肝掌，蜘蛛痣，叩之成鼓音或移动性浊音。

腹腔穿刺可抽到腹水。腹水一般为淡黄色漏出液，比重低；若系癌、痨所致者，可为血性腹水，多属渗出液。

血浆白蛋白降低，球蛋白增高，白/球蛋白比值降低或倒置，γ球蛋白升高，白细胞及血小板降低，凝血酶原时间可延长。

腹部B超或CT检查：可见腹腔内大量积液，肝脏缩小，脾脏增大及门脉增宽。X线食道钡餐造影及胃镜检查，可见食管、胃底静脉曲张现象。

3. 鉴别诊断

肝积：常为鼓胀的原发病，一般尚无明显腹水，腹部青筋暴露不明显。

虫鼓有蛊虫病疫水接触史，大便检查有血吸虫卵或孵化有毛蚴，肝肿大以左叶为主；酒鼓有长期饮酒而少食的历史；血鼓有心悸气喘、肢体浮肿、脉结代等症；疸鼓有长期黄疸及"肝疸"等特征，或于肝胆内发现结石，自觉症状减轻；肝鼓有肝瘟、肝热病、肝著病史。

水肿类病变：以面睑、肢体浮肿为主，腹部一般不膨胀，更无青筋暴露。肠覃：仅见于妇女，穿刺无腹水，平卧时反而前腹呈浊音、侧腹呈鼓音，最大腹围在脐孔下，脐孔位置可在剑突与耻骨联合之中点上，阴道检查有助于鉴别。

4. 详审病因病机

水鼓的病因病机主要有情志所伤、饮食不节、黄疸积聚日久、寒热内郁、感染血吸虫及感受湿热疫毒之邪等。其作用于人体，使肝、脾、肾三脏功能失调，导致气滞、血瘀、水停，气、血、水三者交阻腹中，是水鼓病"标实"的一面，肝、脾、肾三脏功能衰退，气、血、阴、阳亏损是其"本虚"的一面。肝、脾、肾之间的病理关系主要表现如下：

肝病及脾：情志失调可损肝脏而致肝郁气滞，进而肝血瘀阻。肝气郁结可以克脾犯胃，以致木贼土虚，脾运失健，水谷不化精微而生水湿，停留腹中，鼓胀乃成。

脾病及肝：黄疸日久，酒食不节，均可因湿邪损伤脾胃，脾运不健，水湿内停，壅滞中焦，肝为水湿所困，气机不能舒畅，则致肝气郁结，久之则致血瘀，即"土壅木郁"之谓。

肝肾相因：肝藏血，肾藏精，精血相生，肝肾同源。肝气郁结可以化火伤阴，导致肝肾阴虚。劳欲伤肾、肾阴不足，不能滋养肝水，也可导致肝肾阴虚。

脾肾互补，脾为后天之本，肾为先天之本，脾虚不能化生气血以滋养补充肾精，可致肾精不足，肾气亏损。而肾阳衰微不能温运脾阳，则可导致脾肾阳虚，加重水湿滞留。

5. 明察临床表现

症状：腹胀尿少是最突出的症状。腹胀轻重不一，轻者腹胀或腹部不适，食后加重，矢气得舒，朝宽暮急；重者腹胀难忍，胀而且痛，昼夜胀无已时，饮食难进，甚者呼吸困难。尿少常出现于腹胀之前，病人自觉尿量较前减少，尿色加深，纵然饮水增多，尿量增加也不明显，尿量减少主要在白天，因而昼夜尿量之比发生变化，严重病人尿量极少甚至点滴全无。食欲不振也是鼓胀较为突出的表现。因进食可加重腹胀，故部分病人为减轻腹胀而减少饮食。另因鼓胀病人忌盐，饮食淡而无味，因而食欲不振。随着腹胀的逐步消退，腹胀减轻病人饮食也渐趋改善。胁痛、胃脘不适或隐痛也属常见。常诉程度不等的乏力或恶心、呕吐、大便次数增加、溏而不爽、偶有便秘，鼻衄、齿衄也非少见。部分病人尚可出现"烦躁漱水，迷忘惊狂"等精神症状和"腹胀身热……吐衄、泄血"等并发症。

体征：病人面容憔悴，面色萎黄，黧黑而晦滞。皮肤、白睛可有不同程度黄染，面部皮肤可见红缕赤纹，状若纸币图纹。或于面、颈、胸、肩、背、上肢等处见到红痣，状若蜘蛛者。病人腹部膨大，初起可呈球形，若反复多次发作而腹壁松弛者，则腹部向两侧膨大而似蛙腹。腹壁青筋显露，甚或曲如蚯蚓团，触之有震颤感。脐平或脐心凸起，甚则形成脐疝。腹壁大多绷急，甚或如墙壁硬，或有压痛。两胁或腹部可扪及积块。腹部动摇有水声，下肢或全身有浮肿，按之凹陷。手掌鲜红如朱砂，而称朱砂掌。

6. 精研辨证要点

首辨虚实：鼓胀病机特点为本虚标实，虚实错杂。但不同患者，或同一患者在不同的病期，其虚实的侧重也是不同的。辨清属虚属实对治疗具有重要指导意义，一般可以下几个方面来辨别：发病情况及病程：若鼓胀初起、发病较急，病程较短者多属实证；迁延不愈，反复发作，病程较长者多属虚证。体质强弱、年龄及神色：形色红黄，气息粗长，年轻少壮，气道壅滞者多实；形容憔悴，声息短促，中年积劳，神疲气结者多虚。临床表现：先胀于内而后及于外者多实，先胀于表而渐及于内，或虽胀而内不胀者多虚；小便红赤，大便秘结者多实，小便清白大便稀溏者多虚；脉滑有力多实，脉浮微弱者多虚；实者腹中常胀，外坚内痛，按之下陷……虚者时胀时减，气虚流滞，按之则濡……临床证型：大抵气滞湿阻、湿热蕴结、水湿困脾、肝脾血瘀等证以实为主；脾虚水困、脾肾阳虚、肝肾阳虚则以虚为主。

次辨邪之主次：鼓胀本由气、血水瘀积腹内而成，但在不同病体或疾病的不同阶段，气结，血瘀，水裹又有主次之别。故当明辨邪之主次，针对主要病机选方用药，方可提高疗效。以气结为主者，病人自觉腹部胀满作痛，切之腹虽胀大，然胀而不坚，扣之空空如鼓。以血瘀为主者，则见腹部青筋显露，面、颈、胸部有红缕赤痕，舌有瘀点或青紫，舌下青筋增粗，腹中或可扪及积块。以水裹为主，病人腹胀尿少，腹部膨隆，脐平或脐突，按之腹部坚满，如囊裹水，扣之声浊，动摇则有水声。

三审转归和预后：病机转归，一是要注意虚实之间的转化：本病病机特点为本虚标实，可分为虚胀、实胀两类。但这种分类仅仅是为了学习和掌握要点，事实上每一个病人，每一种证型无不具有虚和实两个方面的表现，即虚实互见，虚实夹杂，只是因虚与实的侧重有所不同。表现以虚为主或以实为主而被称作虚证和实证，并且，其虚和实可以随疾病进展而相互转化。一般而言，鼓胀病如不治疗任其发展，则因正气逐渐耗伤，其病情演变结果将是虚的一面越来越突出。亦可因治疗不当而转化，如对实证病人攻伐太过则可以转为虚证。虚证亦可因一味进补，在虚不受补的情况下而壅滞脾、肾、肝、胆气机，从而使实的一面更为突出。虚证还可以因为并发他证而相互转化，如虚证可因复感寒热之邪出现腹痛拒按、恶寒发热、腹胀加重等以实为主的表现。实证也可因呕血、黑便致气血大伤而转为虚证，甚至大量出血，气随血脱，出现汗出肢冷、脉微欲绝的至虚危候。

二是要注意证型之间的相互转化：如湿热蕴结证，过用寒凉可以转化为寒湿困脾、脾虚湿困或脾肾阳虚证。寒湿困脾证也可以由于过用温燥而转为湿热蕴结或伤阴之证。气郁故可导致血瘀，然气郁过久，化火伤阴，也可转为肝肾阴虚证。肝肾阴虚、脾肾阳虚均可阴损及阳、阳损及阴导致阴虚、阳虚或阴阳俱虚之证。

三要注意变证：也就是并发症，诸如结胸、血证、昏迷、癫狂、抽搐、癃闭、厥脱等。此即现代医学肝硬化并原发性腹膜炎、上消化道出血、肝性脑病、肝肾综合征及呼吸循环衰竭，等等。鉴于这些病症出现通常是病情恶化的标志，且与预后密切相关，用通常随症加减的方法收效甚微，故作为变证对待。

（二）治疗思路

水鼓为本虚标实、虚实错杂之证，所以治疗本病首先应当辨明虚实。一般而言，水鼓初起，以实证为主，可根据其病情选用行气、利水、化瘀消积等治法以消其胀。必要时可暂用峻剂逐水以祛其邪。然本病起于肝、脾、肾三脏功能失调，从病之初即有脏气虚损的一面，加之祛邪之法又易耗伤正气，因此，千万不可攻伐过猛，并适当辅以补虚治疗，应遵宗旨"衰其大半而止"的原则。水鼓晚期以虚证为主，可根据病情选用温补脾肾或滋养肝肾等治法以培补其本。同时，水鼓的病机是气、水、瘀血相聚而成，此时虽属本虚，但仍有标实存在，使用补益治法，又容易助邪增胀，故在补虚的同时应兼顾祛邪。临证时一定要根据病人的全面情况，详细辨证，审时度势，因势利导，或先攻后补，或先补后攻，或攻补兼施。须权衡标本缓急，因机灵活应变。

（三）辨证分型

1. 水湿内阻型

症状：腹大胀满，按之不坚，两胁胀痛，纳呆嗳气，食后脘腹胀甚，小便短少，大便不爽。舌苔白腻，脉弦或弦滑。

治法：运脾利湿，理气行水。

方药：胃苓汤加减（茯苓 15g，猪苓 10g，泽泻 10g，白术 15g，桂枝 10g，陈皮 10g，厚朴 10g，苍术 10g，车前子 30g，大腹皮 30g，鸡内金 10g，生苡仁 30g）。

2. 脾阳虚水停型

症状：脘腹胀满，饭后、午后加重，尿少，纳食减少，乏力畏寒，口淡不渴，大便溏，下肢肿或不肿，舌质淡红苔白，脉缓。

治法：温阳，宣肺，利水。

方药：加味苓桂术甘汤（炒白术 15g，生麻黄 10～20g，桂枝 10g，白芍 10g，茯苓 15g，苏子 3g，炙甘草 5g）。

3. 寒湿困脾型

症状：腹大胀满，按之如囊裹水，胸腹胀满，头重身困，纳呆乏力，怯寒肢冷，尿少足肿，大便溏薄。舌质淡红体胖苔白腻，脉濡或缓。

治法：温阳健脾，行气利水。

方药：加味实脾饮（制附子6g，干姜10g，茯苓30g，厚朴10g，大腹皮10g，槟榔10g，生黄芪30g，桂枝10g，炒白术10g，白芍10g，炙甘草5g）。

4. 肾阳虚水停型

症状：腹大胀满不舒，入暮尤甚，面色苍黄或白，脘闷纳呆，怯寒肢冷，神疲乏力，少气懒言，小便清白或夜尿频多，大便溏薄，下肢浮肿，腰膝疲软，阳痿早泄，舌质淡体胖边有齿痕，苔白腻或白滑，脉沉弱。

治法：温补肾阳，利水消肿。

方药：加味真武汤（制附子18g，茯苓18g，白芍18g，生姜18g，生白术12g，桂枝18g）。

5. 湿热蕴结型

症状：腹大坚满，脘腹撑急，烦热口苦，渴不欲饮，胸闷纳呆，小便短赤，大便秘结，或溏垢，舌红苔黄腻或兼灰黑，脉弦数，或有面目皮肤发黄。

治法：清热利湿，攻下逐水。

方药：中满分消丸和茵陈蒿汤加减（厚朴10g，枳实10g，陈皮10g，知母10g，半夏10g，茵陈15g，泽泻15g，大黄10g，黄连6，茯苓30g，猪苓15g，车前子30g）。

6. 肝肾阴虚型

症状：腹胀如鼓，甚至青筋暴露，形体消瘦，面色晦滞，唇紫口燥，心烦失眠，齿血鼻衄，小便短少，舌质红绛少津，脉弦细数。

治法：育阴利水。

方药：一贯煎、六味地黄汤、猪苓汤等加减（生地15g，沙参10g，当归10g，栀子10g，白芍15g，赤芍15g，泽兰10g，白茅根30g，川楝子10g，丹皮10g，茜草10g）。

7. 瘀血阻络型

症状：腹大坚满，按之较硬，腹壁青筋显露，胁腹刺痛，面色晦暗，头颈胸壁可有蛛丝赤缕，朱砂掌，唇色紫褐，口渴而饮水不能下，大便色黑，小便短赤，舌质紫红或有紫斑，苔薄黄或腻，脉细涩。

治法：活血化瘀，行气利水。

方药：桃红四物汤加味（桃仁 10g，红花 10g，当归 10g，白芍 15g，川芎 10g，熟地 10g，丹参 15g，郁金 10g，牡蛎 30g，鳖甲 10g，黄芪 30g，鸡内金 10g，鸡血藤 30g，炙甘草 6g）。

第三章　肝纤维化研究进展

肝纤维化是各种慢性肝损害发展到肝硬化的必经病理阶段，也是肝损伤后自我修复的表现。引起肝纤维化的原因或者病因很多，特别是各种病毒性肝炎，其中以慢性乙型肝炎、丙型肝炎，是我国肝硬化发生的主要原因，而目前越来越多的酒精性肝病、脂肪肝将成为以后肝纤维化、肝硬化的又一因素。如何阻断肝硬化的发生，抗肝纤维化和肝纤维化的治疗显得十分必要和重要。两者的概念是不同的，抗肝纤维化，是指通过抑制胶原和细胞外基质的合成，促进降解和吸收，以达到抗肝纤维化的目的；而肝纤维化的治疗，包括原发病的治疗、抗肝纤维化、病毒性肝炎的免疫调控治疗，以及对症治疗、支持治疗，包括了慢性肝病的治疗，如乙型肝炎、丙型肝炎的抗病毒治疗，血吸虫的驱虫治疗，是针对病因，代替不了抗肝纤维化。

第一节　肝纤维化的历史

1904 年英国病理学家 Symmers 首先在血吸虫肝病中见到门脉周围纤维化，将其称为"干线型肝纤维化"（pipestem fibrosis symmers frbrsis），其认为，属于肝硬化的一种新类型；1970 年 Popper 和 U denfriend 提出肝纤维化产生于新形成的结缔组织异常增生。美国肝病学会已召开了 3 次肝纤维化专题讨论会：1989 年第 1 次专题讨论会，主题是细胞外基质（ECM）的生物特性及其对肝细胞的作用，称为基质生物学时代；2003 年第 2 次会议主要研究肝星状细胞（HSC），涉及肝纤维化的发生机制与治疗，称为 HSC 生物学时代；2006 年第 3 次专题会议回顾近年来迅猛出现的新进展，议题广泛，认为肝纤维化的研究进入"整体创伤愈合反应时代"，意味着人体各部位只要发生创（损）伤总可能发生纤维化，还提出了 11 项重点研究内容，包括需要探讨更多的疾病特异性病理机制，如血吸虫病是否与肝脏实质细胞损害有关。2009 年美国肝病年会 11 月 2 日召开抗肝纤维化专题讨论会。

1978 年 WHO 专家组将肝纤维化定义为胶原的过度形成，因为当时认为胶原是肝纤维化肝脏最突出的结缔组织成分。经过 20 多年的研究，认为肝纤维化是指各种原因引起创伤的动态愈合过程。

也有将肝纤维化的认识水平分为 3 个阶段过：①静态观点。当时人们认为 ECM（主要是胶质）只有连接支撑细胞的静态无定形物质，而肝纤维化是肝脏对损害发生修复反应的结果，像皮肤损伤后形成疤痕一样是非活动性的、更是不可逆的病理改变。②动态观点。ECM 不仅起支架作用，还是生物学活性多样的大分子，处于活跃的合成与分解之中，是一个动态过程。③细胞和分子生物学时代。从细胞因子、信号传导及基因调控水平认识肝纤维化。

国外也将肝纤维化研究大致归纳为 3 个历史阶段：①20 世纪 60 年代以前为形态观察时期。局限于观察肝脏结缔组织含量增加，大体病理改变。②20 世纪 60~80 年代，为生理研究时期。研究涉及结缔组织成分的理化性、免疫性、超微结构、胶原的形成与降解。③20 世纪 80 年代后，为动力学改变研究时期。已进入活体研究，涉及肝纤维化形成的网络学说及其反馈调节系统。细胞分子生物及基因的改变，肝纤维化过程中 HSC 作为主要效应细胞的改变，人体纤维化疾病的多领域协同研究等。

国内在 20 世纪 70 年代研究主要以血吸虫肝纤维化为主：以浙江医科大学蔡为民教授为代表。80 年代四川医科大学编写的《胶原生化》和 1999 年出版的《细胞外基质的分子生物学与临床疾病》表明分子生物学技术在肝纤维化中已取得显著成绩。1988 年《上海中医学院学报》发表桃仁提取物和人工虫草菌丝对血吸虫肝纤维化胶原代谢与临床病例肝脏形态学观察，主要由刘平教授完成，现已为国家中药新药——扶正化瘀胶囊应用于临床治疗各型肝纤维化；同期有王宝恩教授的复方 861 治疗肝纤维化的研究——现被命名九味柔肝颗粒。通过三期临床试验，这些是中药抗肝纤维化的代表。同时包括汪承柏教授的复方鳖甲软肝片。陕西省中医医院的"珍珠丹抗肝纤维化的研究"，开始于 1990 年，也是在全国研究中药抗肝纤维化复方较早的代表性之一。

第二节　肝纤维化的病因

一、病毒性肝炎

（1）乙型肝炎：目前世界范围内的 3.5 亿慢性乙型肝炎病毒携带者，中国将近 1 亿，80% 在亚洲地区。特别是慢性活动性乙型肝炎，肝组织活检均有不同程度的肝纤维化。

（2）丙型肝炎：20 世纪 90 年代建立丙型肝炎抗体的检查，特别是以后发展的 PCR 方法检测 HCVRNA 技术，证明丙型肝炎病毒也十分可怕，且多会发展为慢性，5 年内发生率 40%～60%，其中 20% 左右在 20 年内发展为肝硬化。丙肝在我国的感染率在 2%～3%，随着献血和输血的严格检查，经输血发生率已经很低，但在吸毒人员中却快速上升，不得不引起高度重视，是以后丙肝感染的病源。

（3）丁型肝炎：丁型肝炎病毒属于缺陷性病毒，只有在感染乙肝病毒基础上才能致病。乙型肝炎合并丁型肝炎占 13.7%，肝硬化中占 15.9%。特别是肝硬化阶段抗丁肝病毒目前无明确的办法，给医学家提出了一个新课题。

（4）庚肝病毒：庚肝病毒是发现较晚的嗜肝病毒，虽然 1967 年为美国 Deinhardt 所发现，但至 1992 年才正式命名为庚型肝炎病毒（HGV）。流行病学研究 HGV 与 HBV、HCV 的传接途径相似，约有 6% 的乙肝患者同时感染 HGV，在同性恋、吸毒者中间有较高的检出率。HGV 感染也多趋于慢性化，因此是肝纤维化、肝硬化的又一因素。

二、酒精

酒精性肝纤维化原来是西方国家的主要和常见病因，近年来我国越来越多的“酒文化”使得中国酒精性肝纤维化有越来越高的趋势。长期饮酒可引起肝细胞气球样变性、脂肪变性及坏死，伴炎细胞浸润，进而引起肝小叶中央区纤维组织增生及桥状纤维化，最终发展为肝硬化。本科近年住院的酒精性肝硬化较过去 10 年的总和还要多。

三、血吸虫

在我国长江流域近年报告血吸虫感染有明显上升的趋势，过去的"瘟神"又返人间，令人不得不提血吸虫引起的肝病。血吸虫尾蚴经皮肤进入人体，在肝脏与结肠中其虫卵刺激引起肉芽肿，而血吸虫刺激引起的肉芽肿刺激成纤维细胞的增殖，胶原合成功能的增加，使得肝纤维化的形成、肝硬化的发生。

四、胆汁淤积

除公认的原发性胆汁淤积——原发性胆汁性肝硬化，继发性胆汁淤积引起的肝纤维化、肝硬化也相当多见，包括肝实质细胞间淤胆，慢性肝外胆管阻塞引起的淤胆，肝内毛细胆管沙石阻塞。本科收住的1例患者仅仅3年，由于肝内广泛泥沙样结石引起肝硬化。特别要强调的是泥沙样胆石症手术后有继发肝内胆管结石的可能性，必须引起重视。

五、代谢性疾病

如血色病、肝豆状核变性、α_1-抗胰蛋白酶缺乏症、IV型糖原累积病、半乳糖血症、肝淀粉样变性等也是从早期的肝纤维化发展到最后的肝硬化。

六、肝静脉回流受阻

长期肝静脉回流受阻导致肝脏瘀血，肝组织病理见肝细胞肿胀、肝脏肿大、肝小叶中心坏死及肝纤维化。常见于慢性心功能不全、Budd-chiari综合征。

七、自身免疫性肝病

包括了自身免疫性肝炎，原发性硬化性胆管炎，原发性胆汁性肝硬化以及一次免疫性疾病合并的肝脏损伤如硬皮病等。

八、药物性或中毒性肝病

某些长期应用的药物如长效避孕药、抗肿瘤、抗结核等引起淤胆型肝炎；长期应用某些中药，某些毒物长期接触如四氯化碳等，见《肝功能衰竭》。

第三节 肝纤维化的发生机理

只有掌握了肝纤维化是如何发展发生的，才能正确地去研究抗肝纤维化。主要内容包括了肝细胞外基质的组成、胶原的合成、胶原的降解。

一、细胞外基质的组成

肝纤维化的形成，简单地讲就是细胞外基质（ECM）的改变，特征为汇管区纤维化结缔组织增多，增多的纤维化结缔组织形成细小的、条索状和菲薄的间隔，或由汇管区向小叶内延伸，但无假小叶和再生结节形成。由于病因不同，肝纤维化的病理改变也有差异，如慢性酒精中毒、肝瘀血等形成假小叶中央区纤维化。而病毒性肝炎最易形成门管区纤维化，特别是日本肝吸虫病和先天性肝纤维化最为典型。

肝脏细胞外基质，一般由 4 部分组成：

1. 胶原蛋白

目前已发现 13 种胶原蛋白，可能还会分离出更多的。各种胶原蛋白的结构各不相同，在各脏器组织中的分布也有差异。根据胶原蛋白的结构、功能特点，又分为 3 型：

（1）间质胶原：又分为Ⅲ型：分别为Ⅰ、Ⅱ、Ⅲ。正常情况下，肝内Ⅰ型胶原占 40%，Ⅲ型胶原占 40%。

（2）基膜胶原：为Ⅳ型胶原，占 7%。

（3）细胞外周胶原：为Ⅳ型胶原，占 10%。

肝内已肯定有Ⅰ、Ⅲ、Ⅳ、Ⅴ、Ⅵ型胶原，其他尚未检出。

2. 糖蛋白

包括纤维连接蛋白、层粘连蛋白，另外还包括副层蛋白、副纤维连接蛋白、粗纤维连接素、细胞黏合素等。

3. 糖胺多糖

包括硫酸皮肤素，硫酸软骨素 A、C，硫酸肝素，透明质酸，硫酸角质素等。

4. 弹性纤维

二、细胞外基质的来源

既往认为肝细胞是产生细胞外基质的主要来源，越来越多的研究证明，肝星状细胞（HSC）合成大量细胞外基质，以后又称贮脂细胞（FSC）。贮脂细胞即过去所说的 Ito 细胞，1952 年由 Ito 对该细胞作了较详细的研究。另外，内皮细胞也产生一定量的细胞外基质。

表 1 展示 ECM 状况。

表 1　肝脏各细胞产生 CEM 状况

	正常肝脏	肝脏受损或细胞培养
肝细胞		
Ⅰ型胶原	＋	＋
纤维连接蛋白	＋　＋	＋　＋
内皮细胞		
Ⅰ型胶原	＋	＋　＋
Ⅱ型胶原	＋　＋　＋	＋　＋　＋
Ⅳ型胶原	＋　＋　＋　＋	＋　＋
层黏蛋白	＋　＋　＋　＋	＋　＋　＋　＋
纤维连接蛋白	－	＋　＋　＋　＋
粗纤维调节素	－	＋　＋
肝星状细胞		
Ⅰ型胶原	＋	＋　＋　＋　＋
Ⅲ型胶原	＋　＋　＋	＋　＋　＋　＋
Ⅳ型胶原	＋　＋	＋　＋　＋　＋
层黏蛋白	＋　＋	＋　＋　＋　＋
细胞粘合素	－	＋　＋　＋　＋
副层粘连蛋白	＋	＋　＋　＋
硫酸皮肤素	＋　＋	＋　＋　＋　＋
透明质酸	＋　＋	＋　＋　＋　＋

从表 1 可以看出，无论是正常情况下，还是肝细胞受损伤时，肝星状细胞是产生细胞外基质的重要细胞，尤其在肝纤维化时，"静止"状态的肝星状细胞转变为"活化"，从而产生大量的细胞外基质。

三、与肝纤维化相关的细胞因子

在肝纤维化的形成和发展中除细胞分泌 ECM 外，细胞因子起着十分重要的作用，而这些细胞因子主要由库普弗细胞所分泌。其分泌的细胞因子及功能见表 2。

表 2　枯否细胞分泌的细胞因子及主要作用

细胞因子	靶细胞	主要作用
促增生因子		
转化生长因子（TGF－a）	HC、HSC	促有丝分裂、促细胞转化
肝细胞生长因子（HGF）	HC	促有丝分裂
胰岛素样生长因子 II（IGF II）	HC	促生长
血小板源生长因子（PDGF）	HSC	促进 DNA 合成
脂细胞刺激因子（HBG－1）	HSC	促进特异性受体表达
肝素结合生长因子 α1（HBGF－I）	HC	促有丝分裂
肝素生长 II（HBGF－II）	HSC	促进增殖及合成 ECM
抑制增生因子干扰素（IFN）	KC HSC	抑制 KC 及 HSC 活性
双向调节因子		
转化生长因子 αβ（TGF－β）	HC HSC	调节 ECM 合成
白介素－1（IL－1）	KC HSC	调节细胞增殖功能
白介素－6（IL－6）	HC KC HFC	促进 DNA 合成
肿瘤坏死因子 α（TNF－α）	内皮细胞、KC、HFC	促进细胞增殖，DNA 合成

四、肝纤维化发生的可能机理

1. 胶原的合成过程

胶原的分子单位为原胶原，由 3 条 α - 肽链约 1000 个氨基酸残基组成，3 条 α - 肽链相互拧成三联螺旋结构的纤维状蛋白，分子量约为 30 万，长约 3000Å，直径 15Å。其特点为每隔 2 个氨基酸有 1 个甘氨酸（甘 - X - Y）n，X 位为脯氨酸，Y 位为羟脯氨酸或赖氨酸。

胶原分子的合成过程包括细胞内、外两个阶段，9 个步骤：

（1）细胞核内是传信息被转录成 mRNA。

（2）mRNA 到粗面内质网经翻译合成前 α - 肽链。

（3）在脯氨酸羟化酶、赖氨酸羟化酚酶作用下羟化肽链的脯氨酸、赖氨酸。

（4）羟胺酸半乳糖转移酶、赖氨酸半乳糖转移酶对羟胺酸、赖氨酸残基进行糖化。

（5）α - 肽链在二硫异构酶作用下进行三链结合，三螺旋形成。

（6）新生的胶原分泌到细胞外基质。

（7）通过前胶原羟基端肽酶、氨基端肽酶裂解，三螺旋结构的 C、N 端被切掉，前胶原变成原胶原。

（8）在羟、赖氨酸酸氧化酶作用下原胶原合成胶原纤维。

（9）在半胺氧化酶作用下胶原纤维共价交联为稳定的不溶性胶原。

2. 纤维化的可能机理

首先为毒性物质、免疫反应、炎症反应，胆汁酸等作用于肝脏库普弗细胞，使其释放细胞因子、刺激因子，这些因子作用于"静止"状态的肝星状细胞，"静止"状态的肝星状细胞长时间被库普弗细胞释放的细胞因子所"激活"，肝星状细胞首先形态改变，胞浆变得疏松，细胞体积增大，血小板源生长因子及转化生长因子与星状细胞上的受体结合，导致星状细胞增殖，胶原合成增加并附着于细胞外，由 I 型胶原代替基底膜，形成所谓的 DISS 间隙毛细血管化，从而导致肝细胞的功能损害及肝内血管阻力的改变，使肝细胞的解毒、代谢功能减弱，这些又作用于肝脏库普弗细胞，促进其继续分泌细胞因子作用于肝星状细胞。如此往复，大量胶原沉积形成纤维素，进一步形成纤维膈。

第四节　肝纤维化形成的其他因素

一、凋亡与肝纤维化

Canbay 等指出肝细胞的凋亡能诱导 HSC 的活化。动物实验发现，真菌代谢物可以加速活化的 HSC 的凋亡，减轻肝纤维化的程度，但对其肝细胞和静止 HSC 的凋亡均无影响。最近认为 HSC 是肝脏炎性反应后的效应细胞，不直接参与炎性反应。肝脏炎性反应重要的细胞内介质核因子（nuclear factor - kappa B，NF - kB），有促进肝细胞凋亡和抗 HSC 凋亡的作用。

二、内毒素在肝纤维化的作用

（1）内毒素对肝脏的直接作用：发生肠源性内毒血症时，首先内毒素在肝内损伤血窦，在肝外损伤毛细管内膜，引起血小板聚集，发生慢性弥漫性血管内凝血（DIC），引起微循环障碍，导致肝细胞缺血受损，同时抑制肝细胞再生。许多人实验发现，在肝硬化时肝细胞线粒体从数量、形态和功能上均有不同程度的变化。有实验证明，肝细胞接触一定量的 LPS 或类脂 A（LPS 由 3 层组成，其内层为类脂 A）后，类脂 A 被转运至线粒体内膜，与特异性受体结合，使能量生成受阻，并产生氧自由基，从而导致线粒体和肝细胞的损伤；内毒素还可抑制肝内 Na - KATP、细胞色素氧化、肝脏微粒体混合功能氧化酶，从而导致胆红素结合和排泄障碍，使血液中胆红素（TBiL）持续上升。

（2）内毒素作用下的肝星状细胞的激活：内毒素促进肝纤维化作用的核心环节为被内毒素直接激活的库普弗细胞、浸润的炎症细胞、受损的肝细胞及肝窦内皮细胞释放大量细胞因子，诱导和激发 HSC 的基因和表型发生改变，HSC 同时表达释放一些细胞因子，通过自分泌途径维持和扩展激活状态，使之增生、转化为肌成纤维母细胞，增加 ECM，最终导致 ECM 在肝脏的沉积增加，形成肝纤维化。有研究认为内毒素是通过与库普弗细胞特异受体 CD14 及 TLR4（Toll like Re ceptor4）结合激活该细胞的。

第五节　胶原的降解

正常情况下，肝脏细胞外基质处于产生与降解的平衡中，从而保证肝脏的正常功能和结构的完整；病理情况下，由于产生大于降解，从而形成纤维化的病理改变。参与肝脏细胞外基质的降解，主要由基质金属 A 蛋白酶来形成。

一、肝细胞在肝纤维化形成中的作用

讲到胶原的降解，必须联系到肝细胞。10 余年前，人们认为肝细胞（HC）是分泌细胞外基质的主要细胞，而以后的研究重点是肝脏的星状细胞和库普弗细胞，进一步明确了肝细胞在肝纤维化中的作用。

总的来讲，正常情况下肝细胞除合成一定量的胶原外，也合成非胶原基质，如糖蛋白、蛋白多糖、糖胺多糖，纤维合成蛋白和层粘连蛋白均来源于肝细胞；也合成细胞因子及细胞因子结合蛋白，调节 ECM 降解等，特别是肝细胞合成的基质金属蛋白酶在调节 ECM 平衡中具有十分重要的意义。

二、基质金属蛋白酶 （MMPS）

基质金属蛋白酶属于一个大家族，除肝细胞分泌外，肝星状细胞、内皮细胞、库普弗细胞均产生 MMP。其中 MMP – 1 为间质胶原酶，作用底物是Ⅰ、Ⅲ型胶原；MMP – 2 为Ⅳ型胶原酶，作用底物是变性的间质胶原和Ⅳ、Ⅴ型天然胶原分子；MMP – 3 是基质溶解素，其基底物较广泛，包括蛋白多糖、Ⅳ型胶原、LN、FN 等。详见表 1。

表 1　基质金属蛋白酶作用底物

MMPS	底物
MMP – 1、– 8、– 13	Ⅰ、Ⅱ、Ⅲ胶原，蛋白多糖
MMP – 2、– 9	Ⅳ、Ⅴ、Ⅶ基膜胶原
MMP – 3、– 7、– 10、– 11	弹性纤维、纤维拉蛋白、层糖蛋白
MMP – 14、– 15、– 16、– 17	ECM、活化其他 MMPS
MMP – 12、– 18、– 19	目前尚不清楚

目前研究最多、作用明确的为 MMP – 1、– 2、– 3、– 9。

三、肝纤维化时 MMPS 的变化

众多研究发现，无论是肝纤维化，还是肝硬化时，MMPS 的功能受到抑制，从而使其降解细胞外基质的功能减弱，增生大于降解，出现了肝纤维化。其抑制的原因可能与金属蛋白酶组织抑制因子的功能活性亢进有关，而这些因子同样由肝细胞、肝星状细胞产生，只是它们受到不同的影响表现的结果不一样、失去平衡而已，更进一步的认识目前仍较少。

第六节　　肝纤维化的检测

一、实验室检查

目前研究较多、实用性强、试剂稳定的有以下 4 个：

1. Ⅲ型前胶原肽（PⅢP）

Ⅲ型前胶原是合成Ⅲ型胶原的前体，也是Ⅲ型、Ⅲ型前胶原转变成Ⅲ型胶原的过程中前胶原被 N 端肽酶切去 N 端肽，即为 PⅢP。PⅢP 是评价肝纤维化进展的最可靠血清学指标，而不是纤维化程度的指标，特异性和敏感性在 71% ~ 76%，但与肝细胞坏死、炎症有关。年幼儿童常增高，肿瘤时也可增高。另外，无器官特异性。

2. Ⅳ型胶原

Ⅳ型胶原主要由基底膜降解而来，不是胶原合成时所产生，是反映胶原降解的指标，在肝纤维化合成和降解均处于较高水平时，处于较高水平，随病情严重而增加。

3. 层粘连蛋白（LN）

层粘连蛋白在肝纤维化时由于合成增多导致血中含量上升，是反映肝纤维化增生的指标，肝硬化时明显增高，敏感性 98%，特异性 91%，而且与门脉高压和食管静脉曲张程度有关。

4. 透明质酸（HA）

在肝脏主要由肝星状细胞合成，其增高是反映合成增多和肝窦内皮细胞功能减退的重要指标。因为 HA 由肝星状细胞合成，经肝窦内皮细胞孔和网隙进入血循环，血液中 HA 的产半衰期仅为 2.5～5.5min，绝大部分由肝窦内皮细胞经 HA 受体介导而摄取、降解，极少部分由肾脏或脾脏代谢。

5. 其他检测指标

大多数在科研中应用，未广泛应用于临床，有以下 9 个：

（1）Ⅰ型前胶原羟基端肽（PICP）和氨基酸肽（PINP）：Ⅰ型胶原在形成过程中，其 PICP 被完全切除，从理论上讲，可以直接反映Ⅰ型胶原合成水平。特别是肝纤维化晚期，以Ⅰ型胶原增高为主，血吸虫早期则大幅升高，对于酒精性肝病不如 PⅢP 准确性高。

（2）纤维连结蛋白（FN）：纤维连结蛋白有 2 种形式，一种为细胞型连结蛋白，另一种为血浆型连结蛋白，而血浆型绝大部分由肝细胞合成，与胶原等共同组成基底膜成分。在肝纤维化和肝硬化时，肝组织中细胞型纤维连结蛋白明显升高，血浆型则明显下降，特别是肝硬化伴腹水时，血浆型降低更明显。血清中 FNR 与 PⅢP 水平相关，且优于 PⅢP。

（3）粗纤维调节素（UN）：正常肝组织内粗纤维素主要沿肝窦间隙的单纤维及汇管区时更高且与 PⅢP 不相关。分布于全身结缔组织、正常肝组织中以致密包裹的纤维素分布于汇管区间质肝纤维化时表达增高。

（4）脯氨酸肽酶（PID）：脯氨酸肽酶即胶原水解酶，胶原蛋白富含肠氨酸和羟基脯氨酸，PLD 水解这两种氨基酸的羟基末端的氨基二肽，参与胶原蛋白的降解，是反映肝纤维化进展的良好指标。

（5）P－Z 肽酶：P－Z 肽酶与胶原的分解代谢有关，可作为胶原分解代谢的一个重要指标，其血清指标可反映胶原的降解水平。

如果与 PⅢP 同时检测：慢迁肝中，P－Z 肽酶活性明显增加，慢活肝则不然，慢活肝以 PⅢP 明显增高为主。PⅢP/P－Z 肽酶比值反映纤维化程度。

（6）单胺氧化酶（MAO）：MAO 活性与体内结缔组织增生有关，参与胶原的交叉连接，使可溶性胶原组织发生共价交联，从而形成不溶性胶原组织。血清 MAO 水平升高与肝纤维化程度相平行。肝硬化及肝癌也会升高。

（7）金属蛋白酶（MMPs）及其抑制物（TIMP1）：金属蛋白酶及其抑制物的平衡在 CEM 的降解过程中起重要的作用。MMPs 至今已发现 13 种，分别从 MMP－1 至 MMP－13。该酶与组织修复、纤维化及肿瘤转移浸润等有密切关系。其中，与肝纤维化关系密切的为 MMP－2，由肝脏星状细胞和 Kupffer 细胞分泌，参与降解胶原和蛋白多糖等细胞外基质。TIMP1 对 MMP－2 降解 ECM 有特异性抑制作用。有研究表明肝纤维化早期，MMPs 轻度增高，而在肝纤维化中晚期 MMPs 活性降低。谢彦华等报道，血中 MMP－2 水平增高，提示慢性肝炎已经向肝纤维化发展，可作为临床诊断和治疗的依据。

（8）细胞因子类：转化生长因子 β_1（TGF－β_1）：迄今为止发现的最强 ECM 沉淀促进剂，可以通过上调基质成分的转录、翻译和翻译后的步骤，促进基质蛋白和受体的产生、减少 MMPs 的合成及增加 TMPs 的生成等多个环节起作用。随着肝纤维化程度的加深，TGF－β_1 在组织中的表达逐渐增加，血清水平升高，可用于肝纤维化程度和肝脏受损程度的判断。

血小板源性生长因子（PDGF）：该因子由血小板分泌，可促进肌成纤维细胞和贮脂细胞增殖及 DNA 合成，抑制胶原的降解。PDGF 是促进肝病患者肝脏纤维增生的细胞因子。综上所述，肝纤维化的血清学诊断指标的研究已取得了重大进展，一些血清学指标的变化与肝脏损伤、肝纤维化水平及程度密切相关。然而，能够准确反映肝纤维化的血清学指标，必须具备高度的肝脏特异性以及生物半衰期不受尿液排泄、肝窦内皮细胞摄取和胆汁分泌的影响。现有的指标都无法满足这样的标准，任何一项血清学检查都不能准确鉴别和预测肝纤维化的程度。联合检测可以提高对肝纤维化水平的判断及对肝硬化的诊断，是今后研究的方向。

二、肝组织学检查

在影像学引导下进行的肝组织活检，是诊断肝纤维化程度的最可靠指标，对于抗肝纤维化药物的研究具有真实意义，临床上正确判断肝纤维化程度，指导抗病毒治疗十分必要。

慢性肝炎病变的分级、分期（见表3）将炎症活动度及纤维化程度分别分为 1~4 级（G）和 1~4 期（S）。炎症活动度按汇管区、汇管区周围炎症及小叶内炎症程度定级，当二者不一致时，总的炎症活动度（G）以高者为准。

病理分期、分级如下：

表1　慢性肝炎分级、分期标准

炎症活动度（G）			纤维化程度（S）	
级	汇管区及周围	小叶内	期	纤维化程度
0	无炎症	无炎症	0	无
1	汇管区炎症	小叶内细胞变慢及少数坏死灶	1	汇管区纤维化扩大，局限窦周及小叶内纤维化
2	轻度 PN	变性，点、灶状坏死或嗜酸小体	2	汇管区周围纤维化，纤维间隔形成，小叶结构保留
3	中度 PN	变性，融合坏死或见 BN	3	纤维间隔伴小叶结构紊乱（Distortion），无肝硬化
4	重度 PN	BN 范围广，累及多个小叶（多小叶坏死）小叶结构失常	4	早期肝硬化

注：BN：桥接坏死；PN：碎屑样坏死。

三、影像学

影像学技术：包括超声弹性成像系统、电子计算机体层扫描（CT）弹性成像技术（MRI）及新近开发的瞬时弹性成像系统（Fibroscan）等，大大丰富了肝纤维化诊断的方法。

（1）超声弹性成像系统：因其检测方法简单、经济、患者依从性好，并可进行动态观察，已被广泛应用。①超声对比造影：作为一种新型血管流道显示剂的应用能显示实质组织的微血管。可采用肝超声微泡造影测定肝静脉通过时间（HVTT）。Lim 等观察 85 例慢性丙肝患者及 20 例健康对照，HVTT 在对照组、轻度肝炎组、中/重度肝炎组和肝硬化组中逐渐缩短，除对照组与轻度肝炎组比较差异无统计学意义外，其余各组间比较差异均有统计学意义。HVTT 随纤维化程度的加重而缩短，是敏感的肝硬化诊断指标，区分轻度与显著肝纤维化、肝硬化的敏感性、特异性分别高达 95% 和 86%。②高频超声：有研究发现 7.5MHz 探头对肝表面不规则的检出率较 3.75MHz 探头明显提高（96% 和 83%）。张文胜等用高频探头扫查结合定量软件的有效放大和精确测量功能，使包膜表面形态包括壁层外间隙均显示清楚，并将厚度测值精确到0.01mm；对110例接受肝活检的慢性乙型肝炎患者进行检查，提示肝包膜的厚度与肝纤维化分期具有相关性，且在S1与S2期也存在差异（$P < 0.01$、0.05），此项检查有利于肝纤维化的早期发现。③瞬时弹性成像系统（Fbroscan）：是最近新兴的肝纤维化无创诊断技术，安装于振动器长轴上的超声换能探针发出微振幅低频的振动产生剪切波，并能检测出该波通过待测肝组织的传播速度。肝组织越硬，剪切波传导越快。测得的肝硬度可快速判断肝纤维化程度。多项研究指出，丙型肝纤维化患者的肝硬化与纤维化分期呈正相关。研究结果表明，Fibroscan能很好地检测重度纤维化（F3）或肝硬化（F4）的患者。还发现Fibroscan和FibroTest联合应用诊断效率最高，可使84%～95%的慢性肝炎患者避免肝活检。

（2）电子计算机体层摄影（CT）：螺旋CT可诊断肝纤维化分期及分布，李卫侠等报道33例受检者接受多层螺旋CT肝脏灌注成像检查，其中11例为无明显肝脏疾病的志愿者（对照组），22例经肝活检证实为纤维化患者。根据Ishak评分系统分为轻度肝纤维化组10例（A组）和显著肝纤维化组12例（B组）。计算平均血流量（BF）值和平均血容量（BV）值并进行组间比较，显示各组间差异无统计学意义（$P > 0.05$）。说明此项检查尚不能有效地进行肝纤维化的早期诊断。

（3）磁共振弹性成像技术（MRI）：磁共振（MR）的独特优势是组织分辨率高，无电离辐射，可多方位、多序列、多参数成像。MR不仅能反映形态学改变，还能在细胞和分子水平反映病变组织的功能、血流动力学和生化代谢改变，近年来在肝纤维化领域开展了不少的MR新技术。①对比剂增强MR成像：非特异性MR对比剂钆剂（Gd-DTPA）增强扫描后延迟期可以显示纤维分隔呈线样强化。网状内皮细胞特异性对比剂铁剂（SPIO）增强扫描可显示肝实质信号明显下降，肝纤维化的纤维间隔不吸收SPIO而表现为明显的环形或网络状高信号。采用这两种对比剂的双重增强造影检查，对各期肝纤维化诊断的准确性均达到90%以上。但该项操作复杂，患者不易接受，故临床上不能普遍应用。②磁共振弥散加权成像（DWI）：DWI是目前最成熟的MR功能成像方法，大量研究表明，表观弥散系数（ADC）的测量值对诊断和定量分析肝纤维化有价值，与血清学标志物及Fibroscan相仿。但由于图像易产生各种伪影而降低图像质量，影响ADC测量值的准确性；同时由于检查技术各异，难于比较，因此不能确立规范化的诊断标准。③磁共振灌注加权成像（PWI）：PWI 是通过评价组织微循环血流动力学的情况来评估组织的功能状态。早期肝纤维化时由于胶原沉积在狄氏间隙，血窦结构发生改变，导致门脉血流减少，同时肝动脉血流增加。由于目前尚无理想的分析模型和软件，故其在肝纤维化诊断中的应用尚处于初步研究阶段。④磁共振弹性成像（magnetic reso – nance elastography，MRE）：是唯一无创性测定活体组织弹性和硬度的方法。能对肝纤维化进行准确分期，优于 APRI［门冬氨酸氨基转移酶（AST）和血小板计数（PLT）］。MRE 区分重度和轻度纤维化的敏感性为 86%，特异性为 85%。随着 MRE 技术的不断完善，其有望取代穿刺活检诊断肝纤维化。

第七节　抗肝纤维化药物治疗研究进展

一、抗肝纤维化药物

1. 干扰素（IFN）

IFN 分为 3 种多肽，即 IFN – α，IFN – β、IFN – γ，均有抗肝纤维化作用。IFN – α 可阻断培养 HSC 的激活、增殖和胶原的合成。采用 IFN – α 治疗慢性丙型肝炎患者具有防止肝纤维化进展的作用[1]。张淑凤等[2]对 39 例慢性乙型肝炎中度肝纤维化患者给予 IFN – 2α 治疗，与对照组相比，治疗组血清透明质酸酶（HA），层粘连蛋白（LN），血清前胶原Ⅲ肽（PCⅢ），血清Ⅳ型胶原（CIV）水平均降低。除开病毒数下降所引起的纤维化减轻的因素外，该组抗病毒治疗无效者治疗前后肝纤维化指标除 CIV 外仍有差异，故 IFN – 2α 有单独的抗纤维化作用的可能。通过 IFN – β 对 HSC 活化调控的体外干预发现[3]，IFN – β 发挥抗肝纤维化的作用可能与抑制平滑肌肌动蛋白（α – SMA），Ⅰ型胶原和Ⅲ型胶原的表达，下调转化生因子 $β_1$（TGF – $β_1$）、TGF – $β_1$ 下游信号分子 Smad4，血小板衍生长因子 – BB（PDGF – BB）的蛋白表达，上调 Smad7 的蛋白表达，抑制 HSC 激活有关。另外，IFN – γ 抗肝纤维化作用很强[4]，其主要机制为抑制 HSC 的激活，抗病毒及抗炎作用，抑制Ⅰ、Ⅲ型胶原 mRNA 的表达，刺激其他保护性细胞因子如前列腺素 E 释放。

2. 前列腺素 E（PGE）

肝脏的库普弗细胞、HSC、肝窦内皮细胞等能产生 PGE，具有保护肝细胞，抑制肝纤维化及改善局部全身循环等作用[5]。刘少俊等[6]用 PGE1 对实验性肝纤维化大鼠干预，与对照组相比，基质金属蛋白酶组织抑制因子 – 1（TIMP – 1）阳性细胞、肝纤维化程度、胶原纤维含量均比下降，差异有统计学意义。其机制可能与 PGE1 抑制 IMP – 1 的表达和促进已经形成的胶原纤维降解等有关，从而产生抗肝纤维化的作用。

3. 维生素 E

其化学结构由羟化了的色烷醇环和植物醇侧链组成。利用维生素 E 作为机体防御氧化应激损伤的抗氧化作用，宗道明等[7]用于治疗肝纤维化并取得一定效果。维生素 E 可能通过抑制脂质过氧化作用和由此产生的活性醛来抑制氧化应激诱导的 $HSC\alpha1$（Ⅰ）型前胶原基因表达和蛋白合成。适当补充维生素 E 进行抗纤维化治疗是有益的[8]。

4. 醛固酮受体拮抗剂

醛固酮合成的前体为去氧皮质酮，其合成的关键酶醛固酮合成酶编码基因 CYPⅡB2，在肝脏有表达。

实验证明，肝脏 HSC 和肺脏Ⅱ型肺泡细胞可表达 CYPⅡB2mRNA。Jia 等[9]用醛固酮受体拮抗剂螺内酯对大鼠肝纤维化模型进行干预，与对照组比较，HA，Ⅲ型前胶原和层粘蛋白水平明显降低，肝纤维组织增生分级及胶原面积均明显减轻，α – SMA 表达明显减少。其机制可能为抑制 HSC 活化发挥预防肝纤维化的作用。

5. 血管紧张素转换酶抑制剂（ACEI）

ACEI 在动物实验及临床疗效观察发现有抗肝纤维化的作用[10]。何泽宝等[11]对 6 例慢性乙型肝炎肝纤维化患者分组，分别用卡托普利治疗（治疗组）和 γ – 干扰素治疗（对照组），结果显示治疗组 HA、LN、CIV、PⅢP 水平明显下降，近期疗效较干扰素 γ 差，但远期疗效较干扰素 γ 好。说明卡托普利具有抗肝纤维化作用。

6. 罗格列酮

罗格列酮为过氧化物酶增殖物激活受体 γ（PPARγ）激动剂，Kang 等[12]对大鼠早期肝纤维化模型给予罗格列酮（1 mg/kg）干预，与对照组比较，干预组大鼠病理组织学检查显示肝纤维化程度明显减轻，血清 PⅢP、

DVCIV、HA、LN、TNP－α浓度显著降低，Ⅰ型胶原 mRNA 表达明显降低，提示罗格列酮有良好的抗纤维化作用。

7. 选择性环氧合酶－2 抑制剂（Seclective COX－2 inhibitor）

在肝纤维化及肝硬化组织中 COX－2 的表达有明显的提高，而正常肝组织表达甚微，肝纤维化形成过程中必然伴有炎症，而 COX－2 的作用于 PG 产物 PGE2、TXA2、PGI2 等，具有促进炎症介质形成的作用。选择性 COX－2 抑制剂能抑制炎症细胞浸润和减少细胞因子如 IL－8、IL－6，单核细胞趋化蛋白（MCP－1）的生成，从而起到抗肝纤维化作用。Tu 等[13]用选择性 COX－2 抑制剂非罗昔布干预四氯化碳诱导的大鼠肝纤维化模型，结果显示干预组肝组织纤维化程度明显减轻，胶原面积减少，α－SMA 阳性细胞数明显减少，Ⅳ型胶原表达降低，表明选择型 COX－2 抑制剂非罗昔布具有减轻或阻止肝纤维生成的作用。Yamamoto 等[14]进行的动物实验，也证实了 COX－2 激活 HSC 的作用及选择性 COX－2 抑制剂的抗肝纤维化作用。提示下调肝组织 COX－2 的基因表达或抑制 COX－2 的活性可能是抗肝纤维化的重要手段。

8. 晚期糖基化终末产物（AGES）抑制剂

AGES 是指蛋白质、核酸等大分子物质的氨基在不需酶参与的条件下，能自发地与葡萄糖或其他还原糖的醛基或醛基反应所生成的特定的共价加成物。HSC 表面有 AGES 受体表达，在大鼠肝脏只有 HSC 和肌成纤维细胞表达 AGES 受体 mRNA，AGES 能刺激 HSC 增殖并大量合成纤维连接蛋白，AGES 与 HSC 呈高亲和性结合，并产生部分内化[15]。AGES 受体可能是肝纤维化过程中激活 HSC 向肌成纤维细胞转化的主要参与受体。肝硬化患者血清 AGES 水平是升高的。Gao 等[16]用 AGES 抑制剂氨基胍对实验性大鼠肝纤维化干预，发现干预组 AGES 含量、HA 水平以及肝纤维化程度评分均低于肝纤维化组，提示氨基胍通过抑制 AGES 的形成可能对肝纤维化的发生、发展会有一定的抑制作用。临床可望将 AGES 抑制剂用于肝纤维化的防治，从而为肝纤维化的治疗提供一种新的手段。

9. 己酮可可碱

己酮可可碱是甲基黄嘌呤可可碱的衍生物。其抗纤维化机制主要是抑制肝 HSC 的增生、α平滑肌收缩蛋白（α－SMA）的表达减少，从而降低 ECM 成分。另外，它还可抑制血小板源性生长因子（PDGF）介导的肝 HSC 增生，并阻止大鼠肝 HSC 转化为激活状态。Raetsch 等[17]对肝纤维化大鼠模型，用不同剂量的己酮可可碱灌胃治疗，结果发现，治疗组能够显著降低 I 型胶原 mRNA 的含量，并抑制致纤维化因子转化生长因子（TGF－β_1）的分泌，同时组织基质金属蛋白酶抑制剂（TIMP－1）mRNA 明显上升，肝组织胶原合成及Ⅲ型前胶原肽含量呈中等程度的降低，指出如果能与 TIMP－1 抑制剂合用，可能会成为一个较有希望的抗肝纤维化药物。

10. 胰岛素样生长因子 I（IGF－I）

成熟 IGF－I 为 70 个氨基酸的单链多肽，它在体内普遍存在，多数组织均能合成，而循环血液中的 IGF－I 主要来源于肝脏。在垂体生长激素的调控下，IGF－I 对多种细胞如成纤维细胞、成骨细胞、平滑肌细胞等的有丝分裂均有调节作用。Sanz 等[18]利用转基因小鼠（SMP8－IGF－ITG）特异性在体内高表达 HSC 源性 IGF－I，发现在四氯化碳肝纤维化造模后 72 h，与野生型相比 SMP8—IGF—I 转基因小鼠血液中的转氨酶及肝组织中的 α－SMA 均显著下降；而且细胞外胶原、纤维连接蛋白基因表达亦明显降低，同时发现转基因小鼠肝细胞生长因子基因表达增加及转化生长因子表达下降，提示 IGF－I 的抗肝纤维化的可能机制。Conchillo 等[19]将 18 例肝硬化患者随机分为治疗组和安慰剂组，在进行一个随机双盲安慰剂对照临床试验中，分别给予 IGF－I 或安慰剂治疗 4 个月后，与对照组相比 IGF－I 治疗后血白蛋白水平明显升高，提示其可能有抗肝纤维化作用和对慢性损伤肝脏的修复作用。

二、基因治疗

肝纤维化的基因治疗实验研究结果令人鼓舞，但目前转移外源基因进入肝脏的方法和载体系统还受到一定的限制。随着分子生物学的发展和人类基因组学的不断完善，基因治疗的不良反应将有可能减弱甚至消除，其安全性将大大提高；治疗方法也会由单一性向联合性转变，并将逐渐由动物实验向临床试验过渡，最终逆转纤维化，重建正常肝小叶，恢复正常肝功能。

参考文献

［1］Schuppan D, Krebs A, Bauer M, et al. Hepatitis C and Liver fibrosis［J］. Cell Death Differ, 2003, 10（1）：59.

［2］Zhang SF, Feng H, Zhang JH, et al. Effect of INF on liver fibrosis in patients with chronic hepatitis B ［J］. Journal of Zhengzhau University（Medical Sciences），2006，41（3）：576.

［3］Rao HY，Wei L，Fei R，et al. Inhibitory effect of interferon－beta on the activation of LX－2 and rHSC－99 hepatic stellate cells in culture ［J］. Chin J Hepatol，2006，14（7）：550.

［4］Weng HL，Cai WM，Liu RH. Animal experiment and clinical study of effect of gamma－ijnterferon on hepatic fibrosis ［J］. World J Gastroen－terol，2001，7：42.

［5］Akamatsu K，Yamasaki Y，Nishikawa M，et al. Synthesis and pharma－cological activity of a novel water－soluble hepatocyte－specific poly－meric prodruy of prostaglandin E（1）using lactosylated poly（L－glu－tamic hydrazide）as a carrier ［J］. Biochem pharmacol，2001，62：1531.

［6］刘少俊，沈守荣，王晓艳，等. 前列腺素E1对实验性肝纤维化大氧TIMP－1表达的影响 ［J］. 中南大学学报：医学版，2006，31（3）：383.

［7］宗道明，冯韵琴，赵晓贡. 维生素E治疗血吸虫病肝纤维化的临床研究 ［J］. 中国寄生虫防治杂志，2005，18（3）：212.

［8］Niu LW，Yang Z，Xiao L，et al. Therapeutic effect of vitamin E，and its mechanisms on liver fibrosis induced by schistosoma Japonicum infection in mice ［J］. J Fourth Mil Med Univ，2006，27（20）：1843.

［9］Jia A，Chang XM，Gong J. Effect of aldosterone receptor antagonist on hepatic fibrosis of rats ［J］. J Fourth Mil Med Univ，2006，27（7）：621.

［10］郑玉山，李婧. 卡托普利对早期肝炎肝硬化患者血流动力学及肝纤维化指标的影响 ［J］. 中西医结合肝病杂志，2004，14：50.

［11］何泽宝，陈智，朱坚胜. 卡托普照利长期治疗慢性肝炎肝纤维化疗效评估 ［J］. 中华传染病杂志，2006，24（2）：116.

［12］Kang Y，Wang TC，Liang KH. Inhibitory effects of Rosiglitazon on Carbon tetrachloride－induced early liver fibrogenesis in rat ［J］. Acta Med Univ Sci Technol Huazhong，2006，35（1）：81.

［13］TU CT，Guo JS，Fang GT，et al. Effect of cyclooxgenase－2 on liver fi－brogenesis induced by ccl4 in rats ［J］. Fudan Univ J Med sci，2006，33（5）：587.

［14］Yamamoto H，Kondo M，Nakamori S，et al. JTE－522，a cyclooxyge－nase. Inhibitar，is an effective chemepreventive afent against rat experimental ［J］. Gastroenterology，2003，125：556.

［15］Fehrenbach H，Weiskirchen R，kasper M，et al. Up－regulated ex－pression of the receptor for advanced glycation end products in cul－tured rat hepatic stellate cells during transdifferentiation to myofi – broblasts ［J］. Hepatology, 2001, 34：943.

［16］Gao FS, Liu B, Zhan YT, et al. The changes of advaneed glycation end products in a rat liver fibrosis model and the interventional ef – fect of aminoguanidin ［J］. Chin J Hepatol, 2006, 14（3）：178.

［17］Raetsch C, Jia JD, Boigk G, et al. Pentoxify lline downregulates profibrogenic cyto-kines and procollagen I expression in rat sec – ondary biliary fibrosis ［J］. Gut, 2002, 50：241.

［18］Sanz S, Pucilowska JB, L S, et al. Expression of insu1. m. 1ike growth factor I by activated hepatic stellate cells reduces fibro genesis an denhancesregeneration after liver injury ［J］. Gut, 2005, 54：134.

［19］Conchillo M, de Knegt RJ, Payeras M, et al. Insulin – like growth fac – tor I （IGF—I） replacement therapy increases albumin concentration in liver cirrhosis：results of a pi-lot randomized controlled clinical tria1 ［J］. Hepatol, 2005, 43：630.

［20］刘莺，刘平，王磊. 扶正化瘀方对肝纤维化大鼠不同病理阶段肝组织蛋白质组变化的影响 ［J］. 中华肝脏病杂志, 2006, 14（6）：422.

［21］尤红，王宝恩，王泰龄，等. 复方861对肝星状细胞的增殖和凋亡的干预作用 ［J］. 中华肝脏病杂志, 2000, 21（8）：78.

第八节　中医药抗肝纤维化

肝纤维化是一个现代医学的病名，广泛研究不过近20年，中医学无相应的病名，但与"黄疸"、"胁痛"、"积聚"、"肝着"、"肝积"、"肝癖"、"臌胀"等疾病有着相同特征；开展中药抗肝纤维化的研究也有20余年的历史，积累了丰富的经验，显示了优于西药的独特疗效。这里将其研究成果综述如下：

一、单味中药

1. 丹参

丹参为唇形科植物丹参的根。其有效成分有水溶性和脂溶性两大类，脂溶性部分主要为二：醌类化合物（包括丹参酮、隐丹参酮等）；水溶性部分主要为酚性酸类化合物（包括丹参素、原儿茶醛、丹酚酸等）[2]。李冬[3]等通过对丹参素的研究发现，丹参素可能通过抑制核转录因子（NF – kB）活性而抑制白细胞介素 - 1β（IL - 1β）诱导的肝星状细胞的增殖，促其凋亡，减少胶原的生成。因此，丹参素在保护肝细胞，促进损伤肝细胞自我修复的同时，还能减少肝星状细胞的增殖，促其凋亡，从两方面发挥持久的抗肝纤维化作用。张杰[4]等研究发现，丹参酚酸 B 盐可通过降低肝星状细胞内的钙离子浓度，显著抑制内皮素 1 诱导的肝星状细胞的收缩，且抑制作用与其浓度相关，同时使缩小的肝窦直径有所恢复，减少了肝内血流阻力，从而在增加肝内微循环血流量的同时，降低了门脉压力。近期，覃筱燕[5]等在通过使用丹参酮ⅡA 治疗 CCL4 所致肝纤维化大鼠的实验中发现，大鼠血清中的总蛋白、白蛋白（AIb）和羟脯氨酸（Hyp）含量显著下降，提示丹参酮ⅡA 可以降低肝纤维化大鼠肝细组中胶原蛋白的含量，恢复肝脏对蛋白质的正常合成与储存能力，达到抗肝维化的作用。

2. 黄芪

黄芪是豆科植物蒙古黄芪或膜荚黄芪的干燥根。丁向东等通过采用黄芪总苷治疗日本血吸虫病肝纤维化小鼠时发现，10 周时，黄芪总苷高、低剂量组与模型组之间的Ⅰ、Ⅱ型胶原含量、虫卵结节大小及肝纤维化程度均具有显著性差异，在 14 周时，黄芪总苷高、低剂量组与模型组之间的Ⅰ、Ⅲ型胶原含量和虫卵结节大小均明显降低，肝脏纤维化程度显著减轻，表明黄芪总苷抑制了Ⅰ、Ⅲ型胶原蛋白的合成，使胶原蛋白处于相对稳定的低水平表达，从而抑制了血吸虫病肝纤维化的进程，表现为虫卵结节缩小，肝纤维化减轻。同时通过积极的大剂量黄芪总苷的干预，可能使胶原蛋白的合成较早稳定在较低的表达水平。闫晓风等[14]采用黄芪汤治疗二甲基亚硝胺诱导的大鼠肝纤维化模型研究中发现，黄芪汤可以明显减少模型大鼠 TNF 受体家族 Fas、天冬氨酸特异性半胱氨酸蛋白水解酶 caspase - 8、caspase - 3 蛋白以及 α 平滑肌肌动蛋白（α - SMA）mRNA 表达量，表明黄芪汤可以通过抑制 HSC 激活与增殖达到抗肝纤维化的作用。在对基质金属蛋白酶（MMPs）及基质金属蛋白酶抑制剂（TIMPs）的研究中发现，黄芪汤可下调 MMP - 2 的表达来改善 HSC 等多种细胞生存的内环境，使 HSC 活化减少，从而使肝纤维化程度减轻。黄芪汤还能显著提高 MMP - 9 活性，促进 MMP - 9 而抑制 TIMP - 1、2 表达，降解过度沉积的 ECM，维持 MMPs/TIMPs 调控的动态平衡。

3. 甘草

甘草的有效成分之一是甘草酸，甘草酸是葡萄糖醛酸和甘草次酸结合的皂苷。周朝晖等[6]使用甘草酸治疗 CCl4 诱导的肝纤维化大鼠的免疫组化实验中发现，甘草酸增加了 Smad 7 的表达作用，阻止了 Smad 2/3 向下游传导，从而阻止了转化生长因子－β（TGF－β）的信号传导，产生抗肝纤维化的作用。杨松海等[7]通过体内和体外实验发现，甘草酸可以有效抑制血小板衍生因子（PDGF）受体 PDGFRβ 的转录水平的上调，因此可以有效抑制 PDGF 介导的促 HSC 增殖作用。

4. 苦参

为豆科槐属植物苦参的干燥根，主要药理成分为苦参碱和氧化苦参碱[8]。在动物实验以及临床观察中，多位学者均发现，苦参碱以及氧化苦参碱对 TGF－β_1、肿瘤坏死因子－α（TNF－α）水平有明显的降低作用，从而抑制肝星状细胞活化，减少释放 ECM，而发挥抗肝纤维化的作用。而苦参对于具有抑制 I 型胶原表达、促进胶原酶合成、影响 ECM 沉积、延缓肝纤维化进程作的 IL－10 则有明显的增高作用。苦参还通过减少丙二醛（MDA）的生成，减轻肝损伤，抑制肝内羟脯氨酸的生成，产生抗肝纤维化的作用[9-11]。钱文杰[12]还发现，对于肝炎后的肝硬化患者，苦参碱能通过调节外周血 T 细胞亚群紊乱，提高细胞免疫反应，有效抑制乙肝病毒基因（HBV－DNA）病毒的复制，降低患者血清中肝纤维化指标水平，进而达到清除细胞内病毒、防治肝纤维化的目的。

5. 银杏叶

银杏叶是从银杏科植物银杏的叶中分离纯化的提取物，其主要成分为黄酮苷和银杏内酯，其中黄酮苷母核中含有还原性羟基功能基团，而银杏内酯是天然的血小板活化因子的拮抗剂。因此，银杏叶具有清除氧自由基、抑制脂质过氧化、改善微循环等药理作用。高晓倩等[1]对 CCl4 造肝纤维化模型大鼠采用银杏叶提取物治疗结果表明，银杏叶提取物能明显降低模型组大鼠血清谷丙转氨酶（ALT）、谷草转氨酶（AST）、碱性磷酸酶（ALP）和血清纤维化指标层粘连蛋白（LN）、透明质酸（HA）的水平，使肝组织变性坏死及纤维组织增生明显减少，改善肝脏组织病理变化，有明显的抗肝细胞损伤和抗肝纤维化的作用。

6. 冬虫夏草

冬虫夏草为麦角菌科真菌冬虫夏草菌寄生在蝙蝠蛾科昆虫蝙蝠蛾幼虫上的子座及幼虫尸体的复合体，是一种免疫调节剂。张爱华等[15]外用虫草头孢菌丝治疗晚期血吸虫病时发现，实验组虫卵结节平均面积、单位面积内的虫卵结节数与对照组相比具有显著性差异。证实虫草头孢菌丝具有保护受损肝细胞，抗肝纤维化，改善肌体异常免疫状态的作用。孙保木等[16]在研究虫草菌丝提取物对大鼠脂肪性肝炎与肝纤维化的作用时发现，虫草菌丝可明显降低模型组升高的 ALT 和 AST 活性，升高模型组降低的 Alb 含量，改善脂肪性肝炎模型大鼠的肝功能，减轻肝组织脂肪变性与炎症；并且对于持续损伤引起的脂肪性肝纤维化模型，可显著抑制肝组织胶原生成与沉积，说明虫草菌丝有良好的抗脂肪性肝炎与肝纤维化作用。实验还发现，虫草菌丝可显著降低 MDA 含量与谷氨酰基转移酶（γ – GT）水平，提高超氧化物歧化酶（SOD）活性水平和谷胱甘肽（GSH）含量，说明虫草菌丝的抗肝纤维化作用与其抗脂质过氧化与抑制 HSC 活化有关。对于二甲基亚硝胺诱发的肝纤维化实验研究中发现，草菌丝能降低 TIMP – 2 的含量，从而减弱对 MMP – 2 的抑制作用，提高 MMP – 2 的活性，促进肝纤维化时 IV 型胶原的降解，促进肝脏特别是肝窦结构的快速修复。在血清指标中表现为 HA、Hyp、MDA 含量及 ALT、AST 活性均显著降低。提示虫草菌丝具有抑制脂质过氧化反应，减轻胶原沉积，具有保护肝细胞，抗肝纤维化的作用[17-18]。

7. 姜黄

姜黄素是从植物姜黄根茎中提取的一种天然色素，具有抗氧化、抗肿瘤、抗炎及抗病毒等生物学活性[19]。近年研究发现，姜黄素具有良好的保肝和抗肝纤维化作用。采用姜黄素治疗四氯化碳造模大鼠的实验表明，姜黄素治疗组的血清肝纤维化指标 HA、LN、III 型前胶原（PC III）及 IV – C 以及 MMP – 2 蛋白表达与模型对照组比较均呈剂量依赖性降低，且差异有统计学意义，表明姜黄素对肝纤维化具有抑制作用[20-21]。赵珍东[22]研究发现，姜黄素可以下调二甲亚砜造模大鼠 PDGF – BB、PDGFRβ 的表达，从而削弱了PDGF 与其受体结合，抑制了 PDGF 的促增殖效应。同时，姜黄素能抑制PDGF 下游信号的传递蛋白 ERK1 的表达，阻断了 PDGF 的信号转导通路，进而抑制了 HSC 的增殖。

8. 粉防己

植物基源为防己科植物粉防己的干燥根[23]。粉防己含多种生物碱，主要有粉防己碱（汉防己甲素）、防己诺灵碱（汉防己乙素）、轮环藤酚碱、氧防己碱和防己斯任碱等[24]。其研究较多的成分主要为粉防己碱，即汉防己甲素。其被证实具有降压、抗风湿、抗氧化、抗菌、抗癌、解热、镇痛、肌肉松弛等多种作用[25-26]。在实验中发现,粉防己碱能抑制 HSC 形态向肌成纤维细胞样转化和活化标志物 α – SMA 表达,同时抑制 LN 和 PCⅢ的分泌,TGF – β₁ 表达下调。这表明粉防己碱直接抑制了静止期 HSC 活化和向肌成纤维细胞转化。同时还发现,无论 TGF – β₁ 存在与否,粉防己碱均可上调 Smad 7 的表达。Smad 7 是 HSCTGF – β₁ 信号通路的主要负反馈调节信号分子,因此,上调 Smad 7 的表达可以抑制 TGF – β₁ 基因转录和静止期 HSC 培养活化和 TGF – β₁ 促活化作用[27-28]。

参考文献

[1] 高晓倩,陈芝芸,张晓苹.银杏叶提取物抗肝纤维化作用的研究 [J].中华中医药学刊,2008,26(4):779.

[2] 孙瑞芳,刘立新.丹参及其单体治疗肝纤维化的研究进展 [J].中国药物与临床,2009,9(2):88.

[3] 李冬,戴立里,余斌斌,等.丹参素对大鼠肝星状细胞增殖、凋亡及 NF – κB 活性的影响 [J].第三军医大学学报,2009,31(8):724.

[4] 张杰,张文炜,徐列明.丹参酚酸 B 盐对内皮素诱导的人肝星状细胞收缩的抑制作用及机制研究 [J].中国中西医结合杂志,2009,29(1):60.

[5] 覃筱燕,严莉,唐丽,等.丹参酮ⅡA 对肝纤维化大鼠肝组织胶原表达的影响 [J].时珍国医国药,2010,21(4):782.

[6] 周朝晖,蔡瑜,沈锡中,等.甘草酸对 CCl4 肝纤维化大鼠肝组织 Smad 7 免疫组化表达的影响 [J].中国临床医学,2006,13(1):67.

[7] 杨松海,孙奋勇.甘草酸抑制肝星状细胞增殖的分子机制初步研究 [J].广东医学院学报,2008,26(3):237.

[8] 阳巧凤,彭六保,李健和,等.苦参生物碱类在慢性肝疾病中的应用 [J].中南药学,2010,8(4):296.

[9] 陈小亮,李俊,邓子煜,等.苦参素对肝纤维化大鼠肝脏 TGF – β1 的调节作用 [J].中国药理学通报,2009,25(6):761.

[10] 鄂裘恺,郁林曦,朱歆鑫,等.苦参素对实验性肝纤维化的干预作用 [J].南通医学院学报,2009,29(2):95.

[11] 梁建新,屈杏芬,曾文铤,等.氧化苦参碱治疗慢性乙型肝炎肝纤维化的作用机制 [J].中国老年学杂志,2010,30(11):1505.

[12] 钱文杰.苦参素对肝炎后肝硬化患者外周血 T 细胞亚群和肝纤维化指标的影响

[J]．中国药业，2009，19（3）：20.

[13] 丁向东，王红群，吴强，等．黄芪总苷对小鼠日本血吸虫病肝纤维化的影响[J]．世界华人消化杂志，2008，16（2）：125.

[14] 闫晓风，刘平，孙明瑜，等．黄芪汤对二甲基亚硝胺诱导大鼠肝纤维化模型作用的机制[J]．世界华人消化杂志，2010，18（23）：2410.

[15] 张爱华，袁岳沙，彭小春，等．虫草头孢菌丝（心肝宝）外治晚期血吸虫病动物实验研究[J]．咸宁学院学报：医学版，2009，23（6）：468.

[16] 孙保木，宣红萍，李风华，等．虫草菌丝提取物对大鼠脂肪性肝炎与肝纤维化的影响[J]．中国新药与临床杂志，2008，27（1）：6.

[17] 李风华，刘平，熊卫国，等．冬虫夏草菌丝对二甲基亚硝胺诱导的大鼠肝纤维化的作用[J]．中西医结合学报，2006，4（5）：514.

[18] 穆静，刘平，王宪波．虫草菌丝提取物抗 DMN 大鼠肝纤维化的作用及其机制的研究[J]．宁夏医学杂志，2007，29（2）：101.

[19] 何航，华海婴，戈士文，等．姜黄素对四氯化碳诱导大鼠肝纤维化的影响[J]．郑州大学学报：医学版，2009，44（5）：986.

[20] 黄建贤，朱宝和，贺德，等．姜黄素抑制大鼠肝纤维化的研究[J]．中国普通外科杂志，2009，18（7）：723.

[21] 宋健，刘莉君，孙守才．姜黄素对肝纤维化大鼠肝组织 I，III，IV 型胶原的影响[J]．时珍国医国药，2009，20（4）：933.

[22] 赵珍东．姜黄素抗肝纤维化作用及机理研究[J]．中国实验方剂学杂志，2010，16（3）：122.

[23] 王社利，安秀群，丁翔．防己类药材的基源名称及功用辨析[J]．中医药学刊，2005，23（7）：1320.

[24] 高学敏．中药学[M]．北京：中国中医药出版社，2007：167.

[25] 胡世林．防己的本草考证[J]．现代药物与临床，2009，24（9）：286.

[26] Chen J，Liu J，WangT，etal. The relaxationmechanisms of tetrandrineon the rabbit corpus cavernosum tissuein vitro. NatProdRes，2009，23（2）：112.

[27] 陈源文，吴建新，陈颖伟，等．粉防己碱抑制肝星状细胞活化与转化生长因子-β信号转导关系[J]．上海医学，2005，28（11）：958.

[28] 陈源文，李定国，吴建新，等．粉防己碱对大鼠肝星状细胞跨膜信号转导的影响[J]．中华肝脏病杂志，2005，13（8）：609.

二、复方

复方的研究十分庞杂，不胜枚举，这里介绍上市的和一些具有代表性的研究。

1. 扶正化瘀胶囊（或扶正化瘀片）

由丹参、虫草菌丝、绞股蓝、松仁、松花粉、制五味子组成，具有活血祛瘀、益精养肝的功效，适合有瘀血阻络、肝肾不足、胁下痞块、胁肋疼痛、面色晦暗或出现赤缕红斑、腰膝酸软、疲倦乏力、头晕目涩、舌质暗红或有瘀斑、苔薄或微黄、脉弦细等症状，由乙型肝炎导致的肝纤维化患者使用。

2. 复方鳖甲软肝片

是最早上市的中药复方抗肝纤维化药物，由解放军 302 医院汪承柏教授等完成，目前由内蒙古福瑞中蒙科技股份有限公司生产。

复方鳖甲软肝片由鳖甲、冬虫夏草、黄芪、党参等 11 种中药组成，具有软坚散结、化瘀解毒、益气养血等功效，适合有瘀血阻络、气阴亏虚、热毒未尽、胁肋隐痛或肋下出现痞块、面色晦黯或有赤缕红丝、脘腹胀满、纳差便溏、神疲乏力、口干口苦等症状，由慢性肝炎导致的肝纤维化患者及早期肝硬化患者使用。

3. 复方 861 合剂

由北京友谊医院王宝恩教授等研制，已经转让给北京北大未名生物有限公司，通过 III 期临床验证，现名"九味柔肝颗粒"，由丹参、黄芪、陈皮、香附、鸡血藤等 9 味中药组成。

4. 安络化纤丸

由地黄、三七、水蛭、地龙、牛黄、白术等组成。其功效为：健脾养肝，凉血活血，软坚散结。临床观察显示其对肝纤维化血清学指标透明质酸（HA）、层粘蛋白（LN）、III 型前胶原肽（PIIIP）、IV 型胶原（IV – C）的异常亦有明显的对抗作用（$P < 0.01$），其中以对 HA、IV – C 的作用较为显著。

5. 八味抗纤方

由黄芪、党参、白术、丹参、郁金、黄芩、陈皮和石菖蒲组成。黄芪、丹参为君药，益气健脾，活血化瘀；党参、白术健脾化湿，郁金、赤芍理气活血为臣，陈皮理气燥湿醒脾，石菖蒲化痰散结，黄芩清热化湿。江余泳等临床研究表明：八味抗纤方药物血清能明显抑制 HSC 的细胞内外胶原生成率，抑制 TGF – β_1 与蛋白的表达，对阻止肝纤维化的进展大有帮助。

6. 壮肝逐瘀煎

主要成分有灵芝、黄芪、当归、绞股蓝、炒鳖甲、三七、虎杖7味中药，方中绞股蓝益气健脾，养阴生津；黄芪补气升阳，生血行滞；灵芝补气安神，益精气，坚筋骨；鳖甲咸寒养阴，培补肝肾，滋阴潜阳，软坚散结。三七、当归、虎杖、土鳖虫等养血活血，通理血脉涩滞，有祛除肝脏瘀血，破积消癥，清热解毒的作用。该方能显著降低肝纤维化大鼠血清透明质酸（HA）、层粘蛋白（LN）、Ⅳ型胶原（ⅣC）、Ⅲ型前胶原（PCⅢ）水平（$P < 0.01$），抑制肝纤维化大鼠HSC的活化和增殖，减轻肝脏炎症及纤维程度，具有抗肝纤维化作用。

7. 大黄䗪虫丸

大黄䗪虫丸对治疗慢性肝病肝纤维化患者的肝功能有不同程度的作用，且能明显降低患者血清HA、LN、PCⅢ、Ⅳ型胶原（IV-C）水平，其疗效优于甘利欣，表明大黄䗪虫丸对肝纤维化有一定的治疗作用。

8. 旋覆花汤

能有效阻断大鼠肝纤维化肝血窦毛细血管化的形成，证明活血化瘀为主方药治疗肝纤维化的有效性，提示肝纤维化过程中有"血瘀"之存在。肝血窦毛细血管化可能是肝纤维化"血瘀"证的一个重要环节。

9. 鳖甲煎丸

收载于《金匮要略》，可以降低异常升高的AST、ALT，减轻大鼠的肝纤维化程度，并有效抑制肝纤维化组织的$TGF\beta_1$表达，从而抑制HSC活化，而减少ECM的合成。

10. 血府逐瘀汤

血府逐瘀汤能阻断或延缓实验性肝纤维化大鼠肝纤维化和门脉高压形成，具有抗肝纤维化作用。

11. 小柴胡汤

小柴胡汤具有抑制肝星状细胞向成纤维转变的作用，并能使内分泌Ⅰ胶原量减少，Ⅰ和Ⅲ型胶原mRNA的表达减少，使α-平滑肌肌动蛋白（α-SMA）阳性表达的肝星状细胞数目减少，阻断肝纤维化的形成。

复方中药抗肝纤维化存在的问题：

复方中药抗肝纤维化是中医药的优势，已经上市的数个品种显示了良好的临床疗效、社会效益和经济效益，但品种仍少，不能满足临床的需要，且复方研究仍存在以下问题：

1. 无统一的辨证分型

目前，对于肝纤维化的中医辨证分型尚无统一标准。1993 年，中国中西医结合消化系统疾病专业委员会制定了肝硬化中医辨证标准，将其分为肝气郁结证、脾虚湿盛证、湿热内蕴证、肝肾阴虚证、脾肾阳虚证、血瘀证 6 型。除此之外，众医家也有各的自观点。曹家麟将本病分为肝郁脾虚、肝肾阴虚、脾肾阳虚、瘀血阻络、湿热中阻、气滞血瘀 6 型。卢良威等将本病分为痰湿瘀血阻络、肝郁脾虚、痰瘀内阻、气阴两虚、瘀热互结、肝肾两虚、瘀血内阻、湿热内蕴、肝血瘀阻 9 型。王振常等将其分为湿热毒蕴、肝郁脾虚、气虚血瘀、痰瘀互结、肝肾亏虚、络虚阻滞 6 型。高志扬等将其分为湿热毒蕴、气滞血瘀、肝肾脾虚 3 型。王俊文统计近年来医家常见的对肝纤维化的中医分型，前 6 位的是：肝郁脾虚、肝肾阴虚、脾肾阳虚、瘀血阻络、湿热中阻和气滞血瘀。

耿露芳[1]等将本病分为肝郁脾虚、气滞血瘀、瘀热互结、脾肾两虚 4 型；石怀芝[2]等将其分为肝郁脾虚、脾肾阳虚、肝胆湿热 3 型；钱海青[3]将其分为肝郁脾虚、气滞血瘀、肝阴不足、脾虚血亏、脾肾两亏 5 型；薛博瑜[4]将其分为肝郁脾虚、湿热蕴结、气滞血瘀、热毒瘀结、气阴两虚、肝肾阴虚 6 型，并认为热毒瘀结是肝纤维化的中心证型。

2. 病机理论五花八门

之所以中药抗肝纤维化的复方繁多，无统一的辨证标准，原因是对病机的认识问题，这里介绍几位医家的观点：

1）山东中医药大学严常健：根据其临床症状及体征表现，肝纤维化归属于中医学胁痛、癥积、鼓胀等病证范畴。其主要病因为感受杂气疫毒、湿热邪毒、虫邪蛊毒；或情志内伤，肝失疏泄，气滞血瘀；或偏食肥甘厚味，嗜酒过度，积热酿痰。病变常涉及肝脾肾三脏，基本病机可概括为本虚标实、虚实夹杂。有湿、热、毒、郁、痰、虚作用于肝经，致脉络瘀阻。其中瘀血阻滞肝脉是共同的病理基础，正气虚弱是内因，湿热疫毒是外因，正虚邪恋使疾病迁延难愈。肝气郁滞、肝病传脾及肝肾阴亏、脾肾阳虚是必然的演变过程。

抗肝纤维化常用的中医治法及方药，具体分为以下 8 种证型或情况。

（1）活血化瘀法——血瘀贯穿于肝纤维化的整个病理过程中。临床所见许多慢性肝病患者不同程度有舌质黯红甚或舌体有瘀斑瘀点、舌下脉络迂曲、脉涩、肝脾肿大、肝区刺痛、肝掌、蜘蛛痣、腹壁静脉曲张、齿龈鼻腔出血等瘀血征象即为佐证。活血化瘀法常用药物为丹参、牡丹皮、赤芍、当归、水红花子、泽兰、红花、马鞭草、鸡血藤、三七粉、莪术、三棱、水蛭、地鳖虫、川芎等。

（2）化痰散结法——治疗肝纤维化仅仅应用活血化瘀是不够的。除瘀血证候外，痰浊作为一种病理因素，也参与了肝纤维化的病程。临床上每见于某些体胖或痰湿壅盛者，除肝脾肿大外，常兼有腹胀纳呆、呕恶、大便黏滞不爽。常选用清半夏、浙贝母、射干、炒杏仁、橘红、夏枯草、桔梗、海浮石、全瓜蒌、薏苡仁等药物。

（3）疏肝行气法——肝纤维化初期患者常见有胁肋胀痛、烦躁易怒、头目胀痛等肝气郁滞的表现，宜用此法治之。常用药物如柴胡、枳实、青皮、橘皮、川芎、佛手、香橼、紫苏梗、郁金、木香、合欢花等。支老师用柴胡时常配以白芍、木瓜等滋柔甘缓之品，以防其辛燥伤阴。

（4）清热利湿法——湿热毒邪或受之于外，或结聚于内是引起肝纤维化的主要病因病机之一。患者除表现有黄疸、厌油恶心、肢体困重、大便黏腻不爽、低热、舌苔黄腻、脉滑等湿热证候外，肝功能检查可有 ALT 升高、TBIL 升高等相应变化。针对此证，多采用清热解毒药如茵陈、栀子、田基黄、赤小豆、车前草、板蓝根、薏苡仁、败酱草、龙胆草、淡竹叶等。这一用药思路体现了支老师中医宏观辨证与西医微观辨病相结合的学术思想。

（5）软坚散结法——对肝纤维化胁下痞块已成，且质地较硬者，仅用活血化瘀之品难以奏效。当依据"坚者削之"、"结者散之"的原则，配伍软坚散结之品渐消缓散。习惯用醋炙鳖甲，且用量宜大。有时也适当选用穿山甲、瓦楞子、生牡蛎、海蛤粉等。

（6）健脾磨积法——推崇金代医学家张洁古"壮人无积，虚人则有之"之说，也非常赞同"养正积自除"的治疗方法。针对肝纤维化存在正虚的病理特点，采用"健脾磨积"为治疗大法之一，通过健脾益气，令真气实，胃气强，营卫充盛，而积自除。在遣药组方时，常选用黄芪、白术、鸡内金等。鸡内金可防配伍中寒、燥、虫、介之品碍胃伤脾，又有散结消积之功。

（7）滋肾柔肝法——在慢性肝炎肝纤维化后期多见肝肾阴虚证，证见肝区隐痛、腰膝酸软、头晕目涩、失眠多梦、五心烦热、口干咽燥等。针对

"肝阴亏"的生理特点及多种慢性肝病热盛伤阴、医源性伤阴的病理变化特点，常用滋肾柔肝药，如女贞子、旱莲草、白芍、枸杞子、牛膝、冬虫夏草等。

（8）温补脾肾法——此法多用于肝硬化失代偿期或腹水消退后恢复期。临床表现：乏力神疲、畏寒肢冷、腹胀便溏、下肢浮肿、面色不华或晦暗、完谷不化或五更泄泻，小便清长或尿频，舌淡胖边有齿痕，脉沉细或沉迟。药多选用冬虫夏草、菟丝子、干姜、肉桂、淫羊藿、补骨脂、制附子等。

2）广州中医药大学祈福医院郑其进等以痰瘀阻络为病机关键，临床分为5型：

（1）清热利湿解毒，活血化瘀法：主要用于肝胆湿热证，临床表现为口干、口苦或口臭，胁肋或胀或痛，胃脘胀闷，食少纳呆，倦怠乏力，皮肤巩膜黄染，大便黏腻秽臭或干结，舌质暗红，舌下络脉曲张明显，苔黄腻，脉弦数或弦滑数，部分病人可见肝掌、血痣。治以清热利湿解毒，活血祛瘀化痰为法。方用茵陈五苓散加味，药用茵陈、茯苓、猪苓、泽泻、车前子、蚕砂、虎杖、田基黄、白花蛇舌草、连翘、浙贝母、赤芍药、桃仁等。

（2）疏肝健脾理气，活血化瘀法：主要用于肝郁脾虚证，临床表现可见胸胁胀满疼痛，善太息，精神抑郁或性情急躁，纳食减少，脘腹痞满，神疲乏力，面色萎黄，大便不实或溏泻。舌质暗淡有齿痕或有瘀斑，苔白，舌下络脉曲张、脉沉弦，部分病人可见肝掌、血痣。治以疏肝健脾理气，活血化瘀为法。方用逍遥散加减，药用柴胡、当归、赤芍药、白芍药、茯苓、白术、蚕砂、川芎、丹参、太子参、灵芝、甘草等。

（3）化痰软坚散结，活血化瘀法：主要用于痰浊内蕴证，临床表现有形体肥胖，倦怠乏力，时有肝区隐胀痛，食后胀甚，大便黏滞不爽。小便时黄，舌体较肥胖，舌质暗，苔较黄厚，舌下络脉明显曲张，脉弦细。部分患者除可见肝掌、血痣外，查体身体局部还可出现痰核、痞块，甚至硬结等。治以化痰软坚散结，活血化瘀为法。方用二陈汤化裁，药用陈皮、法半夏、茯苓、泽泻、草决明、石菖蒲、郁金、桃仁、赤芍药、灵芝、丹参、蔻仁、蚕砂等。

（4）滋肝补肾养阴，活血化瘀法：主要用于肝肾阴虚证，临床表现可见胁肋隐痛，遇劳加重，心中烦热，口燥咽干，腰膝酸软，头晕目眩，失眠多梦，双目干涩。舌质暗红，苔薄白少津，舌下络脉曲张明显，脉弦细数，部分病人可见肝掌、血痣。治以滋肝补肾养阴，活血化瘀为法。方用一贯煎加减，药用生地黄、当归、太子参、麦冬、川楝子、山药、女贞子、五味子、山茱萸、牡丹皮、泽泻、茯苓、赤芍药等。

（5）益气温阳扶正，活血化瘀法：主要用于正气不足，脾肾两虚者，临床表现可见神疲肢冷，面黄肌瘦，食少便溏，腰膝酸软，或尿少，双下肢浮肿。舌暗淡苔薄白，舌下络脉曲张明显，脉沉细部分病人可见肝掌、血痣。治以益气温阳扶正，活血化瘀为法，佐以柔肝。方用实脾饮加减，药用茯苓、白术、太子参、干姜、怀山药、薏苡仁、砂仁、桔梗、附子、郁金、丹参、红花等。

（6）江西中医学院附属医院马峥 2010 年总结目前中药抗肝纤维化从病机不外乎以下 5 个方面：肝纤维化中医基本病机属血瘀、正虚两方面的理论已基本达成共识，根据以上病机特点，归纳出活血化瘀、扶正化瘀、益气养阴、清热解毒、活血化痰及疏肝健脾等治法。以此作为理论依据研制成中药复方治疗肝纤维化。

（1）活血化瘀法：活血化瘀法是最早进行抗肝纤维化研究的中医治法。血瘀是肝纤维化形成的基本病机，也是各种肝病最基本、最重要的病理改变。《临证指南医案》云："初病在气，久病必入血。"《医学发明》云："血者，皆肝之所主，恶血必归于肝，不问何经之伤，必留胁下。"近年研究[5-8]认为，瘀血在肝纤维化发病中起决定性的作用，并贯穿其发生发展的整个过程，谨守病机，从瘀论治是从根本上延缓或逆转肝纤维化的治疗措施。研究表明，主治瘀血诸证之基本方血府逐瘀汤[9]可改善慢性乙型肝炎肝纤维化患者的血清学指标。另外，经典活血化瘀方乌鸡白凤丸、大黄䗪虫丸等亦有抗肝纤维化作用。肝纤维化与血瘀阻之间存在着本质的联系，两者在慢性肝炎发展至肝硬化过程中起着枢纽的作用，故活血化瘀法应贯穿于整个肝病治疗的始终。

（2）扶正化瘀法：慢性肝病初起多由于正气不足，湿热疫毒所致，随着肝纤维化病情的发展，邪毒蕴伏于肝，与瘀血相搏，整个疾病过程呈现出正虚邪留、虚实夹杂的病理特点，所以在运用活血化瘀法贯穿整个肝病治疗始终的同时，配合应用扶正法是非常重要的。王氏等[10]以"益气养血、活血化瘀、疏肝健脾"为治则，应用复方 861 合剂（由黄芪、丹参、鸡血藤等10 味药物组成）治疗慢性肝炎肝纤维化收到良好疗效：症状减轻者占

83.3%，血清 ALT 下降及持续正常者占 82%，血清纤维化指标 PC11I、Lami-nin 均由治疗前的增高下降到治疗后的正常。实验研究表明，扶正化瘀胶囊[11]（丹参、虫草菌丝、桃仁、七叶胆、五味子、松黄，别名：扶正化瘀 319 方，肝平胶囊）能减少 ECM 的合成，缓解肝纤维化程度。可见，扶正法配合活血化瘀法在肝纤维化的治疗中相得益彰。其他研究也表明扶正药在促进肝细胞的白蛋白合成方面具有明显的优势。

（3）疏肝健脾法：《临证指南医案》云："治肝之法，无非治用治本。"即治疗肝病当以恢复肝的生理特征为要，治宜疏肝解郁，理气通络，以遵"木郁达之"之旨。肝纤维化的发展是一个由表及里，由气到血渐进的发展过程，早期多出现木不疏土、土壅木郁的病理变化。有研究表明[12]，在慢性乙型肝炎临床表现较轻时，肝纤维化可能已经存在，而且部分患者纤维化程度还较明显。潘氏等[13]通过用放射免疫法测定 160 例慢性肝病患者血清肝纤维化标志物Ⅳ型胶原（IV-C），来探讨在血清中 1V-C 的质量浓度与中医证型的关系及临床意义，认为肝纤维化在肝郁脾虚阶段已经启动，但相对静止。因此，当慢性乙型肝炎患者处于肝郁脾虚证时肝脏病变较轻，如在此阶段注重应用疏肝健脾法可能会减轻肝脏进一步受损害。现代药理研究也表明[14]，疏肝健脾药具有护肝、调整机体免疫、升高人血白蛋白、抗肝纤维化等作用。马氏[15]临床观察发现逍遥散加减在疏肝解郁的逍遥散基础上加用健脾、活血的药物，在改善症状的同时，可改善肝功能和纤维化指标。朱氏等[16]按疏肝理气、健脾化瘀法组成肝脾舒合剂，并用猪血清腹腔注射法复制大鼠免疫性肝纤维化模型，从实验研究角度验证其不同剂量组抗肝纤维化作用。研究发现与模型对照组相比，用药各组的血清转氨酶降低，白蛋白和 A/G 比例增加，肝脏羟脯氨酸含量减少，病理学显示用药各组的肝硬化程度和炎细胞浸润程度轻于模型对照组，证明该方对大鼠实验性慢性肝硬化有确切的保护作用。

（4）清热利湿法：肝木横逆犯脾，脾胃运化失职，痰湿内蕴，蕴久化热，所以，在肝纤维化的发展过程中，往往也表现出湿热的病理变化。肝胆湿热与肝内瘀胆、肝细胞变性坏死及炎症细胞浸润有关，由于湿热久蕴，湿从热化，继则先伤肝阴，久则耗伤肾阴。故治疗应重视清热利湿的应用。黄氏[17]自拟蛇虎丹七汤（由白花蛇舌草、虎杖、茵陈、大黄、丹参、三七等组成）治疗慢性乙型肝炎肝纤维化 69 例，具有清热利湿、化瘀、解毒退黄的作用。临床观察发现本方能显著改善患者肝功能和临床症状及肝纤维化血清学指标。因此，在肝纤维化的初期阶段，恰当应用清热利湿法是阻止肝纤维化向肝硬化发展的重要手段。

（5）健脾软肝法："既病防变"是中医治疗学的特色之一。《金匮要略》云："见肝之病，知肝传脾，当先实脾。"乙型肝炎在其肝纤维化过程中常累及于脾，出现脾运失调的病理状态。晏氏[18]治疗肝纤维化强调实脾，一则益气健脾，扶助正气，以治病本；二则俾脾气实，防"土虚木贼"，培土开源，充养先天，顾护后天，有固本驱邪，防病传变之妙。姜氏[19]应用慢肝合剂（由黄芪、太子参、当归等组成）治疗慢性乙型肝炎肝纤维化患者，治疗组总有效率为93.3%，结果表明，慢肝合剂可保护肝细胞，减轻炎症坏死，增强肝细胞能量代谢和蛋白质合成，提高机体免疫功能，从而起到抗肝纤维化的作用。

（6）滋养肝肾法：五脏所伤，穷必及肾，肝肾不足是慢性肝病发展的必然趋势。中医学认为，"肝肾同源""肝肾互补"，以补肾而达养肝的作用。李氏[20]认为，本病的病机实质为各种原因引起的津液亏损，导致水不涵木，肝阴不足，络脉失养，肝脉枯萎。其经验方滋阴养肝汤（熟地黄、山茱萸、枸杞子、麦冬、黄芪、太子参、五味子、当归、白芍等）治疗慢性乙型肝炎后肝纤维化有较好的临床疗效，总有效率为85%，该方具有较好的改善患者肝功能和抗肝纤维化的作用。陈氏等[21]通过对100例慢性乙型肝炎患者辨证分型，并对这些患者肝组织中Ⅰ、Ⅲ型胶原含量进行分析，明确指出瘀血阻络证和肝肾阴虚证的肝组织纤维化程度最高，所以在治疗肝纤维化时正确应用活血通络、滋养肝肾法可以防止肝硬化的发生。

参考文献

[1] 耿露芳，冯利. 浅析中医对肝纤维化的认识及治疗 [J]. 中医药研究，2001，17（2）：61.

[2] 石怀芝. 辨证施治治疗肝纤维化 [J]. 北京中医杂志，2002，21（3）：191.

[3] 钱海青. 辨证治疗肝炎后肝纤维化 [J]. 浙江中医杂志，1998，33（12）：558.

[4] 薛博瑜，顾学兰. 肝纤维化的病机认识和辨证论治 [J]. 南京中医药大学学报：自然科学版，2001，17（2）：76.

[5] 彭渤. 从瘀论治肝纤维化体会 [J]. 江苏中医药，2007，39：4.

[6] 杨倩，冯玉彦，蒋树林，等. 瘀血论治慢性肝纤维化经验 [J]. 中华中医药杂

志，2007，22：168－171.

［7］杜明瑞．冀爱英教授治疗慢性肝病临床经验［J］．中医研究，2006，19：45－46.

［8］王宝珍，刘成．慢性乙型肝炎肝纤维化肝血瘀阻与病理关系的探讨［J］．中国中医药科技，2003，10：65－66.

［9］Ru QJ，Tang ZM，ZhangZE，ZhuQ. Clinicalobsernation on effectof xuefu zhuyu decoction in treating patientswith liver fibrosis caused by chronic hepatitis B［J］. Zhongguo Zhongxiyi Jiehe Zazh，2004，24：983－985.

［10］Wang Baoen，Wang Tailing，Jia Jidong. Experimental and clinical study on inhibition and reversion of liver fibrosis with integrated Chinese andWestern Medicine［J］. Chinese JournM of Integrated Traditional&Westernmedicine，1999，5（1）：6－11.

［11］季光，曹承楼，刘平，等．扶正化瘀方影响肝硬化大鼠肝细胞增殖的病理及免疫组化研究［J］．中国中医基础医学杂志，2001，7（2）：29.

［12］王宝珍，刘成，薛惠明．慢性乙型肝炎肝纤维化中医证型与肝组织病理分级、分期关系的探讨［J］．上海中医药杂志，2001，（12）：10－12.

［13］潘志恒，陈幼明，王拥择，等．血清Ⅳ型胶原测定对慢性肝病中医证型的诊断作用及临床意义［J］．广州中医药大学学报，1999，16（2）：85－87.

［14］梅国强．乙型肝炎的中医治疗［M］．北京：科技文献出版社，1995：263.

［15］马列清．逍遥散加减对乙型病毒性肝炎肝纤维化指标的影响［J］．北京中医，2002，21：285－286.

［16］朱建伟，李莹，李成韶，等．肝脾舒合剂抗肝纤维化的实验研究［J］．中华实用中西医杂志，2003，3（16）：1521－1522.

［17］黄敏华．蛇虎丹七汤治疗慢性乙型肝炎肝纤维化69例［J］．浙江中医杂志，2006，41：704.

［18］晏军，王煦．王绵之教授治疗肝纤维化经验撷菁［J］．中医药学刊，2001，19：410－411.

［19］姜学连，靳艳华，崔银枝，等．慢肝合剂抗肝纤维化的临床研究［J］．北京中医药大学学报，2003，26：65－68.

［20］李新华．滋阴养肝汤治疗慢性乙型肝炎后肝纤维化的临床观察［J］．上海中医药杂志，2006，40：14－15.

［21］陈忠义，俞伟．慢乙肝患者肝组织Ⅰ、ⅲ型胶原含量与中医证型关系的研究［J］．中国医药学报，2000，15（3）：73.

三、支老的观点

（1）肝纤维化贯穿于慢性肝炎的始终，因此对慢性肝炎，特别是乙型肝炎病因病机的认识基本达成共识，故以此为依据，进行肝纤维化病因病机的认识。

（2）辨证论治是中医药治疗的核心和灵魂，在临床上占有主导地位。但目前肝纤维化的辨证标准不统一，所分证型也参差不齐，同时缺少肝纤维化征候演变规律的流行病学研究，对于提高临床施治水平带来一定的影响。结合现代医学技术，量化分型的客观标准，从而更准确、更广泛地指导临床治疗，是肝纤维化研究的发展趋势。

（3）活血化瘀祛痰贯穿在病因病机、治疗的始终，有其理论依据和实验证据，在中医辨证原则下，结合现代药理研究，充分中西医结合。

详细内容，陕西省宁强县中医医院李映智副主任医师在我院进修期间进行了总结并发表于《陕西中医》2012 年第 33 卷第 6 期。摘录如下：

（一）病因

肝纤维化发生于慢性肝炎的始终，因此肝纤维化的病因等同于慢性乙型肝炎的病因，这是不争的事实，如果将两者分割开来去研究，肯定会导致进一步研究的误区。病毒性乙型肝炎之病因，被公认为湿热疫毒，对于"湿"与"热"的孰重孰轻有不同的认识，而疫毒概念基本统一。笔者认为"湿毒"为慢性乙型肝炎的病因基础，由于体质因素湿从寒化，或热化而成湿热。从慢性乙型肝炎的病程日久可达数十年，符合湿邪致病性质，湿为阴邪，其性黏滞，缠绵难愈，符合《金匮要略》中有关黄疸的论述："黄家所得，从湿得之。""毒"的概念，特别是疫毒，符合中医对传染性疾病的认识。

（二）病机

从病因学，总由湿邪为患，湿为阴邪，易伤阳气；湿性黏滞，缠绵难愈，这是其特点。湿阻气滞，气滞则血瘀，故瘀贯穿在病程的始终。从脏腑而论，肝主疏泄，藏血；脾主运化，湿易伤脾，故脏腑主要为肝脾，日久可影响其他脏腑，主要为肾。脾为后天之本，肾为先天之本，肝肾同源。故肝纤维化的主要病因为湿、瘀，主要病变脏腑为肝、脾、肾。根据正气的强弱，病程的进展，可出现以下的病机转归。

（三）辨证分型

1. 湿阻气滞型

见于病程早期，病情较轻时，湿困中焦，枢机不利，气机阻滞，患者症状轻微，稍有乏力，右胁不适，舌苔薄白或白腻，脉沉、濡等。

2. 湿热蕴结型

见于病程的早期，湿从热化，"胃家实"者，或明显的肝炎活动期，往往症状也轻，稍有乏力，右胁不适，口苦口黏，舌苔薄黄腻，脉弦或滑。

3. 肝郁脾虚型

"见肝之病，知肝传脾"，一方面由于土壅木郁，形成肝郁脾虚；另一方面，由于慢性肝炎日久难愈，因病致郁，肝失条达，克伐脾土，形成肝郁脾虚，食少纳呆，食后腹胀，大便不调，舌苔薄白或厚腻，脉弦。

4. 气滞血瘀型

病情发展，气滞日久，推动无力，出现血行不畅，气滞血瘀，偏于气滞，见右胁或两胁胀痛，时有利痛，或肝脾肿大；偏于血瘀，以右胁疼痛，部位固定，肝脾肿大，质地较硬，舌淡暗，或瘀点、瘀斑，脉沉弦、涩等。

5. 肝肾阴虚型

见于病程晚期，或由于气郁化火伤阴，或先天禀赋不足。见右胁隐痛，口干舌燥，腰膝酸软，双目干涩，舌红少津，脉细、弦细等。

6. 脾阳不足型

湿伤阳气，或素体脾阳不足，复感湿邪，患者表现为右胁不适，纳差不香，口中黏腻，畏寒怕冷，不耐油腻，舌淡苔白，脉沉、弱等。其他如出现正虚瘀结，脾肾阳虚等，往往为肝硬化阶段。

（四）辨证论治

明确病理转归，在病机指导下分为 6 型，符合病毒性乙型肝炎中医辨证标准，同时兼顾两者的治疗，分型治疗如下。

1. 湿阻气滞型

治法：化湿行气，佐以活血。

方药：方用加味平胃散：焦山楂 12g，苍术、厚朴、陈皮、香附、制半夏、茯苓、丹参、麦芽各 10g。

2. 湿热蕴结型

治法：化湿清热，佐以活血。

方药：加味柴平饮：郁金 15g，黄芩、苍术、厚朴、陈皮、党参、半夏、茯苓、炒麦芽各 10g，柴胡 6g。

3．肝郁脾虚型

治法：疏肝健脾，佐以活血。

方药：加味逍遥散加减：当归15g，香附、茯苓、炒白术、丹参各10g，川芎、白芍各6g，柴胡5g，夏枯草、薄荷各3g。

4．气滞血瘀型

治法：行气活血。

方药：以血府逐瘀汤加减：丹参30g，焦山楂、枳壳各15g，川芎、川牛膝、生地、当归各10g，桃仁、红花各6g，柴胡5g。

5．肝肾阴虚型

治法：滋补肝肾，佐以活血。

方药：加味补肝汤：炒麦芽15g，熟地、当归、川芎、女贞子、陈皮各10g，白芍6g，木瓜、柴胡各5g。

6．脾阳不足型

治法：滋补脾阴，兼以燥湿。

方药：加味理中汤：党参30g，焦山楂、怀牛膝各15g，炒白术12g，淫羊藿、茯苓各10g，干姜5g。

四、小结

20世纪60～80年代，肝纤维化的形态学特征及其在慢性肝病中的重要作用得到较明确的阐述，但多被认为是一种被动的不可逆过程。近20年来，肝纤维化的研究取得了长足进展，主要体现在：①概念上，明确肝纤维化是机体对慢性损伤的修复反应，是一种主动性的基质增生病理过程。②病理形成机制上，明确肝纤维化形成的细胞学基础是肝星状细胞活化，基本了解调控肝星状细胞激活的分子机制，如自由基、细胞外基质环境与细胞因子，尤其是转化生长因子β_1等刺激细胞活化的信号转导机制。③诊断方面，对于肝纤维化尤其是丙型肝炎肝纤维化的自然进展、发生的危险因子、遗传与环境影响因素等基本了解，肝纤维化的组织病理学诊断标准基本建立，血清学综合诊断取得显著进展。④治疗上，证实肝纤维化与一定程度的肝硬化都是可逆的，部分药物可促进肝纤维化逆转，尤其是中医药具有较好的综合疗效。

参考文献

[1] 中华医学会肝病学分会，感染病学分会. 慢性乙型肝炎防治指南 [J]. 中华肝脏病杂志，2005，13：881 - 891.

[2] 中华医学会肝病学分会脂肪肝和酒精性肝病学组. 非酒精性脂肪性肝病诊疗指南 [S]. 中华肝脏病杂志，2006，14：161 - 163.

[3] 中华人民共和国国家标准. UDCGB15977. 日本血吸虫病诊断标准和处理标准. 1995.

[4] 刘平，刘成，陈高潮，等. 扶正化瘀 319 方治疗慢性乙型肝炎及其对纤维化血清学指标的影响 [J]. 中国中西医结合杂志，1996，16：588 - 592.

第四章　肝性脑病

肝性脑病（HE）俗称肝昏迷，是指急性、慢性肝细胞功能衰竭，或失代偿期性肝硬化门体静脉分流，出现一系列代谢紊乱，引起的大脑功能紊乱。临床表现为精神、神经异常，如性格、行为异常，烦躁，睡眠倒错，嗜睡，意识不清，甚至昏迷。这一概念不十分完整，比如无肝脏病变而是以门体循环分流为主要原因者，在新的资料中明确进行了分类。本章就现代医学从肝性脑病的病因、发病机理、临床分型、治疗进展和中医方面的防治讲述如下：

第一节　现代医学

一、分类

1998 年世界消化病学会（WCOG）制定的维也纳分类是目前共同认可的分类方法。

A 型：急性肝功能衰竭相关性 HE。

B 型：门体分流相关 HE，无内在肝细胞疾病。

C 型：与肝硬化及门脉高压和（或）门 - 体分流相关 HE。其中 C 型又分 3 个亚型：

①发作性 HE：根据有无诱因分为诱因型和自发型。发作性 HE 在 1 年之内发生 2 次或 2 次以上，称复发型 HE。②持续性 HE：按自制能力受损的程

度分为轻型。重型对经短暂药物治疗能够很快清醒者，称治病依赖型。③轻微 HE：传统者，临床肝性脑病（SHE）。

（1）发作性 HE：只在短时间发作，在严重程度上有反复波动，以谵妄为特征，即有意识障碍伴有认知改变，不能用先前存在的疾病或有关精神失常来解释。发作性 HE 可再分为：①诱因型 HE：诱发因素可被认知；②自发型 HE：无诱发因素，排除胃肠道出血、感染等；③复发型 HE：指 1 年内 HE 发作 2 次或以上。

（2）持续性 HE：指持续性神经精神异常，包括认知受损，影响社交和工作，要鉴别非认知异常如锥体束去外改变或睡眠障碍等。根据患者自律性受损情况可进一步分为：①轻度：即处于临床 I 期；②重度：即处于临床 II ~ IV 期；③治疗依赖性：若治疗间断（非持续），症状会迅速加重。

（3）轻微型 HE：过去称为亚临床肝性脑病（SHE）或隐性 HE，后考虑到此命名易被误解为临床意义不明确或发病机制不同的 HE，故改称为 MHE，以表明其是 HE 过程中的一个阶段。与有明显临床症状的 HE 不同，MHE 没有可识别的大脑失常的临床表现及相关的症状和体征，患者可从事日常工作和生活，自我感觉良好，常被认为处于肝硬化失代偿期，仅部分患者有性格、行为改变，或昼夜倒错，患者操控能力和反应能力下降，在驾车和高空作业时容易发生危险，只有通过精细的智力测试（如数字连接试验、连线试验等）和（或）神经电生理（如诱发电位等）看、检测，才有异常发现，鉴别有时还有困难。MHE 临床上易漏诊或误诊，给患者及社会带来潜在危险。诊断 MHE 前还需排除其他病因的脑病。

二、分 期

0 期到 IV 期的分法，是目前公用的方法，详见下表：

表 1　肝性脑病的临床分期（Davidson 分期修改）

	意识	智力	个性、举止	神经肌肉异常	脑电图
0 期（轻微型）	无改变	注意力和操作能力下降，心理智能测试异常	无改变	无改变	无改变

续表

	意识	智力	个性、举止	神经肌肉异常	脑电图
Ⅰ期（前驱期）	意识下降，性格改变，日夜颠倒	计算力下降，注意力不集中，健忘	行为夸张，欣快或抑郁，多语，易激	扑翼样震颤，肌共济失调，书写障碍	对称性慢波4~7次/s
Ⅱ期（昏迷前期）	嗜睡，举止失常	定向力丧失，计算能力和记忆力显著下降	抑制力下降，个性明显改变，焦虑或淡漠，行为不恰当	扑翼样震颤，言语不清，反射减退，共济失调	对称慢性波4~7次/s
Ⅲ期（昏迷前期）	昏睡但可叫醒，精神错乱	计算力和有意交流丧失	行为举止怪异，偏执及易怒，情绪激动	扑翼样震颤，反射亢进，巴氏征，肌阵挛，僵直	对称慢性波4~7次/s
Ⅳ期（昏迷期）	昏迷，去脑状态，瞳孔大、反射不存在	无	无	巴氏征，角弓反张，昏迷	对称慢性波1~3次/s

三、肝性脑病的发病机理

肝性脑病的发生往往不是单一因素，而是多种原因，故形成了目前的如下学说：

1. 氨中毒学说

通常情况下血氨的来源有 3 条途径：①来源于胃肠道，肝脏合成的尿素 15% ~30% 经肠黏膜涌入肠腔，肠道细菌将其分解为 CO_2 和氨，该氨占肠道总氨的 90%；肠道未分解的食物蛋白质或水解的氨基酸在细菌的作用下生成氨、胺、酚、吲哚、硫化氢等；幽门螺旋杆菌也能分解尿素生成氨。②来源于组织分解：组织氨基酸在机体动态转换过程中通过联合脱氨酸作用生成氨，或经脱羟基反应生成胺，再经单胺氧化酶或二胺氧化酶作用生成氨和醛。③来源于肾脏：血中的谷氨酰胺或氨基酸流经肾脏时均可被肾小管上皮细胞中的谷氨酰胺酶分解成谷氨酸和氨，随尿排出或再吸收。

正常情况下氨经门静脉入肝，在肝内形成尿素、谷氨酰胺、门冬酰胺等被消除。肝病情况下，肝脏合成尿素的能力下降，从而产生更多的氨。

正常情况下，体内 98% 的氨以 NH_4^+ 的形式存在，不能通过血脑屏障，在肝病情况下，可能所产生的大量氨通过弥散突破血脑屏障而进入大脑。

氨进入脑组织：①减少神经介质的产生，抑制丙酮酸脱氢酶的活性，影响乙酰辅酶 A 的生成。②干扰能量代谢：高血氨时脑干内 ATP 和磷酸肌酸浓度下降，从而影响脑干网状上行激活系统的能量需求。③氨对星形胶质细胞结构和功能的影响：氨使星形胶质细胞肿胀，使胶质细胞去极化，失去驱动谷氨酸盐及维持离子梯度的能力，缩小细胞外间隙，使细胞外离子，特别是钙及其他神经递质增加，从而改变了神经元的兴奋性。④氨与 α - 酮戊二酸结合形成谷氨酸，而肝性脑病时，大量的氨使谷氨酸合成减少，而谷氨酰胺的增多对脑细胞发挥抑制作用。⑤氨可以通过 K^+ 竞争，抑制神经细胞的 $Na^+ - K^+ - ATP$ 酶的活性，对神经细胞产生毒性作用。

2. 氨基酸不平衡学说

20 世纪 70 年代有美国学者提出，发现肝硬化时或门体分流术后血中芳香族氨基酸的大量升高，而支链氨基酸明显减少。正常情况下血浆支链氨基酸与芳香族氨基酸的比例为 $3.0 \sim 3.5$，而 HE 时减少至 $1.0 \sim 1.5$。肝病情况下，特别是肝细胞早点损害时高胰岛素使肌肉组织大量摄取支链氨基酸，因而使芳香族氨基酸相对升高，而芳香族氨基酸进入脑内，阻碍了脑神经传导功能，从而发生功能障碍。

3. γ - 氨基丁酸学说

又称抑制性神经递质，中枢神经系统存在兴奋性神经递质和抑制性神经递质，两者的平衡保持了正常的清醒和睡眠。血中 γ - 氨基丁酸为主要的抑制性神经递质。正常情况下，大量来源于肠道的 γ - 氨基丁酸经肝脏很快分解，而肝脏严重损害时对它的清除明显降低，通过血脑屏障发挥抑制作用。研究表明，肠道细菌在厌氧条件下能产生大量的 γ - 氨基丁酸。

4. 假性神经递质学说

假性神经递质学说与氨基酸失衡学说是紧密联系在一起的。正常情况下芳香族氨基酸如络氨酸和苯甲氨酸，在肠道细菌氨基酸脱羟酶的作用下分解为络氨酸和苯乙胺，在肝内经单胺氧化酶分解而解毒。肝功能衰竭时，肝脏的解毒功能下降，或通过侧支循环进入血中而到达中枢神经系统，再经过羟化酶的作用分别形成 B - 羟络胺和苯乙醇胺，其结构与甲肾上腺素极为相似，从而竞争受体，干扰了脑干网状结构的正常活动，抑制了脑功能。另外，芳香族氨基酸中的色氨酸，正常情况下与血浆白蛋白结合不易通过血脑屏障，肝病时的白蛋白降低使游离的色氨酸增多而通过血脑屏障，在脑组织中经羟化酶羟化生成 5 - 羟色氨，它也是一种抑制神经递质。

5. 其他观点

（1）锰中毒假说：部分肝硬化患者血和脑组织中锰比正常人高 2～7 倍。锰增加的可能性是门 - 体分流或胆汁分泌减少，锰可通过减弱多巴胺神经递质传导而引起慢性锥体外系症状，也可能是锰影响星形细胞的线粒体功能而影响大脑的正常活动。

（2）血浆胰岛素 - 氨基酸失衡：实际与氨基酸不平衡学说一致。

（3）胶质病假说：基本与氨中毒影响星形胶质细胞一致。

（4）阿片样物质：是早年的研究发现，HE 时患者血清中类阿片活性肽、蛋氨酸脑啡肽、亮氨酸脑啡肽含量增高。

（5）褪黑素：色氨酸经酶促反应形成，而褪黑素具有镇静、镇痛，促眠及神经内分泌、免疫调节等多种作用，是色氨酸与 HE 有关的进一步发现。

四、肝性脑病的治疗

1. 预防为主

对于肝硬化或有门体分流的病人，在饮食上强调以植物蛋白为主，辅以奶及淡水鱼，尽量少吃或不吃猪、牛、羊肉及蛋类；保持大便通畅，预防肠道感染等；尽量减少应用有损肝脏的药物。

对于 HE3 - 4 级的患者，非蛋白质能量摄入量为 104.6 - 146.4kJ/（kg·d）蛋白质摄入量为 0.5 - 1.2g/（kg·d）。

2. 药物（见肝衰竭中的肝性脑病）

第二节　中医中药

中医药无肝性脑病这一术语，而在教科书中列入《昏迷》篇，其含义是指以神志不清为特征的病症。文献中有"不省人事"、"不知与人言"、"昏蒙"、"昏不知人"、"神昏"等，而在时行热病、中风、痰证、疫毒痢、鼓胀等发病的不同阶段，均可出现昏迷，特别是"黄疸"中的"急黄"、"瘟黄"中表现的热毒炽盛完全相同。根据支老的临床经验，将肝性脑病分为以下几个证型。

1. 热毒炽盛

主证：黄疸急起，迅速加深，烦渴引饮，恶心呕吐，脘腹胀满，疼痛拒按，大便秘结，小便短赤，舌红绛，苔黄燥，脉弦数或洪大。

治则：清热解毒，泻火退黄。

方药：茵陈蒿汤和黄连解毒汤。茵陈150g，黄芩10g，黄连10g，栀子12g，连翘20g，败酱草30g，蒲公英30g，野菊花10g，郁金15g，淡竹叶3g，有出血倾向者，加丹皮30g，生地30g或应用清瘟败毒饮加味。

推荐清开灵100ml加5%葡萄糖500ml静滴，每日1次，丹参注射液250~500ml每日1次静滴，清热解毒，凉血退黄。

出现高热神昏，应用安宫牛黄丸，每日6g，不能口服者可化水点滴口腔或灌肠，应用醒脑静40~60ml加5%葡萄糖中静滴，每日1次。

2. 热毒内陷

主证：深黄如金，高热昏妄，或神志恍惚，舌红绛，脉弦数。

治则：清热解毒，凉血救阴。

方药：犀角地黄汤加减。羚羊角10g，生地30g，丹皮30g，茵陈120g，连翘30g，大黄20，栀子15g，黄连10g，钩藤15g（后下），石决明30g（先煎），蒲公英30g，野菊花10g，水煎灌肠，每日2次。以安宫牛黄丸化水顿服，或保留灌肠。对于出现痰热上扰，配合至宝丹。对于昏迷，以安宫牛黄丸、至宝丹类应用为佳。醒脑静仍可继续静滴。

3. 痰浊蒙窍

主证：黄疸深而颜色不甚鲜明，神志昏蒙，时清时昧，恶心呕吐，腹胀身热不扬，喉中痰鸣，舌苔白腻或黄垢，舌质暗红，脉沉或濡。

治则：化湿泄热，泄浊开窍。

方药：菖蒲郁金汤加减。茵陈60g，菖蒲15g，郁金12g，藿香15g，白蔻仁15g，厚朴15g，清半夏10g，丹参30g。

水煎顿服或灌肠，配合至宝丹。

4. 痰热上扰

主证：神志昏蒙，身目黄染，黄色暗滞，或入夜身热，口干欲饮，饮水不多，皮肤赤丝朱缕，或朱砂掌，舌暗或有瘀斑，脉弦。

治则：活血化瘀，清热凉血。

方药：茵陈四苓散合桃红四物汤加减。茵陈 30g，茯苓 15g，泽泻 15g，炒白术 15g，红花 5g，桃仁 10g，赤芍 30g，生地 15g，地骨皮 15g，当归 10g，陈皮 10g，炒麦芽 30g。

5. 寒湿阻遏

主证：身目黄染，黄色晦暗，脘腹胀满，神疲乏力，畏寒怕冷，大便不实，舌淡苔白腻，脉沉缓。

治则：温中健脾，化湿。

方药：茵陈术附汤。茵陈 30g，郁金 15g，制附子 10g，炒白术 15g，干姜 10g，砂仁 10g，厚朴 10g，茯苓 30g，葛根 30g，炒山药 15g，升麻 5g，炒麦芽 15g，炙甘草 6g。

6. 脾肾阳虚

主证：身目黄染，黄色晦暗，脘腹胀满，畏寒肢冷，大便溏薄，或完谷不化，舌淡胖，脉沉细。

治则：温补脾肾，化气行水。

方药：真武汤加味。制附子 12g，白芍 6g，茵陈 30g，茯苓 6g，芡实 15g，炒山药 15g，炒麦芽 15g，生姜 30g。

7. 肝肾阴虚

主证：身目黄染，面色晦暗，口燥咽干，或五心烦热，或午后发热，舌红少津，脉细。

治则：滋养肝肾，凉血化瘀。

方药：六味地黄汤加味。生地 24g，山药 12g，山茱萸 12g，丹皮 9g，赤芍 30g，茯苓 9g，泽泻 9g，石斛 10g，茵陈 30g，丹参 15g，水牛角 30g，肉桂 3g，陈皮 10g，炒麦芽 30g。

第五章　肝衰竭诊治进展

肝衰竭是临床常见的严重肝病症候群，死亡率极高。多年来，各国学者对肝衰竭的定义、分类、诊断和治疗等问题不断探索，但迄今为止尚无一致意见。从国内 1978 年杭州第一次病毒性肝炎学术会议到 2006 年中华医学会感染病学会，肝衰竭与人工肝学组、中华医学会肝病分会重型肝病与人工肝学组联合发布的《肝衰竭诊疗指南》，国内形成了第一部指南，基本统一了大家的认识。

一、定义

肝衰竭是由多种因素引起的严重肝脏损害，导致其合成、解毒、排泄和生物转化等功能发生严重障碍或失代偿，出现以凝血机制障碍和黄疸、肝性脑病、腹水等为主要表现的一组临床综合征。

二、病因

表 1　主要病因

常见或较常见	少见或罕见
肝炎病毒 甲型、乙型、丙型、丁型、戊型肝炎病毒	代谢异常 肝豆状核变性、遗传性糖代谢障碍等
其他病毒 巨细胞病毒（CMV）、EB 病毒（EBV）、肠道病毒等	缺血缺氧 休克、充血性心力衰竭等
常见药物及肝毒性物质 异烟肼、利福平、对乙酰氨基酚、尼美舒利、对乙酰氨基酚 抗代谢药、化疗药物、四环素等 乙醇、毒蕈等	肝移植、部分肝切除、肝脏肿瘤 先天性胆道闭锁 其他
细菌及寄生虫等病原体感染 严重或持续感染（如败血症、血吸虫病等）	创伤、辐射等
妊娠急性脂肪肝	中药及中成药（见下面）
自身免疫性肝病	

三、分类、分期

（一）分类

根据病理组织学特征和病情发展速度，肝衰竭可被分为四类：急性肝衰（acute liver failure，ALF）、亚急性肝衰竭（subacute liver failure，SALF）、慢加急性（亚急性）肝衰竭（acute-on-chronic liver failure，ACLF）和慢性肝衰竭（chronic liver failure，CLF）。急性肝衰竭的特征是起病急，发病2周内出现以Ⅱ度以上肝性脑病为特征的肝衰竭症候群；亚急性肝衰竭起病较急，发病15d至26周内出现肝衰竭综合征；慢加急性（亚急性）肝衰竭是在慢性肝病基础上出现的急性肝功能失代偿；慢性肝衰竭是在肝硬化基础上，肝功能进行性减退导致的以腹水或门静脉高压、凝血功能障碍和肝性脑病等为主要表现的慢性肝功能失代偿。

表2　肝衰竭的分类

命名	定义
急性肝衰竭	急性起病，2周以内出现以Ⅱ度以上肝性脑病为特征的肝衰竭
亚急性型肝衰竭	起病较急，15d至26周出现肝衰竭的临床表现
慢加急性（亚急性）肝衰竭	在慢性肝病基础上，出现急性肝功能失代偿
慢性肝衰竭	在肝硬化基础上，出现慢性肝功能失代偿

（二）分期

根据临床表现的严重程度，亚急性肝衰竭和慢加急性（亚急性）肝衰竭可分为早期、中期和晚期。

1. 早期

（1）极度乏力，并有明显厌食、呕吐和腹胀等严重消化道症状。

（2）黄疸进行性加深（血清总胆红素≥171μmol/L或每日上升≥17.1μmol/L）。

（3）有出血倾向，30% < 凝血酶原活动度（prothrombin activity，PTA）

≤40%。

（4）未出现肝性脑病或明显腹水。

2. 中期

在肝衰竭早期表现基础上，病情进一步发展，出现以下 2 条之一者。

（1）出现Ⅱ度以下肝性脑病和（或）明显腹水。

（2）出血倾向明显（出血点或瘀斑），且 20% < PTA ≤30%。

3. 晚期

在肝衰竭中期表现基础上，病情进一步加重，出现以下 3 条之一者。

（1）有难治性并发症，例如肝肾综合征、上消化道大出血、严重感染和难以纠正的电解质紊乱等。

（2）出现Ⅲ度以上肝性脑病。

（3）有严重出血倾向（注射部位瘀斑等），PTA ≤20%。

四、发病机理

肝衰竭从细胞功能损伤至细胞死亡，其机理尚不清楚。病变的严重程度取决于致病原本身与宿主的易感。从机体本身来说除体液免疫、细胞免疫外，目前强调内毒素血症与细胞因子的作用。肝脏是体内最大的代谢器官，是清除内毒素和解毒的主要脏器，也是体内遭受内毒素攻击的主要脏器。

（1）内毒素是由革兰阴性菌（大肠杆菌、流感杆菌、肺炎杆菌、痢疾杆菌、布氏杆菌、产气杆菌及一些变形杆菌如极少数绿脓杆菌、炎球菌、淋球菌、沙门氏菌等）的细胞壁外层形成的脂多糖体，它是多聚糖整合的多糖体与特殊的类脂体所构成的巨分子化合物。

病理情况下，内毒素进入体循环途径：①经肝内外淋巴循环进入体循环；②经肝小叶微循环进入体循环；③经肝内外侧支循环进入体循环。

内毒素的生物活性：①干扰细胞膜的功能。②影响免疫反应：内毒素属于免疫佐剂，可诱生干扰素，激活或损坏单核－巨噬细胞功能，激活 B、T 淋巴细胞及巨噬细胞，引起变态反应。③促进前列腺素合成。④抑制磷酸丙酮酸羟化酶活性。⑤阻碍能量代谢：主要是损伤线粒体。⑥引起机体一系列病理生理变化：内源性致热原；激活血管活性物质：如缓激肽、组织胺、5－羟色氨、血管紧张素等，导致微循环障碍；引起局部过敏反应；激活补体；直接损伤血管内皮细胞；直接或间接作用于肝脏、肾脏，引起功能障碍。

（2）机体的免疫功能：重点强调 CD_4、CD_8 的失衡。

五、预后的判断

（1）与性别的关系：男性死亡率高于女性。

（2）与年龄的关系：小于 2 岁，大于 60 岁死亡率高。据报道，平均年龄（30±12）岁存活率较高。

（3）与病原的关系：甲肝引起的肝衰竭存活率高于其他，如乙肝、丙肝。

（4）与起病缓急关系：特别是出现黄疸与肝性脑病发生之间的时间关系较大。

（5）与黄疸深度关系：

胆红素浓度（μmol/L）	死亡率（%）
<342	47.01
342～513	61.52
>513	100.00

（6）与肝性脑病的程度关系：

肝性脑病	死亡率（%）
0	45.16
I	50.00
II	57.89
III	55.56
IV	80.00
V	92.86

（7）与凝血酶原活动度的关系：

凝血酶原活动度是反映肝脏合成凝血因子的重要指标，也是反映肝脏储备功能的重要指标，特别同肝细胞坏死呈正相关。

凝血酶原活动度计算公式：

（正常人凝血酶原时间 -8.7/患者凝血酶原时间 -8.7）×100%

凝血酶原活动度	死亡率（%）

>40	42.86
30.1～40	40.00
20～30	57.69
<20	90.00

（8）与 AFP 的关系：AFP 升高者预后好。

（9）其他如血氨、前白蛋白、AST/ALT、血糖、内毒素、脑电图等。

六、诊断

1. 临床诊断

肝衰竭的临床诊断需要依据病史、临床表现和辅助检查等综合分析而确定。

（1）急性肝衰竭：急性起病，2 周内出现Ⅱ度及以上肝性脑病（按Ⅳ度分类法划分）并有以下表现者：①极度乏力，并有明显厌食、腹胀、恶心、呕吐等严重消化道症状。②短期内黄疸进行性加深。③出血倾向明显，PTA ≤40%，且排除其他原因。④肝脏进行性缩小。

（2）亚急性肝衰竭：起病较急，15d 至 26 周出现以下表现者：① 极度乏力，有明显的消化道症状。②黄疸迅速加深，血清总胆红素大于正常值上限 10 倍或每日上升≥17.1μmol/ L 。③凝血酶原时间明显延长，PTA ≤40% 并排除其他原因者。

（3）慢加急性（亚急性）肝衰竭：在慢性肝病的基础上，短期内发生急性肝功能失代偿的主要临床表现。

（4）慢性肝衰竭：在肝硬化的基础上，肝功能进行性减退和失代偿。诊断要点为：①有腹水或其他门静脉高压表现。②可有肝性脑病。③血清总胆红素升高，白蛋白明显降低。④有凝血功能障碍，PTA ≤40% 。

2. 组织病理学表现

组织病理学检查在肝衰竭的诊断、分类及预后判定上具有重要价值，但由于肝衰竭患者的凝血功能严重降低，实施肝穿刺具有一定的风险，在临床工作中应特别注意。肝衰竭时（慢性肝衰竭除外），肝脏组织学可观察到广泛的肝细胞坏死，坏死的部位和范围因病因和病程不同而不同。按照坏死的范围及程度，可分为大块坏死（ 坏死范围超过肝实质的2/ 3），亚大块坏死（占肝实质的1/ 2 ~2/ 3），融合性坏死（相邻成片的肝细胞坏死）及桥接坏死（较广泛的融合性坏死并破坏肝实质结构）。在不同病程肝衰竭肝组织中，可观察到一次性或多次性的新旧不一肝细胞坏死的病变情况。目前，肝衰竭的病因、分类和分期与肝组织学改变的关联性尚未取得共识。鉴于在我国以乙型肝炎病毒（HBV）感染所致的肝衰竭最为多见，因此《指南》以 HBV 感染所致的肝衰竭为例，介绍各类肝衰竭的典型病理表现。

（1）急性肝衰竭：肝细胞呈一次性坏死，坏死面积≥肝实质的2/3；或亚大块坏死，或桥接坏死，伴存活肝细胞严重变性，肝窦网状支架不塌陷或非完全性塌陷。

（2）亚急性肝衰竭：肝组织呈新旧不等的亚大块坏死或桥接坏死；较陈旧的坏死区网状纤维塌陷，或有胶原纤维沉积；残留肝细胞有程度不等的再生，并可见细、小胆管增生和胆汁淤积。

（3）慢加急性（亚急性）肝衰竭：在慢性肝病病理损害的基础上，发生新的程度不等的肝细胞坏死性病变。

（4）慢性肝衰竭：主要为弥漫性肝脏纤维化以及异常结节形成，可伴有分布不均的肝细胞坏死。

3. 肝衰竭诊断格式

肝衰竭不是一个独立的临床诊断，而是一种功能判断。在临床实际应用中，完整的诊断应包括病因、临床类型及分期，建议按照以下格式书写，例如：

（1）药物性肝炎
　　急性肝衰竭

（2）病毒性肝炎，急性，戊型
　　亚急性肝衰竭（中期）

（3）病毒性肝炎，慢性，乙型
　　慢加急性（亚急性）肝衰竭（早期）

（4）肝硬化，血吸虫性
　　慢性肝衰竭

（5）亚急性肝衰竭（早期）
　　原因待查（入院诊断）
　　原因未明（出院诊断）（对可疑原因写出并打问号）

七、治疗

（一）治疗原则

1. 早期诊断

如果肝病病人已出现肝衰竭的某些症状，如严重的消化道症状——恶心、呕吐、呃逆、腹胀；明显黄疸，血清胆红素大于 $170\mu mol/L$；显著乏力等；凝血酶原活动度降低，但未至肝功能衰竭，在此时能明确诊断，将为早期治疗提供宝贵时间。

2. 早期治疗

在早期诊断的基础上，早期治疗的好坏直接关系到肝衰竭的预后，如果在早期阶段，能积极预防肝细胞的进一步坏死；预防并发症的出现，则为肝衰竭的成功治疗奠定了基础。一旦发展到肝衰竭阶段，往往治疗是徒劳的。

3. 预防为主

正如早期治疗一样，积极预防肝细胞的进一步坏死，针对肝性脑病的发病学说有针对性地预防治疗；针对凝血机制预防消化道出血、预防凝血因子缺乏等。

4. 抓住重点

肝衰竭病情复杂，病势重笃，并发症往往是导致死亡的直接原因，因此，一定要抓住重点，针对每一个病人的具体情况，仔细分析，抓主要矛盾，有针对性地治疗。

（二）具体治疗

1. 一般支持治疗

（1）卧床休息，减少体力消耗，减轻肝脏负担。

（2）加强病情监护。

（3）高碳水化合物、低脂、适量蛋白质饮食；进食不足者，每日静脉补给足够的液体和维生素，保证每日 6272 kJ 以上总热量。

（4）积极纠正低蛋白血症，补充白蛋白或新鲜血浆，并酌情补充凝血因子（Ⅲ）。

（5）注意纠正水电解质及酸碱平衡紊乱，特别要注意纠正低钠、低氯、低钾血症和碱中毒。

（6）注意消毒隔离，加强口腔护理，预防医院内感染发生。

2. 针对病因和发病机制的治疗

（1）针对病因治疗或特异性治疗：①对 HBVDNA 阳性的肝衰竭患者，在知情同意的基础上可尽早酌情使用核苷类似物，如拉米夫定、阿德福韦酯、恩替卡韦等，但应注意后续治疗中病毒变异和停药后病情加重的可能。②对于药物性肝衰竭，应首先停用可能导致肝损害的药物；对乙酰氨基酚中毒所致者，给予 N – 乙酰半胱氨酸（NAC）治疗，最好在肝衰竭出现前即用口服药用炭加 NAC 静脉滴注。③毒蕈中毒根据欧美的临床经验可应用水飞蓟宾或青霉素 G。

（2）免疫调节治疗：目前对于肾上腺皮质激素在肝衰竭治疗中的应用尚存在不同意见。非病毒感染性肝衰竭，如自身免疫性肝病及急性乙醇中毒（严重酒精性肝炎）等是其适应证。其他原因所致的肝衰竭早期，若病情发展迅速且无严重感染、出血等并发症者，可酌情使用。为调节肝衰竭患者机体的免疫功能、减少感染等并发症，可酌情使用胸腺素 α_1 等免疫调节剂。

（3）促肝细胞生长治疗：为减少肝细胞坏死，促进肝细胞再生，可酌情使用促肝细胞生长素和前列腺素 E_1 脂质体等药物，但疗效尚需进一步确认。

（4）减少内毒素血症：内毒素血症在重肝的发病中占重要地位，它可直接损伤肝细胞，同时对血管内皮也直接损伤，是诱发出血、DIC 形成、肝肾综合征的主要原因。

乳果糖：作用机理及应用见肝性脑病。

中药：金银花 30g，连翘 30g，蒲公英 30g，败酱草 15g，生大黄 10g，水煎 200ml，分次口服，不能口服者可保留灌肠。药理研究证实对内毒素有很好的清除作用。

（5）支持疗法：应用白蛋白或新鲜血浆：常规应用人血白蛋白，每天 10g，对预防腹水、脑水肿、补充热量均十分重要。新鲜血浆（采血后 4h 以内）：含多种凝血因子，特别是Ⅴ因子，同时新鲜血浆能够增强免疫力，扩充血容量，补充白蛋白，增强抗感染能力。每日 200ml，与人血白蛋白交替应用。

（三）并发症的治疗

1. 肝性脑病

谷氨酸盐：包括谷氨酸钾、谷氨酸钠，不能改善肝组织中的血氨浓度，同时易引起代谢性碱中毒，加重肝性脑病，也有引起脑水肿的可能，不用。

醋谷胺（乙酰谷酰胺）：为谷氨酰胺的乙酰化合物，有改善神经细胞代谢、维持神经应激机能及降低血氨的作用，并能通过血脑屏障。用法：5%或10%葡萄糖液250～500ml加醋谷胺1g静点，每日1～2次，肝性脑病纠正后可维持2～3d。

门冬氨酸鸟氨酸：门冬氨酸参与肝细胞核酸的合成，以利于修复损伤的肝细胞；鸟氨酸参与几乎涉及尿素循环的活化和氨的解毒全过程，在此过程中形成精氨酸，但严重肾功衰竭者禁用。用法：5%葡萄糖或生理盐水500ml加门冬氨酸鸟氨酸20g静点，1次/d。

支链氨基酸：调整支链氨基酸与芳香族氨基酸的平衡，每日250～500ml，静点，治疗及预防肝性脑病。

左旋多巴：对肝性脑病肯定的苏醒作用，特别是针对假性神经递质学说引起的肝性脑病，但不能提高存活率。同时研究发现，它对肝血流有抑制作用，会引起肝组织缺氧使病情进一步加重。

乳果糖：具有肯定的作用，除酸化肠道与轻泻作用外，还可提供细胞利用氨的基质，抑制革兰阴性菌的繁殖，减少内毒素血症，同时还可降低肠道氨类吸收。用法：口服，0.5～0.75g/（kg·d），保持每日大便2～3次，不能口服者可灌肠，但长期应用可诱发消化道出血。

陈醋：食用陈醋灌肠，高位保留灌肠，50ml陈醋加温水50ml，每日1～2次，酸化肠道。

中药灌肠：生大黄10g，蒲公英30g，野菊花30g，金银花15g，连翘15g，水煎200ml，每日1～2次，保留灌肠，具有降低肠道氨的吸收，降低内毒素的吸收作用。

2. 脑水肿

脑水肿着重在于预防，注意含钠药物的过量应用或滥用。当出现膝腱反射亢进、踝阵挛和锥体束征阳性时，治疗效果较好。

脱水剂：20%甘露醇或25%山梨醇，250ml快速加压静滴，半小时内输完。4～6h重复1次，神志或脑水肿改善后，减半量继续应用，直至脑水肿消除。

地塞米松：首剂10mg加10%葡萄糖静脉推注，4～6h 5mg，与脱水剂联合应用，或配合白蛋白应用。

头部或全身降温：有用冷湿毛毯包裹患者使体温降至 32～33℃，但不易实施，或易引起其他不良反应。采用头部降温，减少脑血流压，降低颅压，提高脑血流灌注，也有一定的疗效。

3. 出血的处理

出血的预防十分困难，应该早期预防。当出现皮肤紫斑，牙龈口腔黏膜渗血，注射部位紫斑时已有明显的凝血机制障碍，往往消化道出血是诱发死亡的直接原因。

补充凝血因子：包括新鲜血浆和凝血酶原复合物（PPSB）。

H_2 受体拮抗剂：预防胃黏膜因胃酸过多刺激引起的出血。西咪替丁 0.2～0.4g，每日 3 次，或雷尼替丁 0.15g，每日 1 次，或奥美拉唑每次 20mg，每日 3 次。

降低门静脉压力：普萘洛尔（心得安）10～30mg/d，口服，使心率下降 25% 为宜。

善宁：是一种人工合成的八肽环化合物，它保留了天然的生长抑素的药理活性，且具有长效作用，能够抑制生长抑素和胃肠胰内分泌激素的病理性分泌过多，从而起到治疗作用。用法：0.1mg 加 10% 葡萄糖 20ml 静注，以后以 0.6mg 加 10% 葡萄糖 1000ml，维持 24h。

施它宁：是一个合成的环十四肽，结构和作用与天然生长抑素完全相同，具有抑制胃泌素、胃酸和胃蛋白酶的分泌功能，使用其治疗上胃肠道出血。此外，还明显减少内脏血流，降低门静脉压，但不使动脉压有明显的变化。用法：250μg 加 20% 葡萄糖静推后，余下的（3000μg/支）加入 10% 葡萄糖 1000ml 维持 12h，较善宁效果为佳。

4. 肝肾综合征

肝肾综合征是肝衰竭死亡的主要因素之一，早期预防，且在氮质血症前期积极治疗，往往可能获成功，一旦发展到氮质血症期，治疗也是徒劳。

氮质血症前期：临床表现为肾血浆流量下降，肾小球滤过率下降，水负荷试验及尿钠降低（<10mmol/L），血肌酐、尿素氮正常，尿量开始减少，对利尿剂的反应逐渐下降或不敏感。

氮质血症期：少尿或无尿，肾血浆流量及肾小球滤过率显著降低，低尿钠，低血钠（<125mmol/L），血肌酐、尿素氮升高。

治疗：

（1）严格控制液体入量：补液量 ＝ 前一天尿量 ＋ 500～700ml。

（2）停用对肾脏有损害的任何药物，如 PPSB、庆大霉素等。

（3）血浆容量扩张剂：血浆或人血白蛋白，虽然对扩张血容量有益，但不能改变氮质血症前期后的最终结果。

（4）利尿剂应用：呋塞米每日可用至 160～200mg，螺内酯（安体舒通）400mg/d。

（5）多巴胺：具有扩张肾血管、改善肾血流量的作用。用法：20～80mg 加 10% 葡萄糖 500ml 静滴。

（6）前列腺素 E_1：增加肾血流量，改善微循环，200μg 加 10% 葡萄糖 500ml 静滴。

（7）腹穿放腹水：反复穿刺放腹水，可降低腹压，从而降低腹压对肾脏的损害，对存活率无明显作用。

（8）透析治疗：无论是血透或是腹透，对肝肾综合征无益，甚至是危险的。对于准备肝移植的患者可考虑应用。

（9）肝移植：对氮质血症前期进行肝移植，一旦发展到氮质血症期，或者血 β_2 微球蛋白 ＞ 1000～2000μg/L，则为时已晚。

5. 感染的预防

肝衰竭时，肝脏的清除、解毒功能下降，PMN（嗜性多形核细胞）降低或消失其防御功能；血清补体、纤维连接素及调理素降低，使抗体防御功能下降，合并感染。

1）自发性腹膜炎：临床分型：自发性细菌性腹膜炎典型表现为畏寒、发热、腹痛、腹部压痛、反跳痛及肠鸣音减弱等。重者可有低血压和肝性昏迷。轻者仅腹部不适，也可表现为腹水迅速增长和明显腹胀等。临床分为 5 型：

（1）普通型：最常见，起病急，发热，腹痛、腹水迅速增长，腹部压痛明显及反跳痛，血白细胞数增多。

（2）休克型：常见剧烈腹痛或急性发热后不久，几小时至一天内迅速出现循环衰竭。休克后体温不升，唇指发绀，尿少甚至尿闭。腹部压痛，血白细胞增加，血培养阳性。

（3）肝性脑病型：常见发热、腹痛，出现神经精神症状，深度黄疸，肝功能严重损害，继而迅速进入昏迷。

（4）顽固性腹水型：腹水进行性增多，应用各种利尿剂及放腹水均不奏效。腹部体征较轻，有轻度腹膜刺激征。

（5）无症状型：感染轻，除有轻微腹胀或偶有发热外，肝功能损害较轻微甚至正常，腹部触诊时有轻度压痛。

腹水检查：

腹水糖/血糖比值：＞1.0 无感染；＜1.0 有感染。

腹水乳酸脱氢酶：腹水 LDH 明显升高，有感染。

腹水 WBC 与 PMN：WBC ＞0.3×10^9/L，PMN ＞0.25 有感染。

治疗：头孢三代抗生素，如头孢噻肟钠，每日 6～8g 静滴，10～14d 为一疗程。配合甲硝唑效果更好。

2）呼吸道感染：院外感染以肺炎球菌多见，院内感染以革兰阴性菌和葡萄球菌多见。

对于肺炎球菌肺炎，青霉素 320 万～800 万 U，分 3～4 次肌注或静注，感染严重或耐青霉素者以头孢三代抗生素为首选。

对于革兰阴性菌，仍以头孢三代为首选。

3）泌尿系感染、肠道感染、胆道感染等，仍以足量、长疗程的头孢三代如头孢噻肟钠为首选。

（四）人工肝支持疗法

1. 治疗机制和方法

人工肝是指通过体外的机械、物理化学或生物装置，清除各种有害物质，补充必需物质，改善内环境，暂时替代衰竭肝脏部分功能的治疗方法，能为肝细胞再生及肝功能恢复创造条件或等待机会进行肝移植。人工肝支持系统分为非生物型、生物型和组合型 3 种。非生物型人工肝已在临床广泛应用并被证明确有一定疗效。目前应用的非生物型人工肝方法包括血浆置换（plasma exchange，PE），血液灌流（hemoperfusion，HP），血浆胆红素吸附（plasma bilirubin absourtion，PBA），血液滤过（hemofiltration，HF），血液透析（hemodialysis，HD），白蛋白透析（albumin dialysis，AD），血浆滤过透析（plasmadiafiltration，PDF）和持续性血液净化疗法（contionuous blood purification，CBP）等。由于各种人工肝的原理不同，因此应根据患者的具体情况选择不同方法单独或联合使用：伴有脑水肿或肾衰竭时，可选用 PE 联合 CBP、HF 或 PDF；伴有高胆红素血症时，可选用 PBA 或 PE；伴有水电解质紊乱时，可选用 HD 或 AD。应注意人工肝治疗操作的规范化。

生物型及组合生物型人工肝不仅具有解毒功能，而且还具备部分合成和代谢功能，是人工肝发展的方向，现正处于临床研究阶段。

2. 适应证

（1）各种原因引起的肝衰竭早、中期，PTA 在 20% ~ 40% 之间和血小板 $> 50 \times 10^9/L$ 为宜。晚期肝衰竭患者也可进行治疗，但并发症多见，应慎重；未达到肝衰竭诊断标准，但有肝衰竭倾向者，也可考虑早期干预。

（2）晚期肝衰竭肝移植术前等待供体、肝移植术后排异反应、移植肝无功能期。

3. 相对禁忌证

（1）严重活动性出血或弥散性血管内凝血者。

（2）对治疗中所用血制品或药品如血浆、肝素和鱼精蛋白等高度过敏等。

（3）循环功能衰竭者。

（4）心脑梗死非稳定期者。

（5）妊娠晚期。

4. 并发症

人工肝治疗的并发症有过敏反应、低血压、继发感染、出血、失衡综合征、溶血、空气栓塞、水电解质及酸碱平衡紊乱等。随着人工肝技术的发展，并发症发生率逐渐下降，一旦出现，可根据具体情况给予相应处理。

（五）肝移植

肝移植是治疗晚期肝衰竭最有效的治疗手段。肝移植有多种手术方式，本《指南》指的是同种异体原位肝移植。

1. 适应证

（1）各种原因所致的中晚期肝衰竭，经积极内科和人工肝治疗疗效欠佳。

（2）各种类型的终末期肝硬化。

2. 禁忌证

（1）绝对禁忌证：①难以控制的全身性感染；②肝外有难以根治的恶性肿瘤；③难以戒除的酗酒或吸毒；④合并严重的心、脑、肺等重要脏器质性病变；⑤难以控制的精神疾病。

（2）相对禁忌证：①年龄大于 65 岁；②肝脏恶性肿瘤伴有门静脉主干癌栓或转移；③合并糖尿病、心肌病等预后不佳的疾病；④胆管感染所致的败血症等严重感染；⑤获得性人类免疫缺陷病毒感染；⑥明显门静脉血栓形成等解剖结构异常。

3. 移植肝再感染肝炎病毒的预防和治疗

（1）HBV 再感染：HBV 再感染的预防方案是术前拉米夫定、阿德福韦酯或恩替卡韦等核苷类抗病毒药使用 1 个月以上，术中和术后较长时间应用高效价乙型肝炎免疫球蛋白与核苷类抗病毒药物。

（2）丙型肝炎病毒再感染：目前对于丙型肝炎病毒感染患者肝移植术后肝炎复发，尚无有效的预防方法。移植后可酌情给予干扰素 α 和利巴韦林联合抗病毒治疗。

（六）中医中药治疗

1. 病因病机

祖国医学中没有肝衰竭病名，但根据其临床表现可归属于急黄、瘟黄、血证、肝瘟等范畴。《素问·六元正纪大论》中早有记载："湿热相搏……民病黄瘅。"《灵枢·论疾诊尺》篇说："身痛面色微黄，齿垢黄，爪甲上黄，黄疸也。"巢元方《诸病源候论》谓："因为热毒所加，故卒然发黄，心满气喘，命在倾刻，故云急黄也。"沈金鳌《沈氏尊生》载："天行疫疠以至发黄者，俗谓之瘟黄，杀人最急。"首载瘟黄与疫疠的关系。孙思邈《千金要方》谓："凡遇时行热病，多必内瘀发黄。"叶天士《临证指南医案》指出："阳黄之作，湿从热化，瘀热在里，胆热液泄，与胃之浊气并存，上不得越，下不得泄，熏蒸抑郁……身目俱黄，溺色为变，黄如橘子色。"清代张璐《张氏医通》载有："诸黄虽多湿热，然经脉久病，不无瘀血阻滞也。"归纳其病因为湿热致病，病机为肝胆脾胃湿热。毛德文提出"毒邪病因"学说，认为"毒"为致病之因，贯穿疾病的始终，"瘀"、"痰"为病变之本；病机可以概括为感受疫毒，毒热炽盛，痰毒内闭，痰火交攻，热迫心营，脉络瘀阻，清窍受蒙，三焦不利，正虚邪陷；其主病位在肝，横连于胆，克伐脾胃，上行于脑及心包，下涉于肾，血脉受损，三焦俱病[2-3]。陈洁真等[4]认为"瘀"、"毒"贯穿本病始终，浊毒伤肝，肝失疏泄，横逆犯脾，致脾失健运，脾阳受损，本病以脾虚为本。谌老认为本病"毒"为致病之因，"瘀"为病变之本，病机为"温乃热之渐，热乃温之极，热毒必生毒"及"毒寓邪中，毒随邪入，热由毒生，变由毒起"。"毒瘀交结"为其基本病机[5]。

2．发病机制

孙权等[6]用漏芦水提物对 D - 半乳糖中毒大鼠急性肝损伤的保护作用进行研究，发现漏芦水提取物对 D - 半乳糖所致大鼠血清转氨酶的升高有明显降低作用，且其护肝作用机制与其对抗自由基和脂质过氧化密切相关。崔香玉[7]探讨了决明子乙醇提取物对 D - 氨基半乳糖所致大鼠急性肝损伤的保护作用，提示决明子乙醇提取物可清除体内自由基，起到保护细胞膜结构与功能的作用。余立敏等[8]研究茵陈泽兰方对急性肝衰竭模型大鼠细胞因子的影响，探索肝衰竭和肝细胞因子的关系。研究显示该方高、中剂量能有效防治肝损害，其机制可能是通过降低 TNF - α 和 IL - 6 的水平而达到减轻肝功能损害的作用。朱海鹏等[9]用酸枣仁汤观察对小鼠实验性急性肝衰竭的影响，实验证明其可以提高小鼠存活率，减轻肝脏病变程度，降低血清转氨酶活性及 TNF - α 和白介素 - 1β（IL - 1β）；其作用机制可能与它影响睡眠从而影响炎性细胞因子（如 TNF - α、IL - 1）的释放和机体氧化能力的改变有关。

观察加味茵陈汤防治大鼠急性肝功能衰竭的疗效，显示加味茵陈汤可以延长大鼠肝衰竭的生存时间，改善 TBIL 及 NH_3 等指标，减轻肝脏损伤的病理改变。卓蕴慧等[11]用清开颗粒对急性肝衰竭小鼠肝细胞凋亡和半胱氨酸蛋白酶 - 3（Caspase - 3）表达的影响，结果显示该方能减少内毒素对肝损伤小鼠肝细胞凋亡、下调肝细胞 Caspase - 3 的表达，其作用机制可能是其对肝组织的 Caspase - 3 表达的抑制，影响了蛋白酶级联切割的过程，进而抑制肝细胞的凋亡和坏死。李卫娜等[12]用由赤芍、生地黄、制大黄组成的凉血化瘀方对急性肝衰竭大鼠肝细胞凋亡的影响进行观察，发现此方具有调节细胞周期阻滞，抑制肝细胞的凋亡，促进肝细胞再生的作用，其机制可能为修复 DNA 复制损伤。毛德文等[13-16]观察解毒化瘀Ⅱ方对肝衰竭小鼠的影响，研究显示该方能多途径抑制肝细胞线粒体通透性改变（MPT）的发生，减少肝细胞坏死面积与凋亡率，拮抗肝衰竭：抗脂质过氧化、提高线粒体膜流动性、稳定线粒体膜电位、增加线粒体 ATPase 活力、维持线粒体内 Ca^{2+} 稳态、抑制细胞因子的异常激活及干预凋亡信号传导通路等。

3．临床研究

黄裕红等[17]观察解毒化瘀汤联合重要保留灌肠治疗肝衰竭患者的疗效，

显示解毒化瘀联合中药保留灌肠治疗肝衰竭在改善肝功能、防治肝性脑病方面疗效显著；治疗组 TBIL、PTA、NH_3、LPS 指标、总有效率、肝性脑病发生率与对照组相比较，差异均有意义。毛德文等[18]采用解毒化瘀 II 方（解毒化瘀颗粒）治疗肝衰竭患者，研究显示以解毒化瘀颗粒为主导的治疗方案对肝衰竭具有较好的治疗效果，使肝衰竭患者死亡率控制在 27.5% 以下，能降低肝衰竭患者终末期肝病模型评分系统（MELD）的积分，改善预后；并且治疗费用仅为同期西医院的 1/2 ~ 2/3，为（2.5 ± 0.73）万元。徐霞等[19]自拟中药保留灌肠治疗肝衰竭患者 33 例，观察治疗前后患者的临床症状、体征、TBIL、PTA 等指标的变化情况，结果显示有效率达 84.85%，疗效显著。李建阳等[20]用大承气汤加味灌肠治疗肝衰竭患者 102 例，结果显示加用大承气汤加味保留灌肠可缓解症状，改善 TBIL、PTA，提高了临床疗效。谢冬梅等[21]观察肝衰合剂保留灌肠治疗肝衰竭患者 21 例，结果显示治疗组的总有效率为 85.71%，对照组总有效率为 63.64%，具有显著性差异，证实了用肝衰合剂保留灌肠治疗肝衰竭能有效改善患者症状、体征、并发症的发生，能有效改善肝功能及凝血功能。茹清静[22]在温阳健脾养肝的基础上结合中医药局部给药（保留灌肠、脐部皮透）对肝衰竭患者肠源性内毒素血症进行干预，结果证实该治疗方法能顾护胃气，延长患者的生存时间。强调了顾护胃气在治疗肝衰竭上的重要性。

支老认为肝衰竭属于中医的急黄、瘟黄范畴，一般临床分为热毒炽盛、热毒内陷、湿着蒙窍 3 个证型，但对于慢性肝衰竭，并不以急黄为主要表现，因此增加为 7 型。主要应用于肝衰竭的早期及部分中期患者。由于患者存在严重的消化道症状，因此药物口服应少量、多次频服，对于热毒内陷和湿浊蒙窍（肝性脑病者）不能口服者，采用灌肠，每次 200 ~ 500ml 缓慢肛管滴注，导管插入 20cm 左右，具有很好的疗效，对倡导氨及内毒素液具有清除作用。特别强调中药急症用药，如安宫牛黄丸、醒脑静等。辨证用药基本同肝性脑病，以腹水为主者见鼓胀辨证。

参考文献

[1] 彭文伟. 传染病学 [M]. 北京：人民卫生出版社，2004，21 - 49.

[2] 毛德文. 肝衰竭毒邪病因学说辨析 [J]. 中医药导报，2007，13（1）：8 - 11.

[3] 毛德文，韦艾凌，姚春. 毒浊理论在慢性重型肝炎中的应用浅析 [J]. 四川中医，2009，27（9）：23 - 25.

[4] 陈洁真, 郑民安, 蒋俊民. 健脾解毒化瘀法治疗慢性重型肝炎经验 [J]. 中医研究, 2009, 22 (10): 50 - 51.

[5] 朱文芳, 谌宁生. 谌宁生教授治疗重型肝炎的经验 [J]. 中西医结合肝病杂志, 2009, 19 (6): 362 - 363.

[6] 孙权, 张学武, 金香子. 漏芦水提物对 D - 半乳糖中毒大鼠急性肝损伤的保护作用 [J]. 时珍国医国药, 2006, 17 (5): 731 - 732.

[7] 崔香玉. 决明子乙醇提取物对大鼠急性肝损伤的保护作用 [J]. 延边大学医学学报, 2006, 19 (4): 244 - 246.

[8] 余立敏, 张赤志. 茵陈泽兰方对急性肝衰竭模型大鼠细胞因子的影响 [J]. 中西医结合肝病杂志, 2007, 17 (2): 105 - 106.

[9] 朱海鹏, 高志良, 谭德明. 酸枣仁汤对小鼠试验性急性肝衰竭的影响 [J]. 中国中药杂志, 2007, 32 (8): 718 - 721.

[10] 张金卷, 杜智, 张淑萍, 等. 加味茵陈汤防治大鼠急性肝功能衰竭的实验研究 [J]. 中国中西医结合外科杂志, 2007, 13 (6): 559 - 562.

[11] 卓蕴慧, 陈健杰, 王灵台. 清开颗粒对急性肝衰竭小鼠肝细胞凋亡和 Caspase - 3 表达的影响 [J]. 上海中医药大学学报, 2007, 21 (5): 56 - 58.

[12] 李卫娜, 陈卫平, 王路军, 等. 凉血化瘀方对急性肝衰竭大鼠肝细胞凋亡的影响 [J]. 中西医结合肝病杂志, 2008, 18 (6): 342 - 346.

[13] 毛德文, 陈月桥, 余晶, 等. 解毒化瘀颗粒对急性肝衰竭小鼠肝细胞 Caspase - 3 mRNA 表达的影响 [J]. 时珍国医国药, 2009, 20 (9): 2251 - 2254.

[14] 毛德文, 邱华, 韦艾凌, 等. 解毒化瘀 II 方对大鼠急性肝衰竭模型肾脏的保护作用 [J]. 辽宁中医杂志, 2007, 34 (2): 244 - 245.

[15] 毛德文, 邱华, 余晶, 等. 解毒化瘀 II 方对急性肝衰竭大鼠肝线粒体膜电位的影响 [J]. 中西医结合肝病杂志, 2006, 10 (4): 31 - 33.

[16] 毛德文, 邱华, 余晶, 等. 解毒化瘀 II 方对肝衰竭大鼠肝线粒体内 Ca^{2+} 稳态的影响 [J]. 中国临床康复, 2006, 25 (31): 78 - 80.

[17] 黄裕红, 谌宁生, 阳航. 解毒化瘀汤联合中药保留灌肠治疗肝衰竭临床观察 [J]. 中国中医急症, 2007, 16 (11): 1336 - 1337.

[18] 毛德文, 龙富立, 邱华. 大黄赤芍在肝衰竭治疗中的应用 [J]. 辽宁中医杂志, 2008, 25 (10): 1497 - 1498.

[19] 徐霞, 陈飞, 谢冬梅. 中药保留灌肠治疗肝衰竭临床观察 [J]. 实用中医药杂志, 2008, 24 (1): 8 - 9.

[20] 李建阳, 张庭澍, 罗蓬, 等. 加味大承气汤灌肠佐治肝衰竭 102 例 [J]. 陕西中医, 2008, 29 (12): 1639 - 1640.

[21] 谢冬梅, 何俊毅, 姚立红, 等. 肝衰合剂保留灌肠治疗肝衰竭 21 例临床观察 [J]. 浙江中医杂志, 2008, 43 (1): 34 - 35.

[22] 茹清静. 略论"胃气"评估与慢性肝衰竭的防治 [J]. 中华中医药杂志, 2008, 23 (6): 544 - 545.

第六章　　肝性胸水

一、概念

肝性胸水是指肝硬化失代偿期所出现的胸腔积液，并排除了其他疾病引起的胸水。在临床上并不少见，其发病率为 10% ~ 20% 左右，尤以右侧多见。近年来肝性胸水的发病率有所增加。

二、发病机制

目前肝性胸水的发病机制尚未完全阐明，一般认为与下列因素有关：①结构因素：即膈肌缺陷。1955 年 Emerson 首次报道肝性胸水可能是腹水通过横膈裂孔从腹腔进入胸腔，最近更多研究证实横膈裂孔存在大多数肝性胸水患者。在肝硬化腹水时，腹腔内的压力逐渐升高，横膈膜腱部变薄、腱索分开，覆盖在膈肌表面的浆膜变薄、外翻，形成小泡（常 <1cm），小泡破裂形成裂孔，相对正压的腹内压驱动腹水通过裂孔进入负压的胸腔。有一项研究对 26 例肝性胸水患者行胸腔镜检查，16 例有横隔裂孔，14 例有横隔小泡，故认为膈肌缺陷是肝性胸水形成的主要原因。膈肌缺陷可分为 4 种类型：Ⅰ型无明显缺陷；Ⅱ型为有膈肌小泡；Ⅲ型为小裂孔型；Ⅳ为大裂孔型。在临床上Ⅱ、Ⅲ型较为多见。②功能因素：包括门静脉高压和低蛋白血症。肝硬化时门静脉回流受阻引起的门静脉高压可通过以下方式引起胸腔积液：a. 奇静脉和半奇静脉压力升高，胸膜毛细血管静水压升高、通透性增加。b. 肝静脉压升高，血浆自肝窦渗透到周围的组织间隙，使肝淋巴液生成过多，一方面液体经肝包膜外溢至腹腔形成腹水；另一方面胸导管内压增高，加之本身胸腔呈负压，促使胸膜淋巴管扩张、瘀滞、淋巴液外溢。c. 内脏高动力循环致门 - 肺分流，继发肺循环高压，肺和胸膜的肺小动脉扩张，肺动静脉交通支开放，胸膜毛细血管对水分的重吸收减少。肝硬化致肝细胞受损，白蛋白合成障碍，加之蛋白质摄入不足或消化、吸收功能障碍，大量血浆蛋白质漏入腹腔，致低蛋白血症，血浆胶体渗透压下降，破坏血管内外

静水压及渗透压之间的平衡，使血浆从血管内进入胸腔。③结构与功能因素互相受影响：结构因素可导致功能异常，功能因素如门静脉、淋巴侧支改道等也可加重结构影响，两者相互影响步入恶性循环状态。

文献报道[1]肝性胸水发生于右侧占67%，双侧占16%，左侧占17%。右侧胸水多发可能与下列因素有关：①肝脏多位于右侧，门静脉高压时肝脏淋巴流量增加，淋巴管压力增高，而横膈右侧淋巴管较左侧丰富，主要引起右侧胸膜淋巴管扩张，淋巴回流障碍和淋巴液外溢；②与左右横膈的解剖差异有关，在胚胎学上右侧横膈较易产生发育缺陷，左侧较厚且肌肉较多，横膈裂孔易在右侧形成。此外还与下列因素有关：右肺静脉压力高；门静脉压力增加，使收集食管静脉丛的奇静脉压力增加，在胸腔负压的作用下导致右侧胸水的发生。乳糜性胸水见于胸膜淋巴管破裂、淋巴液外溢。肝性胸水偶为血性，与肝硬化者红细胞从门脉侧支血管和肝淋巴管漏出导致自发性血性腹水进入胸腔，横膈小泡破裂出血，胸膜血管病变，肝硬化出血倾向等有关。

三、西医治疗

肝性胸水西医提倡综合治疗，休息、限盐、保肝、利尿、补充白蛋白、维持水电解质平衡。同时要针对不同病因采取不同的方法治疗。经上述治疗胸水仍不能消退的顽固性胸腔积液，可反复行胸腔穿刺抽液术，以减轻患者痛苦。但由于胸水的特殊性和胸廓的生理结构特点，每次排放胸水量不宜过多，否则会引起胸膜过敏反应，如头晕、面色苍白、出汗、心悸、胸部压迫感或剧痛、昏厥等，或出现持续性咳嗽、气短等现象，以及气胸、血胸、空气栓塞等，反复的穿刺同样增加了患者痛苦，增加了感染机会，无理想的治疗办法。对反复抽放效果不佳者可行化学性胸膜固定，胸腔注入四环素、滑石粉使脏壁层胸膜粘连，堵塞横膈小孔，减少胸水形成，但易发生剧烈胸痛，或引发严重急性肺炎和成人呼吸窘迫症，应用受限。高渗葡萄糖可使胸膜发生无菌性炎症，间皮细胞受损发生粘连，闭塞膈肌裂孔，使胸水减少。对于少数顽固性胸腹水患者，经以上治疗疗效不佳者，可手术或介入治疗。目前认为TIPS是较为有效的处理方法，综合近年来的研究，该方法使60%~90%的肝性胸水患者得到缓解[2]，但30%左右患者可在术后反复出现肝性脑病。

四、中医辨证施治

肝性胸水属中医学痰饮范畴。根据其临床特点可细分为"悬饮"、"支饮"。汉代张仲景《金匮要略》始有"痰饮"名称，并立专篇加以论述，广义痰饮包括痰饮、悬饮、溢饮、支饮4类，该篇提出"病痰饮者，当以温药和之"的治疗原则，至今仍为临床遵循。肝性胸水属于中医内科"悬饮、支饮"范畴，第5版《中医内科》教材将其分为4型：①邪犯胸肺证：治法——和解宣肺，代表方——柴枳半夏汤加味；②饮停胸胁证：治法——泻肺祛饮，代表方——椒目栝楼合十枣汤或控涎丹；③络气不和证：治法——理气和络，代表方——香附旋覆花汤；④阴虚内热证：治法——滋阴清热，代表方——沙参麦冬汤合泻白散加减。将支饮分为2型：①寒饮伏肺证：治法——温肺化饮，代表方——小青龙汤加减，体虚表证不著者，可改为苓甘五味姜辛汤，若饮多寒少，无外表证，喘咳痰盛不得息，可用葶苈大枣泻肺汤；②脾肾阳虚证：治法——温补脾肾，以化水饮，代表方——金匮肾气丸、苓桂术甘汤加减。

现代临床报道中医治疗肝性胸水方法综述如下：

曹红格[3]提出B超引导下胸腔穿刺联合甘遂消水丹治疗胸腔积液，能提高治疗有效率，减少穿刺次数，缩短治疗周期。李邦华[4]提出标本同治者，主要选用黄芪、茯苓、猪苓、党参、泽泻、白术、薏苡仁、桂枝、大腹皮、当归、丹参、椒目、葶苈子等组成基本方。其中泻肺利水以葶苈子、椒目为关键药物，葶苈子用量宜重，少则10g，多则30g。与此同时，还要注意饮为阴邪这个特点，无论寒热虚实，都必须佐以干姜、桂枝之类以求温通。高社光、翟秀琴[5]等报道应用六子蠲饮汤治疗胸腔积液104例，方中用苏子下气消痰，白芥子去皮里膜外之痰涎而逐胸腔之水饮，莱菔子行气祛痰，葶苈子泻肺而行水饮，车前子清肺化痰，利水除饮，杏仁宣降肺气而止咳平喘，共奏化痰除饮，泻肺平喘之功，适用于各种原因引起的胸腔积液。李陵[6]中医温运脾肾并结合渗利、攻逐（方以五苓散、葶苈大枣泻肺汤加人参、大腹皮）治疗反复发作胸腔积液疗效显著。袁年[7]临床报道应用苓桂术甘汤加味（苓桂术甘汤加半夏、陈皮、枳壳、葶苈子、当归）治疗肝性胸水1例。李炎戊[8]采用活血利水汤（枳壳、郁金、当归、葶苈子、丹参、大腹皮等）为主治疗肝性胸水48例，总有效率83.3%。

参考文献

[1]中华医学会传染病与寄生虫病学分会、肝病学分会修订. 病毒性肝炎防治指南（试行）[S]. 中华传染病杂志，2000，19（1）：51 - 62.

[2]金花喜. 肝性胸水的诊治体会 [J]. 中外医疗，2012，(7).

[3]曹红格. B超引导下胸腔穿刺联合口服甘遂消水丹治疗胸腔积液 [J]. 中国实验方剂学杂志，2011，17（14）.

[4]李邦华. 十枣汤治疗胸腔积液30例 [J]. 湖北中医学院学报，2003，5（4）.

[5]高社光，翟秀琴，刘爱环，等. 六子镯饮汤治疗胸腔积液104例 [J]. 河北中医，1994，16（5）.

[6]李陵. 运脾为主治疗胸腔积液的体会 [J]. 四川中医，2006，24（11）.

[7]袁年. 苓桂术甘汤加味治疗肝性胸水1例 [J]. 海南医学，2002，13（9）.

[8]李炎戊. 活血利水汤为主治疗肝性胸水48例 [J]. 陕西中医，1999，20（9）.

五、支老临证经验

支老认为，悬饮不仅有水臌一般的发病机理，而且还有肺失治节这个病理因素存在。形成多由积聚、水臌、黄疸等病迁延而得之，湿热伤及肝脾，肝郁气滞，瘀血内结，阻滞脉络，脾失运化，水湿内停，久则伤及于肾，肾失主水，水饮泛滥，逆转于肺，肺失治节，通调失职，共同形成饮停胁下或内阻于肺。本病病位多在肝脾肾，涉及肺，波及气、血、水分，其病性多以虚为本，以实为标，虚实夹杂。

肝性胸水为中医痰饮中的悬饮，虽有虚、实之分，但饮证属阴证，治疗原则"当以温药和之"。汉代张景岳创苓桂术甘汤治疗，沿用数千年。

支老对于肝性胸水——中医饮停胸胁，法古人之法、之方，实践经验应用加味苓桂术甘汤加生麻黄，大大提高了临床疗效。麻黄具有宣肺利水作用，而用于饮症——肝性胸水，无人报道。据支老讲述，十余年前治疗胸水患者并风寒感冒，应用麻黄汤3d，感冒悉除，而胸水大减，由此启发，进一步总结。

功效：温阳化饮，宣肺利水。

虚证者：中药应用生麻黄、桂枝各15g，白芍20g，茯苓、炒白术各30g，炙甘草5g。

实证者：中药应用生麻黄20g，白芍15g，桂枝10g，茯苓、生白术、葶苈子各30g，炙甘草5g，大枣4枚。

体会：汗出较多者，适当减少生麻黄用量；少量出汗，最为合适；遵守《伤寒论》麻黄汤禁忌；发汗不能太过，无论虚证、实证，均佐以白芍，发而不散；结合现代医学药理研究，应用生麻黄注意心率，适当应用普萘洛尔。

第七章　专病讲座

第一节　黄疸证治

黄疸是中医的病症名，是患者就诊时的一个主诉或体征，其定义十分明确，是以目黄、身黄、小便黄为主要症状，其中尤以目黄为确定本病的重要依据，若只有身黄而目不黄者，不属黄疸病。自《黄帝内经》以来，祖国医学对于黄疸由病名、病因病机、辨证论治记述十分详细，现代的研究更加深入、系统，本节结合支军宏主任医师的临床经验，综述如下：

一、病名的确定

黄疸一词，最早见于《黄帝内经》，在《灵枢·论疾诊尺》篇中明确写到："溺黄赤，安卧者，黄疸。已食如饥者，胃疸。……目黄者，曰黄疸。"《灵枢·论疾诊尺》篇："身痛而色微黄，齿垢黄，爪甲上黄，黄疸也。"

二、分类

黄疸最早分类，始自汉代张仲景《金匮要略·黄疸病脉证并治第十五》，分为黄疸、谷疸、酒疸、女劳疸和黑疸。黄疸为"寸口脉浮而缓，浮则为风，缓则为痹。痹非中风，四肢苦烦，脾色必黄，瘀热以行"。意思为脾脏蕴积的湿热侵入血分，行于体表，必然发生黄疸。

谷疸："趺阳脉紧而数，数则为热，热则谷消化，紧则为寒，实即为满，尺脉浮为伤肾，趺阳脉紧为伤脾。风寒相搏，食谷即眩，谷气不消，胃中苦浊，浊气下流，小便不通，阴被其寒，热流膀胱，身体尽黄，名谷疸。"意思为脾虚胃热，蕴蒸成谷疸。

女劳疸："额上黑，微汗出，手足中热，薄暮即发，膀胱急，小便自利，名曰女劳疸。"

酒疸："心中懊侬而热，不能食，时欲吐，名曰酒疸。"

黑疸："酒疸下之，久久为黑疸，目青面黑，心中如啖蒜齑状，大便正黑，皮央爪之不仁……"汉代《圣济总录》。

宋代《圣济总录》卷第六十·黄疸门"然有九疸，三十六黄，其证其名，悉各不同"。将黄疸的危重证候称为"急黄"，而九疸、三十六黄、是分症证治的表现。隋·《诸病源候论》分为酒疸、谷疸、犯黄、风黄、风黄疸、湿疸、劳黄、女劳疸，是由病因分类；而根据脏腑部位分为胃疸、心疸、肾疸、肠疸、膏疸、舌疸、体疸、肉疸、肝疸；也有急黄。以上两书分类繁杂，不很适用，故不详细论述。贡献之一：急黄、阴黄。

宋代《伤寒微旨论》首以阴黄专篇《阴黄证篇》，为其主要贡献。

三、病变脏腑

《金匮要论》：脾："脾色必黄。"

《诸病源候论》：重要一点提出"胎黄"——其母脏器有热，熏蒸于胎。

《景岳全书》脾、胃、胆（在病因病机中详细论述）。

四、病因病机

战国时期《素问·六元正纪大论篇》："湿热相搏，争于左之上，民病黄疸而为胕肿。"

汉代《金匮要略》湿热、瘀热，寒化为寒湿，故分为湿热与寒湿，总为湿邪；"然黄家所得，从湿得之"。

宋代《伤寒明理论》："湿也，热也，甚者则发黄。内热已盛，复被火者，亦发黄也。"

《医学津梁》："疸者，湿热所成。"

五、辨证论治

真正将黄疸分为阳黄、阴黄，始于元代罗天意。《卫生宝鉴》起到提纲挈领，执简驭繁的作用，连续至今。

清末张锡纯从西医角度，主张从肝胆论治，对中医证治产生了重要影响。

黄疸一词，最早见于《黄帝内经》，在汉张仲景《金匮要略》进行了较为详细的论述，影响到宋代，并提出了阳黄、阴黄这一分类，元代进一步系统化辨证施治，影响到今天。病因总为湿邪，病变脏腑为脾、胃、肝、胆，病机衍化为湿热、寒湿，为血分病变，黄在血中。

六、支老体会

【病因】湿邪为患：从历代医家总结，黄疸病发于湿，"无湿不发黄"，而由于素体阳气的强弱区别，湿从热化为湿热，或加之火热之邪，则为急黄；湿从寒化，则为寒湿，无出此者。

【病机】湿邪为患，病及血分。主要脏腑为肝、胆、脾、胃。

对于血分的认识：张仲景在《金匮要略·黄疸病脉证并治第十五》论述黄疸病的发病机制指出："寸口脉浮而缓，浮则为风，缓则为痹。痹非中风，四肢苦烦，脾色必黄，瘀热以行。"这条条文言简意赅，不仅指出了黄疸病的主要病变脏腑，还指出了湿热痹郁脾胃气机，邪热"瘀"结于血，导致湿热发黄的病机。

《伤寒论》第236条也明确提出，阳明病"但头汗出，身无汗，齐颈而还，小便不利，渴饮水浆者，此为瘀热在里"。

【辨证论治】

1. 首辨阳黄与阴黄

从传统意义上讲，黄色鲜明为阳黄，黄色晦暗为阴黄，然临床上并非如此简单。首先，鲜明与不鲜明，是医者的目测和经验，正如名医愈长荣所说："灿灿橘子色，未必尽阳黄。"其次，阳黄与阴黄是一个变化的过程。

根据阴阳学说，阴阳是一个对立统一的概念，二者在一定条件下是一个相互转化的过程，阳黄、阴黄也是一个从阳黄到阴黄的渐进过程。正如成无己所云："阴证有二：一者外感寒邪，阴经受之，或因食冷物，伤太阴经也；二者始得阳证，以寒治之，寒凉过度，变阳为阴也。"阳黄、阴黄间的转化与以下几个因素有关。

（1）阳黄与阴黄的转化，与黄疸的持续时间过长有关：《伤寒论》云："黄疸之病，当以十八日为期，治之十日以上瘥，反剧为难治。"黄疸应早期治疗，一般十天左右正盛抗邪，治疗而愈为顺，若十余日治疗仍不见好转，乃至持续月余不消，则邪盛正衰，最终导致阳虚寒湿内生而成阴黄，治疗困难，便为逆候。

（2）与过用苦寒或寒凉药物有关：《丹溪心法》云："用茵陈之药过剂，乃成阴黄。"所谓："阳伤寒生之忧也隐而待发，所谓伤及一份真阳，便生一份真寒是也。"热轻者投以苦寒重剂，或苦寒之剂用之过久，则损脾败胃，脾阳渐衰，导致寒湿凝滞，重其病症，每致迁延不愈，转化为阴黄。

因此，必须结合脉证，如有的黄疸病患者面色晦暗，貌似阴黄，其实内伏邪热；相反，若见黄色鲜明，而出现脘腹胀满、食欲不振、大便稀溏、舌淡苔白腻、脉沉细迟等则是阴黄而非阳黄。

2. 灵活运用活血化瘀

从病因病机，与湿、瘀有关，除祛湿、利小便外，应重视活血化瘀，茵陈蒿汤为治疗阳黄热重于湿的代表方。《伤寒溯源集》认为其不仅可"除湿热黄疸"，且"更入血分"治疗血分病。大黄攻瘀破结，泻火凉血，并可活血祛瘀、荡涤瘀血。三药相合，功在凉血活血，清利血分之湿浊，通利小便。治黄除茵陈蒿汤外，仲景还列举了酒疸用栀子大黄汤清利血中之湿毒，黄疸发热用栀子柏皮汤清热去湿，瘀血湿热黑疸用硝石矾石散消瘀化湿。在辨证的前提下，祛湿活血，正如肝病专家关幼波根据"瘀热以行"的理论指导提出"治黄先治血，血行黄易却"的治黄思想，认为治疗黄疸必然要从治血入手，即在清热祛湿的基础上，加用活血药物。

3. 中病及止

虽然讲祛邪务尽，湿为阴邪，缠绵难愈，然支老讲，为什么阳黄能转为阴黄，除病邪性质、患者体质外，与患者过用苦寒药物有关。如前面引用《丹溪心法》的话："用茵陈之药过剂，乃成阴黄。"强调即使为阳黄，在清热化湿同时，也要时时顾护胃气。

4. 及时辨证

即使为阳黄，也有湿与热孰轻孰重之分，因此，当时时辨证，因证施方，乃可十全。

【分型证治】热重于湿。

【证候】除黄色鲜明外，必须具备口干口渴，大便秘结，舌红脉弦、滑或数。

【治法】清热利湿，佐以通便。

【方药】首选茵陈蒿汤。

茵陈 30g　　栀子 10g　　生大黄 10g　　赤芍 10g

红花 3g　　炒麦芽 30g　　白茅根 15g　　生甘草 5g

【加减】①一般恶心、呕吐者，加清半夏 10g，竹茹 3g，陈皮 10g；②脘腹胀满者，加厚朴 10g，莱菔子 15g；③口干口苦明显者，加黄芩 10g；④热象明显，舌苔黄燥者，加败酱草 30g，蒲公英 30g；⑤纳差者，加炒谷芽 30g；⑥湿邪偏盛，加藿香 10g，生薏仁 30g，茯苓 30g；⑦大便溏者，生大黄 5g，加生姜 10g；⑧黄疸以直接胆红素为主者，赤芍最少为 60g，最大为 200g，服后大便溏，次数增多者，加生姜 30g。

【分型证治】湿重于热。

【证候】黄色鲜明，必须具备体质盛，实证脉象。在黄疸湿重于热辨证，从症状方面，与阴黄不易鉴别。支老经验，一般病程短，体质盛，初次发病，或热重于湿经治疗后口干口渴消失，舌质变淡红，可辨为湿重于热。

【治法】利湿化浊，佐以清热。

【方药】茵陈五苓散加味。

茵陈 30g　　桂枝 10g　　茯苓 10g　　猪苓 10g

泽泻 10g　　陈皮 10g　　赤芍 10g　　红花 5g

甘草 3g

【加减】①恶心，厌油腻，加白蔻仁 10g、陈皮 10g；②呕吐：加法半夏 12g，陈皮 10g；③脘腹胀满，加法半夏 10g，厚朴 10g，木香 10g；④黄疸以直接胆红素为主，赤芍加至 200g，并佐生姜 30g，升麻 10g。

【分型证治】湿热并重。

【证候】黄色鲜明外，必须具备口干欲饮，饮水不多，脘腹胀满，大便不实，舌苔黄腻，脉实。

【治法】清热化湿，和胃。

【方药】甘露消毒丹加味。

茵陈 30g　　黄芩 10g　　菖蒲 10g　　滑石 10g

白木通 5g　　藿香 10g　　连翘 10g　　白蔻仁 10g

薄荷 6g　　竹叶 3g　　陈皮 10g　　炒麦芽 15g

往往湿热并重阶段较短，一旦各有偏重，皆以上法辨证。

【分型证治】湿瘀互结。

【证候】黄色鲜明外，具有残留黄疸不易消退，或见舌暗，实证实脉。

【治法】化湿祛浊，活血化瘀。

【方药】茵陈五苓散合桃红四物汤。

茵陈 30g	桂枝 10g	茯苓 15g	猪苓 10g
泽泻 10g	桃仁 10g	红花 5g	当归 10g
川芎 5g	赤芍 30g	炒麦芽 15g	

【加减】①恶心，加法半夏 10g，陈皮 10g；②兼热、口渴，舌质红，加丹皮 10g，白茅根 10g；③湿盛，舌苔白腻，大便溏，加白蔻仁 12g，白扁豆 3g；④舌质暗，瘀血明显，赤芍加至 60g。

【分型证治】热毒炽盛。

【证候】黄色鲜明外，兼见烦躁，口渴引饮，严重者神昏谵语，舌红绛，苔黄燥，脉数。

【治法】清热解毒凉血。

【方药】能口服者，犀角地黄汤。

水牛角 30g	生地 20g	栀子 10g	黄连 10g
茵陈 30g	郁金 15g	赤芍 30g	连翘 15g
生甘草 5g			

不能口服者：

茵陈 30g	蒲公英 30g	败酱草 30g	生大黄 10g
大青叶 30g			

保留灌肠

【分型证治】寒湿阻遏。

【证候】黄色晦暗外，必备畏寒，虚脉。

【治法】温中健脾，化湿退黄。

【方药】加味茵陈术附汤。

茵陈 30g	干姜 10g	炒白术 15g	制附子 5～10g
砂仁 10g	白蔻仁 10g	红花 5g	赤芍 10～200g
陈皮 10g	炒麦芽 30g	炙甘草 5g	

【加减】①腹胀纳呆甚者，可去白术，加苍术 10g，厚朴 10g，莱菔子 15g；②大便溏稀者，加炒山药 15g，炒薏仁 15g；③纳差、口苦甜腻者，加

苍术 10g，炒谷芽 30g；④皮肤瘙痒者，加土茯苓 30g，地肤子 10g；⑤双下肢水肿，或有腹水者，加桂枝 15g，茯苓 30g，去干姜；⑥黄疸以直接胆红素为主者，赤芍 60g～200g，加生姜 30g，葛根 15g。

下篇　医案医话

医案 1

张某，女，58 岁。住院号：102454。于 2012 年 6 月 16 日 9：00 以"尿色深黄半月余，身目黄染 1 周。"为主诉收住我科。

患者半月前无明显原因出现尿色深黄，未引起重视，1 周前家人发现患者身目黄染，逐渐加重，遂来诊治。现症：身目黄染，黄色鲜明，胃脘胀满，食后尤甚，身困乏力，活动及劳累后尤甚，皮肤瘙痒，口干口苦，恶心厌油腻，大便成形，色黄，一日 2 次，小便色深黄。专科检查：全身皮肤黄染，无肝掌及蜘蛛痣。巩膜深黄，口腔黏膜黄染。舌质红，舌苔黄腻，脉弦。心肺查体未见异常。肝功示：TBIL 228.7μmol/L，DBIL 114.30μmol/L，IBIL 114.40μmol/L，ALT 85U/L，AST 157U/L，ALP 242U/L，GGT 104U/L，TBA 304.9μmol/L，ALB 45.9g/L，GLO 30.1g/L；PT 13.5s；腹部 B 超示：肝脏大小形态正常，包膜光滑、完整，边缘钝圆，实质回声均匀，肝静脉走行清晰，门脉 1.0cm；胆囊4cm×0.6cm，壁光滑，腔内呈线状暗区；胰腺、脾脏、双肾正常。乙肝系列、丙肝抗体阴性，甲肝、戊肝均阴性；自免肝自身抗体均阴性。患者身目黄染、黄色鲜明，故辨证为阳黄；结合胃脘胀满，食后尤甚，身困乏力，活动及劳累后尤甚，口干口苦，小便色深黄，舌质红，舌苔黄腻，脉弦故辨证为热重于湿。中药治则给予清热化湿，佐以泻下，方用加味茵陈蒿汤，具体如下：茵陈 30g，栀子 10g，生大黄 10g[后下]，厚朴 10g，陈皮 10g，赤芍 60g，红花 5g，炒麦芽 30g，白茅根 15g，金钱草 30g。每日 1 剂，水煎服400ml，早晚分服。

二诊（2012 年 6 月 25 日）：患者胃脘胀满减轻，身困乏力缓解，皮肤瘙痒，口干口苦消失，饮食增加，大便成形，色黄，一日 4 次，小便调。舌红，苔黄腻，脉弦，湿热大势已去，且"黄在血中，血行黄自却"，故重用赤芍至150g。辨证：阳黄，湿重于热。处方茵陈五苓散加味：茵陈 30g，桂枝20g，茯苓10g，泽泻10g，炒白术15g，猪苓10g，赤芍150g，地肤子10g，白鲜皮10g，炒麦芽15g，生姜30g。

三诊（2012年6月30日）：患者出现口干，纳食正常，皮肤瘙痒较前减轻，小便深黄，大便每日3次。舌红苔黄，脉弦。中医治疗在原方基础上减去辛温之桂枝，赤芍用量加至200g，金钱草30g，佐以炒麦芽顾护脾胃。处方：茵陈30g，茯苓10g，泽泻10g，炒白术10g，猪苓10g，赤芍200g，地肤子10g，白鲜皮10g，炒麦芽15g，金钱草30g。复查肝功：TBIL170.77μmol/L，DBIL116.87μmol/L，IBIL53.9μmol/L，ALT35.8U/L，AST 22.2U/L，GGT39.60U/L，ALP111.5U/L，CHE6501U/L，TBA112.2μmol/L，TP65.8g/L，ALB41.5g/L，GLO24.3g/L；血凝 PT：11.4s。

四诊（2012年7月5日）：患者身目黄染，黄色尚鲜明，伴食后胃脘胀满，小便深黄，大便稀溏，日6次，色黄，舌质红苔白腻，脉弦，故辨证为黄疸：湿重于热。应用茵陈四苓散加味，赤芍继续为200g，佐以生姜20g制赤芍寒凉之性，加炒麦芽、鸡内金以消食健胃，加陈皮、党参以健脾。处方：茵陈30g，茯苓10g，泽泻10g，炒白术10g，猪苓10g，赤芍200g，炒麦芽30g，法半夏10g，生姜20g，陈皮10g，党参15g，鸡内金20g。

7月10日复查肝功：TBIL45.76μmol/L，DBIL24.51μmol/L，IBIL 21.25μmol/L，ALT44U/L，AST34U/L，ALP127U/L，GGT63U/L，TP 74.9g/L，ALB 44.1g/L，GLO 30.8g/L；血凝 PT：12.4s。

医案2

吴某，女，68岁。住院号：105572。于2012年9月12日以"小便深黄半月余，身目黄染3d"之主诉收住我科。

半月前患者发现小便深黄，未引起重视，3d前家属发现患者身目黄染，为求中西医结合诊治来我科住院治疗。现症：身目黄染，黄色鲜明，胃脘胀满，食后尤甚，恶心厌油腻，饮食量减少为原2/3，身困乏力，活动及劳累后尤甚，无口干口苦，大便质软，一日2～3次，小便深黄。专科检查：T36.1℃，P82次/min，R20次/min，BP120/60mmHg。全身皮肤黄染，无肝掌及蜘蛛痣。巩膜黄染，口腔黏膜黄染。心肺查体未见异常。腹部平软，腹壁静脉未见显露，肝区压痛、叩击痛（＋），肝肋下约2cm，质地中等硬度，边无触痛，莫非氏症（－），脾肋下约2cm，质地中等硬度，边无触痛，移动性浊音（－）。肝功：TBIL 210.66μmol/L，DBIL 152.12μmol/L，IBIL 58.54μmol/L，

ALT 422U/L，AST 777U/L，TP 77.1g/L，ALB 34.5g/L，GLO 42.6g/L，ALP 172U/L，GGT 344U/L；血凝常规 PT：16s；乙肝系列阴性，甲肝抗体、丙肝抗体、戊肝抗体均阴性，患者肝功示胆红素升高以直接为主，考虑淤胆性肝炎。CT 示：①脂肪肝；②脾大（脾脏形态饱满，体积增大，约占 7 个肋单元）。舌质淡红，舌苔白腻，脉沉缓。患者身目黄染、黄色鲜明，故辨证为阳黄；结合胃脘胀满，食后尤甚，身困乏力，活动及劳累后尤甚，无口干口苦，小便色深黄，舌质淡红，舌苔白腻，脉沉缓，故辨证为湿重于热证。中药给予清热化湿，方用茵陈四苓散加味，加用赤芍以"泻肝浊"而起到退黄作用，且"黄在血中，血行黄自却"，故重用赤芍至 100g，佐以陈皮 10g，党参 15g 以健脾，竹茹 3g，法半夏 10g 以和胃降逆。处方：茵陈 30g，土茯苓 10g，猪苓 10g，泽泻 10g，炒白术 10g，竹茹 3g，法半夏 10g，党参 15g，陈皮 10g，赤芍 100g，炒麦芽 30g。每日 1 剂，水煎 400ml，分早晚口服。

二诊（2012 年 9 月 17 日）：患者诉胃脘胀满减轻，恶心厌油腻消失，饮食量增加，日约进食 350g，大便日 2～3 次，成形，舌质淡红，苔白腻，脉沉，继用上方。

三诊（2012 年 9 月 27 日）：复查肝功：TBIL 149.41μmol/L，DBIL 108.85μmol/L，IBIL 40.56μmol/L，ALT 173U/L，AST 233U/L，TP 68.9g/L，ALB 31g/L，GLO 37.90g/L，ALP 115U/L，GGT 147U/L；空腹血糖：6.11mmol/L；血凝：PT 17.70s。患者诉乏力，口淡无味，皮肤瘙痒，小便量少，大便日 2 次，色黄，舌质淡红，苔根白腻，脉沉，故继用上方加砂仁以醒脾，加白鲜皮 10g 以止痒。处方：茵陈 30g，土茯苓 10g，猪苓 10g，泽泻 10g，炒白术 10g，竹茹 3g，法半夏 10g，党参 15g，陈皮 10g，赤芍 100g，炒麦芽 30g，砂仁（后下）10g，莱菔子 30g，白鲜皮 10g。

四诊（2012 年 10 月 5 日）：患者皮肤黄染消退，乏力减轻，饮食量基本恢复正常，皮肤瘙痒减轻，小便色黄，大便日 2 次，成形，舌质淡红，苔薄白，脉沉，继续给予清热化湿退黄，方用茵陈五苓散加味。处方：茵陈 30g，土茯苓 15g，猪苓 10g，泽泻 10g，炒白术 10g，桂枝 10g，法半夏 10g，党参 15g，陈皮 10g，赤芍 200g，炒麦芽 30g，砂仁（后下）10g，白鲜皮 15g，红花 5g。

五诊（2012 年 10 月 14 日）：复查肝功：TBIL 93.27μmol/L，DBIL 67.51μmol/

L,IBIL 25.76μmol/L，ALT 113U/L，AST 165U/L，TP 68.7g/L，ALB 30.6g/L，GLO 38.10g/L，ALP 88U/L，GGT 81U/L；血凝常规 PT 15.1s。

守方治疗 20 剂，肝功正常出院。

按语：以上 2 病历虽诊断为淤胆性肝炎，但病因不明，从治疗病程发展，符合戊型肝炎可能，正确的中医辨证，取得了很好的临床疗效。

医案 3

徐某，男，33 岁。住院号：112001。于 2013 年 2 月 16 日 9：00 以"乙肝系列异常 10 年余，身目黄染 5d"为主诉收住我科。

患者既往有慢性乙型肝炎病史 10 年余，5d 前家属发现患者身目黄染，于榆林市第一人民医院住院治疗，诊断"肝炎后肝硬化-肝功失代偿期"，经治疗效不佳，为中西医结合治疗，来我科住院，门诊以"肝炎后肝硬化"收住入院。现症：身目黄染，黄色鲜明，腹胀，食后尤甚，恶心欲呕，厌食油腻，口干欲饮，口苦，身困乏力，饮食量减少原 1/2，小便短少深黄，大便干，日 1 次，色黄。专科检查：生命体征平稳。全身皮肤黄染。无肝掌、蜘蛛痣。睑结膜色黄，巩膜黄染。蛙状腹，腹壁静脉无显露，肝上界右锁骨中线第 5 肋间，肝肋下未及，肝区无压痛、叩击痛，脾脏肋下未触及（因大量腹水）。液波震颤（＋），四肢爪甲色黄。肝功：TBIL 376.2μmol/L，DBIL 275.7μmol/L，IBIL 100.5μmol/L，ALT 693U/L，AST 668U/L，GGT 162U/L，CHE 3025U/L，TP 52.7g/L，ALB 31.8g/L，GLO 20.9g/L。上腹部 CT 影像学诊断：①肝硬化、脾大、大量腹水；②胆囊炎。舌质红，舌苔黄腻，脉数。患者主要表现为身目黄染，辨病属中医内科"黄疸病"范畴，结合黄色鲜明，恶心欲呕厌油腻，口干欲饮口苦，身困乏力，伴腹胀，食后尤甚，大便干，辨证属阳黄之热重于湿证。中药给予清热利湿佐以通腑为法，方用加味茵陈蒿汤。处方：茵陈30g，山栀10g，生大黄10g，陈皮10g，半夏10g，赤芍60g，红花5g，葛根10g，金钱草30g，白茅根15g，炒麦芽30g。每日 1 剂，水煎400ml，分早晚口服。

二诊（2012 年 2 月 25 日）：患者口服上剂中药后症状减轻，主要表现为身目黄染，黄色鲜明，口干欲饮，皮肤瘙痒，小便深黄，大便调，舌质红，舌苔根厚腻，脉弦，辨证同前。处方：茵陈30g，山栀10g，生大黄10g，陈皮10g，半夏10g，赤芍150g，红花5g，葛根10g，金钱草30g，白茅根15g，炒麦芽30g 。每日 1 剂，水煎400ml，分早晚口服。

三诊（2012年3月1日）：复查肝功：TBIL 87.17μmol/L，DBIL 65.51μmol/L，IBIL 21.66μmol/L，ALT 33U/L，AST 34U/L，GGT 59U/L，CHE 4289U/L，TP 69.5g/L，ALB 36.5g/L，GLO 33g/L。患者口服上剂中药后症状及身目黄染减轻，舌质淡红，舌苔根白，脉弦，继续用上方。

四诊（2012年3月10日）：患者皮肤黄染消退，白睛黄染，黄色不甚鲜明，伴身困乏力，小便淡黄，大便呈稀糊样，考虑热邪已祛，目前辨证为阳黄：湿重于热证，治疗以利湿退黄为治则，方以茵陈五苓散加味治疗，继续重用赤芍200g，红花5g，加炒麦芽30g，生姜10g以顾护脾胃，处方：茵陈30g，桂枝15g，茯苓30g，猪苓10g，泽泻10g，炒白术15g，赤芍200g，红花10g，炒麦芽30g，生姜10g。每日1剂，水煎400ml，分早晚口服。

守上方15剂，复查肝功：TBIL 36.55μmol/L，DBIL 24.35μmol/L，IBIL 12.20μmol/L，ALT 10U/L，AST 15U/L，GGT 42U/L，CHE 5565U/L，TP 64.9g/L，ALB 39.6g/L，GLO 25.30g/L。

按语：以上病例均为肝内胆汁淤积。肝内严重的炎症反应可导致肝脏微循环障碍，加重毛细胆管损伤或压迫肝内胆管系统而使胆红素排泄障碍。重度黄疸的肝内胆汁淤积，胆红素结合所需酶谱受到破坏或抑制，从而使胆红素难以和葡萄糖醛酸结合成为双葡萄糖醛酸胆红素，故不能从胆道和肾脏排泄，所以黄疸持久不退。应用活血之品则黄疸迅速消退，提示这些药物有退黄和加强胆红素结合的作用。《读医随笔》中提及治黄"兼用化瘀药一两种，如桃仁、红花等"。支老重用赤芍。

应用赤芍必须具备以下要点：①不一定有瘀血见证：如舌质紫暗，肝掌、蜘蛛痣，肝脾肿大等。②胆红素升高以直接胆红素为主。

《药品化义》曰："红花，善通利血脉，为血中气药，能泻能补，各有妙义。"现代医学研究证明，红花能抑制血小板聚集，使胆管扩张，有利于胆红素排泄，还能明显改善肝脏微循环，有利于消退肝脏炎症，又可降低血清中总胆固醇，防止肝内泥沙样结石形成。

医案4

闫某，男，53岁。住院号：92650。于2011年9月30日16：10以"尿色深黄1周余，身目黄染3d。"为主诉收住我科。

1周前无明显原因患者发现尿色深黄，未引起重视，逐渐出现食欲下降，身困乏力明显，口干口苦，恶寒发热，体温升高约39℃，于当地医院治疗，被诊断为"感冒"，给予对症治疗（具体用药不详），经治疗体温恢复正常。3d 前家属发现患者身目黄染，求中西医结合治疗，来我科住院治疗。现症：身目黄染，黄色鲜明，胃脘胀痛，食后尤甚，身困乏力，口干口苦，纳差，日进食约 150g，大便不成形，日 1～2 次，小便深黄，无恶心及皮肤瘙痒。专科检查：T 37℃，P 80 次/min，R 19 次/min，BP 110/60mmHg。全身皮肤黄染，无肝掌及蜘蛛痣。巩膜深黄，口腔黏膜黄染。肝区压痛、叩击痛（＋），肝肋下未触及，莫非氏症（－），脾肋下未及，移动性浊音（－）。肝功：TBIL 546.42μmol/L，DBIL 310.20μmol/L，IBIL 236.22μmol/L，ALT 4750.50U/L，AST 6026.80U/L，ALP213.70U/L，GGT 86.70g/L，TBA 463.10μmol/L，ALB 38.30g/L，GLO 33.40g/L；PT24s；乙肝系列：Anti－HBs 弱阳性、Anti－HBc 阳性；甲肝、戊肝、丙肝抗体检测均阴性；胆管重建未发现肝内、外胆管扩张。舌质红，舌苔黄腻，脉弦。患者以"尿色深黄 1 周余，身目黄染 3d"。之主诉入院，辨病属中医内科"黄疸"范畴。患者身目黄染、黄色鲜明故辨证为阳黄；结合胃脘胀满不适，食后尤甚，身困乏力，活动及劳累后尤甚，口干口苦，小便色深黄，舌质红，舌苔黄腻，脉弦故辨证为热重于湿。中医给予清热化湿，佐以通腑，方用加味茵陈蒿汤，重用赤芍、白茅根配金钱草化湿利小便。"治湿不利小便，非其治也"，佐以陈皮、炒麦芽，顾护胃气。处方：茵陈 30g，栀子 10g，生大黄 10g（后下），厚朴 10g，陈皮 10g，赤芍 100g，红花 5g，炒麦芽 30g，白茅根 15g，金钱草 30g。

二诊（2011 年 10 月 7 日）：中药继续按上法辨证用药，大便日 3 次，仍不成形，原方赤芍加至 120g，出现皮肤瘙痒。"诸痛痒疮，皆属于心"，且大剂量赤芍引起便次增多，故加葛根 15g，生姜 20g 反佐之。处方：茵陈 30g，栀子 10g，生大黄 10g（后下），厚朴 10g，陈皮 10g，赤芍 120g，红花 5g，炒麦芽 30g，白茅根 15g，金钱草 30g，葛根 15g，生姜 20g，白鲜皮 30g。

三诊（2011 年 10 月 15 日）：患者基本无不适，偶有皮肤瘙痒，食纳增加，大便日 3～4 次，质软，排便不爽。身目黄染，黄色不甚鲜明，面色黑黄，无明显口干口苦，舌质淡红，苔中后部白厚，脉弦，与入院时比较，热势不明显，而湿邪偏盛，故以茵陈五苓散加味。处方：茵陈 30g，茯苓 10g，猪苓 10g，泽泻 10g，桂枝 15g，炒白术 15g，赤芍 200g，红花 5g，葛根 10g，生姜 30g，炒麦芽 15g，生甘草 5g。每日 1 剂，水煎 400ml。复查肝功：TBIL

310.06μmol/L，DBIL 185μmol/L，IBIL 125.06μmol/L，ALT 341.70U/L，AST 506.50U/L，ALP 231.40U/L，GGT 130.60g/L，TBA 356.50μmol/L，ALB 47.60g/L，GLO 32.20g/L；空腹血糖：4.78mmol/L；电解质正常；血凝常规 PT 14.6s。

四诊（2011 年 10 月 22 日）：患者皮肤黄染明显减轻，大便日 3~4 次，质软，舌质淡红，苔薄白，脉沉无力，故上方适当增加"温药"之力，减少"寒凉"之力。调整如下：茵陈 30g，茯苓 10g，猪苓 10g，泽泻 10g，炒白术 15g，桂枝 15g，赤芍 120g，葛根 10g，红花 5g，怀牛膝 15g，生姜 60g，炒麦芽 60g，生甘草 10g。复查肝功：TBIL 132.83μmol/L，DBIL 87.01μmol/L，IBIL 45.82μmol/L，ALT 275.10U/L，AST 352U/L，ALP 163.90U/L，GGT 121.20g/L，TBA 53.40umol/L，ALB 48.50g/L，GLO 31.90g/L；血凝常规 PT 15.60s。

五诊（2011 年 10 月 30 日）：复查肝功：TBIL 87.10μmol/L，DBIL 39.72μmol/L，IBIL 47.38μmol/L，ALT 97.20U/L，AST 84.80U/L，ALP 110.80U/L，GGT 102.70g/L，TBA 15.90μmol/L，ALB 44.20g/L，GLO 31.10g/L；血凝常规 PT 16.10s。

上方守用 20 剂后，患者肝功正常出院。

按语： 该患者从西医诊断为慢性重型肝炎，而慢性重型肝炎是我国重型肝炎中的主要类型。慢性重型肝炎有慢性肝炎或肝硬化发病史，起病时间 1 周，慢重肝在基础治疗基础上，重视支持方法，灵活辨证，得到很好的临床疗效。

医案 5

赵某，男，45 岁。住院号：107521。于 2012 年 10 月 26 日 9：45 以"乙肝系列异常 10 年余，身热 1 月余"。为主诉收住我科。

患者慢性乙型肝炎病史 10 年，乙肝肝硬化 - 肝功能失代偿期病史 6 年余。口服阿德福韦酯胶囊 1 粒/次，每日 1 次，抗病毒治疗至今，病情相对平稳。1 月前无明显原因，患者自觉身热，测体温基本正常，胸胁满闷，今日求中医治疗来我科住院。现症：自觉身热，每天午后，体温最高 37.5℃，伴胸脘满闷，无汗出，肢体困重无力，睡眠差，饮食正常，口苦，二便调。专科查体：可见肝掌及蜘蛛痣。巩膜无黄染。腹部平软，腹壁静脉未见显露，肝区无压痛及叩击痛，肝脾肋下未触及。肝功正常；HBVDNA <

1000IU/ml，B超示：肝胆脾大小正常。舌质红，苔黄厚腻，脉弦。患者自觉身热1月，非外感发热，且无恶寒，从舌脉，为湿热郁传胆经，方以蒿芩清胆汤以清胆利湿。处方：青蒿30g，黄芩10g，陈皮10g，滑石（先煎）10g，白蔻仁12g，竹茹3g，赤茯苓10g，藿香10g，法半夏10g，生甘草3g，炒麦芽30g，竹叶3g。每日1剂，水煎服400ml，早晚分服。继续口服核苷类似物阿德福韦酯胶囊以抗病毒治疗。

二诊（2012年11月4日）：服药7剂，患者未再出现身热，但仍感肢体困重，胸胁胀满减轻，睡眠尚可，口苦口黏，双侧耳鸣，二便调，舌质淡红，苔根黄厚腻，脉弦。根据效不更方原则，继续给予清胆利湿、化痰和胃之法，方以蒿芩清胆汤加味，加黄柏15g以清下焦湿热。处方：青蒿30g，黄芩10g，陈皮10g，滑石（先煎）10g，竹茹3g，茯苓10g，枳实10g，法半夏10g，生甘草3g，炒麦芽30g，莱菔子30g，玉片15g，黄柏15g。每日1剂，水煎服400ml，早晚分服。

三诊（2012年11月12日）：患者诉症状基本消失，饮食及睡眠正常，偶感口干口苦口黏，二便调。舌质淡红，苔根黄厚腻，脉弦，上方减黄芩6g，连服10剂，诸症完全消失。

按语：蒿芩清胆汤来源于《通俗伤寒论》，为清代俞根初拟定。原方用于少阳湿热痰浊证，寒热如疟，寒轻热重，口苦膈闷，呕吐酸苦水或黄水、痰涎、干呕，呃逆，舌红苔白腻，脉数者。支老师临床用于：①急性胆囊炎、慢性胆囊炎急性发作，呕吐甚者；②胆汁反流性胃炎，食管炎见性情急躁易怒者；③肝、胆肿瘤之癌性发热。

医案6

马某，男，36岁。住院号：105576。于2012年9月10日9：10以"小便深黄10天余，身目黄染4d"为主诉收住我科。

10d前劳累后患者出现小便深黄，伴身困乏力，食后即吐，恶心厌油腻，口干口苦，发热，全身关节肌肉酸痛，体温最高达38℃，于省人民医院诊治，体温恢复正常。4d前患者发现身目黄染，今日为求中医治疗要求住院治疗。现症：身目黄染，黄色鲜明伴胃脘胀满，食后尤甚，影响饮食，身困乏力，活动及劳累后尤甚，口干口苦，大便成形，日2～3次，小便深黄。专科检查：T 36.9℃，P 80次/min，R 20次/min，BP 140/84mmHg。全身皮肤黄染，无肝掌及蜘蛛痣。巩膜黄染。口腔黏膜黄染。心肺查体未见异常。肝区压痛、叩击痛（－），肝肋下未触及，莫非氏症（－），脾肋下未及，移动性浊音（－）。血常规：WBC 11.11×10⁹/L，RBC 4.62×10¹²/L，HGB 134g/L，PLT 200×10⁹/L；肝功：TBIL 135.96μmol/L，DBIL 92.04μmol/L，IBIL 43.92μmol/L，ALT 247U/L，AST 77U/L，TP 75.7g/L，ALB 47.6g/L，ALP 361U/L，GGT 910U/L；血糖：5.15mmol/L；凝血酶原时间：12.7s；肿瘤系列：AFP 1.28ng/ml，铁蛋白：668.9ng/ml；乙肝系列、病毒系列阴性；CT 示：①肝右后叶低密度影，考虑良性，囊性可能性大，肝左叶钙化灶；②脾稍大，脾上极异常密度，副脾可能性大。患者身目黄染、黄色鲜明，故辨证为阳黄；结合胃脘胀满，食后尤甚，身困乏力，活动及劳累后尤甚，口干口苦，小便色深黄，舌质红，舌苔黄腻，脉弦，故辨证为热重于湿。中药给予清热化湿，佐以泄下，方用加味茵陈蒿汤。处方：茵陈 30g，栀子 10g，生大黄 10g（后下），厚朴 10g，陈皮 10g，赤芍 60g，炒麦芽 30g，白茅根 15g，金钱草 30g。每日 1 剂，水煎服 400ml，早晚分服。

二诊（2012 年 9 月 15 日）：患者自觉精神好转，饮食量增加，小便色深黄，大便质软，日 3 次，舌红，苔薄黄，脉弦，赤芍加至 100g，处方：茵陈 30g，栀子 10g，生大黄 10g（后下），厚朴 10g，陈皮 10g，赤芍 100g，红花 5g，炒麦芽 30g，白茅根 15g，金钱草 30g。每日 1 剂，水煎服 400ml，早晚分服。

三诊（2012 年 9 月 21 日）：患者症状消失，但大便稀溏，日 4 次，色黄，舌质淡红，苔薄白，脉弦，经治疗患者黄疸明显减轻，症状消失，无热象，方用茵陈四苓散加味。处方：茵陈 30g，桂枝 6g，茯苓 10g，泽泻 10g，炒白术 12g，猪苓 10g，赤芍 100g，红花 5g，陈皮 10g，党参 15g，炒麦芽 30g，葛根 30g，升麻 10g。连服 15 剂后复查肝功：TBIL 25.24μmol/L，DBIL 18.31μmol/L，IBIL 6.93μmol/L，ALT 110U/L，AST 35U/L，TP 67.2g/L，ALB 26.5g/L，ALP 278U/L，GGT 405U/L。

按语：支老指出对于黄疸病需要及时辨证，《丹溪心法》云："用茵陈之药过剂，乃成阴黄。"所谓："阳伤寒生之忧也隐而待发，所谓伤及一份真阳，便生一份真寒是也。"热轻者投以苦寒重剂，或苦寒之剂用之过久，则损脾败胃，脾阳渐衰，导致寒湿凝滞，重其病症，每致迁延不愈，转化为阴黄。因此，必须结合脉证，强调即使阳黄，在清热化湿的同时，也要时时顾护胃气。

医案 7

孙某，男，49 岁。住院号：83485。于 2010 年 12 月 20 日 9：35 以"反复腹胀、尿少 10 月余，加重伴胸胁胀满、活动受限 1 周"为主诉收住我科。

患者发现丙型肝炎病史 2 年余，1 年后诊断为"丙肝肝硬化 - 肝功失代偿期"。1 周前由于感冒，患者逐渐出现腹胀加重、胸胁胀满、胸闷气短、活动受限，左侧卧位胸闷气短加重，身困乏力，为求中西医结合治疗，来我科要求住院治疗。现症：腹胀、食后尤甚，伴身困乏力明显，口干欲饮，口苦，胸胁胀满、胸闷气短、活动受限，左侧卧位胸闷气短加重、难以忍受，咳嗽、纳差，日进食约 150g，畏寒怕冷，双下肢水肿，小便短少，大便稀溏，色黄。专科检查：精神差，全身皮肤黄染，可见肝掌，颈前及双上肢布满大小不等多枚蜘蛛痣，色鲜红，巩膜呈黄染，胸廓不对称，胸骨无压痛，右侧胸廓肋间隙变宽、第 3 肋以下呼吸音消失，左肺呼吸音清，未闻及干、湿性啰音。心率 84 次/min，心律齐，心音低钝，各瓣膜听诊区未闻及病理性杂音。腹部胀大如鼓，腹壁静脉可见显露，血流方向向上，全腹散在压痛，无反跳痛，肝区压痛、叩击痛（－），肝上界右锁骨中线第 5 肋间，肝脾肋下触诊不满意，液波震颤（＋），双下肢压陷性水肿（＋）。肝功：TBIL 85.1μmol/L，DBIL 61.6μmol/L，IBIL 23.5μmol/L，ALT 12U/L，AST46U/L，CHE 1918U/L，ALP 158U/L，GGT 13U/L，TP 76.9g/L，ALB 28.1g/L，GLO 48.8g/L；HCVRNA＜1000IU/ml；胸片示：右侧胸腔第 3 肋以下呈低密度影。舌质淡红，苔薄白，脉沉细。患者腹胀大、脉络怒张，故辨病属中医内科"鼓胀"范畴。同时结合患者腹胀大，食后尤甚，伴身困乏力，双下肢水肿，畏寒怕冷，小便短少，大便稀溏，舌质淡红、苔薄白、脉沉细，故辨证为阳虚水停。中药给予温阳、宣肺、利水，方用加味苓桂术甘汤。处方：炒白术 15g，生麻黄 20g，桂枝 10g，白芍 10g，茯苓 15g，苏子 3g，炙甘草 5g。每日 1 剂，水煎服 400ml，早晚分服。

二诊（2010 年 10 月 25 日）：服药 5 剂，腹胀减轻，左侧卧位胸闷气短明显减轻，胸水从右侧第 3 肋降至第 6 肋以下，饮食量增加，双下肢水肿消退，舌质淡红，苔薄白，脉沉细。继上方。

三诊（2010 年 10 月 30 日）：腹胀及胸闷气短基本消失，胸水从右侧第 6 肋降至第 10 肋以下。

四诊（2010 年 11 月 5 日）：患者症状完全消失。B 超：腹水消退；胸片：胸水消退。舌质淡红，苔薄白，脉沉细。继用加味苓桂术甘汤巩固疗效。处方：炒白术15g，生麻黄10g，桂枝10g，白芍10g，茯苓15g，炙甘草5g。每日1剂，水煎服400ml，早晚分服。

按语： 肝性胸水属于中医饮证，饮停胸胁，有虚、实之分，加味苓桂术甘汤主要用于虚证，以阳虚为主者。《伤寒论》原文载："伤寒，若吐若下后，心下逆满，起上冲胸，气则头眩，脉沉紧，发汗则动经，身为振振摇者，茯苓桂枝白术甘草汤主之。"加味苓桂术甘汤以《伤寒论》苓桂术甘汤为主，加生麻黄宣肺利水，生麻黄配白芍，以防宣发太过，一散一敛，一宣一降，达到升降有度，宣而不散。支老除治疗肝性胸水、腹水外，也用于充血性心力衰竭、肾炎水肿、结核性胸水、特发性水肿等。支老同时指出有过新近消化道出血，或属阴虚者忌用。心率超过90次/min，加用普萘洛尔（心得安）以控制心率。服后可以微微汗出，汗出较多者白芍加量，或减去麻黄用量，或适当加浮小麦以止汗。

医案8

王某，女，67岁。住院号：97293。于2012年2月9日10：40以"腹胀大、尿少2月余，加重1周"为主诉收住我科。

患者2月前无明显原因出现腹胀、腹形增大，食后尤甚，于多家医院住院治疗，经治腹胀减轻出院。1周前患者腹胀加剧，食后及午后尤甚，身困乏力，求中西医结合治疗来我科住院，门诊按"肝硬化－肝功能失代偿期"收住入院。现证：腹胀大如鼓，按之如囊裹水，伴纳呆，食后胃脘胀满，身困乏力，畏寒怕冷，双下肢浮肿，小便短少，大便稀溏。专科检查：T 36.5℃，P 84次/min，R 20次/min，BP 100/60mmHg。蛙状腹，腹壁静脉未见显露。全腹无压痛及反跳痛，肝上界右锁骨中线第5肋间，肝肋下2cm，质地中等硬度，边钝无触痛。肝区无压痛、叩击痛，脾肋下未触及。莫非氏症（－）。移动性浊音（＋），双下肢压陷性水肿（＋）。肝功：TBIL 41.87μmol/L，DBIL 20.56μmol/L，IBIL 21.31μmol/L，ALT 17.90U/L，AST 41.60U/L，TP 68.60g/L，ALB 46.40g/L，GLO 22.20g/L；B超示：肝光点增多、分布尚均匀，门静脉内径1.1cm，脾厚3.3cm，长11cm；肝前液性暗区2.0cm，右侧卧位腹腔内游离无回声区10.5cm。舌质淡苔薄白，脉沉弱。患者主要表现为腹胀大如鼓，按之如囊裹水，故辨病属中医内科"鼓胀"范畴。结合患者身困乏力，畏寒怕冷，纳呆，食后胃脘胀满，双下肢浮肿，小便短少，大便稀溏，辨证为阳虚水停型。治以温阳利水。处方：加味实脾饮。黑附子5g，白芍10g，干姜10g，大腹皮30g，茯苓30g，厚朴10g，生黄芪30g，桂枝10g，炒麦芽30g，芡实15g，薏苡仁30g。每日1剂，开水煎服400ml，早晚分服。

二诊（2012年2月14日）：服药5剂，腹胀减轻，尿量增加，下肢水肿减轻，大便基本成形，日2次，舌质淡苔薄白，脉沉弱，继服上方。

三诊（2012年2月19日）：服药10剂，腹胀消失，腹部平坦，下肢水肿消退，纳食量增加，但食后略感胃脘胀满，舌质淡苔薄白，脉沉弱，B超检查：腹水（微量）。继用上方。

住院20d时症状消失，偶有乏力，舌质淡红，苔薄白，脉沉细，腹部B超：腹水消失。应用加味苓桂术甘汤巩固治疗：生黄芪60g，生白术30g，桂枝15g，茯苓60g，莱菔子15g，炒麦芽10g，炙甘草5g。

按语： 肝硬化腹水，属于中医鼓胀之病，总属肝、脾、肾俱损，脾不能运化水湿，肾不能正常开合，而水液代谢依靠于脾、肾的运化功能，脾肾阳虚，气化无力故水湿内停。方中以黑附子、干姜、桂枝温补脾肾之阳，反佐白芍制附、姜温热太过。本例患者病情反复发作，脾肾阳气之虚，不可妄用攻法，峻下逐水。支老指出，应以扶正固本温阳利水为主，以加味实脾饮为主，腹水消退后以加味苓桂术甘汤巩固疗效。

医案9

寇某，男，79岁。住院号：103177。于2012年7月6日16：00以"尿色深黄10余天，身目黄染3d"为主诉收住我科。

患者10d前无明显原因发现尿色深黄，未引起重视；3d前家属发现患者身目黄染，随后出现恶心，纳呆，今日求中医治疗要求住院治疗，门诊以"黄疸原因待查"收住入院。现症：身目黄染，黄色鲜明，胃脘胀满，食后尤甚，身困乏力，活动及劳累后尤甚，口干口苦，大便干，3日行1次。专科检查：T 36.5℃，P 82次/min，R 18次/min，BP 92/70mmHg。全身皮肤黄染，无肝掌及蜘蛛痣。巩膜黄染。口唇红，口腔黏膜黄染。腹部平软，胸腹壁静脉未见显露，肝区压痛、叩击痛（－），肝肋下未触及，脾肋下未及，移动性浊音（－）。四肢爪甲红中泛黄。肝功示：TBIL 199.93μmol/L，DBIL 109.42μmol/L，IBIL 90.51μmol/L，ALT 157.90U/L，AST 50.60U/L，ALP 126.10U/L，GGT 159.80g/L，TBA 111.70μmol/L，ALB 39.20g/L，

GLO 22.30g/L；空腹血糖：6.69mmol/L；CT 示：肝胆脾正常。血凝常规示 PT13.3s。乙肝系列：HBsAg、HBeAg、HBcAb 阳性。舌质红，舌苔黄腻，脉弦。患者身目黄染收住入院，故辨病属中医内科"黄疸"范畴。患者身目黄染、黄色鲜明故辨证为阳黄；结合胃脘胀满，食后尤甚，身困乏力，活动及劳累后尤甚，口干口苦，小便色深黄，大便干，舌质红，舌苔黄腻，脉弦故辨证为热重于湿。中药给予清热利湿，佐以泄下，方用加味茵陈蒿汤。处方：茵陈30g，栀子10g，生大黄5g，赤芍100g，红花3g，炒麦芽30g，白茅根15g，生甘草5g。每日1剂，水煎服400ml，早晚分服。

二诊（2012年7月11日）：服药5剂，胃脘胀满消除，口干口苦消失，大便成形，日3次，舌质淡红苔白腻、脉弦，继服上方。

三诊（2012年7月16日）：入院10日黄疸明显减轻，症状消失，大便稀糊状，日2次，舌质淡红，苔薄白，脉弦，考虑湿热大势已去，且年龄较大，不宜过攻，故予茵陈五苓散加味。处方：茵陈30g，桂枝10g，茯苓10g，泽泻10g，猪苓10g，陈皮10g，赤芍60g，红花5g，甘草3g。每日1剂，水煎服400ml，早晚分服。

服药20剂复查肝功：TBIL 32.02μmol/L，DBIL 16.69μmol/L，IBIL 15.33μmol/L，ALT 45.5U/L，AST 29.2U/L，ALP 102U/L，GGT 94.70g/L，TBA 9.6μmol/L，ALB 37.1g/L，GLO 21.9g/L，TP 59g/L。

按语：茵陈蒿汤为《伤寒论》治疗黄疸，阳黄，热重于湿的代表方，原文意思为"阳明病，发热汗出，此为热越，不能发黄也，但头汗出，身无汗，齐颈而还，小便不利，渴引水浆者，此为瘀热在里，身必发黄，茵陈蒿汤主之"。还有"伤寒七八日，身黄如橘子色，小便不利，腹微满者，茵陈蒿汤主之"。另外一条："谷疸之为病，寒热不食，食则头眩，心胸不安，久久发黄，为谷疸，茵陈蒿汤主之。"支老加味治疗中医的一切黄疸包括了现代医学的病毒性肝炎、药物性肝炎、脂肪肝等引起的黄疸，也用于胆系疾病符合阳黄者。本方是在《伤寒论》茵陈蒿汤基础上，加活血化瘀之赤芍、红花等，支老遵从黄疸的总体病因——湿邪，特别是阳黄，湿热为患，困阻胃肠，熏蒸肝胆，肝失疏泄，胆汁外溢肌肤而身目黄染，下注膀胱而小便黄染；"黄在血中，血行黄自却"观点，方中加赤芍及红花以活血退黄。患者虽然79岁但见实证，可用之，但应"衰其大半而止"。

病例 10

赵某，男，40岁。住院号：84595。于2011年1月31日8：35以"反复双下肢、颜面部浮肿半年余，腹胀、尿少 1 周"。之主诉收住我科。

患者乙肝肝硬化病史 12 年余。每因劳累出现双下肢、颜面部浮肿，1 周前由于劳累及感冒出现腹胀、食后尤甚，膝关节以下高度肿胀，遂就诊于我科门诊，为求中西医结合治疗，门诊以"乙肝肝硬化肝功失代偿期"收住入院。现症：腹胀大如鼓，午后尤甚，伴胃脘胀满，身困乏力，畏寒怕冷，纳食减少，眠可，小便短少，双下肢浮肿，大便稀溏，每日 1～2 次。专科检查：可见肝掌及蜘蛛痣。腹部膨隆，腹壁静脉可见显露，脐心未见显露，肝上界右锁骨中线第 5 肋间，肝区压痛及叩击痛（－），肝肋下约 2cm，脾肋下约 4cm，质地硬，边无触痛，液波震颤（＋）。双下肢膝关节以下重度凹陷性水肿。上腹部 B 超：①肝大小形态正常，边界欠规整，光点增粗增强，门静脉 1.3cm；②胆囊光滑呈双影，壁厚 11mm；③脾厚 5.4cm，长 16.5cm，脾静脉内径 1.0cm；④肝前液暗区 3.7cm，右侧卧位腹腔内游离无回声区 6.2cm。舌质淡红，苔薄白，脉沉细。患者表现为腹胀大如鼓，脉络显露，属中医"鼓胀"范畴。结合腹胀大如鼓，午后尤甚，伴胃脘胀满，身困乏力，畏寒怕冷，纳食减少，眠可，小便短少，双下肢浮肿，大便稀溏，每日 1～2 次，舌质淡红，苔薄白，脉沉细，证属阳虚水停型。中医给予温阳利水，方用加味苓桂术甘汤。处方：茯苓 60g，桂枝 15g，炒白术 30g，生黄芪 60g，炒麦芽 20g，炙草 5g，炒山药 30g。每日 1 剂，水煎服 400ml，早晚分服。

二诊（2011 年 2 月 6 日）：服药 6 剂患者腹胀明显减轻，双下肢浮肿消失，饮食量增加，睡眠可，舌质淡红，苔白，脉沉细。继用上方 10 剂。

三诊（2012 年 2 月 12 日）：患者腹胀消失，大便成形，日 2 次，舌质淡，苔薄白，脉沉弱，B 超检查：腹水（微量）。巩固治疗：茯苓 60g，桂枝 15g，炒白术 30g，生黄芪 60g，炒麦芽 20g，炙草 5g，炒山药 30g。每日 1 剂，水煎服 400ml，早晚分服。

按语：肝硬化腹水，属于中医鼓胀之病，总属肝、脾、肾俱损，脾不能运化水湿，肾不能正常开合，而水液代谢依靠于脾、肾的运化功能，脾肾阳虚，气化无力故水湿内停。本方以《伤寒论》苓桂术甘汤为主方，温阳利水，另加益气利水之黄芪，达到益气、温阳、利水的目的。支老临床应用于肝硬化腹水以脾阳不足，或脾肾阳虚的恢复期，腹水消退后的巩固治疗，可达到健脾益气温阳利水之目的。临床应用证明，可明显增强体力，提高人血白蛋白，减少利尿剂用量，达到腹水不复发，少复发的目的。

医案11

张某，男，42岁。住院号：88802。于2011年6月1日17：40以"乙肝系列异常3余年，身困乏力1周"为主诉收住我科。

患者3年前体检发现乙肝系列为HBsAg、HBeAg、HBc阳性，反复转氨酶升高，未行任何检查和治疗。1周前无明显原因患者出现恶寒发热，体温最高约39.3℃，于当地医院给予对症治疗（具体用药不详），经治疗体温恢复正常，但随后患者出现身困乏力，恶心厌油腻，食欲下降，日进食100~150g，来我院查肝功：TBIL 26.5μmol/L，DBIL 17.8μmol/L，ALT 643U/L，AST 183U/L，ALP 241U/L，GGT 2711U/L，TP 83.1g/L，ALB 46g/L，GLO 37.1g/L；B超示：肝包膜光滑、完整，边缘锐利，肝光点增多，门静脉1.1cm，脾厚4.0cm，长13cm，脾门静脉0.5cm。求中西医结合治疗收住入院。现症：身困乏力伴劳累或活动后加重，食欲下降，日约进食150g，恶心厌油腻，食后胃脘胀满，口干口苦口黏，睡眠可，二便调。专科检查：T 37℃，P 86次/min，R 21次/min，BP 100/70mmHg。精神差，可见肝掌，颜面部及颈部可见蜘蛛痣，色暗红。舌质红，苔根黄腻，脉弦。患者身困乏力伴劳累或活动后加重，食欲下降，日约进食100~150g，恶心厌油腻，食后胃脘胀满，睡眠可，二便调，舌质红，苔根黄腻，脉弦，中医诊断为肝着，中医给予清热化湿，方用复方苦菜汤。处方：茵陈30g，败酱草10g，山栀5g，夏枯草5g，金钱草15g，丹参10g，女贞子20g，炒麦芽15g，生甘草10g，叶下珠10g，谷芽30g，神曲20g。1日1剂，水煎400ml，早晚分服。

二诊（2011年6月8日）：服药1周患者饮食量增加，食后胃脘胀满减轻，口干口苦口黏消失，二便调，舌质淡红，苔薄黄，脉弦，继用上方。

三诊（2011年6月21日）：服药20剂后，患者症状消失，纳食正常，舌质淡红，苔薄白，脉沉，辨证同前，湿热大势已去，效不更方，加炒麦芽等顾护胃气。处方：茵陈30g，败酱草10g，山栀5g，夏枯草5g，金钱草15g，丹参10g，女贞子20g，炒麦芽15g，生甘草10g，叶下珠10g，谷芽30g，神曲20g，生姜10g。7剂，1日1剂，水煎400ml。复查肝功：TBIL 4.54μmol/L，DBIL 2.27μmol/L，ALT 27.5U/L，AST 20.9U/L，ALP 118.10U/L，GGT 64.30U/L，TP 74g/L，ALB 41.8g/L，GLO 32.20g/L。

继续守上方 10 剂，复查肝功：TBIL 12.31μmol/L，DBIL 3.80μmol/L，ALT 23.90U/L，AST 24.40U/L，ALP 106.30U/L，GGT 42.60U/L，TP 82g/L，ALB 46.40g/L，GLO 35.60g/L；HBeAg（－）。

按语：支老对慢性乙型肝炎病因病机的认识：慢性乙型肝炎是由急性肝炎失治、误治发展而来，往往病程日久，缠绵难愈。而急性肝炎属于中医肝瘟病，病因为外感湿热疫毒，而湿性黏着，虽然发展为慢性肝炎，而湿热留恋不去，根据正气的强弱，分为湿热留恋或湿热未尽型，肝郁脾虚型，肝肾虚损型，气滞血瘀型，肝肾阴虚型等。本方主要针对湿热未尽型。方中败酱草又名苦菜，苦，微寒。归胃、大肠、肝经，具有清热解毒，祛瘀止痛之作用。支老取其清热、祛瘀之特点，配合茵陈清热利湿退黄，合用为主药。栀子配金钱草、叶下珠，两者均有清热退黄，利水作用，以加强君药的作用为辅药，另外从利水作用给湿邪以去路。慢性乙型肝炎患者久病不愈，因病致郁，故夏枯草除清肝热之外，有散肝郁的作用；湿易伤脾，且"肝病传脾"，故以白扁豆健脾渗湿；女贞子甘、苦、凉，补养肝肾，扶正以助祛邪，丹参活血化瘀具为佐药。甘草调和诸药为使。全方以甘寒清热利湿为主，无苦寒伤胃之弊，同时配伍精当，是支老治疗慢性乙型肝炎湿热未尽型的经验方之一。

病案 12

来某，男，75 岁。住院号：113629 。于 2013 年 1 月 9 日 15：25 以"7 月前突发腹胀大如鼓 1 次，再发半月余"为主诉收住我科。

7 月前患者无明显原因出现腹胀，腹形增大，于唐都医院住院治疗，诊断为"乙肝肝硬化失代偿期"，经治腹水消退，病情好转出院。半月前患者再次出现腹胀，尿少，于高陵县人民医院住院治疗，经治腹水不能消退，今日为求中医治疗，来我科住院治疗。现症：腹胀，食后尤甚，伴身困乏力，活动后尤甚，畏寒怕冷，口干，喜热饮，无口苦，胃脘胀满，双下肢无水肿，小便短少，大便干，2~3 日一行。专科检查：肝病面容，精神差。未见肝掌、蜘蛛痣。心脏查体未见异常，双侧乳房肿大、压痛，左肺肩胛线第 6 肋下呼吸音减低，叩诊近实音。蛙状腹，未见腹壁静脉曲张。全腹无压痛及反跳痛，肝上界右锁骨中线第 5 肋间，肝脾肋下无法触及，液波震颤（＋），双下肢压陷性水肿（－）。舌质淡红，苔薄白，脉细。肝功：TBIL 19.46μmol/L，DBIL 9.13μmol/L，IBIL 10.33μmol/L，ALT 9U/L，AST 21U/L，CHE 2429U/L，

TBA 13.8μmol/L，TP 74.9g/L，ALB 32.3g/L，GLO 42.6g/L；B 超示：肝脏：左叶厚8.6cm，右叶厚11cm，门静脉内径1.6cm，肝边缘不光滑，肝内回声网状密集增强，肝静脉狭细。胆囊：大小6cm×2.8cm，囊壁稍毛糙，囊内液性暗区清晰；胰腺：大小形态正常，胰内回声均匀。脾脏：厚度4.5cm，长径12cm，肋下未及；肾脏：大小正常，实质回声均匀，肾盂光带清晰。肝前可见11.6cm×3.4cm 的液性暗区，肝肾隐窝液性暗区3cm×7cm，右侧腹腔可见6cm×9cm 的液性暗区。诊断意见：肝硬化伴大量腹水，胆囊继发改变，脾大，胰腺双肾声像图未见明显异常。胸片：左侧大量胸腔积液。患者主要表现为腹胀大如鼓，故辨病属中医内科"鼓胀"范畴。同时结合患者腹胀，食后尤甚，伴身困乏力，畏寒怕冷，小便短少，舌质淡红，苔薄白，脉细，故辨证为阳虚水泛。中药给予温阳利水，健脾利湿治疗，方用加味苓桂术甘汤加味。处方：茯苓30g，桂枝15g，生白术30g，莱菔子30g，大腹皮30g，生麻黄10g，荔枝核10g，生牡蛎30g，仙灵脾10g，炙甘草5g。每日 1 剂，水煎服400ml，早晚分服。

二诊（2013 年 1 月 19 日）：服药 10 剂，患者腹胀减轻，饮食量增加，左肺肩胛线第 9 肋下呼吸音减低，叩诊呈实音，舌质淡红，苔薄白，脉细，根据效不更方原则，继用上方。

三诊（2013 年 1 月 29 日）：服药 20 剂，患者腹胀消失，双侧乳房肿块变小，舌质淡，苔薄白；脉沉细，B 超检查：腹水（微量）；胸片：胸水消退。以苓桂术甘汤加味，巩固治疗。处方：生黄芪60g，生白术30g，桂枝15g，茯苓60g，莱菔子15g，炒麦芽10g，炙甘草5g，荔枝核10g，生牡蛎30g，仙灵脾10g。

按语：苓桂术甘汤用于肝硬化腹水属于脾阳不足者，患者并肝性胸水，一般右侧多见，而左侧较少，据统计其发生率占17%，辨证属虚证（阳虚水停胸胁），加生麻黄宣肺利水。现代医学对肝病男性患者乳房发育、肿痛，包括蜘蛛痣，认为是肝脏损伤，对雌激素的灭活功能降低所致，另外长期服用螺内酯片也可诱发男性乳房发育。支老认为男性乳房发育属于肾阳不足的表现，故方中以仙灵脾温补肾阳，然仙灵脾温而不燥，宜于久服，配合荔枝、生牡蛎软坚散结。可以单独应用，或以此三味加入其他方中联用，疗效显著。另外，本例患者左侧大量胸水，而患者无明显症状，故未诊断悬饮，但以同样方法治疗，胸、腹水皆消退。

医案 13

李某，女，77 岁。住院号：97714。于 2012 年 2 月 18 日 14：45 以"反复腹胀大、尿少 2 年余，加重 1 月余"为主诉收住我科。

患者"乙肝肝硬化 – 肝功能失代偿期"病史 2 余年。1 月前由于感冒患者出现腹胀大逐渐加重，伴身困乏力，食欲下降，双下肢浮肿，今日求中西医结合治疗来我科住院。现症：腹胀大，食后及午后尤甚，伴食纳下降，食后胃脘胀满，身困乏力，畏寒怕冷，双下肢水肿，小便短少，大便干，2 日 1 行。专科检查：T 37.6℃，P 90 次/min，R 21 次/min，BP 110/70mmHg。全身皮肤黄染，弹性差，皮下脂肪薄，肌肉松弛无力，肩、肋骨、髂骨嶙峋突出。蛙状腹，腹壁静脉曲张，脐上血流方向向上，全腹无压痛及反跳痛，肝上界右锁骨中线第 5 肋间，肝脾肋下无法触及（因大量腹水）。肝区无压痛、叩击痛。腹水液波震颤（＋），双下肢压陷性水肿（＋）。肝功：TBIL 46.28μmol/L，DBIL 17.15μmol/L，IBIL 29.13μmol/L，ALT 32.20U/L，AST 79.80U/L，TP 66.70g/L，ALB 31.50g/L，GLO 35.20g/L；CT 示：肝硬化、脾大、腹水。舌质淡红，苔薄白，脉沉弱，患者主要表现为腹胀大如鼓，青筋暴露，故辨病属中医内科"鼓胀"范畴。结合患者腹胀大，午后及食后尤甚，伴身困乏力，畏寒怕冷，食纳下降，食后胃脘胀满，双下肢水肿，小便短少，辨证为阳虚水停型。中药以温阳利水为法，方以加味实脾饮。处方：制附子 6g，干姜 10g，茯苓 30g，厚朴 10g，大腹皮 10g，槟榔 10g，生黄芪 30g，桂枝 10g，炒白术 10g，白芍 10g，炙甘草 5g，炒麦芽 30g，莱菔子 30g，玉片 20g。每日 1 剂，水煎服 400ml，早晚分服。

二诊（2012 年 2 月 28 日）：服药 10 剂后患者腹胀明显减轻，双下肢浮肿消失，饮食量增加，大便色黄质软，一日 2 次，舌质淡红，苔白，脉沉弱。继用上方。

三诊（2012 年 3 月 5 日）：腹胀消失，大便成形，一日 3 次，舌质淡，苔薄白，脉沉细，腹部 B 超：腹水消失。以苓桂术甘汤加味巩固疗效：生黄芪 60g，生白术 30g，桂枝 15g，茯苓 60g，莱菔子 15g，炒麦芽 10g，炙甘草 5g。

按语：肝硬化腹水，属于中医鼓胀之病，总属肝、脾、肾俱损，脾不能运化水湿，肾不能正常开合，而水液代谢依靠于脾、肾的运化功能，脾肾阳虚，气化无力故水湿内停。加味实脾饮主治肝硬化腹水，症见腹大如鼓，按之如囊裹水，食少纳呆，畏寒怕冷，或双下肢水肿，按之凹陷不起，大便不实，舌淡苔薄白，脉沉弱。方中以黑附子、干姜、桂枝温补脾肾之阳，大腹皮、槟榔消胀利水，白芍制附、姜温热太过。

医案 14

邓某，男，60 岁，住院号：99661。于 2012 年 4 月 7 日 08：20 以"小便深黄 10d，身目黄染 1 周"为主诉收住我科。

10d 前患者发现小便深黄，未引起重视，1 周前患者发现身目黄染伴食欲下降，恶心厌油腻，食后胃脘胀满，身困乏力，求中西医结合治疗来我科住院。现症：身目黄染，黄色不甚鲜明，伴胃脘胀满，食后尤甚，恶心厌油腻，食欲下降，身困乏力，小便深黄，大便溏，2d/次。专科检查：生命体征平稳。全身皮肤黄染，无肝掌及蜘蛛痣，巩膜黄染，四肢活动自如，色黄、无畸形。肝功：TBIL 124.53μmol/L，DBIL 71.95μmol/L，IBIL 52.58μmol/L，ALT 751.4U/L，AST 523.5U/L，ALP 176.6U/L，GGT 144.4U/L，CHE 3475U/L，TP 80.7g/L，ALB 38.20g/L，GLO 42.5g/L。CT 示：脾略大，胆囊较饱满。舌质淡红，苔白腻，脉沉。患者表现为身目黄染，故辨病属中医内科"黄疸"范畴，结合患者黄色不甚鲜明，身困乏力，胃脘胀满，食后尤甚，恶心厌油腻，食欲下降，小便深黄，大便调，舌质淡红，苔白腻，脉弦，辨证属阳黄之湿重于热型。中药治疗给予清热利湿，方以茵陈四苓散加味，重用赤芍。处方：茵陈 30g，茯苓 20g，泽泻 10g，炒白术 12g，猪苓 10g，苍术 10g，赤芍 60g，炒麦芽 30g，陈皮 10g，法半夏 10g，竹茹 5g，蒲公英 10g。每日 1 剂，水煎 400ml，早晚分服。

二诊（2012 年 4 月 17 日）：服药 10 剂：复查肝功：TBIL 54.34μmol/L，DBIL 31.6μmol/L，IBIL 22.74μmol/L，ALT 223.20U/L，AST 139.20U/L，TP 72.30g/L，ALB 33.30g/L，GLO 39g/L；血凝常规 PT：16.3s。患者自觉症状基本消失，食纳大增，二便通调，仅查体表现为双目黄染，黄色鲜明，舌质稍红，舌苔中后部白厚，脉沉缓，仍属阳黄之湿重于热，继续以茵陈四苓汤加味。上方减清热之蒲公英，已无恶心故去竹茹，加佐生姜 30g 以制赤芍寒性。处方：茵陈 30g，茯苓 10g，泽泻 10g，炒白术 15g，猪苓 10g，苍术 10g，赤芍 60g，炒麦芽 30g，陈皮 10g，法半夏 10g，生姜 30g。每日 1 剂，水煎 400ml，早晚分服。

三诊（2011 年 4 月 22 日）：服药 15 剂：复查肝功：TBIL 34.69μmol/L，

DBIL 19.31μmol/L，IBIL 15.38μmol/L，ALT 60.5U/L，AST 40.6U/L，TP 75.8g/L，ALB 35.6g/L，GLO 40.2g/L；血凝常规 PT：14.8s。

患者自觉症状完全消失，食纳大增，精神如常，大便通畅，小便淡黄。白睛仍可见黄染，黄色鲜明，舌质淡红，舌苔薄白，脉沉。仍符合黄疸之阳黄，从湿热大势已去，顾护脾胃角度，上方加生姜 30g，桂枝 10g。调整为：茵陈 30g，茯苓 10g，泽泻 10g，炒白术 15g，猪苓 10g，苍术 10g，赤芍 60g，炒麦芽 30g，陈皮 10g，法半夏 10g，生姜 30g，桂枝 10g。

按语：阳黄乃属于湿热之证，有湿重于热，或热重于湿，而在恢复期，湿热大势已去，且湿为阴邪，易伤阳气，故在恢复期，要顾护胃气，且不宜攻伐太过，故用五苓散之化气行水。对于无症状、无证可辨之黄疸，阳黄恢复期残留黄疸或黄疸无明显症状，无明显湿热征象，支老以此方治之。

医案 15

张某，女，42 岁，住院号：99671。于 2011 年 2 月 21 日 9：20 以"乙肝系列异常 13 年"为主诉收住我科。

患者慢乙肝病史 13 年，2011 年 2 月 18 日于西安电力中心医院复查肝功示：TBIL 20.7μmol/L，DBIL 8.2μmol/L，IBIL 12.5μmol/L，ALT 1203U/L，ALB 39.1g/L，为求中西医结合治疗，来我院住院治疗。现症：身困乏力，肢体困重，口干口苦，不欲饮食，二便调。专科检查：精神欠佳。未见肝掌，颈部未见蜘蛛痣，肝上界右锁骨中线第 5 肋间，肝脾肋下未及。舌质淡，苔根薄腻，脉虚。患者为慢性乙型肝炎，根据国家中医药管理局医政司颁发的中医疾病命名规范，慢性肝炎属中医"肝着"范畴，结合患者身困乏力，肢体困重，口干口苦，不欲饮食，舌质淡，苔根薄腻、脉虚，辨证为脾虚兼湿热。中药以祛湿健脾为法，方以升阳益胃汤加味。处方：炙黄芪 30g，羌活 5g，独活 5g，黄连 3g，防风 3g，白芍 10g，党参 10g，陈皮 10g，柴胡 5g，炒白术 10g，炙甘草 10g。每日 1 剂，水煎服 400ml，早晚分服。

二诊（2011 年 2 月 25 日）：患者身困乏力及口干口苦减轻，口淡无味，不欲饮食，四肢关节肌肉疼痛不适，舌质淡，苔根薄腻，脉虚，继用上方 7 剂加味，加藿香 10g，以化湿醒脾，加羌活、独活以解肌止痛。处方：炙黄芪 30g，藿香 10g，羌活 10g，独活 10g，黄连 5g，炒麦芽 30g，白芍 10g，党参 10g，陈皮 10g，泽泻 10g，柴胡 5g，炒白术 10g，炙草 10g。

三诊（2011 年 3 月 12 日）：患者症状消失，饮食基本恢复正常，舌质淡，苔根薄白、脉虚，继守上方 15 剂，患者无特殊不适。

按语： 肝病患者脾胃虚弱，脾虚生湿，湿郁化热，出现身困乏力，肢体困重，口干口苦，不欲饮食，或觉身热，大便不实，舌淡苔薄腻，脉虚。支老提出应用升阳益胃汤以祛湿健脾，风能胜湿，故应用了防风、羌活、独活等，但用量均较少。本方为支老应用《脾胃论》升阳益胃汤的体会，治疗脾虚兼湿热之证。

医案 16

王某，女，66 岁。住院号：115926。于 2013 年 4 月 25 日 9：00 以 "反复腹胀大、尿少 3 年余，加重伴胸闷、气短 10d" 为主诉收住我科。

患者 2009—2011 年因胸腹水反复于唐都医院住院治疗，经治腹水消退，胸水减少出院。出院后间断口服中药汤剂及螺内酯片治疗至今。10d 前因劳累后患者出现腹胀大、尿少，伴胸闷、气短加重，于唐都医院查肝功：TBIL 37.7μmol/L，DBIL 14.5μmol/L，IBIL 23.2μmol/L，CHE 2544U/L，TP 60.2U/L，ALB 33.9g/L，GLO 26.3U/L。上腹部 B 超：肝脏内光点增粗、增强，分布不均匀，肝左叶内见一大小为 0.8cm×0.8cm 的稍强回声，边界清，形态规则，内部回声部分欠均匀；脾脏厚 4.2cm，轮廓略饱满，内部回声暗淡均匀；检查中见 "右侧胸腔积液"，4 月 24 日于我院查腹部 B 超：肝前液性暗区 0.5cm，右侧卧位腹腔液性暗区 11.0cm，平卧位盆腔液性暗区 4.2cm。现证：腹大如鼓，午后加重，伴胸闷、气短，活动后加重，身困乏力，怕冷，纳寐正常，小便短少，大便调。专科检查：颜面毛细血管扩张，可见肝掌及蜘蛛痣。巩膜黄染。胸廓对称，右侧第 6 肋以下呼吸音消失，局部叩诊呈实音，左肺查体未见异常。蛙状腹，腹壁静脉显露，脐上血流向上，脐下血流向下，肝上界右锁骨中线第 5 肋间，肝脾肋下未及（因大量腹水），液波震颤（＋），双下肢压陷性水肿（＋）。患者主要表现为腹大如鼓，青筋显露，故辨病属中医内科 "鼓胀" 范畴。同时结合患者小便短少，伴胸闷、气短，活动后加重，身困乏力，怕冷，舌质淡红，舌苔白，脉沉，故辨证为阳虚水泛证。患者出现胸胁胀满，故辨病属中医内科 "悬饮" 范畴。同时结合患者胸胁胀满，畏寒怕冷，双下肢水肿，故辨证为饮停胸胁之阳虚水停。中药治疗给予温阳宣肺利水为法，方用加味苓桂术甘汤。处方：茯苓 30g，桂枝 15g，炒白术 30g，炙黄芪 30g，大腹皮 30g，生麻黄 10g，莱菔子 30g，炙甘草 5g。每日 1 剂，水煎 400ml。

二诊（2013 年 5 月 5 日）：服药 10 剂，患者诉腹胀及胸闷气短减轻，双下肢水肿消失，大便调，舌质淡红，舌苔白，脉沉，继续给予温阳宣肺利水为法，继用上方。

三诊（2013 年 5 月 10 日）：服药 15 剂，患者腹胀、胸闷、气短基本消失，怕冷明显，舌质淡红，苔薄白，脉沉，继续给予苓桂术甘汤加味以温阳宣肺利水，而今时气温较高，患者仍厚衣覆被，阳虚较甚，加黑附子、白芍，结合原方，以加强温阳之力。处方：茯苓 30g，桂枝 10g，炒白术 10g，炙甘草 5g，炒麦芽 30g，大腹皮 30g，生麻黄 10g，炙黄芪 30g，莱菔子 30g，黑附子（先煎）10g，白芍 6g。每日 1 剂，水煎 400ml，早晚分服。

四诊（2013 年 5 月 20 日）：服药 20 剂：患者腹胀基本消失，怕冷较前减轻，饮食及睡眠可，舌质淡红，舌苔白，脉沉，继续上方 10 剂。复查 B 超：腹水消退；胸片：胸水消失。

按语：肺为水之上源，主一身之气，肝疏泄、肺肃降才能维持正常气机活动。膀胱为太阳之府，太阳不舒则膀胱失去气化功能，故鼓胀与肺及太阳经脉密切相关。上通则下达，每每汗出周身，随即尿如泉涌。发汗、利尿堪称治水肿之常法，即使在鼓胀病的后期，"提壶揭盖"，也无过汗致脱之虚。鼓胀病变的性质是本虚标实，或实中夹虚，或虚中有实，或虚实夹杂。鼓胀病机为肝脾肾功能失调，木（肝）太盛，使木（肝）对土（脾）的克制过度，土（脾）被克制太过度后没有能力克制水（肾），使水溢泛滥。扶"金"（肺）抑"木"（肝）法，就是通过治肺来消水。金在味为辛，辛生肺。以辛散之麻黄上宣肺气，使水从毛窍外散；并通调水道，下输膀胱以助利尿之力，此即提壶揭盖之谓也。

医案 17

王某，女，68 岁。住院号：110486。于 2012 年 12 月 25 日 15：40 以"发现丙肝抗体阳性 1 年余，胃脘胀满 1 周"为主诉收住我科。

患者"慢性丙型肝炎"病史 1 年余。1 周前患者无明显原因出现胃脘胀满，食后尤甚，身困乏力，求中西医结合治疗入院。现症：胃脘胀满，食后尤甚，伴身困乏力，活动及劳累后加重，口干口苦，饮食量减少为原来的 1/2，睡眠差，小便调，大便偏干，2～3 日一行。专科检查：精神差。全身无皮肤黄染，无肝掌、蜘蛛痣。巩膜无黄染，心肺查体未见异常。腹平坦，腹壁静脉无显露，肝上界右锁骨中线第 5 肋间，肝肋下未及，肝区无压痛、叩击痛，脾脏肋下未触及。患者主要表现胃脘胀满，食后加重，故辨病属中医内科"胃痞病"范畴。结合患者身困乏力，口干口苦，食量减少为原来的1/2，睡眠差，小便调，大便偏干，2～3日一行，舌质红，舌苔薄黄，脉弦，故辨证为寒热错杂证。中药给予辛开苦降、消痞散结，方以加味半夏泻心汤治疗。处方：制半夏10g，黄连5g，黄芩5g，党参15g，沉香曲10g，厚朴10g，青皮10g，干姜5g，大枣3枚，炙甘草5g，炒麦芽30g，玉片20g，莱菔子30g。每日1次，水煎服400ml。

二诊（2012年12月29日）：服药4剂，患者胃脘胀满缓解，口干口苦消除，二便调，舌质红，舌苔薄黄，脉弦。中药继续上方。

服药10剂，患者症状消失。

按语：半夏泻心汤是《伤寒论》治疗痞证的代表方，也是辛开苦降、调和肠胃代表方之一。支老认为只要为痞满证，排除湿热、胃阴虚者，灵活加减无不有效，特别是在慢性肝病包括慢性肝炎、肝硬化所出现的脾胃升降失常，其他胃肠疾病出现上述表现者，尽可应用，不必拘宜于寒热错杂。

医案 18

段某，女，68岁。住院号：110653。于2011年6月4日9：40以"间断双下肢浮肿半年，腹胀、尿少1月余"为主诉收住我科。

半年前患者每因腹泻后出现双下肢浮肿，连续1个月腹泻每日5～7次，双下肢浮肿日渐加重，伴腹胀，午后尤甚，于西安武警工程学院医院诊治。查肝功：TBIL 44.7μmol/L，DBIL 17.9μmol/L，IBIL 26.8μmol/L，ALT 17U/L，AST 25U/L；TP 79.3g/L，A/G = 38.3/41，GGT 64.7g/L，ALP 73.4g/L；乙肝系列均阴性，丙肝抗体阳性；B超示：①肝脏左叶下缘变钝，表面不平，呈锯齿状改变，肝光点增粗增多，门静脉内径1.5cm；②脾大（厚5.3cm，长16.8cm）；③腹水（腹腔可探及液性暗区，下腹部7.3cm，左侧卧位6.1cm，右侧卧位6.8cm，肝前1.9cm）；④胆囊继发改变。现症：腹胀大，午后尤甚，伴身困乏力，劳累后加重，纳食一般，口干但不欲饮，无口苦，双下肢水肿，畏寒怕冷，夜休可，小便短少，大便稀溏，日行5～7次。舌质淡红，苔薄白，脉沉细。专科检查：精神差，全身皮肤黏膜干燥，弹性差，巩膜轻度黄染。腹部膨隆，胸腹壁静脉可见显露，血流方向向上，全腹无弥漫性压痛及反跳痛，肝上界右锁骨中线第4肋间。肝区压痛、叩击痛（－），肝肋下未及，脾肋下约2cm，质中等硬度，边无触痛，移动性浊音（＋）。双下肢压陷性水肿（＋）。舌质淡红，苔薄白，脉沉细。患者主要表现为腹部胀大、青筋显露，故辨证属于中医内科"鼓胀"范畴；同时结合患者腹胀大，午后尤甚，伴身困乏力，双下肢水肿，畏寒怕冷，小便少，大便稀溏，舌质淡红、苔薄白、脉沉细，故辨证为阳虚水停。中药给予温补肾阳，利水消肿，方用加味真武汤，加薏苡仁 30g，山药 20g 以渗湿健脾，止泻。处方：制附子 15g，茯苓 30g，白芍 10g，生姜 20g，生白术 12g，桂枝 10g，薏苡仁 30g，山药 20g。每日 1 次，水煎服 400ml，早晚分服。

二诊（2011 年 6 月 10 日）：服药 5 剂，患者腹胀减轻，精神好转，双下肢水肿消退，畏寒怕冷，大便成形。舌质淡红，苔薄白，脉沉细。中药继续给予温补肾阳，利水消肿，继用上方。

三诊（2011 年 6 月 16 日）：服药 12 剂，患者自觉症状基本消失，但大便干结难解，数日 1 次，总体辨证同前，上方减轻生姜用量至 5g，加养血通便火麻仁 30g，莱菔子 30g 以通腑消胀。处方：制附子 6g，茯苓 30g，白芍 5g，生姜 5g，生白术 12g，桂枝 6g，火麻仁 30g，莱菔子 30g。每日 1 次，水煎服 400ml，早晚分服。复查 B 超：腹水（－）。

按语：加味真武汤主治肾阳虚衰之肝硬化腹水，见畏寒肢冷，下利清谷，下肢水肿，脉沉弱。《伤寒论》在少阴病中关于阳虚水冷的治疗为"太阳病发汗，汗出不解，其人仍发热，心下悸，头眩，身瞤动，振振欲僻地者，真武汤主之"。"少阴病，二三日不易，至四五日，腹痛，小便不利，四肢沉重疼痛，自下利者，此为为水气……真武汤主之"。均叙述为肾阳虚水肿之证。支老认为鼓胀之病，肾阳虚者，以真武汤加味应用，特别是桂枝配茯苓，能增加利水消肿之力。

医案 19
周某，女，59 岁。住院号：113071。于 2012 年 10 月 10 日 10：15 以"反复腹胀、尿少 1 年余，伴胸闷、气短，活动受限 2d"为主诉收住我科。

1 年前患者出现腹胀、尿少，以"丙肝肝硬化－肝功能失代偿期"于多家医院住院治疗，腹水反复发作。2d 前无任何原因患者腹胀加重，伴胸闷、气短，活动受限，今日来我科门诊要求住院治疗。现症：腹胀，午后及食后尤甚，胸闷、气短，活动受限，端坐位，伴身困乏力，口干不欲饮水，口苦，睡眠差，畏寒，小便短少，大便调。专科检查：生命体征平稳。精神欠佳，端坐位，胸廓不对称，右侧胸廓饱满，肋间隙增宽，右肺呼吸音消失，局部叩诊呈实音。蛙状腹，腹壁静脉未见曲张。肝上界右锁骨中线第5肋间，肝脾肋下未及，液波震颤（+）。胸片示：右侧中下肺野消失，右心缘显示不清，右侧第3前肋水平可见弧形液面，心脏受压向左轻度移位，左肋膈角清晰。诊断意见：右侧胸腔大量积液。肝功：TBIL 47.15μmol/L，DBIL 21.61μmol/L，IBIL 25.54μmol/L，ALT 16U/L，AST 27U/L，CHE 1564U/L，TP 58.3g/L，ALB 31.0g/L，GLO 27.3g/L，ALP 77U/L，GGT 12U/L；血凝常规PT：17.3s。患者主要表现为腹胀大如鼓，尿少，故辨病属中医内科"鼓胀"范畴。同时结合患者腹胀大，午后及食后尤甚，伴胸闷、气短，活动受限，端坐位，伴身困乏力，畏寒，小便短少，大便干，舌质淡红、苔根白腻，脉沉，故辨证为鼓胀：阳虚水停，悬饮：饮停胸胁。中药给予温阳、宣肺利水治疗，方用加味苓桂术甘汤。处方：茯苓30g，桂枝10g，生白术15g，炙甘草6g，炒麦芽30g，莱菔子30g，大腹皮30g，生麻黄20g，白芍10g，炙黄芪30g。每日1剂，水煎400ml，早晚分服。

二诊（2012年10月20日）：服药10剂，患者腹胀，胸闷气短明显减轻，活动不受影响，可以右侧卧位，咳嗽较前加重，咳痰增多。查体：右肩胛线第8肋以下呼吸音消失，局部叩诊呈实音。心率95～101次/min，律齐，腹水移动性浊音（+）。中药继续给予温阳、宣肺利水治疗，在原方基础上加杏仁10g，以化痰止咳。处方：茯苓30g，桂枝10g，生白术15g，炙甘草6g，炒麦芽30g，莱菔子30g，大腹皮30g，生麻黄20g，白芍10g，炙黄芪30g，杏仁10g。口服上述中药后心率仍为95～101次/min，口服普萘洛尔（心得安）片2片/次，每日1次对症治疗。

三诊（2012年10月25日）：服药15剂后，患者无特殊不适，饮食及睡眠正常。查体：右侧胸水下降至第11肋以下。心率为73～81次/min，律齐，腹水移动性浊音（+）。胸片示：①右侧胸腔少量积液；②左肺膈及心影未见明显异常。中药继续给予温阳、宣肺利水治疗，继用上方。

四诊（2012年10月28日）：复查患者B超腹水（-）、胸片：胸水消退。

按语： 鼓胀的机理主要为肝、脾、肾三脏俱虚，脾阳不振，运化失职。水湿内停致使肝脾不调，肝失疏泄条达之功，病久累及肾脏，脾肾阳虚，致使肝脾肾气机失常；腹大水停，影响了肺之功能，致使肺气不降，痰湿瘀阻，出现悬饮。故以苓桂术甘汤加生麻黄为主，以宣肺健脾，助阳化水，调理肝脾，使诸症消失。

医案 20

杨某，男，30 岁。住院号：111952。于 2013 年 2 月 14 日 9：40 以"反复腹大如鼓 5 年余，伴胸胁胀满、气短 5d"为主诉收住我科。

患者"乙肝肝硬化失代偿期"病史 5 年余。1 月前感冒后患者出现腹大如鼓、尿少，服用中药（具体不详）后症状无减轻，5d 前无明显原因患者腹胀加重，伴胸胁胀满、气短，求中西医结合治疗入院。现证：腹胀大如鼓，午后及食后尤甚，胸胁胀满，气短，伴身困乏力，食纳减少，日进食 100～150g，口苦，眠可，畏寒怕冷，双下肢水肿，足踝高度水肿，小便短少，大便溏稀，日 2 次，色黄。专科检查：生命体征平稳，营养不良，表情痛苦，不能平卧，神志清楚，精神差。全身皮肤黄染干燥，弹性差。可见肝掌、蜘蛛痣。巩膜黄染。胸廓不对称，右侧胸廓饱满，肋间隙增宽，右肺第 4 肋以下呼吸音消失，局部叩诊呈实音，左肺低呼吸音清，未闻及干湿鸣音。蛙状腹，腹壁静脉曲张，血流方向向上。全腹无明显压痛及反跳痛，但张力高，抵抗明显，肝上界右锁骨中线第 5 肋间，肝区压痛、叩击痛（−），肝脾肋下无法触及（因大量腹水），液波震颤（＋），双下肢髋关节以下压陷性水肿（＋），足踝高度水肿，按之没指。胸片：右侧大量胸腔积液。上腹部 B 超示：肝包膜欠光滑，边缘钝，实质回声粗大，分布不均匀，肝内胆管系统走行清晰，门静脉 1.5cm，胆囊壁双影，厚约 0.6cm，囊内尚清晰，脾脏厚 5.6cm，长 19.8cm，脾静脉 1.3cm，实质回声均匀，肝前液性暗区 5.6cm，右侧腹腔 15.8cm。检查提示：①肝脏略小、肝硬化、门脉高压；②胆囊壁水肿；③脾大；④腹水（大量）；⑤胰声像图未见明显异常。肝功：TBIL 49.97μmol/L，DBIL 27.17μmol/L，IBIL 22.80μmol/L，ALT 57U/L，AST 61U/L，CHE 1036U/L，TP 55.9g/L，ALB 19.8g/L，GLO 36.10g/L。舌质淡红，苔薄白，脉沉细。患者主要表现为腹胀大如鼓，青筋显露，故辨病属中医内科"鼓胀"范畴。同时结合患者腹胀大，食后尤甚，伴身困乏力，畏寒怕冷，小便短少，大便稀溏，舌质淡红，苔薄白，脉沉细，故辨证为阳虚水泛。患者出现胸胁胀满，气短，故辨病属中医内科"悬饮"范畴。同时结合患者胸胁胀满，活动则气短，畏寒怕冷，双下肢水肿，舌质淡红，苔薄白、脉沉细，故辨证为饮停胸胁之阳虚水停。中药给予温阳、宣肺利水治疗，方用加味苓桂术甘汤。处方：茯苓 15g，桂枝 10g，白芍 10g，生白术

15g，炙甘草6g，生麻黄20g，生黄芪40g。每日1剂，水煎400ml，早晚分服。患者心率92次/min，故普洛奈尔20mg/次，每日1次，观察心率变化情况。

二诊（2013年2月19日）：服药5剂：患者腹胀减轻，而午后及食后仍明显，胸闷气短明显减轻，畏寒怕冷，大便每日2次，色黄。查体：右侧胸水从第4肋降至第7肋以下，腹水由大量变为中量。胸片：右侧胸腔中量积液。舌质淡红，舌苔薄白，脉沉。中药继续上方。

三诊（2013年3月1日）：服药15剂后，患者腹胀、胸闷气短消失，饮食及睡眠正常，大便日约3次，色黄。查体：右侧胸水从第7肋降至第11肋以下。中药继续上方。

四诊（2013年）：服药30剂，患者无特殊不适，饮食及睡眠正常，大便约日1次，色黄。胸片：心肺膈正常；B超示：腹水（−）。

按语：痰饮病病因病机为肺脾肾三脏俱虚。脾虚不能散精，上归于肺；肺虚不能通调水道，下输膀胱；肾虚不能行气化水。因此其临床见证系水湿在肺、脾、肾三脏所虚之处停留为患。痰饮系阳不化阴，本虚标实之证。选药时应注意，若单用温补，则湿邪滞而不去；若久用燥热，则湿邪结而不散；若误用苦寒，则饮聚趋盛；若只用泻下，水饮虽可暂去，而脏腑俱虚，导致痰饮去而复聚。故宜用温化，暖脾胃，则水液流行；暖肺气，则通调水道；暖肾阳，则水液畅行；故而水饮消散，津液布达，痰饮不停不聚，无由而生，以致和平。《金匮要略》曰"痰饮……苓桂术甘汤主之"，方中桂枝温阳，化气行水；茯苓淡渗利湿，通调三焦；白术虽可健脾运湿，甘草和中益气，但均味甘，有滋腻之弊，故弃而不用。

医案21

陈某，男，45岁。住院号：91183。于2011年8月15日11：15以"腹胀、尿少1月余，加重1周"为主诉收住我科。

1月前无明显原因患者出现腹胀、食欲下降，伴身困乏力，症状时轻时重，未引起重视，1周前腹胀明显加重，食后尤甚，伴身困乏力，食欲下降，于铜川市妇幼保健院查上腹部CT示：肝硬化、脾大、门静脉高压、腹水。现症：腹大如鼓，按之如囊裹水，伴身困乏力，活动后加重，食欲下降，无口干口苦，双下肢不肿，小便短少，大便调。专科检查：生命体征平稳，精神差。未见肝掌，颈部及手背部可见2~3枚蜘蛛痣。腹部膨隆，腹壁静脉显露，肝区压痛（－），叩击痛（＋），脾肋下约3cm，质中等硬度，边缘无触痛。移动性浊音（＋）。舌质淡红，舌苔薄白，脉细。患者腹大如鼓，按之如囊裹水，故辨病属中医"鼓胀"范畴。结合患者腹胀大如鼓，按之如囊裹水，身困乏力，活动后加重，食欲下降，无口干口苦，舌质淡红，苔薄白，脉细，辨证为阳虚水停征象。中医给予健脾温阳、行气利水为法，方以加味苓桂术甘汤，佐以玉片、莱菔子，行气消胀，生黄芪益气利水。处方：茯苓60g，桂枝15g，生白术30g，生黄芪30g，玉片10g，白芍10g，莱菔子30g，炙甘草5g。每日1剂，水煎400ml，早晚分服。

二诊（2011年8月22日）：服药7剂，患者表现为腹胀减轻，食纳增加，大便成形，舌淡苔中后部白厚，脉沉，符合脾阳不足、水湿内停，而无畏寒表现，故以温药和之，继续以苓桂术甘汤，佩兰针对舌苔偏厚（暑夏）。处方：茯苓60g，桂枝15g，生白术30g，莱菔子30g，玉片20g，佩兰10g，生黄芪30g，炙甘草5g。每日1剂，水煎400ml。

三诊（2011年8月30日）：服药15剂后，患者自觉症状完全消失，腹水少量，肝功能A级，且TBIL正常，本次发病为第1次腹水。中药治疗：对于鼓胀腹水减少后特别是无症状，从中医辨证无明显"热象"、"阴虚证候"者，以培补元气，培补脾肾出发，"温药和之"，加味苓桂术甘汤如下：茯苓30g，桂枝15g，炒白术30g，炙黄芪30g，炒山药15g，怀牛膝15g，党参30g，炒麦芽30g，炙甘草5g。

按语：加味苓桂术甘汤主治肝硬化腹水以脾阳不足，或脾肾阳虚的恢复期，腹水消退后的巩固治疗，以达到健脾益气温阳利水之目的。临床应用证明，可明显增强体力，提高人血白蛋白，减少利尿剂用量，达到腹水不复发、少复发的目的。

病案22

丁某，男，46岁。住院号：91500。于2011年8月25日8：40以"发现胸背赤丝血缕，两胁下积块1年余"为主诉收住我科。

1年前患者以前胸、后背及双上肢大小不等片状赤丝血缕于我院皮肤科就诊，疗效不佳。3d前查肝功：TBIL 36.73μmol/L，DBIL 12.24μmol/L，IBIL 24.49μmol/L，ALT 45.80U/L，AST 89.90U/L，ALP 150.40U/L，GGT 918.90U/L，CHE 6245U/L，TP 80.10g/L，ALB 43.80g/L，GLO 36.30g/L；肝纤维化指标：HA4 61.57ng/ml，PⅢP 331.6ng/ml，LN 267.1ng/ml，

CIV 126.87ng/ml；B超示：肝脏形态大小尚正常，表面平，边缘钝，实质回声增粗增强，肝内胆管系统走形欠清晰，门静脉内径1.3cm；脾脏厚4.9cm，长14.2cm，脾静脉1.0cm，内回声均匀，肋下2cm。现症：两胁下积块，推之不移，无特殊不适，饮食及睡眠可，二便调。专科检查：生命体征平稳。可见肝掌，颜面、颈部及胸背部可见众多甚至连成片状蜘蛛痣，腹软，腹壁静脉未见显露，肝肋下约2cm，质地中等硬度，边无触痛，脾肋下约2cm，质地中等硬度，边无触痛。舌质暗红，苔白腻，脉弦。患者表现为两胁下积块，故辨证为中医内科"积证"范畴。结合患者久病多虚，舌质暗红，苔白腻，脉弦，辨证属于气虚血瘀证。中医给予益气活血为法，方用加味四物汤。处方：炙黄芪30g，丹参30g，桃仁10g，红花5g，当归10g，川芎10g，赤芍10g，白芍15，柴胡10g，叶下珠30g，鳖甲10g（先煎）。每日1次，水煎服400ml，早晚分服。

二诊（2011年9月10日）：服药15剂，患者无特殊不适，蜘蛛痣明显减少，舌质暗红，苔白腻，脉弦，继用上方。

三诊（2011年）：30天时患者蜘蛛痣完全消失，复查肝纤维化指标：HA 112.8ng/ml，PⅢP 79.4ng/ml，LN 43ng/ml，CIV 25ng/ml。

按语：加味四物汤主治慢性乙型肝炎肝纤维化指标异常，证属气虚血瘀者。临床症见身困乏力，胁胀疼痛，或肝脾肿大，舌暗或有瘀斑，脉弦细或涩者。对慢性乙型肝炎肝纤维化的治疗，包括了免疫调节、抗病毒、抗肝纤维化等方面，而抗肝纤维化主要指促进新生胶原的降解。支老认为：肝纤维化的发生，是慢性肝炎发展，甚至肝硬化的依据，在中医抗肝纤维化的认识中，也是从黄疸、胁痛、积聚等的病机转化中体会、实践而形成治则的，包括慢性乙型肝炎的发展过程。血瘀或瘀血贯穿始终，在我们触诊未发现积块前，现代医学就发现了肝纤维化，进一步发展为肝、脾肿大，那么肝纤维化的防治必须吸收现代医学的研究成果，应用到中医抗肝纤维化的治疗。方中以丹参为主药，针对瘀血这一病因病机治疗，桃仁、红花、赤芍、川芎活血化瘀，加强主药的作用为辅。配芍药、当归养血柔肝，活血不伤血，配黄芪益气扶正，气充则血旺，血行有力。叶下珠清热利湿，针对慢性乙型肝炎的湿热留恋，且有抗病毒作用，因为乙肝病毒是肝纤维化的启动因子，共为佐药；柴胡为使，引药入肝。现代研究证明，该方具有肯定的抗肝纤维化作用。慢性肝炎肝纤维化指标异常者，无湿热、阴虚征象，加减均可用此方，对无症状者，也以此方加减。

医案 23

宋某，男，64 岁。住院号：107900。于 2012 年 11 月 4 日 9：08 以"乙肝系列异常 6 年余，伴午后恶寒、发热 5d"为主诉收住我科。

患者慢性乙型肝炎病史 6 年余，10 天前患者出现身困乏力，伴阵发性右胁胀痛，于定边县医院查 B 超示：肝弥漫性病变（肝硬化），肝内实质性占位，门静脉癌栓形成，肝囊肿，脾大（厚 4.3cm，长 10.8cm），诊断为"乙肝肝硬化并原发性肝癌（Ⅲa 期）"，5d 前患者出现午后恶寒、发热，体温波动在 37.8～38.9℃。现症：午后恶寒、发热，体温波动在 37.8～38.9℃，6h 汗出后体温降至正常，伴身困乏力，活动及劳累后加重，阵发性右胁胀痛，食后胃脘胀满，口淡无味，睡眠可，小便短少，大便稀溏，日约 3 次，色黄。专科检查：生命体征平稳。肝病面容，腹平软，可见腹壁静脉显露。肝上界右锁骨中线第 5 肋间，肋下未及，肝区压痛及叩击痛（+），剑突下 3cm，质地中等硬度，边无触痛。B 超示：肝包膜粗糙，表面不光滑，光点明显增粗，分布不均匀，门静脉宽 1.9cm，肝内探及多个液性暗区，较大约 22mm×25mm，壁薄光滑，后方伴有增强效应。肝内还可多个增强光团，较大约 10mm×10mm。肝右叶 20mm×17mm 等回声结节，边界尚清，形态尚规，肝内胆管不扩张。脾脏厚 34mm，长径 102mm，超示提示：肝硬化伴结节形成，肝囊肿（多发）；肝癌，门静脉栓子形成。肝功：TBIL 29.38μmol/L，DBIL 12.99μmol/L，IBIL 16.39μmol/L，ALT 101.42U/L，AST 45.71U/L，ALP 199.50U/L，GGT 172.40U/L，TP 74.84g/L，ALB 36.14g/L，GLO 38.70g/L。患者主要表现为午后恶寒、发热，身困乏力，故辨证为中医内科"发热（内伤发热）"范畴。结合患者食后胃脘胀满，身困乏力，口淡无味，小便调，大便稀溏，舌质淡红，苔薄白，脉沉细，辨证为内伤发热：气虚发热。中医给予益气升阳，调补脾胃，甘温除热，方用补中益气汤加味，加蜈蚣 1 条，全虫 10g，以通络止痛。处方：炙黄芪 30g，党参 30g，当归 20g，陈皮 10g，升麻 3g，银柴胡 10g，炒白术 20g，炙甘草 10g，地骨皮 30g，蜈蚣 1 条，全虫 10g，炒麦芽 30g。每日 1 次，水煎服 400ml，早晚分服。

二诊（2012 年 11 月 1 日）：7 剂后患者午后体温波动在 36.9～38.3℃，1h 后汗出，体温降至正常，右胁胀痛减轻，食后胃脘胀满，口淡无味，睡眠可，小便短少，大便稀溏，日约 3 次，色黄。舌质淡，舌苔薄白，脉沉细，辨证仍属于脾气虚、中气不足征象。中医继续上方。

三诊（2012 年 11 月 14 日）：10 剂后患者体温正常，多汗，活动后尤甚，舌质淡红，苔薄白，脉细，给予桂枝汤加炙黄芪，益气固表，调和营卫，加炙黄芪以"有汗出止，无汗能发"。处方：炙黄芪 30g，桂枝 10g，生姜 10g，大枣 4 枚，白芍 10g，麻黄根 10g，生牡蛎 10g。每日 1 剂，水煎 400ml，早晚分服。

四诊（2012 年 11 月 20 日）：服上方 5 剂，患者体温正常，多汗消失。

按语：补中益气汤为益气升阳代表方，也是甘温除大热的代表方，支老在甘温除大热中应用较多的是肝癌晚期的癌性发热，神疲乏力，纳食无味，舌淡苔白脉虚软无力。一般升麻可减为 3g，持续发热者柴胡 20g，午后及夜间发热者，以银柴胡 20g 易柴胡，另加地骨皮 30g。加味桂枝汤主治气虚自汗，以益气敛汗。桂枝汤是《伤寒论》治疗太阳中风——风寒表虚证代表方，主要论述有"太阳中风，阳浮而阴弱，阳浮者，热自发，阴弱者汗自出，啬啬恶寒，淅淅恶风，翕翕发热，鼻鸣干呕者，桂枝汤主之"。"太阳病，头痛，发热，汗出，恶风，桂枝汤主之"。现在作为解肌发表、调和营卫的代表方。支老用于气虚自汗，以桂枝汤原方加炙黄芪配麻黄根、生牡蛎益气固摄、敛汗，效果优于牡蛎散（桂枝汤合牡蛎散）。

医案 24

朱某，男，34 岁。住院号：103458。于 2012 年 7 月 14 日 10：00 以"发现乙肝系列异常 4 余年，身目黄染 15d"为主诉收住我科。

慢性病毒性乙型肝炎 4 年余，自行间断口服替比夫定，600mg/次，每日 1 次至今；15d 前因劳累后出现白睛黄染，小便深黄，我院门诊查肝功：TBIL 87.25μmol/L，DBIL 55.11μmol/L，IBIL 32.14μmol/L，ALT 189.2U/L，AST 175.5U/L，TP 71g/L，ALB 39.1g/L；乙肝系列：HBsAg、HBcAb－IgG（＋）；HBV－DNA：6.8×10^7IU/ml。现症：身目黄染，黄色晦暗，身困乏力，活动后加重，纳食尚可，睡眠一般，小便深黄，大便稀溏。专科检查：生命体征平稳。颜面晦暗虚浮，可见肝掌，无蜘蛛痣，皮肤及巩膜黄染。患者身目黄染，辨病属中医内科"黄疸"范畴。患者身目黄染，黄色晦暗，舌淡暗，苔白厚腻，脉沉，故辨证为阴黄：寒湿困脾证。中药给予温化寒湿，健脾和胃，方用加味茵陈术附汤治疗，考虑久病血瘀发黄，故加赤芍 100g 以凉血活血，红花 5g 以活血化瘀退黄，加怀牛膝以滋补肝肾，加薏苡仁 15g 以渗湿健脾、止泻。处方：茵陈 30g，黑附子（先煎）10g，炒白术 10g，砂仁（后下）10g，干姜 6g，红花 5g，赤芍 100g，怀牛膝 10g，茯苓 10g，炒麦芽 30g，炙甘草 6g，薏苡仁 15g。每日 1 剂，水煎 400ml，早晚分服。

二诊（2012 年 7 月 26 日）：服药 12 剂患者无明显自觉症状，身目黄染，面色晦暗，舌淡红，苔白不厚，脉沉，继用上方治疗。

三诊（2012 年 8 月 4 日）：服药 21 剂，复查肝功：TBIL 34.07μmol/L，DBIL 18.54μmol/L，IBIL 15.53μmol/L，ALT 23U/L，AST 35U/L，TP 62.2g/L，ALB 34.3g/L，GLO 27.90g/L，效不更方。《临证指南医案·蒋玉式按》。

按语：《临证指南医案》云："阴黄之作，湿从寒化，脾阳不能化热，胆液为湿浊所阻，渍于脾，浸淫肌肉，溢于皮肤，色如熏黄。阴主晦，治在脾。"支老用加味茵陈术附汤以温阳散寒，利湿退黄。另外，"黄在血中，血行黄自却"观点，凉血活血以凉血不滞邪，使百脉畅达，瘀结得散，黄疸易于消退，故重用赤芍、红花活血化瘀，祛瘀生新。

医案 25

张某，男，51 岁。住院号：92730。于 2011 年 10 月 7 日 16：40 以"发现乙肝肝硬化 2 月余"为主诉收住我科。

2 月前无明显原因出现右胁隐痛，检查发现乙肝肝硬化。现症：两胁隐痛，时轻时重，身困乏力，纳食减少，口干不欲饮，失眠多梦。肝功：ALT 204U/L，AST 178U/L，A/G＝42/33；B 超：肝硬化、脾大。专科检查：肝病面容，可见肝掌、蜘蛛痣，肝上界右锁骨中线第 5 肋间，肝肋下未及，脾肋下约 2cm，质地中等硬度，边无触痛。结合患者面色黧黑，舌质淡，苔薄白，脉沉细，中医辨病属于积证，肝脾血瘀，肝肾不足，故以补肝体为主，方用加味补肝汤：熟地 15g，川芎 6g，当归 10g，酸枣仁 10g，怀牛膝 15g，沙苑子 10g，茜草 15g，白芍 10g，炒麦芽 15g，陈皮 10g，炙甘草 5g。每日 1 剂，水煎 400ml。

二诊（2011 年 10 月 17 日）：服药 10 剂胁痛减轻，诸症明显好转，舌脉同前，继用上方。

三诊（2011 年 10 月 22 日）：服药 15 剂后复查肝功：ALT 46U/L，AST 35U/L，A/G＝45/39，患者无特殊不适，面色黧黑，舌质淡，苔薄白，脉沉细。全方调整如下：熟地 10g，川芎 5g，当归 10g，酸枣仁 10g，丹参 10g，桃仁

5g，白芍 10g，陈皮 10g，木瓜 5g，柴胡 5g，炒麦芽 15g，沙苑子 10g。每日 1 剂，水煎 400ml，早晚分服。

按语：支老应用补肝汤治疗因肝血不足，或肝虚脾弱引起的头晕眼花、耳鸣、目干畏光、急躁易怒等症。本方由四物汤加味而成，方中四物汤滋养阴血；酸枣仁、木瓜、甘草酸甘化阴，柔肝舒筋；柴胡、白芍以疏肝止痛；沙苑子以补肝益肾。合用共奏养血滋阴，柔肝舒筋之功。

医案 26

李某，男，73 岁。住院号：87037。于 2011 年 4 月 12 日 11：40 以"丙肝抗体阳性 1 年余"为主诉收住我科。

患者慢性丙型肝炎病史 1 年余，反复转氨酶升高约 200U/L。10d 前患者出现活动后或劳累后身困乏力，于唐都医院查肝功：TBIL 16.2μmol/L，DBIL 7.0μmol/L，IBIL 9.2μmol/L，ALT 156U/L，AST 132U/L，TP 89g/L，ALB 40.3g/L，GLO 48.7g/L；HCVRNA：1.01×10^7IU/ml；B 超：肝光点增多，分布均匀，门静脉 1.1cm；现症：活动或劳累后腰膝酸软，饮食及睡眠可，无口干口苦，大便先干后稀。专科检查：全身皮肤无黄染，未见肝掌，无蜘蛛痣。巩膜无黄染。肝上界右锁骨中线第 5 肋间，肝脾肋下未及，肝区无压痛、叩击痛。患者因慢性丙型肝炎收入住院，属中医内科"肝瘟"范畴。患者腰膝酸软，活动或劳累后尤甚，饮食及睡眠可，大便先干后稀，舌质淡红、苔薄白、脉弦，辨证为肝肾虚损型。中药以补益肝肾为法，方用复方山茱萸汤，加枸杞子 30g，沙苑子 30g，以酸甘化阴。处方：山茱萸 15g，党参 15g，枸杞子 10g，制首乌 10g，白芍 10g，当归 10g，茯苓 10g，炒白术 15g，炙甘草 10g，沙苑子 10g。7 剂，1 日 1 剂，水煎 400ml。

二诊（2011 年 4 月 23 日）：服药 10 剂，患者身困乏力减轻，饮食及睡眠正常，大便调，舌质淡红、苔薄白、脉弦，继用上方。

三诊（2011 年 5 月 14 日）：服药 20 剂，患者无特殊不适，饮食及睡眠可，二便调，舌苔脉象同前，继守上方。复查肝功：TBIL 13.4μmol/L，ALT 37U/L，AST 73U/L，CHE 2753U/L，ALP 209U/L，GGT 127U/L，TP 70.3g/L，ALB 32.6g/L，GLO 37.7g/L；血凝常规：PT 15.4s；HCVRNA ＜1000IU/Ml。

按语：肝肾同源，肝病日久损及于肾，出现肝肾同损的表现，出现肝肾虚损的腰膝酸软，头晕目眩，视物昏花等表现，但无明显阴虚之证者，支老以复方山茱萸汤为主治疗。方中山茱萸是一味平补阴阳之要药，主要为补益肝肾，故为主药。枸杞子、何首乌均具有补益肝肾、益精血的作用，故为辅药。以上三味均较偏温，故佐女贞子甘、苦，凉以制其温性，且有补益肝肾之作用；白芍酸甘入肝，配甘草柔肝止痛；党参、白术、当归益气健脾生血，助精血化生之源；炒麦芽消食健胃，不致滋补太过而影响脾胃的消化功能，其为佐药。甘草为使，调和诸药。总观全方，以补肝肾为主，无偏阴、偏阳的特点，温而不燥，凉而不寒，补而不腻，是支老治疗肝肾虚损的代表方之一。

医案 27

魏某，男，34 岁。住院号：110837。于 2011 年 6 月 4 日 8：25 以"反复转氨酶升高 4 年，咳嗽、咳痰 1 月余"为主诉收住我科。

4 年期间患者反复转氨酶升高，因无特殊不适未行任何检查及治疗。1 月前患者反复出现感冒、咳嗽、咳痰，于当地医院给予对症治疗（具体用药不详），经治患者症状无改善，今日来我科住院治疗。现症：咳嗽、咳痰，色黄质黏，难咳，伴劳累后身困乏力加重，口干欲饮，晨起口苦，纳可，二便调，夜休尚可。专科检查：可见肝掌，无蜘蛛痣。B 超示：肝脏形态大小正常，包膜光滑、完整，边缘锐利，肝光点密集细小增多，门静脉 1.1cm，脾脏厚 3.0cm，长 10.3cm，脾静脉 0.3cm；上腹部 CT 示：肝实质密度均匀性减低；肝功示：TBIL 24.6μmol/L，DBIL 6.8μmol/L，ALT 37U/L，AST 26U/L，ALP 66U/L，GGT 821U/L，TP 76.7g/L，ALB 48.8g/L，GLO 27.9g/L；肾功正常；空腹血糖：4.26mmol/L。舌质红，苔根黄腻，脉弦。患者主因"反复转氨酶升高 4 年"，故根据国家中医药管理局"十一五"重点专科建设疾病命名规范，辨病属中医"肝着"范畴。同时结合患者咳嗽、咳痰，色黄质黏，难咳，伴劳累后身困乏力加重，口干欲饮，晨起口苦，纳可，二便调，舌质红，苔根黄腻，脉滑，故辨病为咳嗽：痰热蕴肺证；中药根据急则治其标给予清热化痰为主，方用桔前汤。处方：桔梗 10g，前胡 10g，桑叶 5g，杏仁 10g，赤芍 10g，鱼腥草 15g，桑白皮 10g，陈皮 10g，竹茹 3g，炙百部 10g，生甘草 10g。7 剂，1 日 1 剂，水煎 400ml。

二诊（2011 年 6 月 10 日）：服药 5 剂，患者咳嗽、咳痰基本消失，舌质红，苔由根黄腻变薄黄，脉滑，继续给予上方。

按语：支老认为慢性咳嗽多属于内伤咳嗽，病位在肺脾，清代陈修园谓"然肺为气之主，诸气上逆于肺则呛而咳。是咳嗽不止于肺，而亦不离于肺"。均因肺失宣肃，上逆而致。治疗以上开宣肺气，清肺化痰为主。桔前汤方中桔梗、杏仁开宣肺气，使肺气得宣，咳嗽自宁；前胡、苏子、陈皮降气化痰，使气降水行，痰湿自消；桑白皮、竹茹甘寒清热，且不伤气，肺气得清，咳嗽自停，甘草调和诸药。

病案 28

王某，女，67 岁。住院号：88830。于 2011 年 6 月 2 日 14：30 以"丙肝抗体阳性 3 月余，胃脘痞满 1 周"为主诉收住我科。

3 月前于高新医院及西京医院 2 次查体均为丙肝抗体阳性，1 周前由于心情郁闷，出现胃脘痞满不适。现症：胃脘痞满，如有物阻，饮食不下，食后有针刺样疼痛，无嗳气、呃逆，伴口干口苦，睡眠差，大便干。专科检查：全身皮肤轻度黄染，未见肝掌，颈部未见蜘蛛痣，肝上界右锁骨中线第 5 肋间，肝脾肋下未及。舌质暗淡，苔白浊，脉沉弱。患者以胃脘痞塞，如有物阻为主要表现，故属中医"胃痞"范畴，中药给予辛开苦降，调和脾胃之剂，方以加味半夏泻心汤。处方：半夏 10g，黄连 3g，黄芩 6g，沉香曲 10g，乌贼骨 10g，厚朴 10g，香附 15g，夏枯草 5g，鸡内金 10g，炒麦芽 30g，党参 15g，莱菔子 30g，炙甘草 5g，生姜 10g，大枣 3 枚。每日 1 剂，水煎 400ml，早晚分服。

二诊（2011 年 6 月 12 日）：患者食后胃胀，无嗳气、呃逆，伴口干口苦，睡眠差，大便干，舌质暗淡，苔白浊，脉沉弱，继用上方。

三诊（2011 年 6 月 17 日）：患者胃脘痞满消失，食纳增加，大便先干后稀，排便困难，舌质稍红，苔黄腻，脉沉弱，结合病因，因郁致病，目前症状改善，大便先干后稀属于肝郁脾虚表现，故以柴芍六君子汤加味，佐以青皮以疏肝破气，消积化滞，佐连翘以清热（舌质稍红、苔黄腻），加炒麦芽、谷芽以消食健胃。处方：柴胡 10g，白芍 10g，陈皮 10g，法半夏 10g，党参 15g，茯苓 15g，炙甘草 5g，炒白术 10g，青皮 10g，连翘 6g，炒麦芽 30g，谷芽 30g。7 剂，每日 1 剂，水煎 400ml。

按语：半夏泻心汤为治疗中气虚弱，寒热错杂，升降失常而致肠胃不和的常用方；又是体现调和寒热，辛开苦降治法的代表方。临床应用以心下痞满，呕吐泻利，苔腻微黄为辨证要点。吴昆《医方考》卷 1："伤寒下之早，胸满而不痛者为痞，此方主之。伤寒自表入里……若不治其表，而用承气汤下之，则伤中气，而阴经之邪乘之矣。以既伤之中气而邪乘之，则不能升清降浊，痞塞于中，如天地不变而成否，故曰痞。泻心者，泻心下之邪也。姜、夏之辛，所以散痞气；芩、连之苦，所以泻痞热；已下之后，脾气必虚，人参、甘草、大枣所以补脾之虚。"而支老认为半夏泻心汤为辛开苦降的代表方，只要为痞满证，排除湿热、胃阴虚者，灵活加减无不有效，特别是在慢性肝病包括慢性肝炎、肝硬化所出现的脾胃升降失常，其他胃肠疾病出现上述表现者，尽可应用。

医案29

张某，男，57岁。住院号：86912。于2011年5月12日8：30以"乙肝系列异常18年，胁肋胀痛1周"为主诉收住我科。

患者慢性乙型肝炎病史18年余，1周前患者出现胁肋胀痛，伴胃脘胀满，食后尤甚，于交大一附院查肝功：TBIL 26.52μmol/L，DBIL 7.15μmol/L，IBIL 26.52μmol/L，ALT 166.7U/L，AST 181.9U/L，ALP 189.7U/L，GGT 105.4U/L，TP 82.0g/L，ALB 33.0g/L，GLO 49g/L；HBVDNA < 10^3 IU/mL。现症：胁肋胀痛，胃脘胀满，食后尤甚，身困乏力，活动或劳累后加重，口苦口黏，时有嗳气，睡眠可，偶有齿衄，二便调。专科检查：可见肝掌，胸前可见多枚蜘蛛痣，肝上界右锁骨中线第5肋间，肝脾肋下未及。舌红苔黄腻，脉弦。患者主要表现为"胁肋胀痛"，故辨病属于中医内科"胁痛"范畴。结合患者身困乏力，活动或劳累后加重，口苦口黏，时有嗳气，舌红苔黄腻，脉弦，辨证为肝胃不和，湿热中阻证。中药给予疏肝和胃，清热化湿，方以加味柴平汤。处方：柴胡10g，枳壳10g，金钱草15g，白扁豆15g，生薏仁30g，公英15g，败酱草30g，黄芩10g，清半夏10g，陈皮10g，炒麦芽20g，生甘草10g。每日1剂，水煎服400ml，早晚分服。

二诊（2011年5月17日）：服药5剂后，患者诉胁肋胀痛及食后胃脘胀满减轻，身困乏力，口苦口黏减轻，时有嗳气，睡眠可，二便调，舌红苔黄腻，脉弦，继续给予上方。

三诊（2011年5月22日）：服药10剂时，复查肝功：TBIL 21.63μmol/L，DBIL 7.15μmol/L，ALT 37U/L，AST 21U/L，ALP 94U/L，GGT 106U/L，TP 82.0g/L，ALB 45g/L，GLO 40g/L。患者上述症状明显减轻，舌红苔薄黄，脉弦，上方减少清热之力，处方：柴胡10g，枳壳10g，金钱草10g，白扁豆15g，生薏仁30g，公英15g，败酱草15g，黄芩6g，清半夏10g，陈皮10g，炒麦芽20g，生甘草10g。每日1剂，水煎服400ml，早晚分服。

按语：柴平汤用于肝胃不和，湿热中阻证，临床症见胁肋胀痛，口苦口黏，胃胀纳差，时有嗳气，舌红苔黄腻，脉弦，慢性乙型肝炎，慢性胃炎见上证者。方中柴胡、枳壳两味为疏肝之品，两者配合，不热不凉，不温不燥，平调肝气；清半夏辛开苦降，和胃降逆，配合败酱草、金钱草、蒲公英等清热化湿，且制半夏之温性；陈皮、炒麦芽配合护胃气，使清热而不伤胃。该方是以疏肝和胃，清热化湿，甘寒为主的支老经验方之一。用于慢性乙型肝炎，具有保肝降酶之作用；用于慢性胃炎具有和胃降逆，抑制幽门螺旋杆菌，保护胃黏膜的作用。支老强调，舌苔一旦变薄，舌质一旦变淡红，必须减少清热之力，"衰其大半而止"久用则损脾胃。

医案 30

闫某，男，26 岁。住院号：91027。于 2011 年 8 月 10 日 9：40 以"乙肝系列异常 20 年余，双目黄染 1 周余"为主诉收住我科。

患者慢性乙型肝炎病史 20 年余，曾应用"聚乙二醇干扰素 $\alpha-2a$ 180μg 1 次/周，皮下注射"，配合"胸腺法新 1.6mg/次，1 次/隔日，皮下注射"抗病毒治疗约半年余，复查乙肝呈"HBsAg（＋）、Anti－HBc（＋）"、肝功正常，HBVDNA＜1000IU/ml，病情相对平稳。1 周前患者出现小便黄，随后家属发现患者双目黄染，今日求中西医结合治疗要求住入我科。现症：身困乏力，活动及劳累后加重，伴食欲下降，食后胃脘胀满，口苦口黏，夜休尚可，小便黄，大便调。专科检查：T 36.5℃，P 70 次/min，R 20 次/min，BP 110/70mmHg。精神欠佳。巩膜黄染。肝上界右锁骨中线第 5 肋间，肝肋下未及，脾肋下 2cm，质地中等硬度，边无触痛。肝区压痛、叩击痛（－）。舌质红，舌苔黄厚腻，脉弦。肝功：TBIL 49.80μmol/L，DBIL 19.0μmol/L，ALT 1322U/L，AST 570U/L，GGT 100IU/L，ALP 121U/L，TP 73.6g/L，ALB 43g/L，GLO 30.6g/L。患者病属西医慢性乙型肝炎，根据我科重点病种诊疗方案，辨病属中医"肝着"范畴。结合患者身困乏力，口干口苦，胃脘痞满，食后尤甚，舌质红，苔黄厚腻，脉弦，辨证为湿热未尽型。中医给予清热化湿，利胆退黄为法，方用复方苦菜汤加味。处方：败酱草 30g，茵陈 30g，山栀 10g，金钱草 30g，夏枯草 5g，白扁豆 20g，女贞子 15g，丹参 10g，叶下珠 10g，生甘草 10g。7 剂，日 1 剂，水煎 400ml。

二诊（2011 年 8 月 17 日）：患者身困乏力减轻，食后胃脘胀满消失，口苦口黏减轻，小便淡黄，大便调，舌质红，舌苔薄黄，脉弦，中医继续给予上方。

三诊(2011年8月30日)：复查肝功：TBIL 39.97μmol/L，DBIL 16.60μmol/L，IBIL 23.37μmol/L，ALT 206.60U/L，AST 124.20U/L，ALP 120.60U/L，GGT 218.50U/L，CHE 6728U/L，A/G＝44.20/32.40。

患者自觉症状完全消失，纳食倍增，二便调，巩膜轻度黄染，舌质淡红，苔白稍厚，脉弦，继守上方。

按语：支军宏主任医师对慢性乙型肝炎病因病机的认识为：中医无乙型肝炎等名称，它归属于中医黄疸、湿阻、胁痛、积聚等范畴。通过几十年来的不断探索、研究，对其病因病机概括为：乙肝病毒属于湿热疫毒，急性期失治、误治发展为慢性乙型肝炎，此阶段以湿邪留恋，正气已伤，或正气尚实，瘀血出现，气机阻滞等复杂病机。支老根据正气的虚实，治疗分为湿热未尽型、肝郁脾虚型、气滞湿阻型、肝肾虚损型、湿瘀互结型、肝肾阴虚型、气滞血瘀型等。本方针对于湿热留恋、湿阻气机，血行不畅，正气尚实阶段的慢性乙型肝炎以转氨酶升高，或兼黄疸者，其保肝降酶、退黄作用显著，值得推广应用。

医案31

李某，女，69岁。住院号：107792。于2012年11月1日8：30以"丙肝抗体阳性5年余，小便频数、灼热1周余"为主诉收住我科。

患者慢性丙型肝炎病史5年余，既往有"泌尿系感染"病史2年余。1周前无任何原因患者出现小便频数，日约10次，灼热。现症：小腹部有灼热感，小便频数，灼热，无疼痛，大便调。专科检查：尿常规正常；血常规：WBC 4.5×10⁹/L，NEUT% 57.4%，RBC 3.52×10¹²/L，HGB 10⁹g/L，PLT 125×10⁹/L，正常。肝功：TBIL 12.07μmol/L，DBIL 4.1μmol/L，IBIL 7.97μmol/L，ALT 85U/L，AST 148U/L，CHE 7314U/L，TP 87.2g/L，ALB 44.3g/L，GLO 42.9g/L，ALP 127U/L，GGT 50U/L；血凝常规 PT：14.2s，正常。HCVRNA：<1000IU/ml。舌质红，苔黄腻，脉弦，属于中医淋证，湿热下注，给予清热泻火通淋，方用加味白头翁汤。处方：白头翁30g，黄连3g，黄芩10g，黄柏10g，秦皮10g，白茅根10g，石斛10g，车前子（包煎）30g。每日1剂，水煎400ml，早晚分服。

二诊（2012年11月5日）：服药3剂，患者小腹部有灼热感缓解，小便次数减少日约6次，无灼热感，无疼痛，大便调。舌质红，苔黄腻，脉弦，继续给予上方。

三诊（2012年11月16日）：服药10剂，患者无特殊不适，二便调。

按语： 加味白头翁汤由《伤寒论》之白头翁汤加味而来。头翁汤为治疗痢疾的代表方，而支老用于治疗淋证，临床疗效优于八正散，属个人经验。临床应用急性尿路感染，急性膀胱炎；不明原因的小便频数，淋漓涩痛者。

医案32

蔡某，女，71岁。住院号：107792。于2012年12月30日9：25以"反复胃脘隐痛3年余，加重1周余"为主诉，收住入院。

3年期间患者间断出现胃脘隐痛，未行任何检查。1周前患者出现胃脘胀满加重，食后尤甚，于我院行胃镜示：慢性浅表性萎缩性胃炎。现症：胃脘隐痛，食后及夜间尤甚，无口干口苦，身困乏力，睡眠可，小便调，大便偏干。专科检查：肝功：TBIL 12.13μmol/L，DBIL 3.94μmol/L，IBIL 8.19μmol/L，ALT 17U/L，AST 17U/L，GGT 12U/L，CHE 9719U/L，TP 80.4g/L，ALB 49.1g/L，GLO 31.3g/L；空腹血糖：5.81mmol/L；肾功：CO_2CP 32mmol/L，BUN 4.51mmol/L，CRE 61.7μmol/L。患者主要表现为胃脘隐痛，故辨病属中医内科"胃脘痛"范畴。患者胃脘隐痛，食后及夜间加重，结合身困乏力，无口干口苦，舌质暗红，舌苔薄白，脉弦，故辨证为瘀血停滞；进食则触动其瘀，故食后痛甚；血瘀则血行不通，故痛有定处；中药给予活血、温中、止痛，方用四合汤。处方：丹参30g，檀香5g，砂仁10g，五灵脂5g（包），蒲黄5g，白芍15g，炙甘草5g，乌药15g，百合10g，炒麦芽30g。每日1剂，水煎400ml，早晚分服。

二诊（2012年1月7日）：服药7剂，患者食后及夜间胃脘隐痛减轻，结合身困乏力，舌质暗红，舌苔薄白，脉弦，中药继续给予活血、温中、止痛，方用四合汤。处方：丹参30g，檀香5g，砂仁10g，五灵脂5g（包），蒲黄5g，白芍15g，炙甘草5g，乌药15g，百合10g，炒麦芽30g。每日1剂，水煎400ml，早晚分服。

三诊（2012年1月16日）：患者胃脘隐痛消失，身困乏力减轻，二便调。继守上方7剂，患者无特殊不适。

按语： 慢性胃病多在脾胃虚弱基础上而发，发生主要是情志伤肝，肝失疏泄，木郁土壅，以致胃中气机阻滞，气滞日久影响血络通常，以致血瘀胃络。即"久病入络"、"胃病久法，必有聚瘀"。治疗本病要补虚以固本，同时重视活血化瘀法。支老临床应用由丹参饮、失笑散、芍药甘草汤、百合芍药散组合而成的四合汤，用于胃痛久治不愈，偏于血瘀者，疗效佳。

医案33

马某，男，37岁。初诊：患者慢性乙型肝炎病史20年余。2001年3月被市中心医院诊断为肝硬化失代偿期。此后每因腹泻导致腹胀加重，腹水反复，曾服多种中西药物无效。现症：每日晨起时腹痛欲泻，泻后痛减，大便稀薄，每日5～7次，并夹不消化食物，腹有冷感，受凉则腹痛腹泻，四肢清冷，口干；舌质红，苔薄白腻，脉细濡。实验室检查B超检查示：肝硬化并腹水、脾大；肝功能：TBil 21.7μmol/L，AST 56U/L，ALT 71μ/L，A 30.6g/L，G 34.2g/L。中药给予健脾温肾、化湿行气，方以乌梅汤加减。处方：乌梅30g，黄柏5g，党参10g，黄连3g，炮姜10g，制附子10g，肉桂10g，肉豆蔻6g，生山楂15g，炒白术20g，炒薏苡仁15g，山药15g，防风6g。

二诊：服药10剂，患者腹泻减少至每日1～2次，继服14剂后腹泻基本控制，唯觉胃脘时嘈杂感。于原方中加入吴茱萸，与黄连合为左金丸取其清肝和胃之义。服上方14剂后诸症基本痊愈。嘱每日口服参苓白术丸以巩固疗效。实验室检查：TBil 18.5μmol/L，AST 40U/L，ALT 39U/L，A 36.4g/L，G 31.1g/L。HBVDNA 1.1×10³IU/ml。

按语： 慢性腹泻是指较长时间有大便次数多、粪质稀薄如水样或兼有黏液样的一种常见肠道疾病。《景岳全书·泄泻》中曰："泄泻之本，无不由于脾胃。"又曰："久泻无火，多因脾胃之虚寒也。"因此治疗慢性泄泻多以脾虚湿蕴，脾胃虚寒论治。但临床观察发现，慢性腹泻病情复杂，病程缠绵，虚实错杂，寒热错杂，病位涉及肝、肾、脾三脏，单纯应用苦寒燥湿、甘淡渗湿、舒肝解郁、辛热助阳之品难以奏效，必苦甘酸辛合用，肝脾肾同治方能奏效。

医案34

杨某，女，48岁。初诊：患者10年前因剖宫产有输血史。2003年9月确诊为肝硬化。2004年8月份出现腹痛、腹泻，复在我科住院治疗，经中西医结合治疗后，患者腹痛、腹泻消失，但出现口唇溃烂，在各家医院就诊，均不能确诊，用药后症状无改善，后在我院门诊服中药治疗。多位医生均以湿热中阻先后用柴平饮、三仁汤、藿朴夏苓汤等，口唇溃烂持续不愈。现症：口唇溃烂，唇色鲜红，并有苔藓样变化，脱白屑，此起彼伏，层出不穷，口干欲饮，口不苦，食纳正常，小便黄，大便成形，每日1次；舌质红，苔黄腻，脉细。中药给予泻脾胃伏火，方用泻黄散加味。处方：藿香15g，生石膏30g，栀子10g，防风5g，生甘草15g，连翘10g，白茅根30g，猪苓30g，生地10g，丹皮10g，生麦芽15g。

二诊：服上方10剂后，患者口唇溃烂面明显减轻，脱屑改善，苔藓样变明显改善，舌质仍红，舌苔稍消退，但有头晕。守原方加葛根15g。

三诊：15剂后，患者口唇溃烂面愈合，脱屑基本消失，苔藓样变消失，舌质淡红，舌苔薄黄略腻，脉细，但仍觉口干欲饮，说明脾胃伏火仍未完全消除，故续服原方7剂以巩固疗效。服药7剂后，患者诸症消除，嘱患者停药观察。

按语：患者出现口唇溃烂，不能愈合，多位医生均以中焦湿热为主治疗，效不佳。从患者表现看，舌质鲜红，唇色鲜红，溃烂，且脾开窍于口，口唇归属于脾，诸症分析，符合脾胃伏火郁热，伏火熏蒸于上而形成上述诸症，故处方以清泻脾胃伏火为主。方用泻黄散加味，方中重用防风，取其升散脾中伏火，更与生石膏、栀子同用，清降与升散并进，使能清降不伤脾胃之阳，升散能解伏积之火。藿香芳香醒脾，一以振复脾胃气机，一以助防风升散脾胃伏火；以甘草泻火和中；连翘、白茅根清热凉血。诸药配伍，取得奇效。

医案35

张某，男，26岁。初诊：患者慢性乙型肝炎病史15年余，10d前突感恶寒发热，鼻塞不通，时流清涕，咽喉肿痛，至第2d自觉头晕加重，昏倒1次。急送医院检查，体温39.9℃，心率92次/min，心肺听诊未见异常，肝脾不大。急查血常规：白细胞$6.4×10^9$/L，中性粒细胞69%，淋巴细胞30%，单核细胞1%，该院按高热待查住院治疗。曾先后用大量青霉素、土霉素、氨苄西林（氨苄青霉素）等药未见效果，后改为头孢三代，连续应用10余日，体温仍然持续不退，维持在39℃左右。住院期间仍无明显阳性体征发现，血、尿、便检查及细菌培养均未发现病菌生长。现症：发热不恶寒，午后热重，身有汗出，神疲懒言，面色垢赤，说话无力，口干口渴，喜冷饮，头晕头痛，心烦不宁，四肢沉重无力，纳呆，小便短赤，大便稀软，日行1次；舌质稍红，舌苔白厚如积粉，脉滑数。中药给予芳香化浊，方用加味达原饮。处方：槟榔20g，草果10g，厚朴15g，知母10g，黄芩10g，白芍10g，生薏苡仁30g，蒲公英30g，败酱草15g，佛手10g，白花蛇舌草30g，甘草10g。每日1剂，水煎服400ml，早晚分服。

二诊：服上药1剂后，当日体温降至38.6°C左右。考虑有效，效不更方，继服5剂，体温恢复正常，诸症皆除，经调养半个月余，痊愈出院。

按语： 本例患者属慢性病毒性乙型肝炎，症状一直较为稳定。10余日前突发高热不退，西医给予抗感染等治疗无效，且患者精神状况越来越差。后抱着试一试的态度请中医诊治。诊时考虑适逢夏日，患者感寒，10余日不退，初感是畏寒发热，鼻塞不通，时流清涕，咽喉肿痛乃感受暑湿外邪，未能及时宣透清解，复因工作劳累，湿邪迅速化热。会诊时，症见但热不寒，午后热重，口渴心烦，舌红说明表证虽解，但营热仍盛；因其苔黄厚而腻，面垢而赤，四肢沉困，大便稀软，可见湿邪缠绵未解，故治当芳化利湿、清暑凉血。方用生石膏、银花、黄芩、茵陈清暑利湿；藿香、佩兰芳香化湿；生地、丹皮、天花粉、赤芍养阴凉血活血。

医案36

丁某，男性，51岁。住院号：108346。患者于2012年5月13日以"发现肝硬化7年，神志不清3d"。之主诉收住我科。

患者慢性乙型肝炎病史16年余，乙肝肝硬化病史7年余。患者于半月前无明显原因出现乏力、食欲不振、恶心、腹胀、小便黄赤，自认为"胃病"，自服香砂养胃丸等，上述症状未见明显减轻。3d前患者出现神志不清、胡言乱语，家人以为是精神病，送当地医院查肝功：TBIL 54.4uμmol/L，DBI 21.62μmol/L，ALT 124U/L，AST 92U/L，CHE 2357.7U/L，TP 65g/L，ALB 31g/L，CHE 2129U/L，转来我科住院。现症：身目黄染，黄色鲜明，神志不清，烦躁谵语，神疲乏力，腹胀纳少，小便黄赤，大便不调。舌质红，苔黄腻，脉弦。专科检查：P 72次/min，R 16次/min，BP 120/82mmHg。神志不清，呼之不应，间断烦躁、谵语，皮肤及巩膜黄染，球结膜无水肿，双瞳孔等大等圆，对光反射灵敏，肝脾肋下未触及，移动性浊音（-），双下肢无水肿，肌张力亢进，扑翼样震颤阳性。肝功：TBIL 189.8μmol/L，DBIL 112μmol/L，ALT 251U/L，AST 87U/L，GGT 12U/L，CHE 2357.7U/L；HBVDNA：4.1×10^5IU/ml。中药给予清热解毒，泻火通便，除烦安神，安宫牛黄丸鼻饲管或口中慢慢点滴，方用肝性脑病灌肠方。处方：茵陈30g，栀子10g，蒲公英30g，金钱草15g，生大黄10g，败酱草15g，连翘15g，金银花10g。上药加水煎成200ml药液，保留灌肠使用，每日1次，15d为一疗程。

经过3d治疗，患者神志渐清，可进少量饮食。检查：血压、脉搏正常，可正确回答问题，皮肤、巩膜黄染减轻，扑翼样震颤阴性。

按语：重症肝炎和终末期肝病患者肝性脑病的发生率为70%～75%，肝性脑病的发生严重影响患者生活质量，甚至危及其生命。近年来，由于早期诊断技术的进步，监护措施的加强及各种新疗法的使用，肝性脑病死亡率有所下降，但仍在40%～54%之间。中西医结合治疗是提高该病抢救成功率及存活率的有效方法，由于肝性脑病患者都存在意识障碍和行为异常，口服中药难度极大，因此中药的剂型改革及中药外治法应用尤为重要。肝性脑病属于中医"神昏"范畴，因肝病鼓胀后期，或黄疸迁延不愈，久病转虚，肝阴亏耗，时有虚风内动之势，复因伏于血分之湿毒热邪鼓动而发病。中医学认为，肝性脑病的病机是热毒炽盛，痰浊内闭，热迫心营，脉络瘀阻，清窍受蒙。支老应用本方于胃肠实热、肝经实热证者，方用以茵陈、栀子、生大黄为主要成分，清热泻火，通腑泄热，除烦安神，配合蒲公英、败酱草、连翘、金银花等协同作用。现代药理研究证明，上方除通腑通便，促进氨的排泄外，具有抑制内毒素的吸收，对一般肝病有保肝作用，对重症肝炎更有预防病情进一步发展，治疗的作用。

医案37

段某，女，33岁，于2011年1月25日初诊。患者经来小腹胀痛20年，月经周期25d，经期7d，量少，色暗，伴有血块。患者平素急躁易怒，多梦。现舌淡暗，苔白，脉弦。中药给予温经止痛。自拟方如下：香附15g，川芎15g，乌药10g，姜黄3g，炙甘草3g。7剂，水煎服，每日1剂，早晚分服。

服上方7剂后，诸症大减。再投7剂，嘱患者下次月经前1周服用，后随诊，患者痊愈。

按语："肝者，将军之官"，喜条达而恶抑郁。患者平素急躁易怒，肝之疏泄失常，气机郁滞，故经来腹痛以胀痛为主；肝主疏泄，调畅气机，气行则血行，气滞则血停，气机郁结，则血行不利，以致瘀血，故月经伴有血块；情志郁结化火，胆腑不清，胆气不宁，扰及心神，心神不安则多梦；脉弦为肝郁气滞之征。病乃肝气郁结，疏泄不利，气血运行不畅。治宜行气活血止痛，方选经舒方。方中香附味辛，性微温，疏肝行气，调经止痛；乌药善于行气止痛，且能疏肝解郁；川芎为妇科要药，能行气活血、调经，二药合用增强行气活血调经之功；姜黄既入血分又入气分，川芎行气活血，二药合用活血行气止腹痛；炙甘草缓急止痛，调和药性。全方共奏行温经活血止痛之功。

医案 38

李某，女，16 岁，于 2010 年 6 月 27 日初诊。患者经行腹痛 2 年，伴经前乳胀，行经时头痛。现头痛，眠可，食差，大便干。时值经期第 4d，腹痛，脉弦。中药给予行气、活血、养血，通络止痛。自拟处方：香附 10g，川芎 10g，当归 20g，蜈蚣 1 条，全虫 6g，细辛 3g。7 剂，日 1 剂，水煎服 400ml。

二诊：患者腹痛及头痛明显减轻。7 剂，日 1 剂，水煎服 400ml。

按语：肝者，喜条达而恶抑郁，肝气郁滞，气血运行不畅，冲任壅滞，故经行腹痛，经前乳胀；肝郁木旺克脾土以致脾虚，故食差；肝藏血，肝血不足，不足以濡养于脑，肝气郁滞，肝经经脉不畅，故头痛；大肠气机阻滞，传导失畅，故大便干；脉弦为气机郁滞之征。方中香附味辛，性微温，疏肝行气，调经止痛；乌药善于行气止痛，且能疏肝解郁；川芎为妇科要药，能行气活血、调经，二药合用增强行气活血调经之功；蜈蚣、全虫以通络止痛。全方具有行气、活血、养血，通络止痛，通治经行头痛。

医案 39

桂某，女，32 岁，教师。于 2012 年 6 月 19 日初诊。患者诉咽痒有异物感，咽部分泌物不易咯出，咽部干燥及微痛，咽喉沙哑，咽喉壁暗红。舌质淡红，苔薄白，脉弦。中药给予利咽润喉，方用利咽一壶茶。处方：夏枯草 5g，桑叶 5g，青茶 5g，菊花 5g，红花 3g。全方泡茶饮用。

按语：慢性咽炎是一种常见病、多发病，比较顽固，且易反复发作。西药治疗咽炎主要为抗生素类药物，对人体细胞组织破坏性很强，还会导致咽喉部正常菌群失调，引起二重感染。中医上称慢性咽炎为"慢喉痹"，认为病变在于咽喉，但其病理形成与肺、胃、肾有密切关系。一是肾阴虚，虚火上炎于肺，导致肺阴虚，虚火上炎至咽喉；二是胃有蕴热，火热上炎，气血结于咽喉，形成慢性充血，黏膜干燥而发病。因此，防治慢性咽炎，支老用具有清热功效的中药，如夏枯草、桑叶、青茶、菊花等来泡水代茶饮，取得较好的疗效。

医案40

黄某，女，46岁。2011年8月2日初诊。患者经水来潮18d未净，量多，色暗红，夹块，伴小腹胀痛，腰部酸坠，平素带多色黄，有异味，纳便正常，B超提示子宫肌瘤，大小约11mm×10mm×12mm，舌淡、苔薄白，脉细。治拟清热凉血止血，予以自拟止崩方。处方：贯众炭10g，生地炭10g，槐花炭5g，藕节30g，白糖30g。3剂，日1剂，水煎服400ml。

二诊：服药后8月3日经量增多，8月5日经量减少，今日月经将净，色淡红，舌质淡红，苔薄白，脉细。治拟清热凉血止血，予以自拟止崩方，处方：贯众炭10g，生地炭10g，槐花炭5g，藕节30g，白糖30g。3剂，日1剂，水煎服400ml。药进1剂，经水即净。

按语：《血证论》指出血证"气盛火旺者十居八九"，"血病即火病，泻火即止血"。崩漏为病，虽有虚、实、寒、热等不同证候，究以热证为多见。本案症见经期过长，量多色鲜夹块，腹痛腰酸，B超发现子宫肌瘤。分析病因：其一病家年近七七，天癸渐绝，阴气自半，阳气偏盛，血热妄行，是为经乱之肇。其二癥瘕瘀阻，血不归经，瘀热胶结，胞脉损伤，诸症出焉。故治疗清热与化瘀不可偏废。

附篇　个人文集

支军宏治疗黄疸经验浅析

田莉婷　李煜国　薛敬东

（陕西省中医医院肝病科　710003）

陕西省名老中医支军宏主任医师，从事中医肝病临床、教学和科研工作40余年。在从师学习中，深感支老师作为医学专家，治学严谨，勤求古训，博采众长，学验俱丰，深受启发，探其毕生研习之路，略有所悟，现对黄疸治疗所学的点滴体会与同道分享，以飨读者。

1　关于病因病机

1.1　湿热内蕴：支老认为黄疸的病机关键是湿邪为患，如《金匮要略·黄疸病脉证并治第十五》："然黄家所得，从湿得之。"由于湿邪壅阻中焦，脾胃失健，肝气郁滞，疏泄不利，致胆汁疏泄失常，胆液不循常道，外溢肌肤，下注膀胱，而见目黄、身黄、小便黄之病症。

1.2　寒湿内阻：寒湿伤人，或素体脾胃虚寒，或久病脾阳受伤，则湿从寒化，或阳黄误治失治，迁延日久，脾阳损伤，湿从寒化，则可转为阴黄。寒湿瘀滞，中阳不振，脾虚失运，胆液为湿邪所阻，而见面目肌肤色黄晦暗。《金匮要略》："湿家之为病，一身尽疼，发热，身色如熏黄也。"

1.3　瘀血内阻：支老认为患者不论是湿热还是寒湿致病，其病位深达血分，病机的关键是"瘀"。肝主藏血，瘀于里，肝藏血失常，疏泄失职，胆汁淫溢而发黄。所谓"治黄必治血，血行黄易却"。张璐《张氏医通》中则谓："诸黄虽多湿热，然经脉久病，无不瘀血阻滞。"

2 辨证施治

2.1 阳黄：主证：湿热型黄疸。症见身目黄染，黄色鲜明，口干口苦，腹胀尿黄，舌苔黄腻，脉滑数或沉实有力。治则：清热利湿，退黄。方剂：加味茵陈蒿汤组成：茵陈30g，栀子10g，生大黄5～10g，赤芍60～200g，红花3g，炒麦芽30g，白茅根15g，生甘草5g。本方是在《伤寒论》茵陈蒿汤基础上，加活血化瘀之赤芍、红花等。支老遵从黄疸的总体病因——湿邪，特别是阳黄，湿热为患，困阻胃肠，熏蒸肝胆，肝失疏泄，胆汁外溢肌肤而身目黄染，下注膀胱而小便黄染；另外，"黄在血中，血行黄自却"的观点，故方中加赤芍及红花以活血退黄。虽为实证，但上方苦寒，需时刻固护胃气，故加炒麦芽。

临床加味具体如下：加味茵陈蒿汤为治疗湿热黄疸的代表方，虽为热重于湿之阳黄证，但配伍得当，统治一切阳黄。一般恶心、呕吐者，加清半夏、陈皮各10g，竹茹3g；脘腹胀满者，加厚朴10g，莱菔子15g；口干口苦明显者，加黄芩10g；热象明显，舌苔黄燥者，加败酱草、蒲公英各30g；纳差者，加炒谷芽30g；湿邪偏盛者，加藿香10g，生薏仁、茯苓各30g；大便溏者，生大黄5g，加生姜30g；黄疸以直接胆红素为主者，赤芍最少为60g，最大为200g，服后大便溏、次数增多者，佐生姜30g。

2.2 阴黄：主症：身黄、目黄，黄色灰暗如烟熏，神疲乏力，腹胀纳呆，或畏寒怕冷，大便不实，舌淡苔白，脉沉弱，或沉缓。治则：温中健脾，化湿退黄。方剂：加味茵陈术附汤组成：茵陈30g，制附子5～10g，炒白术15g，砂仁、白蔻仁、陈皮、干姜各10g，赤芍60～200g，红花5g，炒麦芽30g，炙甘草5g。本方仍以《伤寒论》之茵陈术附汤为基础，寒湿之邪久羁，化生痰湿，痰浊阻络，痰滞而血瘀；或血阻而瘀，瘀血内阻，津运不畅而生痰，终致痰瘀交结，加用活血化瘀之品赤芍、红花以活血退黄。

临床加味具体如下：腹胀纳呆甚者，可去白术，加苍术、厚朴各10g，莱菔子15g；大便溏稀者，加炒山药、炒薏仁各15g；纳差、口苦甜腻者，加苍术10g，炒谷芽30g；皮肤瘙痒者，加土茯苓30g，地肤子10g；双下肢水肿或有腹水者，加桂枝15g，茯苓30g，去干姜；黄疸以直接胆红素为主者，赤芍60～200g，加生姜30g，葛根15g。

2.3 瘀血发黄：主症：身目发黄、晦滞，面色晦暗或青紫或黧黑，胁下痞块、刺痛拒按或胀痛，或皮肤赤丝血缕，舌质紫暗或有瘀斑，脉弦或涩。治则：益气活血，退黄。方剂：加味桃红四物汤合茵陈五苓散：炙黄芪、丹参30g，桃仁、当归、川芎、赤芍、茯苓、猪苓、泽泻、柴胡各10g，白芍15g，红花5g，茵陈30g。方中以丹参为主药，针对瘀血这一病因病机治疗，桃仁、红花、赤芍、川芎活血化瘀，加强主药的作用为辅。配芍药、当归养血柔肝，活血不伤血，配黄芪益气扶正，气充则血旺，血行有力，柴胡为使，引药入肝。

临床加味具体如下：气虚明显者，加党参15g；纳差者，加焦山楂30g；血瘀明显者，加莪术10g；肝、脾肿大者，加鳖甲10g，生牡蛎30g；大便稀或次数多者，加生姜30g。

3 讨论

阳黄治疗过程中只看到病人瘀热或湿热表现，过用苦寒或寒凉药物，会加速阳黄向阴黄转化，使寒湿之邪加重，故临床应及时根据病情阴黄与阳黄的转化，作相应的处理，切不可不顾病情变化，墨守成法，贻误病情。

对于阳黄患者，虽为实证，但加味茵陈蒿汤苦寒，在用药时应注意时刻固护胃气，尤其对于阳黄患者临床常佐以炒麦芽、陈皮、生姜，防止药物苦寒向阴黄发展。

活血化瘀：在黄疸病的治疗过程中，活血化瘀之品贯穿于治疗黄疸病的整个病程中，选用活血化瘀药物时，不宜辛燥、峻猛，应参照古代医家治验，结合现代医学重视黄疸发生机制。主药有：丹参：每日可用20~30g，配伍葛根（葛根现代研究其利胆作用优于茵陈、栀子）治疗残留黄疸屡见功效。赤芍凉血活血偏于凉血；红花活血化瘀偏于行气，达到气行则血行的目的；桃仁活血化瘀，祛瘀生新。现代药理研究证实[1-3]，赤芍等活血化瘀药具有消退黄疸，抑制血浆中血栓素的产生，促进肝脏水解，抗肝纤维化，促进肝细胞再生的作用。这些作用均可纠正胆红素代谢障碍，并能消除黄疸加深而利于退黄。

衷中参西：支老师认为，临床辨治黄疸，当衷中参西，结合现代医学治疗方法，达到及时消退黄疸、控制病情、改善疾病预后的目的。如病毒性黄疸型肝炎患者，应及时合理运用抗病毒、保肝、提高免疫等药物。

4 典型病例

张某，女，25 岁。患者乏力、纳差、恶心、尿黄 5 月余，近半月症状加重，并因出现鼻衄、皮肤瘙痒、大便灰白而入院。查体：皮肤及巩膜重度黄染，可见不典型蜘蛛痣，有肝掌，心肺正常，腹平软，肝肋下 1.0cm，剑下3.0cm，脾肋下未及，移动性浊音阴性。实验室检查：TBil 432.6μmol/L，DBil 292.4μmol/L，ALT >500U/L，TP 79.3g/L，ALB 37.4g/L，HBsAg、HBeAg阳性。诊断：慢性肝炎（乙型）（中度）。临床症见：纳差，恶心、呕吐，胃脘胀满，身痒，尿黄而自利；身目重度黄染，可见朱砂掌；舌质暗红，舌下脉络增粗延长，苔黄厚腻，脉弦。西医诊断：病毒性肝炎（乙型、慢性瘀胆型）。中医诊断：血瘀血热型。治则治法：清热利湿，退黄。处方：加味茵陈蒿汤。具体如下：茵陈、炒麦芽各30g，栀子、法半夏、陈皮各10g，生大黄 5～10g，赤芍 60～200g，红花 3g，白茅根 15g，生甘草、竹茹 5g。

二诊：治疗后 7d，恶心呕吐消失，身痒减轻，上方去竹茹、法半夏、白茅根苦寒之品。

三诊：治疗 20d，患者四肢黄染减轻，且症状消失，舌质红，苔薄黄，脉弦，说明热象减轻，故上方加生姜，防止药物苦寒向阴黄发展。四诊：药后 50d，TBIL 51μmol/L，继续原治疗。出院后继续服用加味茵陈蒿汤。共治疗 80d，肝功能全部正常。

按语：支老认为重症瘀胆型肝炎（含急性和慢性）具有病程长、血瘀重、里热盛（血热）三大特征。如《张氏医通》云："诸黄虽多湿热，然经脉久病，不无瘀血阻滞也。"肝藏血，主疏泄，血热而失于疏泄，胆汁不能循常道而流，则溢于外而见真色于肌肤，故发黄。《诸病源候论》中云，"血瘀在内则时时体热而发黄"，故瘀热胶结为本病之基本病因病机。本例临床见症为血瘀、血热；其中小便自利具有重要的临床意义，这是同湿热发黄鉴别的关键。《普济方》中曰，"血症之黄，小便自利耳"；沈金鳌说，"诸黄皆小便不利，唯血瘀发黄小便自利也"。瘀热胶结发黄，当以凉血活血为治。重用赤芍退黄，古代医书并未记载。"凉血活血重用赤芍"系汪承柏教授在实践中发现并首先应用于临床。赤芍苦酸寒，入肝脾经，凉血活血；《药品化义》中曰，"赤芍，味苦能泻，带酸入肝，专泻肝火，肝藏血，因此清热凉血"；李时珍云，"赤芍药散邪，能行血中之滞"。故赤芍对血疾、血热者用之适宜。

参考文献

[1] 杨大周，林杰，宋为云，等．重用赤芍治疗慢性肝炎纤维化前后肝组织的比较[J]．中国中西医结合杂志，1994，14（4）：207－209．

[2] 张永艳，赵文霞．赤芍防治肝病的作用及机制研究[J]．陕西中医，2003，24（7）：655－656．

[3] 胡梅雪．活血化瘀法治疗肝纤维化[J]．中医药学报，1998，19（2）：13．

（《陕西中医》2012年第33卷第9期）

宣肺发汗法治疗肝性胸水83例

李煜国　　田莉婷

（陕西省中医医院肝胆科　西安　710003）

肝硬化胸水是肝硬化发展为晚期的临床表现之一。Morrow在1958年明确其定义，但目前尚无根治措施，其发病率在晚期肝硬化占0.4%～30.0%。一般为右侧，双侧次之，其原因尚不清楚，可能与左右膈肌的解剖差异、压力作用下右侧横膈小孔及淋巴回流分布因素等有关，但不能解释无腹水而单纯胸水者。一般治疗包括应用利尿剂、补充人血白蛋白、化学胸膜固定术、外科手术、穿刺排放胸水等，特别是利尿剂效果欠佳，反复排放胸水带来的众多问题。本科近十年以宣肺发汗法治疗肝性胸水83例，无1案例穿刺排放胸水，报道如下。

临床资料

83例患者，均为2000—2007年住院患者，其中男性47例，女性36例；诊断符合2005年西安会议《病毒性肝炎防治方案》中肝硬化诊断标准；年龄最大68岁，最小33岁，平均年龄（42.17±26.15）岁；child肝功能分级A级14例，B级56例，C级13例；第1次胸水9例，第2次33例，第3次以上41例；2次以上者均反复穿刺排放过胸水，最多的8次；胸水最长1月，最短3d（从就诊之日计算）；合并腹水者56例，单纯胸水17例；单侧71例、双侧12例，所有患者X线或B超检查均为大量胸水。

诊断标准　①肝硬化患者，尤其是肝硬化患者伴有胸腔积液；②胸水为漏出液，偶为血性，胸水检查与腹水相近，蛋白含量可略高于腹水；③排除肝硬化并发结核性胸膜炎或自发性细菌性胸膜炎；④排除多发性浆膜炎、Meigs 综合征、肺癌或肾病综合征引起的胸水。

治疗方法

在利尿剂基础上应用中药宣肺发汗法治疗。根据饮证辨证：中医辨证为虚证者：中药应用生麻黄、桂枝各 15g，白芍 20g，茯苓、炒白术各 30g，炙甘草 5g。中医辨证为实证者：中药应用生麻黄 20g，白芍 15g，桂枝 10g，茯苓、生白术、葶苈子各 30g，炙甘草 5g，大枣 4 枚。

疗效标准　显效：轻中度胸水 3～7 天消退；有效：重、中度胸水 7～12 天消退；无效：胸水无明显变化。治疗结果：显效 58 例，有效 23 例，无效 1 例，总有效率为 97.37%。

讨论

肝性胸水属于中医饮证中饮停胸胁，有虚实之分，总的治则为"温药和之"，而肝性胸水多合并腹水，又属于中医鼓胀范畴。对鼓胀病的治疗，《寓意草》为三法："培养一法，补益元气是也；招纳一法，升举阳气是也；解散一法，开鬼门、洁净府是也。"现代医学肝性腹水、肝性胸水的形成机理基本相同，因而治法也不异，然屡查中医典籍和现代医家经验，未见应用宣肺发汗治疗肝性胸水一说。对于"鬼门"，《内经》为"魄门"注解一是肛门，众多人意见；又注为汗孔，认者较少。本人应用宣肺发汗治疗肝性胸水，是一病例巧遇：十余年前治疗一肝硬化并胸腹水患者，时遇冬季，外感风寒而合并风寒感冒，应用麻黄汤 3 剂，大量胸水竟 2d 消退。由此而引发宣肺发汗是否能治疗肝性胸水，以后工作实践中试之，确有奇效，故沿用至今，不断摸索，体会有之：汗出较多者，适当减少生麻黄用量；少量出汗，最为合适；遵守《伤寒论》麻黄汤禁忌；发汗不能太过，无论虚证、实证，均佐以白芍，发而不散；结合现代医学药理研究，应用生麻黄注意心率，适当应用普萘洛尔。以上为本人粗浅经验，献之于众，可商榷。

（《陕西中医》2009 年第 30 卷第 1 期）

支军宏主任医师治疗肝纤维化的经验

田莉婷[1]　李煜国[1]　李向阳[2]

(1. 陕西省中医医院肝病科　71003　2. 西安印钞有限责任公司医保中心　710077)

原陕西省中医药研究院附属医院业务副院长、陕西省名老中医支军宏主任医师，从事中医肝病临床、教学和科研工作 40 余年，学验俱丰。支老在中药抗肝纤维化及肝纤维化的治疗中形成了一套完整的理论和治疗方法，重点为慢性乙型肝炎肝纤维化，总结如下：

1　肝纤维化的认识

肝纤维化（hepatic fibrosis）是指肝细胞发生坏死及炎症刺激时，肝脏中的胶原蛋白等细胞外基质（ECM）的增生与降解失去平衡，进而导致肝脏内纤维结缔组织异常沉积的病理过程，轻者称为纤维化，重者进而使肝小叶结构改进、假小叶及结节形成，称为肝硬化[1]。肝纤维化是慢性肝病重要的病理特征，也是进一步向肝硬化发展的主要中间环节。目前认为，肝纤维化的主要发生机制是肝细胞外基质（extra – celluarmatrix. ECM）的过度增多和异常沉积。这一过程绝不是静止不动的，而是不断变化的[3]。肝纤维化是现代医学概念，中医学古代文献并无记载。到目前为止，肝纤维化在中医领域内仍没有一个统一的中医对应的病名。根据本病的临床特点及转归，通常将其归入中医"癥瘕"、"积聚"、"胁痛"、"黄疸"等病症范畴。支军宏主任医师认为，肝纤维化是鼓胀、积聚的病理基础，而鼓胀、积聚是肝纤维化的必然结果，将肝纤维化归属于"积聚"或"积证"的范畴更为准确。

1.1 病因：支老认为，病毒性乙型肝炎，有人认为其病因为湿热疫毒，是不错，但根本为"湿毒"，"毒"这一概念，来源于病毒性乙型肝炎为传染性疾病，与国医大师张学文教授对温病"毒"的概念相通。湿性黏滞，因此缠绵难愈，所以乙型肝炎慢性化的原因就在于此。湿有内外之分，乙型肝炎的湿毒多由外感，进入人体后因个体差异可以热化为湿热，寒化为寒湿，正如《金匮要略》中有关黄疸的描述"然黄家所得，从湿得之"。

1.2 病机：从病因学，总由湿邪为患，湿为阴邪，易伤阳气，湿性黏滞，缠绵难愈，这是其特点。湿阻气滞，气滞则血瘀，故瘀贯穿在病性的始终。从脏腑而言，肝主疏泄，藏血；脾主运化，湿易伤脾，故脏腑主要为肝脾，日久可影响到其他脏腑，主要为肾。脾为后天之本，肾为先天之源；脾肾同源，故肝纤维化的主要原因为湿、瘀，主要病变脏腑为肝、脾、肾。根据正气的强弱，病程的进展，可出现以下的病机转归：①湿阻气滞：见于病程早期，病情较轻时，湿困中焦，枢机不利，气机阻滞，患者症状轻微，稍有乏力，左胁不适，舌苔薄白或白腻，脉沉、濡等；②湿热蕴结：见于病程的早期，湿从热化，"胃家实"者，或明显的活动期，往往症状也轻，稍有乏力，右胁不适，口苦口黏，舌苔薄黄腻，脉弦或滑；③肝郁脾虚："见肝之病，知肝传脾"，一方面由于土壅木郁，形成肝郁脾虚；另一方面由于慢性肝炎日久难愈，因病致郁，肝失调达，克伐脾土，形成肝郁脾虚，表现为左胁或两胁不舒，时有胀痛，情绪抑郁，食少纳呆，食后腹胀，大便不调，舌苔薄白或薄腻，脉弦；④气滞血瘀：病情继续发展，气滞日久，推动无力，出现血行不畅，气滞血瘀，偏于气滞，兼右胁或两胁胀痛，时有刺痛，或肝脾肿大；偏于血瘀，以右胁疼痛，部位固定，肝脾肿大，质地较硬，舌淡暗，或瘀点、瘀斑，脉沉弦、涩等；⑤肝肾阴虚：见于病情晚期，或由于气郁化火伤阴，或先天禀赋不足，右胁隐痛，口干舌燥，腰膝酸软，双目干涩，舌红少津，脉细、弦细等；⑥脾阳不足：湿伤阳气，或素体脾阳不足，复感湿邪，患者表现为右胁不适，纳食不香，口中黏腻，畏寒怕冷，不耐油腻，舌淡苔白，脉沉、弱等。

其他如出现正虚瘀结、脾肾阳虚等的进一步发展，往往已经为肝硬化，不在本病范围内。

2 辨证施治

（1）湿阻气滞：化湿行气，方用加味平胃散。处方组成：苍术、厚朴、陈皮、炒麦芽各10g，制半夏6g。

（2）湿热蕴结：化湿消热，复方苦菜汤加减。处方组成：败酱草、茵陈、金钱草各30g，夏枯草5g，白扁豆20g，女贞子15g，栀子、生甘草、丹参、叶下珠各10g。

（3）肝郁脾虚：疏肝健脾，方用加味逍遥散。处方组成：当归、香附各10g，白芍、茯苓、川芎各6g，柴胡5g，炒白术12g，夏枯草、薄荷各3g，生姜 3 片。

（4）气滞血瘀：行气活血，血府逐瘀汤加减。处方组成：当归、枳壳、川芎、川牛膝各 10g，桃仁、红花各 5g，柴胡 5g。

（5）肝肾阴虚：滋补肝肾，加味补肝汤。处方组成：熟地、当归、女贞子、陈皮各 10g，川芎、白芍各 6g，木瓜、柴胡各 5g，炒麦芽 15g。

（6）脾阳不足：温补脾阳，加味理中汤。处方组成：党参 30g，炒白术 12g，干姜 5g，仙灵脾、茯苓各 10g，焦山楂、怀牛膝各 15g。

3　用药特点及治疗大法

①方出有名：支老临床以经方、成方为主。他认为这些都是前人智慧的结晶，久用不衰，现代一个人行医一生中真正体现个人独特创造力的方剂少之又少，不主张众多的自拟方。②安全第一：支老常讲，抗肝纤维化是一个长期过程，必须将药物的安全性放在第一位，因此在他的方剂中，少有豺狼之品，且用量适中。③衷中参西：在中医辨证下，参考现代医学的药理研究有抗肝纤维化的中药，如柴胡、丹参、茯苓、当归、女贞子等。④谨守病机：贯彻湿、瘀在病变的始终，除阳虚证外，均体现了化湿、活血的特点。

补虚驱邪是治疗大法：支老对肝纤维化的治疗，紧紧围绕"血瘀为积之体，虚损为积之根"的"虚损生积"理论，充分调整肝脾肾功能失调，抗肝实质细胞损伤，改善微环境。补虚主要是补益肝脾肾，祛邪主要是活血化瘀、清热利湿。珍珠丹胶囊是在支老指导下共同研制的抗肝纤维化纯中药制剂，主要成分为珍珠草、丹参、桃仁、黄芪、茯苓等九味中草药，主治慢性肝炎、肝纤维化及早期肝硬化的患者。叶下珠又名珍珠草，具有平肝清热，利水解毒抗乙肝病毒的作用，支老在辨证选用中药抗病毒品种中，叶下珠为首推。丹参活血而不伤血，凉血而不留瘀。药理研究证明：丹参具有抗肝损伤和促进肝细胞再生的作用，可明显恢复肝的功能；改善肝脏微循环，降低门脉压；抗肝纤维化，降低肝内 I、III 型胶原 m-RNA 水平，抑制胶原基因的转录；对已形成的纤维组织具有降酶、消散、吸收的作用，使 PCIII、HA 显著下降，故支老对活血药品首推丹参。同时，支老也指出，丹参的活血作用不会改变凝血机制，临床应用中不因凝血酶原时间延长而惧怕。桃仁活血作用以破血为主，故《本经》"主瘀血，血闭癥瘕"，用于肝病的治疗，主要是抗肝纤维化。支老指出：成无己说过："肝者血之源，血聚则肝气燥，肝苦急，急食甘以缓之。桃仁之甘以缓肝散血"，是桃仁治肝病的理论依据，桃仁药理实验也证明其能提高肝组织血流量和肝组织胶原酶活性，促进胶原分解代谢，减少肝内胶原含量。黄芪具有补气升阳，益卫固表，托毒生肌，利水消肿之作用，是临床治疗气虚证的最常用之品。黄芪能够增加网状内皮系统的吞噬功能，对抗体的形成有促进作用，诱生干扰素，增强体质、改善症状。茯苓具有利水渗湿，健脾补中，宁心安神之作用，现代药理研究证明，茯苓具有保肝降酶的作用，同时抗肝纤维化，促进新生胶原的降解。我们在临床对264例肝纤维化患者进行了系统的观察研究，并进行了动物实验，结果提示珍珠丹胶囊在临床研究中，其在缓解症状、缩小脾脏、肝纤维化血清指标（透明质酸、Ⅲ型胶原及层黏蛋白）等方面，效果均明显优于对照组，临床中未发现任何不良反应；在实验室研究中，发现其能明显减轻大鼠肝纤维化模型肝细胞的变性、坏死和纤维组织增生，急慢毒性试验均无毒副作用。

参考文献

[1] 程明亮，杨长青. 肝纤维化的基础研究及临床 [M]. 第2版. 北京：人民卫生出版社，2002：91.

[2] 黄祖湖，李军. 慢性病毒性肝炎现代诊疗 [M]. 江苏：江苏科学技术出版社，2001.

[3] 李石. 肝纤维化发生机制 [J]. 中华消化杂志，1999，19（2）：48.

[4] 王吉耀. 现代肝病治疗理论与进展 [M]. 上海：上海医科大学出版社，2000.

（《陕西中医》2012年第33卷第11期）

苷力康治疗慢性乙型肝炎64例

李煜国　高凤琴　田莉婷

我院采用苷力康注射液治疗慢性乙型肝炎64例，取得满意疗效，现报道如下。

1 临床资料

1.1 一般资料　64例慢性乙型肝炎患者均为我院2000年6月至2001年8月的门诊及住院患者，诊断均符合1995年北京第5次全国传染病寄生虫病会议修订的诊断标准。其中男 43 例，女 21 例；年龄在 17～59 岁之间，平均年龄 35.27 岁；病程为 8 个月至 9 年，平均病程 4.76 年；慢性乙型肝炎轻度 11 例，中度 49 例，重度 4 例；HBV 感染标志物 64 例血清 HBsAg 阳性，HBeAg 阳性 36 例，HBV－DNA 阳性 41 例，均无甲、丙、丁、戊型肝炎病毒重叠感染。

1.2　治疗方法　患者均采用苷力康注射液 20mg/支（吉林省辉南长龙生化药业股份有限公司生产）60mg 加 5% 葡萄糖 250ml 静脉滴注。每日 1 次，疗程 4 周。在治疗过程中，除部分患者给予维生素类和氨基酸外，均不加用其他保肝药物。

1.3　疗效评价　根据 1995 年北京第 5 次全国病毒性肝炎学术会议制度的标准。显效：自觉症状消失，肝功能 TB、ALT、AST 恢复正常。有效：自觉症状好转，肝功能 TB、ALT、AST 明显好转或轻度异常。无效：未达到上述标准者。

2　结果（见表 1）

64 例患者经治疗后，按疗效评价显效 39 例，有效 17 例，无效 8 例，总有效率为 87.50%。其中慢性乙型肝炎轻度 11 例患者均肝功能恢复正常，有效率为 100%；中度 49 例显效 28 例，有效 15 例，有效率为 87.75%；重度 4 例有效 2 例，有效率为 50%。用药期间未发现不良反应。

表 1　本组患者治疗前后肝功及 HBV 感染比较

时间	肝功能检测（$\bar{X} \pm S$）				HBV 感染阳性（例）		
	ALT（U/L）	AST（U/L）	TB（μmol/L）	ALb（U/L）	HBsAg	HBeAg	HBV－DNA
治疗前	284.5±99.6	115.7±94.2	69.7±42.7	38.7±21.6	64	39	46
治疗后	44.5±41.6	41.2±36.5	19.9±10.1	42.5±4.7	64	37	43

经 t 检验 ALT、AST、SB，$P < 0.01$。

3　讨论

苷力康注射液主要成分是从甘草中精炼提取的甘草酸单胺、L－盐酸半胱氨酸及氨基己酸等。大量的临床和实验研究证明，其具有显著的保护肝细胞、降低转氨酶、促进胆红素代谢及抗肝纤维化作用。同时还表明，甘草酸还可以增强机体免疫调节功能，诱生干扰素而发挥抗病毒作用。我院使用苷力康注射液治疗慢性乙型肝炎 64 例，临床疗效显著，总有效率达 87.50%。能明显改善慢性乙型肝炎患者的消化道症状，如腹胀、纳差、乏力等，具有较好的保肝、降酶及退黄作用。治疗后 HBV 标志物无明显变化。HBsAg 均为阳性，HBeAg 有 2 例出现阴转，阴转率为 5.18%，血清 HBV – DNA 阴转者为 3 例，阴转率为 6.52%。用药期间，未发现明显不良反应，值得临床推广运用。

(《现代医药卫生》2002 年第 18 卷第 3 期)

丹红注射液治疗非酒精性脂肪肝后肝硬化 48 例

李向阳[1]　田莉婷[2]

(1. 陕西省中医医院　2. 西安市五四四厂医务所　710077)

近年来，随着我国人民的生活水平不断提高，而膳食结构又不尽科学，造成非酒精性脂肪肝后肝硬化发病率增高并趋年轻化。笔者 2006 年 8 月 ~ 2007 年 8 月采用丹红注射液治疗非酒精性脂肪肝后肝硬化 48 例，取得满意疗效，现报告如下。

临床资料

本组 68 例均系住院病人，诊断标准均符合非酒精性脂肪肝后肝硬化的标准。治疗组 48 例，其中男 43 例，女 5 例，平均年龄 35.3 岁。对照组 20 例，为同期入院病人，其中男 17 例，女 3 例，平均年龄 32.2 岁。两组在年龄、性别等方面基本无差异。诊断标准：①无饮酒史或饮酒折含乙醇量每周 <40g；②除病毒性肝炎、全胃肠外营养等可导致脂肪肝的特定疾病；③除原发病临床表现外，可出现乏力、腹胀、肝区隐痛等症状，可伴有肝脾肿大；④影像学提示脂肪肝伴肝硬化；⑤肝脏组织学改变符合脂肪性肝硬化诊断标准。凡具备以上第 1~3 和第 4 或第 5 项中任何一项者即可诊断。

治疗方法

对照组保肝药用促肝细胞生长素肝复肽 60mg 加入 5% 葡萄糖 250ml 静脉滴注，每日 1 次。治疗组在保肝药的基础上加用丹红注射液（丹参、红花）（济南步长制药有限公司，批准文号：国药准字 Z20026866，10ml/支）30ml 加入 5% 葡萄糖液 250 ml，静脉滴注，每日 1 次，14d 为 1 个疗程，连续 2 个疗程。统计学方法：计量资料以 $\overline{X} \pm S$ 表示，用药前后比较采用 t 检验。$P < 0.05$ 为差异有统计学意义。

治疗结果 两组治疗前后肝功能疗效比较：见表1。

丹红注射液对血脂的影响：见表2。

两组肝纤维化标志物检测结果，见表3。

表1 两组治疗前后肝功能疗效比较 ($\overline{X} \pm S$)

组别	n		ALT（U/L）	TBIL（μmol/L）	ALB（g/L）	GLO（g/L）
治疗组	48	治疗前	116.9 ± 46.5	65.3 ± 21.6	29.9 ± 2.8	34.7 ± 3.9
		治疗后	39.8 ± 25.2*	20.5 ± 8.5*	37.2 ± 3.4△	29.7 ± 3.6*
对照组	20	治疗前	109.7 ± 44.8	68.3 ± 20.4	30.5 ± 3.1	33.8 ± 3.6
		治疗后	49.5 ± 42.9*	22.8 ± 9.5*	32.4 ± 3.6	30.2 ± 3.7

与治疗前比较：$*P < 0.05$；与对照组治疗后比较：$\triangle P < 0.05$。

表2 两组治疗前后血脂比较 ($\overline{X} \pm S$) mmol/L

组别	n		TG	TC	HDL - C	LDL - C
治疗组	48	治疗前	3.4 ± 0.5	8.6 ± 1.1	1.29 ± 0.11	4.1 ± 0.9
		治疗后	2.7 ± 0.5[1)2)]	6.3 ± 1.1[1)2)]	1.90 ± 0.10[3)]	3.7 ± 0.6
对照组	20	治疗前	3.0 ± 0.4	8.3 ± 1.0	1.23 ± 0.20	4.1 ± 0.8
		治疗后	2.6 ± 0.5	7.4 ± 1.2	1.78 ± 0.13	3.9 ± 0.8

1）与治疗前比较 $P < 0.01$；1）2）与对照组比较 $P < 0.05$；3）与治疗前比较 $P < 0.05$。

表3 两组治疗前后肝纤维化疗效比较 ($\overline{X} \pm S$)

组别	n		HA（mg/ml）	PCⅢ（μg/L）	LN（mg/ml）	Ⅳ - C（μg/L）
治疗组	48	治疗前	389.5 ± 43.6	215.4 ± 34.5	126.6 ± 32.8	156.9 ± 31.3
		治疗后	254.7 ± 36.2	176.3 ± 30.3	89.3 ± 29.4	103.7 ± 30.8
对照组	20	治疗前	367.3 ± 38.9	203.2 ± 30.4	118.3 ± 31.7	149.3 ± 33.5
		治疗后	298.4 ± 39.5	189.3 ± 36.4	93.2 ± 28.9	118.7 ± 29.8

从表2分析，两组治疗后肝功能疗效比较，ALT 及 TBIL 两组与治疗前比较差异均有显著性意义（$P < 0.05$），但组间比较差异无显著性意义（$P > 0.05$）；治疗组治疗后 ALB 较治疗前明显上升，其差异有显著性意义（$P < 0.05$），且疗效明显优于对照组（$P < 0.05$）；两组 GLO 与治疗前比较均有所下降，

但无统计学意义（$P > 0.05$）。

表3显示，两组治疗后肝纤维化标志物均降低，但两疗效比较，治疗组明显优于对照组，差异有显著性（$P < 0.01$）。

讨论

本病中医病机为肝、脾、肾三脏亏虚导致痰浊、瘀血留滞脉络。丹红注射液由丹参和红花组成，丹参味苦、微寒，归心肝经，通血脉、散瘀结是为主药，红花性温味辛，入肝经，化瘀血、通经络是为辅药；二药相辅祛瘀生新，除邪而不伤正，共奏活血通络、祛瘀生新之功。现代药理研究表明：丹参能改善受损肝脏的微循环，增强肝脏血流量，促进肝细胞修复再生[1]。另一方面丹参可促进肝细胞增殖，提高肝细胞内总蛋白生成量，降低胶原蛋白生成；提高细胞分泌的间质性胶原酶活性，抑制细胞外的胶原生成率，加速肝纤维化的重吸收，增加肝细胞对 HA、LN 等的摄取与分解，改善肝纤维化[2-4]。红花提取液含有红花苷类和红花黄色素等有效成分，具有显著的活血化瘀功能及扩张血管、改善微循环的作用，能明显降低 TC 和 TG，还有降低血液黏稠度、降低血小板聚集率和改善微循环的作用。红花还具有抗氧化自由基，减轻缺血再灌注损伤及降血脂作用。另外，红花可降低谷丙转氨酶，具有促进肝细胞再生和抗肝纤维化作用。

本观察表明，丹红注射液具有活血祛瘀、消导脂浊功效，丹红注射液有明显降低 ALT、TBIL，改善肝脏微循环，降低肝纤维化指标及降血脂的作用，可减缓非酒精性脂肪肝后肝硬化的进程。

参考文献

[1] 旦开蓉，庞显伦. 粗肝细胞生长素联合丹参注射液治疗慢性乙型肝炎 40 例 [J]. 陕西中医，2006，27 (1).

[2] 管永利，陈阿丽. 黄芪、丹参注射液治疗慢性肝病低蛋白血症 60 例 [J]. 陕西中医，2005，26 (12)：1359.

[3] 刘平，刘乃明，徐列明. 丹参酸乙对大鼠肝细胞增殖及胶原生成的影响 [J]. 中华肝脏病杂志，1996，4 (4)：235-236.

[4] 薛惠明，胡义杨，顾宏图，等. 丹参抗 CCL4 及 DNA 诱导的大鼠纤维化研究 [J]. 中西医结合肝病杂志，1999，9 (4)：16-17.

（《陕西中医》2008 年第 29 卷第 5 期）

复方大黄煎剂保留灌肠治疗肝性脑病30例

田莉婷　李向阳

（陕西省中医医院肝胆科　西安　710003）

　　肝性脑病（HE）是重症肝炎、肝硬化和原发性肝癌的主要并发症。其发病机制是复杂和多因素的，但血氨增高是 HE 的临床特征之一，在 HE 的发病机制中氨中毒十分重要，因此降低血氨是治疗 HE 的主要措施。2005 年 1 月～2007 年 12 月，我科采用复方大黄煎剂保留灌肠治疗 HE 患者 30 例，取得满意效果，现报道如下。

临床资料

　　50 例为 2000～2003 年在我科住院患者，治疗组 30 例，男 22 例，女 8 例；平均年龄 38.7 岁；病程 5 个月至 10 年，平均 4～5 年；脑病最长时间 36h，平均 10h。其中肝硬化 25 例，慢性重型肝炎 5 例；对照组 20 例，男 16 例，女 4 例；平均年龄 39 岁；病程 4 个月至 11 年，平均 6 年；其中肝硬化 17 例，慢性重型肝炎 3 例，脑病平均时间 11h。治疗组肝性脑病Ⅱ期 10 例，Ⅲ期 18 例，Ⅳ期 2 例；对照组肝性脑病Ⅱ期 7 例，Ⅲ期 11 例，Ⅳ期 2 例。两组患者的临床表现，肝功能检查、病程及年龄无明显差异，具有可比性。

诊断标准

　　50 例均为我院住院患者，均符合 2000 年中华医学传染病与寄生虫病学分会、肝病学分会制定的相关标准，且排除心、肺、肾疾病，高血压和糖尿病等。肝性脑病诊断符合[1]严重肝病和（或）广泛门体侧支循环[2]；有肝性脑病的诱因，出现精神行为异常和意识障碍，扑翼样震颤甚至昏睡、昏迷[3]；明显肝功能损害、血氨增高和典型的脑电图改变。

治疗方法

　　对照组给予支链氨基酸 250ml，静脉滴注，1 次/d。醋谷胺（乙酰谷酰胺）1.0g 入液静滴，1 次/d。限制饮食中蛋白含量及有无感染症状，适量补液及应用抗生素，配合对症支持治疗应用血浆、白蛋白。治疗组在对照组用药基础上加用复方大黄煎剂保留灌肠。方药组成：生大黄、野菊花、蒲公英各 60g，水煎 200ml，100ml 保留高位灌肠，每天 1 次，5～7d 为 1 个疗程。

疗效标准

观察 HE 的恢复情况（HE 分为 4 期，Ⅰ期为前驱期，Ⅱ期为昏睡前期，Ⅲ期为昏睡期，Ⅳ期为昏迷期）。痊愈：完全清醒（0 级）；显效：HE 分期进步Ⅱ级，但未达 0 级；有效：HE 分期进步Ⅰ级，但未达 0 级；无效：HE 分期无变化；恶化：HE 分期加重。

治疗结果

两组综合疗效比较，治疗组显效 14 例，有效 12 例，无效 4 例，总有效率为 87%。对照组 20 例，显效 5 例，有效 8 例，无效 7 例，总有效率 65%。治疗组明显优于对照组。详见表 1、表 2。

表 1　两组症状改善情况见表（$\bar{X} \pm S$）

组别	例数	清醒时间（h）	扑翼样震颤消失时间（h）
治疗组	30	11.5 ± 1.7*	5.4 ± 1.5*
对照组	20	15.9 ± 1.2	7.2 ± 1.6

注：与对照组比较 * $P < 0.05$。

表 2　两组治疗前后血氨水平变化见表（$\bar{X} \pm S$）

组别	例数	治疗前	7d	15d
治疗组	30	158 ± 1.3	90.2 ± 0.8*	69.2 ± 0.4*
对照组	20	157 ± 1.4	126.4 ± 0.7	93.7 ± 0.3

注：与对照组比较 * $P < 0.05$。

体会

祖国医学认为肝性脑病属"昏迷"、"神昏"等范畴，脑为奇恒之府，位置最上，为元神之腑；肝为风木之脏，主疏泄，具有保持全身气机疏通调达，通而不滞，散而不郁的作用；大肠为传化之腑，腑之最下，糟粕汇集之所，主传化糟粕，具有泻而不藏、以通为用的特点。大肠对调控肝、脑的生理机能具有重要的作用，大肠传导功能正常，脏之浊气出，水谷精液藏，脏腑得养，气机通畅，肝气调达，元神得安；肠道如有积滞，腑气不通，肝失疏泄，浊气上冲，则携毒上犯于脑。《医学入门》曰："肝与大肠相通，肝病宜疏通大肠。"《金匮要略·黄疸病脉证并治》云："一身尽发热而黄，肚热，热在里，当下之。"因此笔者认为肝性脑病治宜通腑开窍。大黄性寒味苦，归脾、胃、大肠、肝经，功能攻积导滞，泻热凉血，清热解毒，活血去瘀，利胆退黄。药理研究表明，其主要成分为蒽醌衍生物，结合蒽是泻下的有效成分，其致泻部位在大肠。大黄煎剂具有防治肝性脑病的作用，其机制可能是：①通过抑制肠道内细菌的生长，减少肠内氨的生成；②通过泻下作用，减少 NH_3、LPS 等毒素在体内聚集、停留的时间；③通过降低肠道 pH，抑制肠道对 NH_3 的吸收；④通过保护肝细胞线粒体的结构和功能，促进 NH_3 的代谢[1]。野菊花、蒲公英均为清热解毒药，本煎剂 pH 值为 5，药液抵达结肠后迅速改变肠道 pH 值，阻止氨的形成和吸收；同时血中氨向低 pH 值的肠道内渗透，形成难以吸收的铵盐并随粪便排出。本药液还具有较强刺激性导泻和容积性导泻作用，在结肠内能吸附大量毒素并排出体外，达到清除内毒素、抑制肠道菌群的目的[2]。诸药合用可以抑制肠道细菌生长，抑制氨的产生，并增强肠蠕动，使有毒物质尽快排出体外，能有效解除各种毒素对脑的损害作用[3]。复方大黄煎剂灌肠采用了中西医结合的思路和方法，不但改变了传统的中药给药途径，大大提高了药物疗效，而且费用较低。

参考文献

[1] 邱华，毛德文，韦艾凌．大黄煎剂对急性肝衰竭大鼠肝性脑病防治机制的实验研究 [J]．中国中医急症，2007，16（2）：197.

[2] 方典美，姜荣钦，范巍．参菊饮灌肠治疗肝性脑病 30 例 [J]．陕西中医，2004，25（6）：496.

[3] 葛球芳，龚婵英．复方大黄煎剂保留灌肠治疗肝性脑病的疗效观察 [J]．现代中西医结合杂志，2006，15（2）．

（《陕西中医》2008 年第 29 卷第 9 期）

苓桂术甘汤治疗肝性胸水 35 例

田莉婷[1]　李向阳[2]

（1. 陕西省中医医院　710003　2. 西安市五四四厂医务所　710077）

1　临床资料

1.1　一般资料　35 例患者为 2000—2007 年住院患者，男 21 例，女 14

例；发病年龄 36～59 岁；病程 1～3 年；合并乙肝者 23 例，合并肝癌者 2 例，合并丙肝者 1 例；胸腔积液少量或中量 28 例，大量 7 例；偏右侧胸水者 18 例，偏左侧胸水 4 例，两侧均见者 13 例。

1.2　常见症状　咳嗽或不咳，伴气急、胸闷、平卧后加重，溲少，双下肢肿或不肿，腹胀大，见肝掌、蜘蛛痣等，舌质淡苔薄白，脉沉。

1.3　诊断标准　①肝硬化患者，尤其是肝硬化患者伴有胸腔积液；②胸水为漏出液，偶为血性，胸水检查与腹水相近，蛋白含量可略高于腹水；③排除肝硬化并发结核性胸膜炎或自发性细菌性胸膜炎；④排除多发性浆膜炎、Meigs 综合征、肺癌或肾病综合征引起的胸水。

2　治疗方法

苓桂术甘汤加味组成：茯苓 30～60g，生白术 20～50g，桂枝 10～15g，白芥子 3g，生麻黄 10～20g，甘草 3～5g，大腹皮 15～20g，桑白皮 10～15g，桔梗 5～6g，丹参 10～15g，大枣 4 枚。气虚明显者加党参 15g，生黄芪 30g；脾虚便溏者加炒山药 12g，白扁豆 15g；肝癌患者加半枝莲 30g，白花蛇舌草 30g；黄疸明显者加茵陈 20g。每日 1 剂，水煎 2 次，煎取 250ml，分 2 次口服，1 月为 1 疗程。对伴有重度胸腔积液者合用双氢克尿噻 50mg/次，每日 3 次；螺内酯（安体舒通）60～80mg/次，每日 3 次口服；并加输人血白蛋白 10g，每周 2～3 次。

3　疗效观察

3.1　疗效标准　显效：轻中度胸水 1 疗程后消退，重度胸水 3 疗程后消退，随访半年至 1 年不复发；有效：1 疗程后轻中重度胸水均减少，或双侧胸水有 1 侧消退；无效：1～3 疗程后胸水无明显变化，或 1 侧胸水减少后又反复加重者。

3.2　疗效结果　显效 29 例，有效 5 例，无效 1 例，总有效率为 97.137%。

4　典型病例

赵某某，男，39 岁。患者以反复胸闷、气短，伴腹胀、双下肢水肿 5 年，复发 1 个月为主诉收住院。患者 5 年来，常出现胸闷、咳嗽，不能左侧卧位，伴腹胀，双下肢水肿，住西医医院明确诊断为肝硬化并肝性胸水（右侧）。入院前已住某西医医院 1 月，检查腹水少量，右侧大量胸水，利尿、排放胸水都不能达到治疗目的。患者怀抱试治心理来我院求治，症见患者一般状况尚好，胸闷气短，被迫右侧卧位，不能平卧，咳嗽，咳少量白痰，畏寒怕冷，双下肢水肿，按之凹陷不起，舌质淡苔薄白，脉沉。西医诊断：肝硬化并肝性胸水（右侧）。中医诊断：饮证（悬饮：脾肾阳虚）。治则治法：温脾化饮。方药：茯苓60g，桂枝20g，炒白术60g，生麻黄20g，炙甘草6g，生黄芪40g，大腹皮20g，桑白皮15g，桔梗6g，白芥子3g，丹参15g，大枣4枚。服药1周，患者胸闷气短减轻，胸水由肩胛线3肋降至7肋，但服药后汗出较多。调整处方为：茯苓60g，桂枝20g，炒白术60g，生麻黄20g，炙甘草6g，生黄芪30g，白芍20g，五味子15g。服药6剂后汗出减少，检查胸水降至9肋，自觉症状消失。继用上方7剂，胸水完全消失。

5 体会

肝性胸水当以中医悬饮、支饮论治。多由积聚、水臌、黄疸等病迁延得之，湿热伤及肝脾，肝郁气滞，瘀血内结，阻滞脉络，脾失运化，水湿内停，久则伤及于肾，肾失主水，水饮泛滥，逆转于肺，肺失治节，通调失职，共同形成饮停胁下或内阻于肺。本病病位多在肝脾肾，涉及肺，波及气、血、水分，其病性多以虚为本，以实为标，虚实夹杂。据此为立法原则，治疗当从肺主治节着手，扶正着重健脾补肺，兼顾补肾，邪去则正安，泻肺逐饮泻其实，治疗上尽量避免选用峻下之品如甘遂、大戟、芫花等。方中黄芪、党参、白术健脾益气，其中黄芪、白术能保护肝脏，升高白蛋白，且有缓慢持久的利水作用；桑白皮泻肺利水；桔梗宣肺开窍，有提壶揭盖，通调水道之功；白芥子善破皮里膜外之痰涎；配合大腹皮、车前子等行气活血利水之品，直达水饮之病所；丹参能改善微循环，扩张肾血管，增强其灌注量，恢复小血管舒缩功能，降低门静脉压力，是天然的抗氧化剂，可保护肝细胞膜和线粒体膜的完整性和通透性，清除有细胞毒性的氧自由基，从而有力改善肝功能，促进白蛋白合成，加速利尿激素灭活，有利于清除水肿。诸药配合，扶正逐饮并举而使水饮得除。

（《四川中医》2008年第26卷第5期）

论调理脾胃在治疗慢性肝病时的重要性

李煜国[1]　温铁柱[2]　范先枝[3]

（1. 陕西省中医医院肝胆科　710003　2. 陕西省西安市临潼区中医医院
内科　711000　3. 陕西省汉中市勉县中医医院　716000）

慢性肝病多由于湿热疫毒之邪或酒食不节或感染虫毒，致使病情迁延不愈。在治疗上中医多采用疏肝理气、和胃健脾、清热化湿、活血化瘀、清热解毒、滋养肝肾等法，但是在慢性肝病的治疗过程中，顾护脾胃一直处于较为重要的地位，它对慢性肝病的预后及转归往往起着举足轻重的作用。本文就这一问题作一论述，以便在治疗慢性肝病过程中有一较为清楚的认识。

1　肝病传统认识，肝脾兼顾

慢性肝病患者的病因以湿热疫毒之邪为主，从湿热疫毒的性质来看，侵袭人体缠绵不愈，病位在肝，而致肝脏气机不畅，肝气不舒，湿热日久，易伤肝之阴血，致肝失所养，从而影响肝气机的条达。从脾胃方面来看，脾喜燥恶湿，胃喜润恶燥，湿热久稽，随人体阴阳体质的不同，可以出现不同的结果，湿邪困脾，而致脾虚不运，甚者脾阳虚之症，患者可见薄白苔或白腻苔，若其人阳气素盛或肝经郁热易出现病情从阳化热或寒热错杂之症，患者多以纳差，胃脘痞满，舌苔白腻或黄腻为多见，临床上在治疗时多采用疏肝健脾，清热解毒之法，或清肝和胃，清热解毒，或辛开苦降，寒热并用，但湿性重浊，缠绵难去，往往治疗时间较长，大量清热解毒药物的应用，易致苦寒伤中，损伤脾胃，而致脾胃虚弱，若在治疗时能够权衡利弊，及时调整苦寒药物的应用方式及剂量，同时注意到脾胃的虚实，及时调理，往往可收到事半功倍的效果。

2　肝病疫毒，易致脾虚

中医认为脾胃为后天之本，气血生化之源。正常情况下，胃主受纳，脾主运化，胃的受纳功能正常，为脾的正常运化奠定了基础，脾的运化功能正常方能将水谷精微物质输送到全身，维持人体的正常生理功能以及能量代谢，同时脾所运化之水谷精微之气，为人体元气的充盛提供了后天物质基础，只有当脾运健旺，元气充盛的情况下，人体不易为外邪所侵，方能不病，正如《内经》所云："正气从内，邪不可干，邪之所凑，其气必虚。"一旦脾胃功能受损，或出现胃受纳无权，或脾失健运，则水谷精微不能正常运化，为人体所利用，则表现为疲乏无力等症状。若脾气久虚，水谷精微下流，病久及肾，致肾精亏虚，元气不足，抗病能力低下，易为外邪所侵袭，且患病之后往往病程较长，不易痊愈。现代医学也证明了当人体免疫功能正常的情况下，即使感染了乙肝病毒，也会自己清除。慢性肝炎的病人均是由于免疫功能低下，机体不能将侵入人体内的乙肝病毒清除或由于免疫功能耐受，而致病毒长期存在于体内而慢性化。可见在慢性肝炎的病变发展过程中，人体正气的强弱，气血的盛衰与疾病的预后和转归有着密切的关系。

3　慢性肝病，需得脾保

临床上，慢性肝炎患者由于病程较长，情志不畅，或肝血不足，肝失所养，易致肝气郁结，气机不利，克伐脾土，发生脾胃虚弱，病久脾阳受损，出现腹胀纳差，疲乏无力，甚者水湿停留，若病情进一步发展，损及肾阳，脾肾阳虚而致病情加重。另外，肝郁日久，气滞血瘀而出现肝脾血瘀症或肝不藏血，或脾不统血；若肝郁化热或肝郁化火，致肝胃郁热或肝火犯胃而出现胃脘嘈杂泛酸，口苦咽干，甚者可出现血症而吐血便血。肝病日久，肝血不足，子病及母易出现肝肾阴虚，肾阴虚不能上济于心而见五心烦热，虚烦不眠，口干欲饮等症。或病久肾阴阳两虚，不能温运脾土，致脾肾阴阳两虚等症。在治疗上，脾胃居中属土，对慢性肝病的发展变化起着枢纽作用，若能及时做到虚则补之，实则泻之，使脾胃的受纳运化功能正常，则人体正气健旺，病情不易发展，易于向好的方面转化。假如不注意脾胃的调理，在脾虚时不予健脾或清解脾胃湿热或肝胃郁热，胃肠燥热时不及时清化清解或清除，或通腑泻热，则疾病就会进一步发展而致脾肾阳虚或化燥伤阴，甚则耗血动血，出现变证。

临床上，慢性肝病患者绝大多数均有不同程度的脾胃虚弱的症候表现，或表现为脾虚不运；或由于湿热困脾，而致脾运化失司；或由于肝肾阴虚，胃阴不足，通过调理脾胃，一方面可以缓解临床症状，解除患者痛苦，提高生活质量，另一方面可以提高人体的抗病能力，促进疾病的痊愈。临床上对于那些无症状而肝功能异常的慢性肝炎患者来说，中医辨证的确存在一定的难题。如果我们从病机上仔细分析，就不难发现这一部分患者肝细胞均存在着不同程度的损伤，肝细胞的合成和分解代谢存在有不同程度的障碍，肝糖原的合成和分解代谢受到一定的影响，这些因素与中医脾的运化机能存在着某些内在的联系，若能在健脾益气的基础上佐以疏肝和血之品，往往能收到好的疗效。

4 现代医学的认识

现代医学认为，慢性肝炎随着病情的发展，肝细胞损伤的持续进行，将逐渐发展出现肝纤维化，疾病进一步发展而形成肝硬化。在疾病的发展过程中，由于门静脉压力的逐渐增高，胃肠道瘀血，胃肠功能受到影响而出现门脉高压性胃病及门脉高压性肠病，加之慢性肝病后期，肝脏库普弗细胞清除功能的下降，以及便秘、腹泻等因素而易出现内毒素血症导致病情加重。这些均与中医的脾胃病有着密切的关系。

总之，在治疗慢性肝病时，应该自始至终注意到保持脾胃功能的正常，并应该注意到调理脾胃与各脏之间的关系，做到灵活应用，使补不恋邪，清不伤正，切忌长期大量苦寒药物损伤脾胃，以免导致其虚不运，病情加重，同时应注意到慢性肝病病情复杂，病机多变，往往虚实夹杂，寒热错杂，治疗过程中分清标本缓急，急则治标，缓则治本，方能提高疗效。

（《陕西中医》2005 年第 26 卷第 9 期）

岩黄连注射液治疗高胆红素血症 54 例

李向阳[1] 田莉婷[2]

（1. 西安市五四四厂医务所 710077 2. 陕西省中医医院 710003）

我们采用岩黄连注射液进行"退黄"治疗，取得较好疗效，现报告如下：

1 临床资料

1.1 病例选择 54 例均为住院患者，男 42 例，女 12 例，平均年龄

（37.9±10）岁，按 1995 年北京第 5 次全国传染病寄生虫会议修订的病毒性肝炎诊断标准。其中急性黄疸型肺炎 13 例，慢性肝炎重度 14 例，慢性重型肝炎 13 例，肝炎肝硬化 14 例，所有病例均用 ELISA 法检测 HAV – Igm、HBVm、抗 HCV、抗 HEV 及 PCR 法检测 HBV – DNA、HCV – RNA，病原学诊断：乙型肝炎 42 例（77.8%），丙型肝炎 1 例（1.8%），戊型肝炎 2 例（3.7%），甲型肝炎 2 例（3.7%），乙戊型混合感染 3 例（5.6%），病原学未明 4 例（7.4%）。

1.2 治疗及观察方法 患者均采用岩黄连注射液 10mg/支（广西河丰药业有限责任公司生产）40mg 加 5% 葡萄糖 250ml 静滴。每日 1 次，疗程 4 周。治疗过程中针对重型肝炎及肝硬化等不同病情加强支持疗法，酌情给予蛋白、血浆等。

1.3 疗效评定 显效：自觉症状消失，TBIL 恢复正常；有效：TBIL > 170μmol/L 者较原下降 50%；无效：未达到有效标准者。列表进行治疗前后及组间降幅（均值）及总有效率的对比观察。

2 结果

2.1 治疗前后各型患者胆红素水平与治疗时间关系比较（见表 1）

表 1 治疗前后各型患者总胆红素水平与治疗时间关系比较 （μmol/L）

分别	治疗前	治疗后			
		2 周	4 周	6 周	8 周
急性黄疸型肝炎	196.2±38.4	98.4±26.8**	40.4±39.7**	28.5±17.7**	
慢性肝炎重度	240.8±64.1	218.2±76.4**	142.1±46.8**	86.2±40.2**	37.4±27.6*
慢性重型肝炎	379.6±49.3	308.2±65.4	240.6±42.6**	101.3±30.4**	56.3±17.7**
肝炎肝硬化	144.2±72.8	117.2±67.5	81.2±40.2**	70±29.6**	66.5±22.4**

注：与治疗前比较 *P>0.05，**P>0.01。

从表 1 可见，治疗前黄疸程度从高到低依次为慢性重型肝炎、慢性肝炎重度、急性黄疸型肝炎及肝炎肝硬化。治疗 2 周时各型均见下降，在 4 周时各型炎均明显下降，但肝硬化组下降幅度小，急性黄疸型肝炎多在 4~6 周降至正常，8 周时慢性重度多数降至正常，后两者也下降 60μmol/L 左右。

2.2 各组临床疗效比较（见表 2） 从表 2 可知，治疗 8 周后临床疗效比较，总有效率依次为急性黄疸型肝炎达 92.3%，慢性重度达 85.7%，慢重肝达 78.5% ，肝炎肝硬化患者退黄幅度相对缓慢，且有 5 例因多脏器功能衰竭死亡。

表 2　治疗 8 周后各组患者临床疗效比较　　　　　　　　　　（n）

	n	显效	有效	无效	总有效率
急性黄疸型肝炎	13	10	2	1	92.3%
慢性肝炎重度	14	9	3	2	85.7%
慢性重型肝炎	13	5	5	3	78.5%
肝炎肝硬化	14	3	6	5	64.1%

3　讨论

岩黄连的主要有效成分为脱氢卡维汀，对 RNA 病毒（甲肝病毒）和 DNA 病毒（乙肝病毒）有一定的抑制和杀灭作用，对丙肝病毒也有一定的抑制作用，并能较快产生抗体，增进小鼠巨噬细胞的吞噬功能，起到杀灭病毒的作用。由于岩黄连的有效成分亦含有白屈菜红碱和左旋 − 13 − β 羟基刺罂粟碱、延胡索等，故对肿瘤有抑制作用，能显著增强腹腔巨噬细胞的吞噬功能，有抗肿瘤作用。该药通过清除肝细胞内病毒及对胆管的消炎作用，促进肝细胞再生及促进胆汁排泄，利于黄疸消退及增加食欲。我们使用岩黄连注射液治疗高胆红素血症 54 例，临床疗效显著，总有效率达 91.47% ，能显著改善患者的消化道症状，也具有显著的抗菌消炎解毒、止痛、抗肿瘤和较好的保肝退黄作用，用药期间未发现明显不良反应，值得临床推广应用。

（《中西医结合肝病杂志》1998 年增刊（下））

支军宏主任医师治疗肝病血瘀证的经验

田莉婷[1]　李向阳[2]

（1. 陕西省中医医院肝胆科　710003　2. 陕西省西安市印钞厂医务所　710077）

支军宏教授从事中西医结合临床 40 多年，善用中医药桃红四物汤治疗肝病血瘀证，现将支教授部分临床心得整理如下。

肝病血瘀的机理

肝主疏泄，具有藏血和调节血量的功能，是维持血液在经脉中正常运行的重要脏器；肝属木，性喜条达，湿热、情志、劳倦等因素均可致肝郁气滞，血行不畅，血脉瘀阻，形成肝病血瘀证，慢性肝病发展到后期，由于瘀血，实邪与脏气相搏结，常演变为积聚，鼓胀。肝病血瘀证的治疗：支老师认为，血瘀见于多种肝病，其严重程度：肝硬化＞慢性肝炎（重度或中度）＞慢性肝炎（轻度）＞急性肝炎，故活血化瘀是慢性肝病常用的治法之一。形成血瘀证的病因有：①气滞：气滞不能行血；②气虚：气虚推动无力；③热邪：热邪蒸熬致瘀；④寒邪：寒凝致血瘀；⑤外伤。故须据其病因，采取辨证论治，分别取清热之法，温阳之法，补虚之法；有兼夹之证者，多法联用。

活血化瘀与清热利湿药物配伍

对急性肝炎，有黄疸者常用茵陈蒿汤；病程短者用赤芍、川芎、丹参等活血化瘀药与之配合；病程长，体质较强者，可加通经活络的穿山甲、水蛭、土鳖虫；大便干结者加桃仁、红花。瘀胆型肝炎，黄疸持久难退多为肝络瘀阻，可于辨证处方中加大赤芍到 30～120g，葛根 40～100g，升麻 20～30g，未发现副反应且退黄效果更佳。

重症肝炎，均有黄疸，中医称为急黄。病起于热毒至盛，损伤津血，邪陷心包或湿热蒙蔽清窍，故发热，神昏，谵语，若热入血分灼伤络脉，则见出血现象，治宜清热解毒，凉血活血，急用茵陈、山栀、丹皮、丹参、水牛角、赤芍等随症加减；血瘀便秘可加桃仁、大黄各 10g，红花 6g，或用黄芩、大黄、桃仁各 12g，水煎取汁 150ml 加食醋 30～40ml 保留灌肠，食醋可使中药煎剂呈酸性以避免肠腔呈碱性环境而诱发肝性脑病。

活血化瘀药与扶正固本药同用

养血活血慢性肝炎患者常兼有脾虚，肝郁及血虚之象，用柴胡 8g，黄芪、白术、当归各 10g，白茯苓、白花蛇舌草、党参各 15g，效果较好。阴虚者，一般为肝肾阴虚，宜用一贯煎加丹参 20g，当归 10g，鸡血藤 15g，以养血益阴，亦可用六味地黄丸加活血化瘀药。散寒祛瘀，常用于阴黄患者，以温化寒湿配合养血活血药，可用茵陈术附汤加当归 8g。

活血软坚：慢性肝病后期可致肝硬化，肝、脾肿大，宜用黄芪、当参、川芎、生牡蛎、制鳖甲各 15g，当归 8g，桃仁、红花各 10g 等，益气活血，软坚散结。

活血，疏肝行气：慢性肝病，肝脾肿大而刺痛者，为气滞血瘀较重之象。支老常以生地 15g，桃仁、当归、川芎各 10g，红花 6g，赤芍 20g 活血化瘀；牛膝 10g 通血脉，引瘀下行；柴胡 8g 疏肝解郁；枳壳 10g 开胸行气；甘草 6g 调和诸药。综观全方气血兼顾，气行则血行，气血流畅则瘀去新生。

活血止血：有出血倾向者，在活血药的基础上加用止血之品，常用止血药有三七、茜草、旱莲草等。

根据辨证，选择活血化瘀药物，根据寒热、虚实、阴阳，气血的不同，辨证论治。选用活血化瘀药物的规律，已如上述，下面介绍的是支老用药的经验。

选药精当，用量灵活：肝区疼痛较重者加蒲黄、五灵脂、延胡索活血化瘀止痛。体质强实者，选加三棱、莪术、桃仁、红花化瘀通络，病程日久，根据"旧病入络"的原则，选用穿山甲、水蛭、土鳖虫等；兼出血者，用丹皮、赤芍、旱莲草、茜草、三七粉等凉血、化瘀、止血；大便稀或次数多者不用桃仁，因桃仁不仅能活血，还有润肠作用。关于用药剂量，支老认为，川芎、蒲黄、五灵脂、延胡索、三棱、莪术、穿山甲、水蛭、土鳖虫用量均为 10g，当归 8～12g，丹参 15～20g，赤芍 30～100g，三七粉 3g，旱莲草 10～20g，茜草 10g，顾护正气，标本统治。支教授认为肝病常由湿热所致，病情迁延日久而成慢性，根据"久病必虚"、"热毒致瘀"的理论，将肝病发展规律归纳为"湿热毒邪入侵"，正虚不能抗御外邪，致肝、胆、脾、胃脏腑功能失调，血脉受病，肝络瘀阻。毒邪是治病的因子，正虚是发病和邪气留阻的关键，血瘀是病症的主要特点。

应用活血药物应注意以下问题：血瘀常与气虚并存，在活血化瘀的同时加用补气药，使气行则血行。血瘀常与肝阴虚并存，应予养阴柔肝药并用，可选用熟地、白芍、旱莲草、丹参等药。

活血药有促进肝脏微循环的作用。慢性肝炎活动期肝细胞本来有充血，呈炎性肿胀，此时使用过多的活血药，可能会加重肝脏充血，原来谷丙转氨酶正常者可以升高；原谷丙转氨酶异常者，则更为升高。为此可与降谷丙转氨酶的药物并用。如舌苔不腻可加白芍、牛膝、乌酶；舌苔腻者可加生山楂、葛根、升麻。

慢性肝炎肝硬化常有齿衄、鼻衄，按一般原则，有出血倾向不易用活血药物。此时选用三七、蒲黄、仙鹤草等药收效好。

（《陕西中医》2004 年第 25 卷第 1 期）

支军宏主任医师治疗肝硬化腹水的经验

田莉婷[1]　李向阳[2]

（1. 陕西省中医医院　710003；2. 西安市五四四厂医务所　710077）

肝硬化腹水是肝硬化失代偿期最常见的病症，属中医难治之鼓胀。顽固性腹水缺乏特效的方法，严重影响患者的生活、生存质量。对于肝硬化腹水的治疗目前各家都有一套行之有效的方法，支老师根据患者对健康的要求和疾病恢复的规律，对肝硬化腹水的治疗采用了中西医共用。原则：中医扶正为主，调节肝脾肾三脏功能及对水液的代谢（多层次、多脏腑）；西医以保护肝脏及利尿为主，中西医结合疗效显著，现就其治疗经验总结如下：

1　西医

按常规方法进行。

1.1　基础治疗　包括休息和饮食。

1.2　应用利尿剂。

1.3　针对病因治疗。

2　中医

以辨证论治为基础，掌握邪正消长，明确虚实，分清寒热。对于Ⅰ型腹水按照辨证施治可取得明显效果，而对于Ⅱ、Ⅲ型腹水除按常规辨证外，配合西药，尤其是利尿剂的使用。其方法为：

2.1　水湿内阻型　多见于肝功能失代偿期腹水轻症，蛋白倒置。

症状：腹大胀满，按之不坚，两胁胀痛，纳呆噫气，食后脘腹胀甚，小便短少，大便不爽，舌苔白腻，脉弦或弦滑。治法：运脾利湿，理气行水。方药：胃苓汤加减（茯苓 15g，猪苓 10g，泽泻 10g，白术 15g，陈皮 10g，厚朴 10g，苍术 10g，车前子 30g）。加减：体质壮实水多者，加二丑 10g，商陆 10g，以逐水；腹胀以气为主者，加大腹皮 10g，莱菔子 10g 以理气消胀；伴恶心呕吐者，加半夏 10g，代赭石 15g 以降逆止呕。

2.2　寒湿困脾型　多见于肝功能失代偿期伴腹水，蛋白倒置明显者。

症状：腹大胀满，按之如囊裹水，胸腹胀满，头重身困，纳呆乏力，怯寒肢冷，尿少足肿，大便溏薄。舌质淡红体胖苔白腻，脉濡或缓。治法：温阳健脾，行气利水。方药：实脾饮加减（制附子10g，干姜10g，茯苓15g，陈皮10g，厚朴10g，苍术10g，车前子30g）。加减：体质壮实水多者，加二丑10g，桂枝10g以益气通阳利水；脾虚作胀者，加党参、葛根各15g以健脾消胀；食滞作胀者，加鸡内金、莱菔子各15g以消积除胀；泛恶欲吐者，加藿香、苏梗各10g以化湿止呕。

2.3 湿热蕴结型 多见于肝功能失代偿期腹水者，蛋白倒置明显。

症状：腹大坚满，脘腹撑急，烦热口苦，渴不欲饮，胸闷纳呆，小便短赤，大便秘结，或溏垢，舌红苔黄腻或兼灰黑，脉弦数，或有面目皮肤发黄。治法：清热利湿，攻下逐水。方药：中满分消丸和茵陈蒿汤加减（厚朴10g，枳实10g，陈皮10g，知母10g，半夏10g，茵陈15g，泽泻10g，大黄10g，黄连6g，茯苓20g，猪苓10g）。加减：热重发黄者，去半夏，或改用茵陈蒿汤加味以清热利湿退黄；小便赤涩不利者，加陈葫芦15g，滑石15g，茵陈15g，车前子30g以行不利之窍。

2.4 脾肾阳虚型 多见于肝功能失代偿期，蛋白倒置，腹水较严重者。

症状：腹大胀满不舒，入暮尤甚，面色苍黄或白，脘闷纳呆，怯寒肢冷，神疲乏力，少气懒言，小便清白或夜尿频多，大便溏薄，下肢浮肿，腰膝疲软，阳痿早泄，舌质淡胖边有齿痕，苔白腻或白滑，脉沉弱。治法：健脾益肾，温阳利水。方药：真武汤合五苓散加减（制附子10g，干姜10g，生姜皮10g，茯苓15g，猪苓10g，泽泻10g，桂枝10g，补骨脂10g，生黄芪30g）。加减：水肿甚者，加车前子30g，泽兰10g活血利水；食少纳呆者，加砂仁6g，鸡内金10g以消食助运；腹胀尿少者，加大腹皮15g，陈葫芦15g以行气利尿。

2.5 肝肾阴虚型 多见于肝功能失代偿期蛋白倒置，门静脉高压者。

症状：腹胀如鼓，甚至青筋暴露，形体消瘦，面色晦滞，唇紫口燥，心烦失眠，齿血鼻衄，小便短少，舌质红绛少津，脉弦细数。治法：滋肾柔肝，养阴祛瘀。方药：一贯煎、六味地黄汤等加减（生地15g，沙参10g，丹皮10g，栀子10g，白芍15g，赤芍15g，泽兰10g，白茅根30g，川楝子10g，丹皮10g，茜草10g）。加减：内热重者，加玄参、石斛各10g以清热生津；潮热烦躁者，加银柴胡6g，地骨皮10g以清热除烦；小便量少者，加鳖甲、牡蛎各15g以滋阴潜阳；齿鼻衄血者，加仙鹤草、白茅根各15g以凉血止血。

2.6　瘀血阻络型　多见于肝功能失代偿期腹水，伴有门脉高压症明显者。

症状：腹大坚满，按之较硬，腹壁青筋显露，胁腹刺痛，面色晦暗，头颈胸壁可有蛛丝赤缕，朱砂掌，唇色紫褐，口渴而饮水不能下，大便色黑，小便短赤，舌质紫红或有紫斑，苔薄黄或腻，脉细涩。治法：活血化瘀，行气利水。方药：调营饮加减（川芎10g，当归10g，赤芍15g，莪术10g，延胡索10g，大黄10g，槟榔10g，葶苈子10g，桑白皮10g）。加减：胁肋痛甚者，加九香虫、王不留行各10g以化瘀止痛；赤鼻衄血者，加三七粉3g，白茅根30g以凉血止血；白球蛋白比例倒置者，加白术30g，鳖甲10g以健脾，填补精血。

支老师认为难治性腹水其病机关键是本虚标实。病位在肝，涉及脾肾二脏——脾肾阴虚，肾阳衰弱。特点：病程长，水为阴邪，易伤阳气，易失治误治。治疗：遵照中医"血得寒则凝，得温则行"的理论。现代药学研究：温阳利水可扩张血管，改善肝脏及胃肠道的微循环，改善血流动力学状态，有利于腹水及水肿体液返回血循环，增加了组织器官的血液量，从而改善组织器官的病变和功能。选用方剂——真武汤加味，培补肾阳之温煦，健脾土之运化，扶肝脏之调节，并佐以行气、活血、利水之法。真武汤全方共奏温阳补肾利水，丹参、泽兰活血利水，生黄芪健脾利水，大腹皮、厚朴、车前子行气利水，商陆逐水湿之邪以利水，鸡内金顾护脾胃之气。待腹水消退之后，注重肝脏的体阴用阳，掌握好温阳药物伤肝之阴。所以要选用血肉有情之品，如龟板、鳖甲、牡蛎、阿胶等，以改善肝脏微循环，抗肝损伤，符合现代医学治疗肝硬化腹水之护肝，支持、提高血浆胶体透压和增加钠水排出的观点。

2.7　根据临床表现　鼓胀多伴有悬饮证，也就是说腹水并胸水及高度下肢肿等症，支老师认为采用三个层面去诊治，也就是按照上、中、下三焦来辨证施治。中上二焦者以苓桂术甘汤合葶苈大枣泻肺汤为主。中下二焦者以真武汤合五苓散或猪苓汤为主。加减：腹水伴黄疸者，加茵陈、虎杖；大便不通或大便不爽者，加大黄、野菊花；有出血倾向者，加水牛角、三七粉；高度黄疸、肠道感染者，可用生大黄提取物进行灌肠，每日2次，每次相当于原生物30g。可配合外用：甘遂粉3g敷脐，每日1次，每次1h。甘遂、甘草各5g共研末为10份，取1份敷脐。西医：保护肝脏，补充白蛋白，纠正电解质，抗感染，腹水回输。

（《现代中医药》2004第6期）

支军宏主任医师
治疗慢性乙型肝炎经验浅析

李煜国

（陕西省中医药研究院附属医院　710003）

支军宏主任医师是陕西省中医药研究院附属医院肝胆科著名专家，从医40余年，学验俱丰，治疗慢性乙型肝炎颇有见树，成为陕西省名老中医之一，笔者有幸被选为其学术思想继承人。现撷取其治疗乙型肝炎经验概况，以图体现其学术思想和方法。

1 慢性乙型肝炎的病因

支老认为，慢性乙型肝炎的根本病因为湿毒。毒的概念，源于疫气，因为乙型肝炎属于具有传染性的一类疾病，符合疫疠病之气的特点，"五疫之至，皆相染易，无问大小，症状相似"（《素问·刺法论》）。而湿是这一疫气的本质，这一观点得到众多学者的认同，如上海中医药大学刘平教授曾专篇论述湿邪与乙肝的关系问题。也符合经典学说，如张仲景明确指出："黄家所得，从湿得之。"同时也符合乙型肝炎的特点及湿邪的特点，湿性黏滞，病程迁延。由于个体差异的不同，素体"胃家实"则湿从热化，湿热为患；素体脾阳虚则从寒化，寒湿为病。而湿毒侵袭人体，具有一定的条件和途径，即为什么有些人或人种不易感染乙肝，而有些人为乙肝易感人群。支老认为："邪之所凑，其气必虚"，平素嗜食肥甘、饮食不节、饮酒无度等均易损伤脾胃，湿从内生，内外呼应，湿毒乘虚而入；或七情不调，元气内伤；或劳逸不节，正气虚损；或宿有痰饮、瘀血，均可作为湿毒内侵的条件和途径。故支老反对一些人的观点，将饮食、劳倦、七情等作为乙肝的病因，这些只能是致病条件或途径，或者病程中的病理产物，如因病致郁一样。

2 慢性乙型肝炎的病机

支老认为，慢性乙型肝炎的病机虽然复杂，有人将其概括为数十条，不外乎4点：①脾胃首当其冲，但不是"见肝之病，当先实脾"，区别于概念混淆之人把西医的实体肝与中医脏象肝混为一谈。支老的理论依据为慢性乙型肝炎最多临床表现为胃肠道症状，如腹胀纳差、恶心厌油、呃逆嗳气、返酸吐苦、大便不调等，其次是神经精神症状和真实肝区症状；另外，从黄疸的病因病机分析，无不与病邪损伤脾胃与肠，而后出现胆汁外溢而发黄，即湿热蕴结胃肠，熏蒸肝胆所致，故支老认为病机的关键在脾胃。

②肝失疏泄：肝失疏泄在慢性乙型肝炎中不是首先表现，由于土克木郁，湿聚脾胃，枢机不利，升降失调，影响肝的疏泄；或者由于患者对本病的忧虑恐惧，他人的不正确态度，医者的道德问题造成患者情绪抑郁，出现肝失疏泄。反对一般人士的病位在肝，故肝失疏泄的概念错误。而肝失疏泄，往往贯穿于慢性乙肝的始终，由此引发一系列变证。

③虚实错杂：从湿邪的性质分析，湿性黏滞，故病程较长；湿为阴邪，易伤阳气，阻遏气机，故易于致虚，况且"邪之所凑，其气必虚"，故慢性乙肝往往虚实错杂，正虚而邪气留恋。支老强调以脾胃虚为本，邪实主要为湿毒留恋、气滞、血痕，同时兼夹宿食、痰饮等。

④瘀血贯穿于始终：无论是湿邪的性质——湿为阴邪，易伤阳气，还是肝失疏泄在乙肝病程中的地位，均易造成血运不畅，血行瘀滞。黄疸者，黄在血中，无黄疸者，慢性乙肝湿毒入于血分，故瘀血贯穿于慢性乙肝病理的始终，积证的发生，纤维化、肝硬化的发生，均与瘀血有关。

3 慢性乙型肝炎治疗原则

支老认为，掌握了慢性乙肝的病因病机，基本上就掌握了治疗原则，具体包括以下几点：

①不忘祛邪：慢性肝炎阶段，湿毒不祛，乙肝就不能治愈。总结目前按全国《病毒性肝炎防治方案》中医辨证证型中，肝胆湿热、肝郁脾虚两证，HBeAg及HBVDNA阳性率在75%左右，这实证有实邪，特别是舌苔厚腻者，HBeAg及HBVDNA阳性率越高。故强调时刻不忘祛邪，特别是化湿，善用茵陈、大金银花、郁金、蒲公英、白扁豆、茯苓、厚朴之类。

②健脾胃为主：脾胃首当其冲，故支老把健脾和胃、调理脾胃作为治疗乙肝的基本原则，常用六君子汤、补中益气汤、半夏泻心汤等加减，特别是

加减半夏泻心汤，改善慢性肝炎胃肠道症状、慢性肝炎胃肠动力障碍具有奇效，化裁用之，有药到病除之效。

③调理气血：首先是调气，无论是肝的疏泄还是脾胃的升降，均是肝炎的重要病机，故调气十分重要。调理肝气，主要以柴胡疏肝散、逍遥散为主，调理胃肠之气，主要以半夏泻心汤辛开苦降和枳朴六君子、柴芍六君子之类。同时支老辨证加减，气病轻症，选薄荷、玫瑰花、佛手、柴胡、香附等；胃肠气滞选用枳壳、厚朴、木香、槟榔、砂仁等；气滞重症，甚或及血，选用青皮、莪术、川芎、郁金等。同时强调，调气药不宜过于香燥及久用，否则耗气伤阴。调血有凉血、养血、活血、破瘀之分，凉血善用丹皮、丹参、生地、赤芍、大黄、白茅根等，特别钟情于丹参及大黄，丹参凉血、活血、养血，一物抵四物；大黄推陈致新，慢性乙肝用之得当可使 HBsAg、HBeAg 快速转阴。养血选丹参、当归、白芍等；活血仍以丹参、白芍、红花为多用；破血以桃仁、莪术为首选，但不用虎狼之品。

总之，吾师在慢性乙肝的治疗中，各法不是孤立的，而是辨别主次、虚实，以某法为君，他法为佐，灵活变通，用于临床常获卓效。

（《陕西中医》2001 年第 22 卷第 1 期）

支军宏主任医师
治疗乙肝相关性肾炎的经验

田莉婷[1]　薛敬东[1]　李智[2]

（1. 陕西省中医医院肝胆科　710003；2. 西安市中医院　710001）

支军宏主任是陕西省中医医院内科主任医师，陕西省名老中医，从事肝胆病防治工作 30 余年，临床经验丰富，撰写过医学论文 30 余篇，理论上有独特见解，对乙肝相关性肾炎临床研究独辟蹊径。乙型肝炎病毒相关性肾炎（HBV–GN）是乙型肝炎病毒直接或间接地诱发肾小球肾炎，经血清免疫学及肾活检免疫荧光证实，并除外与肝肾两种疾病无关，病因明确的其他继发性肾小球肾炎的一种肾炎综合征。我国是乙型肝炎病毒感染的高发区，本病的发病率明显高于国外，因此，HBV–GN 的临床治疗已引起医务工作者的高度重视。现就支老师治疗乙肝相关性肾炎的经验总结如下：

1 病因病机

1.1 病因 支老师认为：乙肝相关性肾炎的致病内因是正气不足，外因是湿热疫毒，且湿热疫毒始终贯穿于本病的整个过程。可以概括为以下几个方面：①外感湿热毒邪，内蕴脏腑；②饮食不洁，湿热邪毒内伤；③素体禀赋不足，加之劳累过度，或情志内伤，以及其他疾病损伤元气，湿热毒邪乘虚而入。

1.2 病机 支老师提出，湿热瘀毒蕴结肝肾是本病的基本病机。根据本病反复发作、病程长久的特点，提出痰瘀互结、闭阻肾络是其病理特点。同时本病具有虚实夹杂的特征，支老师认为本虚以脾肾为重；标实则以湿热邪毒塞阻三焦气机为著，而病程发展变化过程中，气滞血瘀是其必然结果。邪毒日久不去，耗气伤阴，终致肝脾肾虚损，可知本病是由实致虚，实邪与正虚并存。HBV－GN 的病位主要在肝、脾、肾。

2 辨证分型

2.1 肝郁脾虚，湿热内蕴 症见胁肋胀痛，胸闷纳呆，腹胀乏力，烦渴呕吐，小便短赤夹有泡沫，舌红、苔黄腻，脉弦数。治拟疏肝健脾，清热利湿。药用柴胡、白芍、白术、茯苓、牡丹皮、栀子、车前草、厚朴、延胡索、白茅根、竹茹等。

2.2 肝胆湿热型 症见心胸烦闷，口干口苦，口黏口臭，恶心厌油，目黄身黄，腹胀肢肿，舌质偏红，苔黄腻，脉弦滑。治疗以清热利湿，利水消肿，方用茵陈五苓散加减。处方：茵陈、山栀子、茯苓、猪苓、泽泻、通草、桂枝，连翘、大青叶、虎杖、黄芪、白术、白花蛇舌草各15g。

2.3 脾肾阳虚型 症见面浮肢肿，按之凹陷不起，脘腹胀闷，纳少便溏，腰膝酸软，神疲肢冷，面色苍白，小便短少，舌质淡胖，苔白，脉沉细无力，治以温肾健脾，化气利水，方用真武汤或实脾饮加减。处方：肉桂、茯苓、猪苓、泽泻、白术、生姜、牛膝、大腹皮、桂枝、生地、半枝莲、虎杖各15g。

2.4 肝肾阴虚型 症见头晕耳鸣，腰脊酸痛，两目干涩，胸胁隐痛，口干咽燥，失眠多梦，腹胀肢肿，舌红少津，苔少或无苔，脉细数无力。治以滋补肝肾，利水消肿，方用六味地黄丸合一贯煎加减。处方：生地、沙参、山萸肉、丹皮、半枝莲、麦冬、地骨皮、牡丹皮、女贞子、旱莲草、知母、大腹皮各15g。

2.5 气虚血瘀型 症见面色晦暗，腹大肢肿，神疲乏力，纳差便溏，两胁隐痛，舌质暗或舌边有瘀点，苔白，脉弦涩，治以益气健脾，活血化瘀，方用桃红四物汤加减。处方：桃仁、丹参、当归、川芎、白花蛇舌草、虎杖、郁金、益母草各15g，黄芪30g，党参20g。

同时根据现代医学对本病的认识在治疗上常采用清热解毒利湿法、益气健脾补肾法、活血化瘀法治疗本病；他指出要清热解毒利湿，抑制病毒的复制主要由于湿热之邪始终贯穿于本病的过程，因此采用抑制乙肝病毒复制药物，如虎杖、土茯苓、茵陈、蚤休、贯众、黄柏、黄连、半枝莲、白花蛇舌草等。或佐加活血化瘀的丹参、赤芍、丹皮等中药可以提高临床疗效。黄芪、冬虫夏草、党参、五味子、太子参、阿胶、菟丝子、黄精、巴戟天、淫羊藿等有增强机体免疫功能的作用。现代医学认为HBV感染与机体细胞免疫功能低下有关，而不少免疫功能低下的患者，均有不同程度的脾虚、肾虚，因此补气、健脾、补肾能达到扶正祛邪、调节机体免疫的作用。活血化瘀法，久病必瘀，中药丹参、赤芍、丹皮、红花、三七、郁金、桃仁等具有活血化瘀的功效。现代研究表明，肝肾微循环障碍、血黏度高、免疫复合物的沉积是导致乙肝相关性肾炎的重要机理，采用活血化瘀的药物，可改善血黏度、改善微循环而达到治疗的目的。

3 典型病例

例1：陈某，男，42岁，2000年7月4日，因腹胀纳差、浮肿半年就诊，既往有慢性乙型肝炎病史10年，曾在外院行肾穿刺（病理号：4026751）被诊断为乙肝相关性肾炎。症见：腹胀，纳差，浮肿，尿少，肢冷，腰酸乏力，面色苍白，大便溏，舌质淡，苔白，脉细无力。尿常规：蛋白（＋＋），红细胞（＋＋＋），24h尿蛋白定量2g。肝功能：ALB 32g/L、ALT 72U/L，AST 64U/L；肾功能：CR 211μmol/L，BUN 57mmol/L；乙肝五项：HBsAg阳性，HBcAb阳性，HBeAg阳性；B超示：肝弥漫性病变，脾大。西医诊断：乙肝相关性肾炎，中医辨证属脾肾阳虚型。治以温肾健脾，化气利水，处方：制附子6g（先煎），肉桂、生姜、桂枝、山萸肉各10g，茯苓、猪苓、泽泻、白术、大腹皮、怀山药、半枝莲、虎杖各15g，每日1剂，水煎服。服药30剂后，患者症状减轻，尿蛋白减少，之后加用黄芪30g，党参15g，并随症加减，共服药半年，患者尿蛋白转阴，肝功能正常，追踪治疗1年，患者病情稳定。

例2：张某，男，20 岁，2001 年 12 月 15 日，因患乙型肝炎 5 年，浮肿、蛋白尿 1 年就诊。症见：头晕，耳鸣，腰脊酸痛，下肢浮肿，两目干涩，口干，失眠多梦，遗精，舌红，苔少，脉细数。尿常规：蛋白（＋＋），红细胞（＋），24h 尿蛋白定量 3g，血浆白蛋白 28g/L，乙肝表面抗原阳性。外院肾穿刺病理诊断为膜性肾病，肾组织有乙肝病毒抗原沉积，符合乙肝相关性肾炎的诊断，中医辨证属肝肾阴虚型，以滋补肝肾、利水消肿为主。处方用六味地黄汤合一贯煎加减：生地 20g，丹皮、地骨皮、旱莲草各 10g，知母、大腹皮、泽泻、白术、茯苓、半枝莲各 15g，山萸肉 10g，每日 1 剂，水煎服。服药 3 个月后，患者症状逐渐好转，之后随症加减，病情稳定，多次复查 24h 尿蛋白减少至 1g 以下。

4 体会

支老师认为乙肝相关性肾炎的致病内因是正气不足，外因是湿热疫毒，临床主要证型有肝胆湿热型、脾肾阳虚型、肝肾阴虚型、气虚血瘀型，分别用茵陈五苓散、真武汤、六味地黄汤合一贯煎及桃仁四物汤治疗。同时根据现代医学对本病的认识，认为 HBV 感染与机体细胞免疫功能低下有关，补气、健脾、补肾能达到扶正祛邪、调节机体免疫的作用。肝肾微循环障碍，血黏度高，免疫复合物的沉积是导致乙肝相关性肾炎的重要机理，采用活血化瘀的药物，可改善血黏度、改善微循环而达到治疗的目的。

（《陕西中医学院学报》2004 年第 27 卷第 6 期）

复方苦菜汤治疗慢性乙型肝炎（湿热未尽型）162 例

田莉婷[1] 李煜国[1] 薛敬东[1] 李向阳[2]

（1. 陕西省中医医院肝病科 710003 2. 西安印钞有限责任公司医保中心 710077）

本方来源于陕西省中医医院肝病科支军宏主任医师长期的临床经验总结、不断完善而形成的治疗慢性乙型肝炎属于湿热未尽型，临床表现为转氨酶升高，或有黄疸者。支老从医 40 余年，在治疗肝病方面积累了丰富的临床经验，2008 年被授予陕西省名（老）中医称号。该方早期以汤剂加减应用于临床，显示良好的保肝、降酶及退黄作用，以后逐渐形成固定方剂，曾被命名为参珠胶囊，取丹参、叶下珠之意，以抗肝纤维化为主攻方向，进行了药效学等方面研究，于 2001 年被列入陕西省中医药管理局科研项目（课题编号：01047）。研究中发现其保肝降酶作用显著，由于其清肝胆湿热、抗乙肝病毒，又名清肝解毒胶囊，但由于不完全符合中药新药命名原则，故再次更名为复方苦菜汤。

我们从 2005—2007 年对复方苦菜汤治疗慢性乙型肝炎（湿热未尽型）的临床疗效进行了研究，现报道如下。

临床资料

在患者对试验知情同意下，西医诊断标准参照 2000 年 9 月西安中华医学会传染病与寄生虫病学会、肝病学分会联合修订的《病毒性肝炎防治方案》[1]。中医辨证标准湿热未尽型（参照 1991 年全国中医药学会肝病分会修订的慢性乙型肝炎中医证型诊断标准）。排除标准：有系统疾病、怀孕妇女、肝肾严重损害患者。将 162 例患者随机分成复方苦菜汤治疗组 126 例和水飞蓟宾对照组 36 例。

治疗组 126 例，其中男 85 例，女 41 例；年龄 18～60 岁，平均（33 ± 1.7）岁；病程 9 个月至 10 年，平均 4 年。对照组 36 例，其中男 23 例，女 13 例；年龄 18～63 岁，平均（36 ± 2.3）岁；病程 9 个月至 10 年，平均 7 年。两组性别、年龄、病程等经统计学处理差异无显著性（$P > 0.05$）。

治疗方法

治疗组在基础治疗的同时，予复方苦菜汤（败酱草、茵陈、栀子、金钱草、夏枯草、白扁豆、女贞子、丹参、叶下珠、生甘草）治疗。复方苦菜汤，100ml/次，每日 2 次，1 个月为一疗程，连服 3 个疗程。对照组：口服水飞蓟宾 4 粒/次，每日 3 次。1 个月为一疗程，连服 3 个疗程。3 个疗程后评定疗效。两组基础治疗为甘草酸苷治疗。

疗效评价标准

根据治疗前后的转氨酶下降情况。①显效：转氨酶恢复正常；②有效：转氨酶下降 2/3；③无效：转氨酶无变化。

统计学方法：数据结果应用 SPSS 软件包进行统计学处理。采用治疗前后组内及组间比较，计数资料采用 $\overline{X} \pm S$。

治疗结果两组 ALT、AST、TBiL 治疗前后的变化 见表1。

表1 ALT、AST、TBiL 治疗前后的比较 ($\overline{X} \pm S$)

组别	n	时间	ALT (U/L)	AST (U/L)	TBiL (μmol/L)
治疗组	126	治疗前	259.18 ± 69.12	143.2 ± 50.16	45.21 ± 16.13
		治疗后	39.00 ± 17.5△	37.16 ± 11.45△	20.11 ± 9.60
对照组	36	治疗前	261.02 ± 70.38	137.11 ± 40.65	44.96 ± 18.13
		治疗后	60.22 ± 27.36	57.26 ± 38.32	35.12 ± 19.02

注：与治前比较，$\triangle P < 0.05$。

从表1可看出治疗组 ALT、AST、TBIL 治疗前后 P 均 < 0.05，对照组治疗前后 ALT、AST P 也 < 0.05，但与治疗组相比，对照组下降临床不如治疗组，且 TBIL 治疗前后 $P > 0.05$，退黄效果差。

两组 HA、PCⅢ、Ⅳ-C（Ⅳ胶原）治疗前后的变化见表2。

表2 HA、PCⅢ、PⅣ-C 治疗前后的比较 (ng/ml ± s)

组别	n	时间	HA	PCⅢ	Ⅳ-C
治疗组	126	治疗前	238.62 ± 69.12	174.21 ± 68.53	121.87 ± 77.54
		治疗后	138.24 ± 16.57▲	96.98 ± 33.22▲	103.11 ± 18.26
对照组	36	治疗前	249.51 ± 70.28	139.16 ± 69.65	151.80 ± 43.97
		治疗后	177.39 ± 69.34▲△	110.06 ± 47.58▲△	112.72 ± 41.75

注：各组治后与治前比较，$\blacktriangle P < 0.05$；组间治后比较，$\Delta P < 0.05$。

从表2可看出两组治疗后 HA、PCⅢ、Ⅳ-C 都明显好转。经 t 检验，治疗组 HA、PCⅢ 治后与治前相比较，$P < 0.05$，有显著性差异。对照组 HA、PCⅢ 治后与治疗前比较，$P < 0.05$，有显著性差异。说明治疗组、对照组均有抗肝纤维化作用。两组治前比较，$P > 0.05$，无显著性差异；治后组间比较，HA、PCⅢ 降低的幅度有显著性差异，$P < 0.05$，表明治疗组抗肝纤维化的作用显著优于对照组。

两组 Ⅳ-C 治疗后虽都比治前有所下降，但经 t 检验，均 $P > 0.05$，说明两组均有降低 Ⅳ-C 的作用，但无统计学意义。

两组疗效治疗前后的变化见表3。

表3 治疗前后的疗效比较

组别	n	显效（例）	有效（例）	无效（例）	总有效率（%）
治疗组	126	76	41	9	92.85
对照组	36	18	8	10	72.22

用药期间均无不良反应，两组治疗后血常规、肾功能无明显变化。未见皮疹及胃肠道反应，无因副反应而脱落者。

讨 论

名老中医支军宏主任医师对慢性乙型肝炎病因病机的认识为：中医无乙型肝炎等名称，但归属于中医黄疸、湿阻、胁痛、积聚等范畴。通过几十年来的不断探索、研究，对其病因病机概括为：乙肝病毒属于湿热疫毒，急性期失治、误治发展为慢性乙型肝炎，此阶段以湿邪留恋，正气已伤，或正气尚实，瘀血出现，气机阻滞等复杂病机。支老根据正气的虚实，治疗分为湿热未尽型、肝郁脾虚型、气滞湿阻型、肝肾虚损型、湿瘀互结型、肝肾阴虚型、气滞血瘀型等。

本方针对于湿热留恋，湿阻气机，血行不畅，正气尚实阶段的慢性乙型肝炎以转氨酶升高、或兼黄疸者。故方中：败酱草又名苦菜，苦，微寒。归胃、大肠、肝经，具有清热解毒，祛瘀止痛之作用。支老取其清热、祛瘀之特点，配合茵陈清热利湿退黄，合用为主药。栀子配金钱草，两者均为清热退黄，利水作用，以加强君药的作为为辅药，另外，从利水作用给湿邪以去路。慢性乙型肝炎患者久病不愈，因病致郁，故夏枯草除清肝热之外，有散肝郁作用；湿易伤肝，且"肝病传脾"，故以白扁豆健脾渗湿；女贞子甘、苦，凉，补养肝肾，扶正以助祛邪，俱为佐药。甘草调和诸药为使。全方以甘寒清热利湿为主，无苦寒伤胃之弊，同时配伍精当，是支老治疗慢性乙型肝炎湿热未尽型的经验方之一。

参考文献

[1] 中华医学会肝病学分会. 病毒性肝炎防治方案［J］. 中华传染病杂志，2000，1（19）：56-62.

（第二十二次全国中西医结合肝病学术会议论文汇编）